张玉珍全国名老中医药专家传承工作室
岭南罗氏妇科流派传承工作室

张玉珍女科辑要

主　编　张玉珍　史　云
副主编　赵　颖　廖慧慧
编　委　张玉珍　广州中医药大学第一附属医院
　　　　史　云　北京中医药大学东直门医院
　　　　赵　颖　广州中医药大学第一附属医院
　　　　廖慧慧　广州中医药大学第一附属医院
　　　　庞震苗　广州中医药大学
　　　　陈丽霞　广东佛山市妇幼保健院
　　　　骆世存　深圳市中医院
　　　　曾　诚　广州中医药大学第一附属医院
　　　　卢如玲　广州中医药大学第一附属医院
　　　　桑　霞　广州中医药大学第一附属医院
　　　　陈志坚　广东省中医院
　　　　蔡平平　山东省立医院

中国中医药出版社
·北　京·

图书在版编目（CIP）数据

张玉珍女科辑要 / 张玉珍，史云主编 .—北京：中国中医药出版社，2020.1

ISBN 978-7-5132-5715-2

Ⅰ . ①张… Ⅱ . ①张… ②史… Ⅲ . ①中医妇科学 – 临床医学 – 经验 – 中国 – 现代

Ⅳ . ① R271.1

中国版本图书馆 CIP 数据核字 (2019) 第 202832 号

中国中医药出版社出版

北京经济技术开发区科创十三街 31 号院二区 8 号楼

邮政编码　100176

传真　010 64405750

三河市同力彩印有限公司印刷

各地新华书店经销

开本 880×1230　1/16　印张 25.75　彩插 0.5　字数 515 千字

2020 年 1 月第 1 版　2020 年 1 月第 1 次印刷

书号　ISBN 978-7-5132-5715-2

定价　168.00 元

网址　www.cptcm.com

社 长 热 线　010-64405720

购 书 热 线　010-89535836

维 权 打 假　010-64405753

微信服务号　zgzyycbs

微商城网址　**https：//kdt.im/LIdUGr**

官 方 微 博　**http：//e.weibo.com/cptcm**

天猫旗舰店网址　**https：//zgzyycbs.tmall.com**

如有印装质量问题请与本社出版部联系（010-64405510）

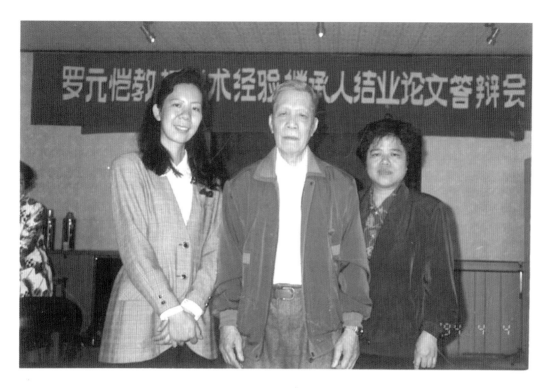

张玉珍教授与师傅罗元恺教授（中）、师妹罗颂平教授（左一）在出师答辩会上（1994）

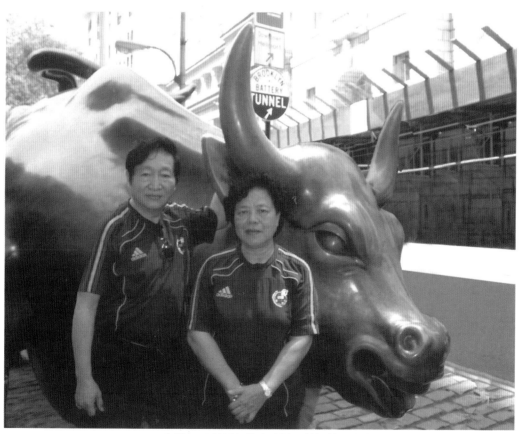

2010年张玉珍教授与先生陈锐深教授赴美旅游

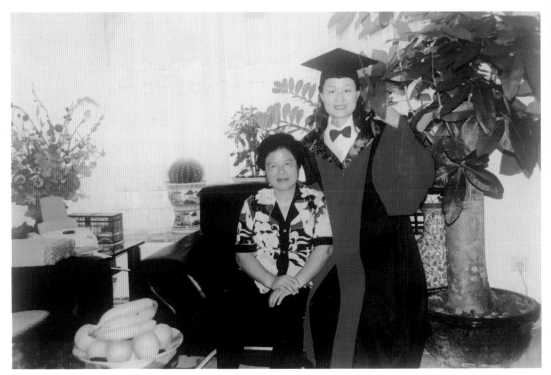

张玉珍教授与博士生史云（2005）

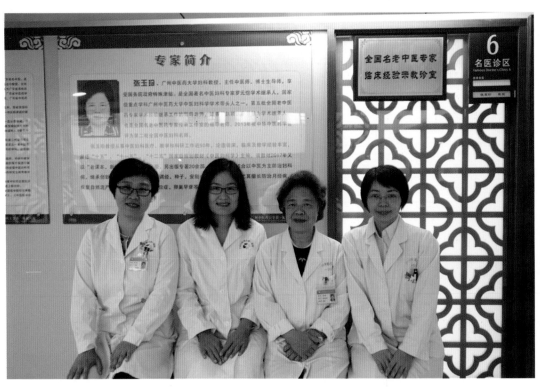

张玉珍教授名医工作室骨干成员：赵颖（左一）、史云（左二）、廖慧慧（右一）（2019）

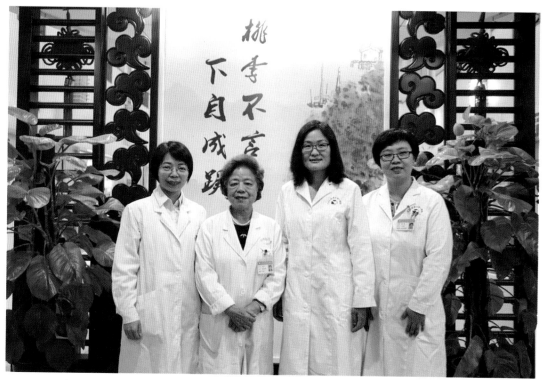

张玉珍教授与学术继承人赵颖（右一）、史云（右二）、廖慧慧（左一）（2019）

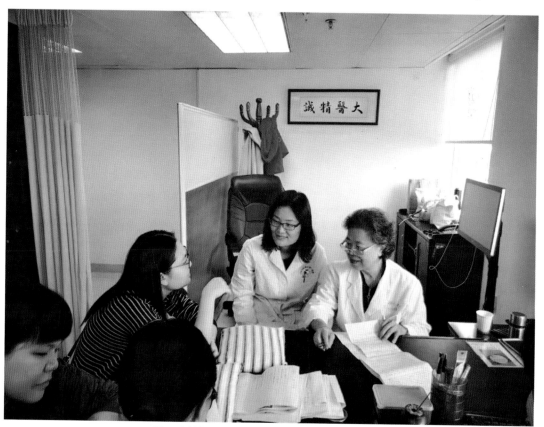

张玉珍教授给学生史云传授临床经验（2019）

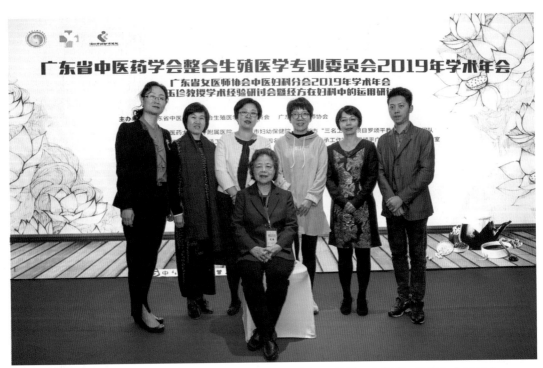

张玉珍名医工作室成员（后排左起宁艳、卢如玲、赵颖、桑霞、廖慧慧、廖坚）（2019）

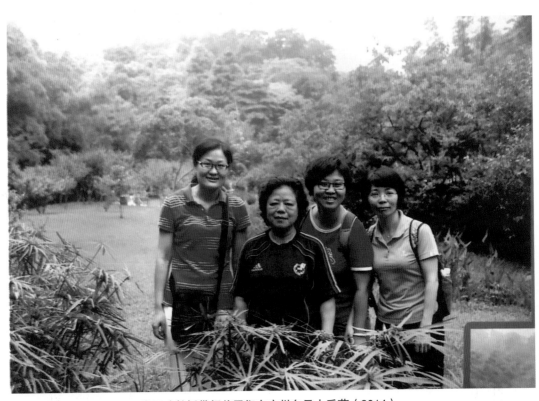

张玉珍教授带领弟子们在广州白云山采药（2014）

作者简介

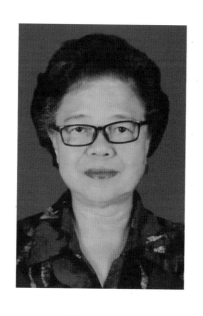

　　张玉珍，女，1944年生，广州中医药大学教授、主任医师、博士生导师，享受国务院政府特殊津贴。为全国著名中医妇科专家罗元恺教授学术继承人，国家级重点学科广州中医药大学中医妇科学术带头人之一，第五批全国老中医药专家学术经验继承工作指导老师、全国名老中医药专家传承工作室指导老师。2013年被中华中医药学会评为第二批全国中医妇科名师。从事中医妇科临床、教学、科研50余年，临床与教学经验丰富，曾任"十五""十一五""十二五"国家级规划教材《中医妇科学》主编。出版专著二十余部。擅长中医药防治妇科疾病，继承创新了中医调经、种子、安胎的特色与优势，尤其擅长中医药防治月经病、反复自然流产、子宫内膜异位症、卵巢早衰等疑难病。

刘 序

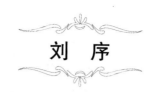

　　张玉珍教授寄来她主编的《张玉珍女科辑要》书稿，希望我为之作序。张玉珍教授是我学术上的忘年之交，在我中年时期认识了青年的她，当时她跟师广州中医药大学著名妇科专家罗元恺教授，她很幸运，经常有机会参加中医妇科教材和教参的编写工作，在编写教材过程中得到了充分锻炼，对中医妇科的理论与实践有着深切的领会，主编的普通高等教育"十五""十一五""十二五"国家级规划教材《中医妇科学》，被评为新世纪全国高等中医药优秀教材。我一直认为她在中医学术上得到罗元恺教授的真传，是罗老的优秀继承人之一，也是业界的佼佼者。现在，她已入古稀之年，学术上已臻成熟，鉴于我对她的了解，欣然为本书作序。

　　本书分为上、中、下三篇，上篇为中医妇科源流介绍，遴选中医四大经典对妇科的论述和历代有代表性的妇科医著，特别对传承罗元恺教授学术思想与经验的精髓，有所发扬和创新；中篇为张玉珍教授对临床妇科疾病学及中医诊治经验的系统总结，并增加了一些当今尚未列入的妇科病种如卵巢早衰等进行中医辨证论治，阐前人之所未阐，为中医妇科临床所需；下篇为张玉珍教授相关的论文、医案整理与常用方，体现了中医妇科学术研究的传承、创新和发展。

　　全书旨在正本清源，教育为任，重在继承发展，所以在编写格式上类似教材，且内容更加精炼和贴近临床，体现了其系统性、新颖性、实用性。

　　说实话，我在几年前就构想并拟出提纲，欲写一部从源到流、补遗添新的妇科专著，可以说不约而同地与张教授这本书的构思相雷同，我的却迟迟未能出炉。悉读张教授此佳作，我认为张教授此书实现了我的初衷，在此真诚地希望本书早日问世。

　　特此推荐与读者。

成都中医药大学　刘敏如

2018年12月18日　于北京

肖 序

  中医学漫长悠久的历史如一部书不尽、道不完的瑰丽画卷，先人起笔，后人着墨，可见浓墨重彩，又有起承转合；中医药事业如同繁茂的大树，根深叶迭，不断伸展，指引着后来中医人不断学习和探索。随着社会的发展、二胎政策的实施，女性生殖健康面临着越来越多的问题，中医妇科学也越来越成为中医学的一个重要学科。自古中医医家对妇科经、带、胎、产便有着深刻的认识，现代中医学者不断努力，通过对前人学术思想的传承和思考，并通过临床实践，推动着中医妇科学的发展和创新。

  张玉珍教授师从岭南妇科名医罗元恺教授，传承罗元恺教授的学术思想与经验，根植于中医四大经典，博采历代众医家所长，从事临床工作50余年，有着深厚的中医妇科理论功底和丰富的临床经验。在进行临床实践的同时，张玉珍教授又重视《中医妇科学》教材的编撰，培养了大量中医妇科人才，为中医妇科学的教育事业也做出了很大的贡献。

  《张玉珍女科辑要》收集了张玉珍教授对中医妇科理论认识、临床经验、临证医案、学术论文等内容。此书总结、归纳了四大经典相关妇产科的理论认识以及历代代表性妇科专著对妇产科的学术影响和临床贡献，传述了罗元恺教授的学术思想与经验，并展现了自身临证多年对常见妇产科疾病的心得，除概全了月经病、带下病、妊娠病、产后病以外，在杂病一章中，还对近年来发病率逐步增高的现代妇科常见病多囊卵巢综合征、子宫内膜异位症与腺肌症、卵巢早衰、盆腔炎等进行了论述，提供了一定的中医药治疗思路。书中将不孕症的治疗分为辨证论治和病证结合论治两部分，并有中医药在辅助生殖技术中的应用以及中医对不孕症的"三级预防"理论与经验。本书内容较为翔实，融贯古今，将中医妇科理论与临床相结合。此外，还铺陈了张玉珍教授临床医案和其本人及所培养学生的学术文章，对领略她的临床经验有一定的诠释作用，对学习中医妇科的读者也有裨益。

  我与张玉珍教授都已是年逾古稀之人，从20世纪80年代通过师资骨干培训班就已相识（不知是否准确），她治学态度严谨求实，对教育事业勤勤恳恳。此书出版之际，深表祝贺！并冀共同携手，老骥伏枥，为中医妇科事业的发展继续发光发热。

肖承悰

2018年9月于北京

前　言

中医妇科学是运用中医学基础理论和方法，认识和研究妇女解剖、生理、病因病机、诊治规律，以防治妇女特有疾病的一门临床学科。它是中医临床医学的重要组成部分，是高等中医药院校主干课程之一。

1963年，我就读于广州中医学院六年制本科，毕业后留校，从事中医妇科医、教、研工作近50载。其间，我有幸师从著名中医药专家罗元恺教授，并被确定为其学术继承人。跟师十八载，先生传道、授业、解惑，无私地将其临床经验悉数传授予我，令我受益匪浅。我在工作中，亦时刻铭记先师教诲，承接薪火，传承衣钵，全力做好中医妇科学的学术传承工作。史云是我培养的得意之徒、博士研究生，她德才兼备，率先在国内开展了中医药防治卵巢早衰的相关研究，对我的经验方加减归肾丸（又名滋癸活血益经汤）进行了临床及实验研究。2015年，我和史云主编的《卵巢早衰的中医药防治》一书系国内首部相关专著。此后，作为全国第五批老中医药专家学术经验继承工作指导老师，我又培养了学术继承人赵颖和廖慧慧，她们扎根临床，刻苦钻研，主持全国名老中医药专家张玉珍传承工作室的建设工作，为培养中青年中医妇科医师，发挥了重要作用，庞震苗、桑霞、卢如玲、宁艳等均已成为工作室骨干。

习近平总书记曾指出：切实把中医药这一祖先留给我们的宝贵财富继承好、发展好、利用好。作为中医药人，我们要勇于担当时代责任和历史使命，故此集先师罗元恺、张玉珍及张玉珍弟子三代中医妇科人的智慧与力量，编写此书，以期传承、创新和发展中医妇科学，为妇女的生殖健康做出贡献。

本书分上、中、下三篇。上篇为中医妇科理论源流。其一，溯本求源，以尊重中医经典原创思维为原则，我从2000年初即开始整理编写中医四大经典中有关妇科的相关论述，并加以阐释和发挥，本书将此部分内容再次加以整理，力求原汁原味地奉献给读者；其二，博采诸家之长，整理了历代有代表性妇科专著的学术思想及其对后世的影响、临床应用等；其三，整理了历代丰富的性学理论与实践，予以概述，以期为现代妇科生殖养生保健服务。传承先师罗元恺学术精华是我的责任，故本篇对罗元恺教授学术思想、临床经验及中医教育思想进行了总结。此外，我的弟子和学术继承人也对张玉珍学术思想和临床经验进行了整理和总结。

中篇为临床实践篇。重点选取了经、带、胎、产、杂病中能体现本人临证经验和科研成果的病种，以突出中医药在调经、治带、助孕、安胎中的特色与优势及常用方，常用方精选中医药院校规划教材的传统代表方、罗元恺经验方、张玉珍经验方，按经、带、胎、产、杂病分类，探讨遣药用方之传承变化。

下篇为论文、医案。论文包括本人撰写的学术论文及近两年在传承工作室的部分讲稿，医案为本人临床诊治的疑难病案，彰显以中医妇科学继承、创新和发展为己任，将临证多年的体会与心得悉数奉上，以飨同道。

中医药学是中国古代科学的瑰宝，也是打开中华文明宝库的钥匙，作为中医人，我们有责任深入发掘其精华。本书编写正是寄托了我这一美好愿望，然而由于编者水平有限，时间仓促，错漏之处在所难免，敬请广大读者批评指正，不胜感激。

张玉珍

2019 年 6 月

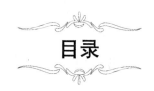

目录

上篇　中医妇科理论

下篇　论文与医案选

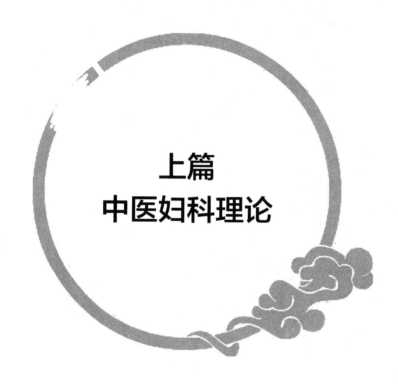

上篇
中医妇科理论

第一章　中医四大经典对妇产科的论述

《周易》和中医都是中国传统文化的两大瑰宝，它们之间的关系又最为密切。中医植根于《周易》的肥沃土壤，是对《周易》研究人体科学的发挥与升华，为中华民族的繁荣昌盛做出了不朽的贡献。中医学经历几千年的历史，其著作汗牛充栋，但都不离其宗。这个宗就是中医四大经典，它是中医临床各科理论之源头。

《黄帝内经》奠定了中医学的基础理论体系，确立了中医学的理论原则，被历代医学家尊称为"医家之宗"。《难经》是对《黄帝内经》理论的充实和发挥，尤对脉诊、肾与命门、奇经八脉提出了新观点，对妇产科影响较大。《神农本草经》是我国现存最早的药物学专著，它总结了秦代之前药物发展的成就，架起了《黄帝内经》基础理论与临床相结合的桥梁。该书载药365种，为临床各科用药之源，其指出可以治疗妇产科疾病的药物有88种。《伤寒杂病论》是东汉张仲景所著的经典著作，问世后因战乱而散佚，西晋王叔和将伤寒部分编成《伤寒论》。后来的《金匮要略》是《伤寒杂病论》的杂病部分，是我国现存最早的一部论述诊治杂病的专书。

上述四大经典著作都各自为当时的中医妇科学奠定了坚实的理论基础与实践基础，是中医妇科学形成和发展之源头。

中医妇科学的发展必须重视传承经典，有传承才会有创新和发展。现把四大经典有关妇科的原文加以整理，以飨读者。

第一节　《黄帝内经》相关妇产科经文分类

《黄帝内经》成书至今2000多年，包含了《灵枢》和《素问》共18卷，《黄帝内经》是中医四大经典著作之首。它奠定了中医学的理论基础，也为临床各科的形成和发展奠定了基础，勾画了框架。张景岳在《类经》序中指出："《内经》者，三坟之一……发明至理以遗教后世。其文义高古渊微。上极天文，下穷地纪，中悉人事，大而阴阳变化，小而草木昆虫。音律象数之肇端，脏腑经络之曲折，靡不缕指而胪列焉。大哉！至哉！垂不朽之仁慈，开生民之寿域，其为德也，与天地同，与日月并，岂直规规治疾方术已哉。"

但《黄帝内经》仍有许多"知其然，不知其所以然"之处，或有许多深奥莫测的未知数，有待探讨和突破。著名科学家钱学森指出："中医的理论和实践，我们真正理解了、总结了以后，要影响整个现代科学技术，要引起科学革命。"中医妇科学是中医学的重要组成部分，研究的重点是妇女的生殖健康。中医妇科学源于《黄帝内经》，罗元恺教授对《黄帝内经》与妇产科的关系早有研究，发表了《〈黄帝内经〉有关妇产科条文阐释》一文。1983年他承办第2届全国妇科师资班，开班第一课就讲述了《黄帝内经》有关妇产科内容的论述，共选25条原文加以注释。多年来我经过反复钻研后整理了相关内容，发觉《黄帝内经》中已蕴含着中医妇科学的框架，尤其在基础理论方面已显示其优势和特色。我将《灵枢》和《素问》有关妇产科方面的经文按编写教材的思路分类整理为"基础理论"和"临床病证"，首次编写在《新编中医妇科学》中。

一、妇产科基础理论

《黄帝内经》虽重视人的整体观，但同样亦重视解剖。如《灵枢·经水》指出："若夫八尺之士，皮肉在此，外可度量切循而得之，其死可解剖而视之。其脏之坚脆，腑之大小，谷之多少，脉之长短，血之清浊，气之多少……皆有大数。"通过解剖对妇女的特有器官有了基本的认识。

（一）妇女生殖脏器的解剖名称

1.外生殖器

外生殖器指生殖器外露的部分，又称外阴。《素问·厥论》称之"前阴"，分以下三部分。

（1）毛际：胆足少阳之脉……绕毛际……（《灵枢·经脉》）

（2）阴器：肝足厥阴之脉……过阴器，抵小腹。（《灵枢·经脉》）

（3）前阴：前阴者，宗筋之所聚，太阴阳明之所合也。（《素问·厥论》）

2.内生殖器

内生殖器指生殖器内藏部分，包括廷孔、子门、女子胞、胞脉、胞络等组织。

（1）廷孔：督脉者，起于少腹以下骨中央，女子入系廷孔，其孔，溺孔之端也。其络循阴器合篡间。（《素问·骨空论》）

（2）子门：石瘕生于胞中，寒气客于子门，子门闭塞，气不得通。（《灵枢·水胀》）

（3）女子胞：脑、髓、骨、脉、胆、女子胞，此六者地气之所生也。皆藏于阴而象于地，故藏而不泻，名曰奇恒之府。（《素问·五脏别论》）

（4）胞脉、胞络

胞脉者，属心而络于胞中。（《素问·评热病论》）

胞络者系于肾。（《素问·奇病论》）

（二）妇女生理特点

妇女显著的生理特点是有月经、带下、妊娠、分娩和哺乳，其中最重要的是月经与妊娠。《黄帝内经》记载了这些生理特点的生理基础及其产生机制。

1.妇女生理基础

（1）冲任督带与女子胞

冲脉、任脉皆起于胞中。（《灵枢·五音五味》）

冲脉者……皆属于带脉，而络于督脉。（《素问·痿论》）

（2）脏腑与女子胞

胞络者系于肾。（《素问·奇病论》）

肝足厥阴之脉……过阴器，抵小腹。（《灵枢·经脉》）

胞络者，属心而络于胞中。（《素问·评热病论》）

（3）女主血和妇人无须

妇人无须者，无血气乎……今妇人之生，有余于气，不足于血，以其数脱血也。冲任之脉不荣唇口，故须不生焉。（《灵枢·五音五味》）

阴阳者，血气之男女也。（《素问·阴阳应象大论》）

2.女子生长、发育、生殖与衰老的生理规律

女子七岁，肾气盛，齿更发长；二七而天癸至，任脉通，太冲脉盛，月事以时下，故有子；三七肾气平均，故真牙生而长极；四七筋骨坚，发长极，身体盛壮；五七阳明脉衰，面始焦，发始堕；六七三阳脉衰于上，面皆焦，发始白；七七任脉虚，太冲脉衰少，天癸竭，地道不通，故形坏而无子也。（《素问·上古天真论》）

（1）生命的起源：在天为气，在地成形，形气相感而化生万物矣……太虚寥廓，肇基化元，万物资始，五运终天，布气真灵，揔统坤元……生生化化，品物咸章。（《素问·天元纪大论》）

（2）生命之本

生之来，谓之精。（《灵枢·本神》）

两神相搏，合而成形，常先身生是谓精。（《灵枢·决气》）

人始生，先成精。（《灵枢·经脉》）

夫精者，生之本也。（《素问·金匮真言论》）

（3）生命之父母

人之始生，以母为基，以父为楯。（《灵枢·天年》）

阴阳和，故能有子。（《素问·上古天真论》）

（4）妊娠的诊断

妇人手少阴脉动甚者，妊子也。（《素问·平人气象论》）

阴搏阳别，谓之有子。（《素问·阴阳别论》）

何以知怀子之且生也？岐伯曰：身有病而无邪脉也。（《素问·腹中论》）

（三）妇产科疾病的病因病机特点

1.病因

夫百病之始生也，皆生于风雨寒暑，阴阳喜怒，饮食居处，大惊卒恐。（《灵枢·口问》）

风雨寒热，不得虚，邪不能独伤人。（《灵枢·百病始生》）

凡此少阳司天之政……初之气，地气迁风胜乃摇，寒乃去候乃大温，其病气怫于上，血溢目赤，咳逆头痛，血崩胁满，肤腠中疮。（《素问·六元正纪大论》）

肉不坚，腠理疏，则善病风……五脏皆柔弱者，善病消瘅……小骨弱肉者。善病寒热……粗理而肉不坚者，善病痹。（《灵枢·五变》）

黄帝曰：余闻阴阳之人，何如？伯高曰：天地之间，六合之内，不离于五，人亦应之。故五五二十五人之政，而阴阳之人不与焉。其态又不合于众者五，余已知之矣。（《灵枢·阴阳二十五人》）

邪之所凑，其气必虚。（《素问·评热病论》）

2.病机

妇产科疾病的病理机转，散在《灵枢》和《素问》中，按现代的思路同样可以归类为血气失调、脏腑功能失常和冲任督带损伤三方面。

（1）血气失调

妇人之生，有余于气，不足于血，以其数脱血也。（《灵枢·五音五味》）

寒湿之中人也，皮肤不收，肌肉坚紧，荣血泣（涩）。（《素问·调经论》）

热胜则肿。（《素问·阴阳应象大论》）

火郁之发……民病少气，疮疡痈肿。（《素问·六元正纪大论》）

百病生于气也，怒则气上……惊则气乱，劳则气耗，思则气结。（《素问·举痛论》）

（2）脏腑功能失常

肾脉微涩为不月。（《灵枢·邪气脏腑病形》）

帝曰：有病胸胁支满者，妨于食，病至则先闻腥臊臭，出清液，先唾血，四肢清，目眩，时时前后血，病名为何？何以得之？岐伯曰：病名血枯，此得之年少时，有所大脱血；若醉入房中，气竭肝伤，故月事衰少不来也。（《素问·腹中论》）

月事不来者，胞脉闭也。胞脉者，属心而络于胞中。今气上迫肺，心气不得下通，故月事不来也。（《素问·评热病论》）

二阳之病发心脾，有不得隐曲，女子不月。（《素问·阴阳别论》）

脾传之肾，病名曰疝瘕，少腹冤热而痛，出白。（《素问·玉机真脏论》）

（3）冲任督带损伤：任脉为病，男子内结七疝，女子带下瘕聚。冲脉为病，逆气里急。督脉为病，脊强反折……其女子不孕。（《素问·骨空论》）

（四）妇产科病诊法特点

1.男女诊治有异

凡诊者，必知终始，有知余绪，切脉问名，当合男女。（《素问·疏五过论》）

2.四诊

（1）望诊

面王以下者，膀胱子处也……当明部分，万举万当，能别左右，是谓大道。男女异位，故曰阴阳……女子在于面王，为膀胱、子处之病，散为痛，抟为聚，方圆左右，各如其色形。其随而下至胝为淫，有润如膏状，为暴食不洁。（《灵枢·五色》）

肾病者，颧与颜黑。（《灵枢·五阅五使》）

肾热病者，颐先赤。（《素问·刺热论》）

（2）闻诊

五音不彰，五色不明，五脏波荡，若是则内外相袭。（《灵枢·外揣》）

五脏相音，可以意识。（《素问·五脏生成论》）

所谓气虚者，言无常也。（《素问·通评虚实论》）

（3）问诊

凡欲诊病者，必问饮食居处，暴乐暴苦，始乐后苦，皆伤精气，精气竭绝，形体毁沮。（《素问·疏五过论》）

必审问其所始病，与今之所方病，而后各切循其脉。（《素问·三部九候论》）

临病人问所便。（《灵枢·师传》）

人之情，莫不恶死而乐生，告之以其败，语之以其善，导之以其所便，开之以其所苦，虽有无道之人恶有不听者乎。（《灵枢·师传》）

（4）切诊（切脉、按腹）

是故持脉有道，虚静为保。（《素问·脉要精微论》）

肾脉……微涩为不月。（《灵枢·邪气脏腑病形》）

妇人手少阴脉动甚者，妊子也。（《素问·平人气象论》）

肠覃何如……其始生也，大如鸡卵，稍以益大，至其成也，如怀子之状，久者离岁，按之则坚，推之则移，月事以时下，此其候也。（《灵枢·水胀》）

石瘕何如？岐伯曰：石瘕生于胞中，寒气客于子门……恶血当泻不泻，衃以留止，日以益大，状如怀子，月事不以时下，皆生于女子，可导而下。（《灵枢·水胀》）。

（五）妇产科疾病的治则和方药

1.得时而调之

月始生，则血气始精，卫气始行；月郭满，则血气实，肌肉坚；月郭空，则肌肉减，经络虚，卫气去，形独居。是以因天时而调血气也。是以天寒无刺，天温无疑。月生无泻，月满无补，月郭空无治，是谓得时而调之。因天之序，盛虚之时，移光定位，正立而待之。故曰：月生而泻，是谓藏虚；月满而补，血气扬溢，络有留血，命曰重实；月郭空而治，是谓乱经。阴阳相错，真邪不别，沉以留止。外虚内乱，淫邪乃起。（《素问·八正神明论》）

2.妊娠病治则

黄帝问曰：妇女重身，毒之何如？岐伯曰：有故无殒，亦无殒也。帝曰：愿闻其故，何谓也？岐伯曰：大积大聚，其可犯也；衰其大半而止，过者死。（《素问·六元正纪大论》）

3.妇科方药

由于历史时代的局限，医家的得效之方常常秘不可传。《黄帝内经》理法高深，方药甚少，据有学者统计有十三方。其中"四乌贼骨一藘茹丸"是妇科方（下见血枯经闭原文）。

二、妇产科临床病证

（一）月经病

月经病是妇科最常见的病，其中最为复杂疑难的是闭经和血崩。《黄帝内经》论述了这两个病。

1.闭经

《黄帝内经》最重视闭经，分类较全，并创妇科第一方。

（1）内科病导致闭经：有病肾风者……月事不来，烦而不能食，不能正偃，则咳，病名曰风水，论在刺法中。（《素问·评热病论》）

（2）胞脉闭之经闭：月事不来者，胞脉闭也。胞脉者，属心而络于胞中。今气上迫肺，心气不得下通，故月事不来也。（《素问·评热病论》）

（3）肾虚（或兼血瘀）经闭：肾脉……微涩为不月。（《灵枢·邪气脏腑病形》）

（4）心脾两虚之经闭：二阳之病发心脾，有不得隐曲，女子不月；其传为风消，其传为息贲者，死不治。（《素问·阴阳别论》）

（5）血枯经闭：帝曰：有病胸胁支满者，妨于食，病至则先闻腥臊臭，出清液，先唾血，四肢清，目眩，时时前后血，病名为何？何以得之？岐伯曰：病名血枯，此得之年少时，有所大脱血，若醉入房中，气竭肝伤，故月事衰少不来也。帝曰：治之奈何？复以何术？岐伯曰：以四乌贼骨一藘茹二物并合之，丸以雀卵，大如小豆，以五丸为后饭，饮以鲍鱼汁，利肠中及伤肝也。（《素问·腹中论》）

2.血崩

（1）阴虚血崩：阴虚阳搏谓之崩。（《素问·阴阳别论》）

（2）七情内伤致崩：悲哀太甚，则胞络绝，胞络绝则阳气内动，发则心下崩，数溲血也。（《素问·痿论》）

（3）血热导致血崩：少阳司天之政……风胜乃摇，候乃大温……其病……血崩胁满。（《素问·六元正纪大论》）

（二）带下病

任脉为病……女子带下瘕聚。（《素问·玉机真脏论》）

脾传于肾，少腹冤热而痛。出白。（《素问·玉机真脏论》）

（三）妊娠病

1.以"身有病而无邪脉"候妊娠

何以知怀子之且生也？身有病而无邪脉也。（《素问·腹中论》）

2.先天性癫疾及产生的机制

人生而有癫疾者，病名为何？安所得之？岐伯曰：病名为胎病，此得之在母腹时，其母有所大惊，气上而不下，精气并居，故令子发为癫疾也。（《素问·奇病论》）

3.子喑

人有重身，九月而喑，此为何也？岐伯曰：胞之络脉绝也。何以言之？岐伯曰：胞脉者系于肾。少阴之脉，贯肾系舌本，故不能言。治之奈何？岐伯曰：无治也，当十月复。（《素问·奇病论》）

4.胎死

凡此太阳司天之政……终之气，地气正，湿令行，阴凝太虚，埃昏郊野，民乃惨凄，寒风以至，反者孕乃死。故岁宜苦以燥之温之必折其郁气，先资其化源。（《素问·六元正纪大论》）

5.孕期用药原则

妇人重身，毒之何如？岐伯曰：有故无殒，亦无殒也。帝曰：愿闻其故，何谓也？岐伯曰：大积大聚，其可犯也，衰其大半而止，过者死。（《素问·六元正纪大论》）

（四）产后病

1.五夺禁泻

何谓五夺？岐伯曰：形肉已夺，是一夺也。大夺血之后，是二夺也。大汗出之后，

是三夺也。大泄之后，是四夺也。新产及大血之后，是五夺也。此皆不可泻。（《灵枢·五禁》）

2.产后发热

帝曰：乳子而病热，脉弦小者何如？岐伯曰：手足温则生，寒则死。帝曰：乳子中风热，喘鸣肩息患者，脉何如？岐伯曰：喘鸣肩息者，脉实大也。缓则生，急则死。（《素问·通评虚实论》）

（五）杂病

1.不孕症

（1）督脉为病不孕：督脉者，起于少腹以下骨中央……此生病……其女子不孕。（《素问·骨空论》）

（2）岁有胎孕不育：岁有胎孕不育，治之不全，何气使然？岐伯曰：六气五类，有相胜制也，同者盛之，异者衰之，此天地之道，生化之常也。（《素问·五常政大论》）

（3）无子（绝对性不孕症）：天有阴阳，人有夫妻……地有四时不生草，人有无子。此人与天地相应者也。《灵枢·邪客》

2.癥瘕

（1）妊娠合并大积大聚：妇人重身，毒之何如……大积大聚，其可犯也，衰其大半而止，过者死。（《素问·六元正纪大论》）

（2）石瘕：石瘕生于胞中，寒气客于子门，子门闭塞，气不得通，恶血当泻不泻，衃以留止，日以益大，状如怀子，月事不以时下。皆生于女子，可导而下。（《灵枢·水胀》）

（3）肠覃：肠覃如何？岐伯曰：寒气客子肠外，与卫气相搏，气不得营，因有所系，癖而内着，恶气乃起，息肉乃生。其始生也，大如鸡卵，稍以益大，至其成，如怀子之状，久者离岁，按之则坚，推之则移，月事以时下，此其候也。（《灵枢·水胀》）

（4）少腹肿

足厥阴之脉……是动则病腰痛，不可以俯仰……妇人少腹肿……是肝所生病者。（《灵枢·经脉》）

厥阴所谓癞疝，妇人少腹肿者，厥阴者辰也。（《素向·脉解》）

3.败疵

发于胁名曰败疵。败疵者，女子之病也，灸之，其病大痈脓，治之，其中内有生肉，大如赤小豆，挫菱翘草根各一升，以水一斗六升煮之，竭为取三升，则强饮厚衣，坐于釜上，令汗出至足已。（《灵枢·痈疽》）

（1）败疵考：巢元方在《诸病源候论》中另有论载："痈发女子阴旁，名曰改訾疽。"本病属于肝经（胁属肝经），从《黄帝内经》此论至巢元方至临床，作者认为可能是指西医所称的前庭大腺炎和（或）前庭大腺脓肿，属中医阴疮。此论描写"内有生肉如赤小豆大"，前庭大腺体如黄豆大，与之相近。另连翘苦凉，入心、肝、胆经，功能清热解毒、散结消肿，亦很符合临床用药，亦有怀疑是否指"乳痈"与"发于胁"者。总之，关于败疵指女子何病？根据经文与临床值得进一步探讨查考。

（2）菱翘饮。

《黄帝内经》妇产科框架简表见图1-1。

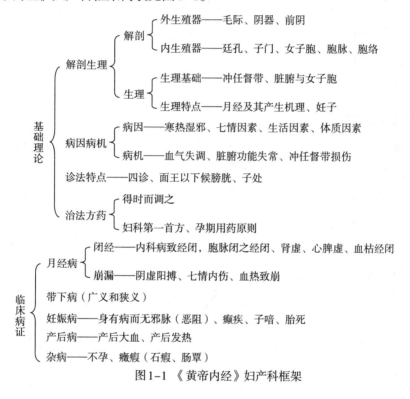

图1-1　《黄帝内经》妇产科框架

第二节　《难经》相关妇产科经文分类

《难经》为中医四大经典之一。初名《黄帝八十一难经》。原题秦越人（扁鹊）撰，约成书于秦汉之际。书中将《黄帝内经》主要内容，设81个问题，以解释疑难的方式编撰而成。它是对《黄帝内经》理论做进一步充实和发挥的典籍，特别对脉诊的论述尤为精要；继承和发展了《黄帝内经》的以独取寸口脉诊全身之疾；对肾和命门提出了新观点，是后世肾和命门学说研究之源头；较《黄帝内经》更系统地论述了奇经八脉的循行、功能与病证，首先提出"奇经八脉"之名。书中论述以中医基础理论为主。

作者结合《难经》中与妇产科紧密相关的内容对经文分类整理。内容包括解剖生理、病理、诊断、上工治未病。

本文整理的原文以秦越人著《难经集注》为底本，参考孙桐主编《文白对照中医古典名著精品丛书·难经》等著作。

一、解剖生理

（一）解剖

《四十二难》曰：肝重四斤四两，左三叶，右四叶，凡七叶，主藏魂。心重十二两，中有七孔三毛，盛清汁三合，主藏神。脾重二斤三两，扁广三寸，长五寸，有散膏半斤，主裹血，温五脏，主藏意。肺重三斤三两，六叶两耳，凡八叶，主藏魄。肾有二枚，重一斤一两，主藏志。

（二）生理

1.男女脉有常

《十九难》曰：男脉在关上，女脉在关下，是以男子尺脉恒弱，女子尺脉恒盛，是其常也……男得女脉为不足……女得男脉为太过。

2.论气与血的生理功能

《八难》曰：故气者，人之根本也。

《二十二难》曰：气主煦之，血主濡之。

3.论肾、命门、肾间动气

《三十六难》曰：肾两者，非皆肾也，其左者为肾，右者为命门。命门者，诸神精之所舍，原气之所系也，男子以藏精，女子以系胞。

《三十九难》曰：谓肾有两脏也。其左为肾，右为命门。命门者，谓精神之所舍也。男子以藏精，女子以系胞，其气与肾通。

《八难》曰：所谓生气之原者，谓十二经之根本也。谓肾间动气也。此五脏六腑之本，十二经脉之根。

《六十六难》曰：脐下肾间动气者，人之生命也，十二经之根本也。

4.论奇经八脉

《二十七难》曰：脉有奇经八脉者，不拘于十二经，何也？然：有阳维、有阴维、有阳跷、有阴跷、有冲、有督、有任、有带之脉。凡此八脉者，皆不拘于经，故曰奇经八脉也。

《二十八难》曰：督脉者，起于下极之俞，并于脊里，上至风府，入属于脑。任脉者，起于中极之下，以上毛际，循腹里，上关元，至喉咽。冲脉者，起于气冲，并足阳明之经，夹脐上行，至胸中而散也。带脉者，起于季胁，回身一周……比于圣人图设沟渠，沟渠满溢，流于深湖，故圣人不能拘通也。而人脉隆盛，入于八脉，而不环周，故十二经亦不能拘之。

二、病因病机

《二十二难》曰：经言脉有是动，有所生病。一脉变为二病者，何也？然：经言是动者，气也，所生病者，血也。邪在气，气为是动；邪在血，血为所生病。气主煦之，血主濡之。气留而不行者，为气先病也；血壅而不濡者，为血后病也。故先为是动，后所生病也。

三、诊断

（一）独取寸口诊脉法

《一难》曰：十二经皆有动脉，独取寸口，以决五脏六腑死生吉凶之法，何谓也？然，寸口脉，脉之大会，手太阴之脉动也……寸口者，五脏六腑之所终始，故法取于寸口也。

（二）论神圣工巧四诊

《六十一难》曰：经言望而知之谓之神，闻而知之谓之圣，问而知之谓之工，切脉而知之谓之巧。何谓也？然：望而知之者，望见其五色，以知其病。闻而知之者闻其五音，以别其病。问而知之者，问其所欲五味，以知其病所起所在也。切脉而知之者，诊其寸口，视其虚实，以知其病，病在何脏腑也。经言以外知之曰圣，以内知之曰神，此之谓也。

（三）奇经八脉病证诊断

《二十九难》曰：奇经之为病何如？然……冲之为病，逆气而里急，督之为病，脊强而厥。任之为病，其内苦结，男子为七疝，女子为瘕聚。带之为病，腹满，腰溶溶若坐水中。此奇经八脉之为病也。

四、"上工治未病"，防重于治

《七十七难》曰：经言上工治未病，中工治已病者，何谓也？然：所谓治未病者，见肝之病，则知肝当传之与脾，故先实其脾气，无令得受肝之邪，故曰治未病焉。中工者，见肝之病，不晓相传，但一心治肝，故曰治已病也。

第三节　《神农本草经》对妇产科用药记载、分类

《神农本草经》，简称《本经》，约成书于秦汉时期，原书早已失散；本文所引《神农本草经》原文，以魏·吴普等述，清·孙星辑本为依据。

13

《神农本草经》是我国现存最早的药物学专著，它总结了秦代以前药物学发展的成就。是后世历代本草之蓝本，诸家本草之鼻祖。该书奠定了中药学的基础，确定了中医辨证用药的准则，构筑了《黄帝内经》中医基础理论与临床相结合的桥梁。该书载药365种，分上、中、下三卷。

《神农本草经》记载了大多数药物的效用，它虽距今已2000多年，仍有宝贵的临床价值。故《神农本草经》为历代医家所推崇、当代名家所重视，确是我国药物学史上的宝贵遗产，被誉为中医四大经典著作之一。作者统计原著中直接指明能治疗妇产科疾病的药物共88种，占全书药物的24%。有些药物条下还首先记载了妇女特有的脏器名称或疾病名称。

本文先按原貌分上、中、下三卷（三品），列出药名，以展示古代妇产科药物的阵容，它是后世妇产科用药之源。然后以原文论述该药的排序效用为根据，按治疗月经病、带下病、妊娠病、产后病、杂病分类。

一、《神农本草经》妇产科药物名称

（一）卷一（上品）

石钟乳 涅石 滑石 石胆 禹余粮 太一余粮 紫石英 牛膝 独活 泽泻 卷柏 芎䓖 黄连 蒺藜子 肉苁蓉 续断 漏芦 营实 天名精 蛇床子 景天 淮木 槐实 檗木 五加皮 桑寄生 杜仲 木兰 龙骨 白胶 阿胶 丹雄鸡 牡蛎 龟甲 桑螵蛸 蓬蘽

（二）卷二（中品）

石硫黄 水银 石膏 阳起石 孔公孽 当归 瞿麦 元参 贝母 白芷 黄芩 茅根 白鲜 酸酱 藁本 王瓜 地榆 泽兰 马先蒿 桑根白皮 紫葳 松萝 卫矛 鹿茸 牛角䚡 牡狗阴茎 鳖甲 蛴螬 乌贼 鱼骨 鮀鱼甲 樗鸡 木虻 䗪虫

（三）卷三（下品）

粉锡 代赭石 白垩 附子 大黄 白敛 羊蹄 鹿藿 蚤休 逻鸓鼠 水蛭 石蚕 蝼蛄 地胆 鼠妇 衣鱼 桃核仁 杏核仁 水靳

二、《神农本草经》妇产科药物分类

（一）月经病

秦代之前，对月经病的治疗较重视经闭、崩中漏下，并较着重于补肾活血化瘀和固涩，或补虚健脾止血以调经。

禹余粮

禹余粮味甘，寒。主咳逆，寒热烦满，下痢赤白，血闭，癥瘕，大热。炼饵食之，不饥，轻身延年。生池泽及山岛中。

芎藭

芎藭味辛，温。主中风入脑头痛，寒痹，筋挛缓急，金创，妇人血闭无子。生川谷。

景天

景天味苦，平。主大热火创，身热烦，邪恶气。华，主女人漏下赤白，轻身明目。一名戒，一名慎火。生川谷。

檗木

檗木味苦，寒。主五脏，肠胃中结热，黄疸，肠痔，止泄利，女子漏下赤白，阴阳蚀创。一名檀恒。生山谷。

龙骨

龙骨味甘，平。主心腹鬼注，精物老魅，咳逆，泻利脓血，女子漏下，筋瘕坚结，小儿热气惊痫。齿：主小儿大人惊痫癫疾，狂走，心下结气不能喘息，诸痉，杀精物。久服轻身通神明延年。生山谷。

丹雄鸡

丹雄鸡味甘，微温。主女人崩中漏下，赤白沃。补虚温中，止血通神，杀毒辟不祥。头，主杀鬼。东门上者尤良。肪，主耳聋。肠，主遗溺。肶胵裹黄皮，主泄利。尿白，治消渴，伤寒寒热。黑雌鸡，主风寒湿痹，五缓六急，安胎。翮羽，主下血闭。鸡子，主除热火疮，痫痉，可作虎魄神物。鸡白蠹肥脂。生平泽。

桑螵蛸

桑螵蛸味咸，平。主伤中，疝瘕，阴痿，益精生子，女子血闭，腰痛，通五淋，利小便水道。一名蚀疣。生桑枝上，采蒸之。

阳起石

阳起石味咸，微温。主崩中漏下，破子脏中血，癥瘕结气。寒热，腹痛无子，阴痿不起，补不足。一名白石。生山谷。

当归

当归味甘，温。主咳逆上气，温疟寒热，洗在皮肤中，妇人漏下绝子，诸恶创疡金创，煮饮之。一名干归。生川谷。

黄芩

黄芩味苦，平。主诸热黄疸，肠癖泄利，逐水，下血闭，恶创疽蚀，火疡。一名

腐肠。生川谷

茅根

茅根味甘，寒。主劳伤虚羸，补中益气，除瘀血，血闭寒热，利小便。其苗，主下水。一名兰根，一名茹根。生山谷。

王瓜

王瓜味苦，寒。主消渴，内痹，瘀血，月闭，寒热，酸疼，益气，愈聋。一名土瓜。生平泽。

紫葳

紫葳味酸，微寒。主妇人产乳余疾，崩中癥瘕，血闭，寒热，羸瘦，养胎。生川谷。

卫矛

卫矛味苦，涩。主女子崩中下血，腹满汗出，除邪，杀鬼毒虫注。一名鬼箭羽。生山谷。

鹿茸

鹿茸味甘，温。主漏下恶血，寒热惊痫，益气强志，生齿不老。角，主恶创痈肿，逐邪恶气，留血在阴中。

牛角䚡

牛角䚡下闭血瘀血疼痛，女人带下血。髓，补中填骨髓，久服增年。胆，可丸药。

蛴螬

蛴螬味咸，微温。主恶血，血瘀，痹气，破折血在胁下坚满痛，月闭，目中淫肤，青翳白膜。一名蟦蛴。生平泽。

乌贼鱼骨

乌贼鱼骨味咸，微温。主女子漏下，赤白经汁，血闭，阴蚀肿痛，寒热癥瘕，无子。生池泽。

鮀鱼甲

鮀鱼甲味辛，微温。主心腹癥瘕，伏坚，积聚，寒热，女子崩中，下血五色，小腹阴中相引痛，创疥，死肌。生池泽。

木虻

木虻味苦，平。主目赤痛，眦伤泪出，瘀血血闭，寒热酸慙，无子。一名魂常。生川泽。

蘆虫

蘆虫味咸，寒。主心腹寒热洗洗，血积癥瘕，破坚，下血闭，生子大良。一名地鳖。生川泽。

粉锡

粉锡味辛，寒。主伏尸毒螫，杀三虫，一名解锡。锡镜鼻，主女子血闭癥瘕，伏肠绝孕。生山谷。

代赭石

代赭味苦，寒。主鬼注贼风蛊毒，杀精物恶鬼，腹中毒邪气，女子赤沃漏下。一名须丸。生山谷。

水蛭

水蛭味咸，平。主逐恶血瘀血，月闭，破血瘕积聚，无子，利水道。生池泽。

鼠妇

鼠妇味酸，温。主气癃不得小便，妇人月闭血瘕，痫痓寒热，利水道。一名负蟠，一名蚜威。生平谷。

桃核仁

桃核仁味苦，平。主瘀血，血闭，瘕邪，杀小虫。桃花，杀注恶鬼，令人好颜色，桃凫，微温，主杀百鬼精物。桃毛，主下血瘕寒热，积寒无子。桃蠹，杀鬼邪恶不祥。生川谷。

（二）带下病

《傅青主女科》云："带下之病皆属于湿。"治疗带下病着重健脾化湿，清热利湿，亦可温肾化湿，固涩止带。

牡蛎

牡蛎味咸，平。主伤寒寒热，温疟洒洒，惊恚怒气，除拘缓鼠瘘，女子带下赤白。久服强骨节、杀邪气、延年。一名蛎蛤。生池泽。

白芷

白芷味辛，温。主女人漏下赤白，血闭阴肿，寒热，头风，侵目泪出，长肌肤，润泽，可作面脂。一名芳香。生川谷。

地榆

地榆味苦，微寒。主妇人乳痓痛，七伤带下病，止痛，除恶肉，止汗，疗金创。生山谷。

马先蒿

马先蒿味平。主寒热鬼注，中风湿痹，女子带下病，无子。一马屎蒿。生川泽。

桑根白皮

桑根白皮味甘，寒。主伤中，五劳六极，羸瘦，崩中脉绝，补虚益气。叶，主除寒热，出汗。桑耳黑者，主女子漏下，赤白汁，血病，癥瘕积聚，阴痛，阴阳寒热，无子。五木耳名檽，益气不饥，轻身强志。生山谷。

牡狗阴茎

牡狗阴茎味咸，平。主伤中，阴痿不起，令强热大，生子，除女子带下十二疾。一名狗精。胆，主明目。生平泽。

水靳

水靳味甘，平。主女子赤沃，止血养精，保血脉，益气，令人肥健嗜食。一名水英。生池泽。

（三）妊娠病

对妊娠病的用药，主要分为安胎和下胎两大类。安胎以补肾益精止血为主；下胎主要是活血化瘀，理气行水。并提出妊娠催生和禁忌药。

牛膝

牛膝味苦，酸。主寒湿痿痹，四肢拘挛，膝痛不可屈伸，逐血气，伤热火烂，堕胎。久服轻身耐老。一名百倍。生川谷。

桑上寄生

桑上寄生味苦，平。主腰痛，小儿背强，痈肿，安胎，充肌肤，坚发齿，长须眉。其实明目、轻身、通神。一名寄屑，一名寓木，一名宛童。生川谷。

白胶

白胶味甘，平。主伤中劳绝，腰痛，羸瘦，补中益气，妇人血闭无子，止痛，安胎。久服轻身延年。一名鹿角胶。生云中。

阿胶

阿胶味甘，平。主心腹内崩劳极洒洒如疟状，腰腹痛，四肢酸疼，女子下血安胎。久服轻身、益气。一名傅致胶。出东阿。

水银

水银味辛，寒。主疥瘘痂疡白秃，杀皮肤中虱，堕胎，除热，杀金银铜锡毒。溶化还复为丹，久服神仙不死。生平土。

瞿麦

瞿麦味苦，寒。主关格，诸癃结，小便不通，出刺，决痈肿。明目去翳，破胎堕子，下闭血。一名巨句麦。生川谷。

酸酱

酸酱味酸，平。主热烦满，定志益气，利水道，产难吞其实立产。一名醋酱。生川泽。

鼺鼠

鼺鼠主堕胎，令人产易。生平谷。

石蚕

石蚕味咸，寒。主五癃，破石淋，堕胎。肉，解结气，利水道，除热。一名沙虱。生池泽。

蝼蛄

蝼蛄味咸，寒。主产难，出肉中刺，溃痈肿。下哽噎，解毒，除恶创。一名蟪蛄，一名天蝼，一名縠。夜出者良。生平泽。

地胆

地胆味辛，寒。主鬼注寒热、鼠瘘恶创、死肌，破癥瘕，堕胎。一名蚖青。生川谷。

（四）产后病

《神农本草经》对产后病的治疗，重视下乳，下乳之药具有补气、养血、益精之功。同时亦重视补虚和化瘀，治疗产后诸疾。

石钟乳

石钟乳味甘，温。主咳逆上气，明目益精，安五脏，通百节，利九窍，下乳汁。生山谷。

滑石

滑石味甘，寒。主身热泄澼、女子乳难、癃闭、利小便，荡胃中积聚寒热，益精气。久服轻身，耐饥长年。生山谷。

泽泻

泽泻味甘，寒。主风寒湿痹，乳难消水，养五脏，益气力，肥健。久服耳目聪明、不饥、延年、轻身、面生光、能行水上。一名水泻，一名芒芋，一名鹄泻。生池泽。

蒺藜子

蒺藜子味苦，温。主恶血，破癥结积聚。喉痹，乳难。久服长肌肉、明目、轻身。一名旁通。一名屈人，一名止行，一名豺羽，一名升推。生平泽，或道旁。

续断

续断味苦，微温。主伤寒，补不足，金创痈伤，折跌，续筋骨，妇人乳难，久服益气力。一名龙豆，一名属折。生山谷。

漏芦

漏芦味苦、咸，寒。主皮肤热，恶创，疽痔，湿痹，下乳汁。久服轻身、益气、耳目聪明、不老延年。一名野兰。生山谷。

石膏

石膏味辛，微寒，主中风寒热，心下逆气惊喘，口干舌焦，不能息，腹中坚痛，除邪，产乳，金创。生山谷。

孔公孽

孔公孽味辛，温。主伤食不化，邪结气，恶创疽瘘痔，利九窍，下乳汁。生山谷。

元参

元参味苦，微寒。主腹中寒热积聚，女子产乳余疾，补肾气，令人目明。一名重台。生川谷。

贝母

贝母味辛，平。主伤寒烦热，淋沥邪气，疝瘕，喉痹，乳难，金创，风痉。一名空草。

泽兰

泽兰味苦，微温。主乳妇内衄，中风余疾，大腹水肿，身面四肢浮肿，骨节中水，金创痈肿创脓，一名虎兰，一名龙枣。生大泽傍。

杏核仁

杏核仁味甘，温。主咳逆上气，雷鸣，喉痹下气，产乳，金创，寒心，贲豚。生川谷。

（五）杂病

杂病主要治疗不孕、阴疮、阴蚀、癥瘕、阴挺等。所载药物尤其突出补肾温阳，滋肾填精，通补冲任，清热解毒以及活血化瘀，化痰散结之功。

涅石

涅石味酸，寒。主寒热泄利，白沃阴蚀，恶创，目痛，坚筋骨齿，炼饵服之。轻身不老，增年。一名羽涅。生山谷。

石胆

石胆味酸，寒。主明目，目痛，金创，诸痫痉，女子阴蚀，痛，石淋，寒热，崩中下血，诸邪毒气。令人有子。炼饵服之，不老；久服，增寿神仙。能化铁为铜，成金银。一名毕石。生山谷。

太一余粮

太一余粮味甘，平。主咳逆上气、癥瘕、血闭、漏下，除邪气。久服耐寒暑、不饥、轻身、飞行千里、神仙。一名石脑。生山谷。

紫石英

紫石英味甘，温。主心腹咳逆邪气，补不足，女子风寒在子宫，绝孕十年无子。久服温中，轻身，延年。生山谷。

五色石脂

青石、赤石、黄石、白石、黑石脂等味甘，平。主黄疸，泄利，肠癖，脓血，阴蚀下血，赤白，邪气痈肿，疽痔恶创，头痛疥瘙，久服补髓益气，肥健不饥，轻身延年，五石脂，各随五色。补五藏。生山谷中。

独活

独活味苦，平。主风寒所击，金疮，止痛，贲豚，痫痓，女子疝瘕。久服轻声耐老，一名羌活，一名芜青，一名护羌使者。生川谷。

卷柏

卷柏味辛，温。生山谷。主五藏邪气，女子阴中寒热痛、癥瘕、血闭绝子。久服轻身、和颜色。一名万岁。生山谷石间。

黄连

黄连味苦，寒。主热气，目痛，眦伤，泣出，明目，肠澼，腹痛，下利，妇人阴中肿痛。服令人不忘。一名王连。生川谷。

肉苁蓉

肉苁蓉味甘，微温。主五劳七伤，补中，除茎中寒热痛，养五藏，强阴益精气，多子，妇人癥瘕。久服轻身。生山谷。

营实

营实味酸，温。主痈疽恶创，结肉，跌筋，败创，热气，阴蚀不瘳，利关节。一名墙薇，一名墙麻，一名牛棘。生川谷。

天名精

天名精味甘，寒。主瘀血，血瘕欲死，下血，止血，利小便。久服轻身、耐老。一名麦句姜，一名虾蟇蓝，一名豕首。生川泽。

蛇床子

蛇床子味苦，平。主妇人阴中肿痛，男子阴痿，湿痒，除痹气，利关节，癫痫恶

21

创。久服轻身。一名蛇米。生川谷及田野。

淮木

淮木味苦，平。主久咳上气，胆中虚羸，女子阴蚀，漏下赤白沃。一名百岁城中木。生山谷。

槐实

槐实味苦，寒。主五内邪气热，止涎唾，补绝伤，五痔，火创，妇人乳瘕，子脏急痛。生平泽。

五加皮

五加皮味辛，温。主心腹疝气，腹痛，益气疗躄，小儿不能行，疽创阴蚀。一名豺漆。

杜仲

杜仲味辛，平。主腰脊痛，补中，益精气，坚筋骨，强志，除阴下痒湿、小便余沥。久服轻身、耐老。一名思仙。生山谷。

木兰

木兰味苦，寒。主身大热在皮肤中，去面热、赤疱、酒齄、恶风癫疾、阴下痒湿，明耳目。一名林兰。生川谷。

龟甲

龟甲味咸，平。主漏下赤白，破癥瘕痎疟，五痔，阴蚀，湿痹，四肢重弱，小儿囟不合。久服轻身不饥。一名神屋。生池泽。

蓬蘽

蓬蘽味酸，平。主安五藏，益精气，长阴令坚，强志，倍力，有子。久服轻身、不老。一名覆盆。生平泽。

石硫黄

石硫黄味酸，温。主妇人阴蚀，疽痔恶血，坚筋骨，除头秃。能化金银铜铁奇物。生山谷。

白鲜

白鲜味苦，寒。主头风，黄疸，咳逆，淋沥，女子阴中肿痛，湿痹死肌，不可屈伸起止行步。生川谷。

藁本

藁本味辛，温。主妇人疝瘕，阴中寒肿痛，腹中急，除风头痛，长肌肤悦颜色。一名鬼卿。一名地新。生山谷。

松罗

松罗味苦，平。主怒邪气，止虚汗头风，女子阴寒肿病。一名女萝。生山谷。

鳖甲

鳖甲味咸，平。主心腹癥瘕坚积、寒热，去痞息肉，阴蚀，痔恶肉。生池泽。

白垩

白垩味苦，温。主女子寒热癥瘕，月闭，积聚。生山谷。

附子

附子味辛，温。主风寒咳逆邪气，温中，金创。破癥坚积聚，血瘕，寒湿、踒、躄、拘挛膝痛，不能行步。生山谷。

大黄

大黄味苦，寒。主下瘀血，血闭寒热，破癥瘕积聚，留饮宿食，荡涤肠胃，推陈致新，通利水谷，调中化食，安和五脏。生山谷。

白薇

白薇味苦，平。主痈肿疽创，散结气，止痛除热，目中赤，小儿惊痫，温疟，女子阴中肿痛。一名兔核，一名白草。生山谷。

羊蹄

羊蹄味苦，寒。主头秃疥瘙，除热，女子阴蚀。一名东方宿，一名连虫陆，一名鬼目。生川泽。

鹿藿

鹿藿味苦，平。主蛊毒，女子腰腹痛，不乐，肠痈，瘰疬，疡气。生山谷。

蚤休

蚤休味苦，微寒。主惊痫摇头弄舌，热气在腹中，癫疾痈创，阴蚀，下三虫，去蛇毒。一名蚩休。生川谷。

衣鱼

衣鱼味咸，温，无毒。主妇人疝瘕，小便不利，小儿中风，项强，背起摩之。一名白鱼。生平泽。

第四节 《金匮要略》妇人病三篇

汉代张仲景的《金匮要略》原书名为《金匮要略方论》，是中医四大经典之一。也是我国现存最早的一部诊治杂病的专著，是仲景创造辨证理论的代表作。古今医家对此书推崇备至，称之为方书之祖、医方之经，治疗杂病的典范。

《金匮要略》妇人三篇，论述妇人妊娠、产后、杂病脉证并治，内容丰富。共有原文45条，载方40首，病种包括了经、带、胎、产、杂病。篇中对妇产科病的辨证论治严谨，治法、剂型多样，已具中医妇产科学的雏形，为后世妇产科学的发展奠定了基础，具有重要的学术价值和历史价值。

本书整理的原文采用宋·林亿等诠次，明赵开美校刻的《金匮要略方论》为底本，原文仍按湖北中医学院主编《金匮要略讲义》格式排列，原来的序号放在原文之后的括号内按内容重新分类。

一、妇人妊娠病脉证并治第二十

本篇共11条原文，10首方。首见妊娠之名和明确妊娠诊断的脉证，然后专论妇人妊娠期常见病如恶阻、腹痛、妊娠下血、妊娠诊断，尤其是仲景本篇起到治疗妊娠病的源头和用药规范作用，对后世直到今天影响颇大。

（一）妊娠诊断、恶阻证治

师曰：妇人得平脉，阴脉小弱，其人渴，不能食，无寒热，名妊娠，桂枝汤主之。于法六十日当有此证，设有医治逆者，却一月，加吐下，则绝之。（一）

妊娠呕吐不止，干姜人参半夏丸主之。（六）

干姜人参半夏丸方

干姜　人参各一两　半夏二两

上三味，末之，以生姜汁糊为丸，如梧桐子大，饮服十丸，日三服。

（二）妊娠腹痛证治

妇人怀妊，腹中疞痛，当归芍药散主之。（五）

当归三两　芍药一斤　川芎半斤（一作三两）　茯苓　白术各四两　泽泻半斤

上六味，杵为散，取方寸匕，酒和，日三服。

妇人怀娠六七月，脉弦发热其胎愈胀，腹痛恶寒者，少腹如扇，所以然者，子脏开故也，当以附子汤温其脏。（三）

（三）胞阻（胎动不安——先兆流产）证治及其鉴别诊断

师曰：妇人有漏下者，有半产后因续下血都不绝者，有妊娠下血者，假令妊娠腹中痛，为胞阻，胶艾汤主之。（四）

芎归胶艾汤方

川芎　阿胶　甘草各二两　艾叶　当归各三两　芍药四两　干地黄六两

上七味，以水五升，清酒三升，合煮取三升，去渣，内胶，令消尽，温服一升，日三服不差，更作。

（四）癥痼害胎下血证治及鉴别诊断

妇人宿有癥病，经断未及三月，而得漏下不止，胎动在脐上者，为癥痼害。妊娠六月动者，前三月经水利时，胎也。下血者，后断三月衃也。所以血不止者，其癥不去故也，当下其癥。桂枝茯苓丸主之。（二）

桂枝茯苓丸方

桂枝　茯苓　牡丹　芍药　桃仁各等分

上五味，末之，炼蜜为丸，如兔屎大，每日食前服一丸。不知，加至三丸。

（五）论养胎安胎（胎动不安）的治法方药

妇人妊娠，宜常服当归散主之。（九）

当归散方

当归　黄芩　芍药　川芎各一斤　白术半斤

上五味，杵为散，酒饮服方寸匕，日再服。妊娠常服即产，胎无疾苦。产后百病悉主之。

妊娠养胎，白术散主之。（十）

白术散方

白术　川芎　蜀椒（去汗）各三分　牡蛎二分

上四味，杵为散，酒服一钱匕，日三服，夜一服。

（六）妊娠小便难证治

妊娠小便难，饮食如故，当归贝母苦参丸主之。（七）

当归贝母苦参丸方

当归　贝母　苦参各四两

上三味，末之，炼蜜丸如小豆大，饮服三丸，加至十丸。

（七）妊娠水肿、眩晕证治

妊娠有水气，身重，小便不利，洒淅恶寒，起即头眩，葵子茯苓散主之。（八）

葵子茯苓散方

葵子一斤　茯苓三两

上二味，杵为散，饮服方寸匕，日三服，小便利则愈。

（八）伤胎证治

妇人伤胎，怀身腹满，不得小便，从腰以下重，如有水气状，怀身七月，太阴当

养不养，此心气实，当刺泻劳宫及关元，小便微利则愈。（十一）

妊娠病证治小结见图1-2。

妊娠病证（治疗规范）
1. 妊娠诊断，恶阻证治
   桂枝汤（一）
   干姜人参半夏丸（六）
2. 妊娠腹痛证治
   当归芍药散（五）
   附子汤（三）
3. 三种阴道出血的鉴别诊断及异病同治。
   胶艾汤（四）
4. 癥瘤害胎下血证治及鉴别诊断
   桂枝茯苓丸（二）
5. 安胎、养胎的治法方药
   当归散（九）
   白术散（七）
6. 妊娠小便难证治
   当归贝母苦参丸（七）
7. 妊娠水肿、妊娠眩晕证治
   葵子茯苓丸（八）
8. 伤胎证治
   刺劳宫、关元（十一）

图1-2　妊娠病证治小结

二、妇人产后病脉证并治第二十一

（一）新产妇人"三病"及病机（多虚）

问曰：新产妇人有三病，一者病痉，二者病郁冒。三者大便难，何谓也？师曰：新产血虚，多汗出，喜中风，故令病痉；亡血复汗、寒多，故令郁冒；亡津液，胃燥，故大便难。（一）

产妇郁冒，其脉微弱，呕不能食，大便反坚，但头汗出，所以然者，血虚而厥，厥而必冒。冒家欲解，必大汗出。以血虚下厥，孤阳上出，故头汗出。所以产妇喜汗出者，亡阴血虚，阳气独盛，故当汗出，阴阳乃复。大便坚，呕不能食，小柴胡汤主之。（二）

病解能食，七八日更发热者，此为胃实，大承气汤主之。（三）

（二）产后腹痛证治（多瘀）

产后腹中疞痛，当归生姜羊肉汤主之；并治腹中寒疝，虚劳不足。（四）

当归生姜羊肉汤方

见寒疝中。

产后腹痛，烦满不得卧，枳实芍药散主之。（五）

枳实芍药散方

枳实（烧令黑，勿太过） 芍药等分

上二味，杵为散，服方寸匕，日三服。并主痈脓，以麦粥下之。

师曰：产后腹痛，法当以枳实芍药散。假令不愈者，此为腹中有干血著脐下，宜下瘀血汤主之；亦主经水不利。（六）

下瘀血汤方

大黄二两 桃仁二十枚 䗪虫二十枚（熬，去足）

上三味，末之，炼蜜和为四丸，以酒一升，煎一丸，取八分顿服之，新血下如豚肝。

产后七八日，无太阳证，少腹坚痛，此恶露不尽；不大便，烦躁发热，切脉微实，再倍发热。日晡时烦躁者，不食，食则谵语，至夜即愈，宜大承气汤主之。热在里，结在膀胱也。（七）

（三）产后发热证治

产后风续之数十日不解，头微痛，恶寒，时时有热，心下闷，干呕，汗出，虽久，阳旦证续在耳，可与阳旦汤。（八）

产后中风，发热，面正赤，喘而头痛，竹叶汤主之。（九）

竹叶汤方

竹叶一把 葛根三两 防风 桔梗 桂枝 人参 甘草各一两 附子一枚（炮） 大枣十五枚 生姜五两。

上十味，以水一斗，煮取二升半，分温三服，温使汗出。颈项强，用大附子一枚，破之如豆大，煎药扬去沫。呕者，加半夏半升洗。

（四）产后中虚烦呕及热痢伤阴证治

妇人乳中虚，烦乱呕逆，安中益气，竹皮大丸主之。（十）

竹皮大丸方

生竹茹二分 石膏二分 桂枝一分 甘草七分 白薇一分。

上五味，末之，枣肉和丸弹子大，以饮服一丸，日三夜二服。有热者倍白薇，烦喘者加柏实一分。

产后下利虚极，白头翁加甘草阿胶汤主之。（十一）

白头翁加甘草阿胶汤方

白头翁 甘草 阿胶各二两 秦皮 黄连 柏皮各三两。

上六味，以水七升，煮取二升半，纳胶令消尽，分温三服。

产后病证治小结见图1-3。

产后病证治（治疗规范）

1. 新产妇人“三病”及病机（多虚）
三病（痉、郁冒、大便难）：（亡血伤津）（一）
小柴胡汤（二）
大承气汤（三）
2. 产后腹痛证治（多瘀）
当归生姜羊肉汤（四）
枳实芍药散（五）
下瘀血汤（六）
大承气汤（七）
3. 产后发热证治
大承气汤（三）（七）
阳旦汤（八）
竹叶汤（九）
4. 产后中虚烦呕及热痢伤阴证治
竹皮大丸（十）
白头翁加甘草阿胶汤（十一）

图1-3　产后病证治小结

三、妇人杂病脉证并治第二十三

（一）论妇人杂病的病因病机、证候和诊治原则

妇人之病，因虚、积冷、结气，为诸经水断绝，至有历年，血寒积结，胞门寒伤，经络凝坚。

在上呕吐涎唾，久成肺痈，形体损分。在中盘结，绕脐寒疝，或两胁疼痛，与脏相连；或结热中，痛在关元，脉数无疮，肌若鱼鳞，时着男子，非止女身。在下未多，经候不匀，令阴掣痛，少腹恶寒；或引腰脊，下根气街，气冲急痛，膝胫疼烦。奄忽眩，状如厥癫；或有忧惨，悲伤多嗔，此皆带下，非有鬼神。

久则羸瘦，脉虚多寒；三十六病，千变万端；审脉阴阳，虚实紧弦，行其针药，治危得安；其虽同病，脉各异源；子当辨记，勿谓不然。（八）

（二）月经病、不孕证治

1. 月经先期、痛经证治

带下经水不利，少腹满痛，经一月再见者，土瓜根散主之。（十）

土瓜根散方

土瓜根　芍药　桂枝　䗪虫各三两。

上四味，杵为散，酒服方寸匕，日三服。

2. 月经过多、崩漏、月经后期、不孕证治

问曰：妇人年五十所，病下利数十日不止，暮即发热，少腹里急，腹满，手掌烦热，唇口干燥，何也？师曰：此病属带下，何以故？曾经半产，瘀血在少腹不去。何

以知之？其证唇口干燥，故知之。当以温经汤主之。（九）

温经汤方

吴茱萸三两 当归 川芎 芍药 人参 桂枝 阿胶 生姜 牡丹皮（去心） 甘草各二两 半夏半升 麦冬一升（去心）

上十二味，以水一斗，煮取三升，分温三服。亦主妇人少腹寒，久不受胎；兼取崩中去血，或月水来过多及至期不来。

寸口脉弦而大，弦则为减，大则为芤，减则为寒，芤则为虚。虚寒相搏，此名曰革，妇人则半产漏下，旋覆花汤主之。（十一）

旋覆花汤方

旋覆花三两 葱十四茎 新绛少许

上三味，以水三升，者取一升，顿服之。

妇人陷经，漏下黑不解，胶姜汤主之。（十二）

3.月经后期、闭经证治

妇人经水不利下，抵当汤主之。（十四）

抵当汤方

水蛭三十个（熬） 虻虫三十枚（熬，去翅足） 桃仁二十个（去皮尖） 大黄三两（酒浸）

上四味，为末，以水五升，煮取三升，去渣，温服一升。

（三）带下病（经带同病）、阴寒、阴疮证治

妇人经水闭不利，脏坚癖不止，中有干血，下白物，矾石丸主之。（十五）

矾石丸方

矾石三分（烧） 杏仁一分

上二味，末之，炼蜜和丸，枣核大，内脏中，剧者再纳之。

蛇床子散方，温阴中坐药。（二十）

蛇床子散

蛇床子仁

上一味，末之，以白粉少许，和令相得，如枣大，棉裹内之，自然温。

少阴脉滑而数者，阴中即生疮。阴中蚀疮烂者，狼牙汤洗之。（二十一）

狼牙汤方

狼牙三两，上一味，以水四升，煮取半升，以绵缠如茧，浸汤沥阴中，日四遍。

（四）热入血室证治

妇人中风，七八日续来寒热，发作有时，经水适断，此为热入血室，其血必结，故使如疟状，发作有时，小柴胡汤主之。（一）

妇人伤寒发热，经水适来，昼日明了，暮则谵语，如见鬼状者，此为热入血室。

治之无犯胃气及上二焦，必自愈。（二）

妇人中风，发热恶寒，经水适来，得之七八日，热除脉迟，身凉和，胸胁满，如结胸状。谵语者，此为热入血室也，当刺期门，随其实而取之。（三）

阳明病，下血谵语者，此为热入血室，但头汗出，当刺期门，随其实而泻之，濈然汗出者愈。（四）

（五）妇人腹痛证治

妇人六十二种风，及腹中血气刺痛，红蓝花酒主之。（十六）

红蓝花酒方

疑非仲景方。

红蓝花一两

上一味，以酒一大升，煎减半，顿服一半，未止再服。

妇人腹中诸疾痛，当归芍药散主之。（十七）

当归芍药散方：见前妊娠中。

妇人腹中痛，小建中汤主之。（十八）

小建中汤方

见前虚劳中。

（六）寒饮误治证治

妇人吐涎沫，医反下之，心下即痞，当先治其吐涎沫，小青龙汤主之；涎沫止，乃治痞，泻心汤主之。（七）

小青龙汤方

见痰饮中。

（七）妇人梅核气、妇人脏躁证治

妇人咽中如有炙脔，半夏厚朴汤主之。（五）

半夏厚朴汤方

半夏一升　厚朴三两　茯苓四两　生姜一五两　干苏叶二两

上五味，以水七升，煮取四升，分温四服，日三夜一服。

妇人脏躁，喜悲伤欲哭，象如神灵所作，数欠伸，甘麦大枣汤主之。（六）

甘麦大枣汤方

甘草三两　小麦一升　大枣十枚

上三味以水六升，煮取三升，温分三服。亦补脾气。

（八）转胞证治

问曰：妇人病饮食如故，烦热不得卧，而反倚息者，何也？师曰：此名转胞，不

得溺也，以胞系了戾，故致此病，但利小便则愈，宜肾气丸主之。（十九）

（九）阴吹证治

胃气下泄，阴吹而正喧，此谷气之实也，膏发煎导之。（二十二）

膏发煎方

见黄疸中。

（十）妇人水血并结或成癥瘕证治

妇人少腹满如敦状，小便微难而不渴，生后者，此为水与血俱结在血室也，大黄甘遂汤主之。（十三）

大黄甘遂汤方

大黄四两　甘遂二两　阿胶二两

上三味，以水三升，煮取一升，顿服之，其血当下。

本篇内容广而杂，包括了除妊娠病、产后病之外的其他妇科疾病的因、证、辨、治。尤其重点论述了杂病总病机、月经病、妇人腹痛和热入血室。治法、剂型灵活多变，为后世论治月经病、带下病、杂病之源头。并开创了妇科外治法的先河。归纳如图1-4。

妇人杂病证治（治疗规范）

1.总论妇人杂病病机、证候和诊治原则
2.月经病、不孕证治
（1）月经先期、痛经
土瓜根散
（2）月经后期、月经过多、崩漏、不孕
温经汤（九）
旋覆花汤（十四）
胶姜汤（十二）
（3）带下病（经带同病）阴寒、阴疮证治（外治）
矾石丸（十五）
蛇床子散（二十）
狼牙汤（二十一）
4.热入血室证治
小柴胡汤、刺期门（一）（二）（三）（四）
5.妇人腹痛证治
红蓝花酒（十六）
当归芍药散（十七）
小建中汤（十八）
6.寒饮误治证治
小青龙汤、泻心汤（七）
7.梅核气，脏躁证治
半夏厚朴汤（五）
甘麦大枣汤（六）
8.转胞证治
肾气丸（十九）
9.阴吹证治
猪膏发煎导入（二十二）
10.水血并结成癥瘕证治
大黄甘遂汤（十三）

图1-4　妇人杂病证治（治疗规范）

第二章　历代妇科相关代表性著作

第一节　《妇人大全良方》的学术思想与临床应用

一、陈自明生平与《妇人大全良方》简介

陈自明（1190—1270），字良甫，临川（今江西）人，南宋著名医学家。他的祖父和父亲都是当地名医，家学渊博。受家庭影响，陈自明从小喜爱医学，勤奋好学，通读经典，自幼随父学医，不仅善于总结祖父辈的实践经验，又通读宋之前40多种论述妇产科的著作。成年之后，遍游东南各地，寻师访友，博采众方，不断提高理论与临床水平。但在博览群书中他觉得，妇产科内容大多包括在其他方书中，没有独立的分科，而且"纲领散漫而无统，节目谆略而未备，医者尽于简易，不能深求遍览"。于是他敢于担当，"仆三世学医，家藏医书若干卷，既又遍行东南，所至必尽索方书以观，暇时闭关净室，翻阅涵泳，穷极未合，採摭诸家之善，附以家传经验方，秤而成编"（《妇人大全良方·序》）。终于在嘉熙元年（1237）编著成我国历史上第一部妇科与产科合著的内容最丰富的《妇人大全良方》，这不但是当时最完备的妇产科专著，而且对后世影响颇大。

宋代有管理医事的太医局，内分九科，共三百人，其中产科十人，设有产科教授，这是世界医事制度上妇产科最早的独立分科。陈自明曾任建康府明道书院医学教谕（相当于医学教授），所以陈自明是当时杰出的医学家，是中医妇科学的创始人和奠基者。

《妇人大全良方》内容始自调经，讫于产后，凡八门，每门数十余论，总二百六十九论，分述各病的因、证、辨、治，论病附方及治验。妇科包罗了妇产科的理论、经、带、胎、产、杂病证治；产科包括了正产、难产的处理。提出了产科危急重症的诊治，此外录载了已遗失的杨子建著《十产论》。《妇人大全良方》内容丰富，论述精辟，且多为实践经验。时隔三百年后，明代医家薛己对该书进行研究，并于1529年加以校订，名曰《校注妇人大全良方》注释，使《妇人大全良方》流传更广。

二、《妇人大全良方》的学术思想与临床应用

（一）重视血气、脏腑、冲任

《妇人大全良方·调经门》曰："大率治病，先论其所主。男子调其气，女子调其

血。气血，人之神也，不可不谨调护。然妇人以血为基本，气血宣行，其神自清。"陈自明首先突出"妇人以血为基本"，以此观点阐述妇女的生理、病机以及临床应用。

如在"月水不调方论"中说："夫妇人月水不调者，由劳伤气血致体虚，风冷之气乘也。"

又在"月水不通方论"中说："夫妇人月水不通者，由劳伤血气致令体虚，受风冷邪气客于胞内，伤损冲任之脉，并手太阳、少阴之经，致胞络内血绝不通故也。"

对于月水不通的治疗提出虚则补，实则利的不同方法。如"医见经不行，则用虻虫、水蛭等行血药，见热则用除热诸寒药，实出妄意……经水枯竭，则无以滋养，其能行乎？譬如索万金于乞丐之人，虽捶楚并下，不可得也。但服以养气益血诸药，天癸自行。又有一种妇人盛实，月经瘀闭，利之则行。自有证候，学者宜审焉"。清楚地描述了肝肾不足和脾虚痰湿闭经辨证论治。在"室女经闭"中又说："人之生，以气血为本，人之病，未有不伤其气血者"，提出用柏子仁丸治之，益阴血，交通心肾，临床有效。

又在"痛经方论"中提出："若经道不通，绕脐寒疝痛彻，其脉沉紧，此由寒气客于血室，血凝不行，结积血为气所冲，新血与故血相搏，所以发痛。譬如天寒地冻，水凝成冰，宜温经汤。"温经汤：当归、川芎、芍药、桂心、牡丹皮、莪术、人参、甘草、牛膝。世人称之为小温经，是与金匮温经汤世人称之大温经相对而言。是治疗实寒痛经的有效良方。

又在"妇人无子"中说："妇人挟疾无子，皆由劳伤血气生病。"在"产难论"中也指出："凡妇人以血为主，惟气顺则血顺，胎气安而后生理和。"

从上述月经病、不孕症和产科病，都责之血气不调。但气血来源于脏腑。"妇人脏腑调和，经脉循环，则月水以时而无病。"

（二）首先提出"凡医妇人，先须调经"的思路

《妇人大全良方》论述月经的生理，是继承《黄帝内经》"女子七岁，肾气盛，齿更发长；二七而天癸至，任脉通，太冲脉盛，月事以时下"的经典理论来阐述的。陈氏曰："所以谓之月事者，平和之气，常以三旬一见，以象月盈则亏也。若遇经脉行时，最宜谨于将理。将理失宜，似产后一般受病。"

又说："经者常候，谓候其一身之阴阳愆伏，知其安危。故其来必以月，太过不及，皆为不调。"

在调经门，广泛论述了月水不调、月水不通、经闭、痛经、崩漏等证治。并列于首位，与妊娠病、产后病、杂病又有联系。对于月经病，还强调"久而不愈，变证百出，不可言者，所谓犯时微若秋毫，感病重如山岳，可不畏哉"。历代妇科专著及历版中医妇科教材均以调经为首，这也是中医妇科传统的思路。

（三）外邪入侵还要伤及冲任，客于胞内，才会发生妇产科疾病

如"妇人病有三十六种，皆由冲任劳损而致"。

（四）治疗妇科病偏重补益和散风寒

《妇人大全良方》序中说："医之术难，医妇人尤难，医产中数体则又险而难。"从书中看出陈氏治疗妇科病偏重补益和散风寒。

在"月水不调"中说："夫妇人月水不调者，由劳伤气血致体虚，风冷之气乘也。"在"月水不通"中说："妇人月水不通者，由劳伤血气致令体虚，受风冷邪气客于胞内，伤损冲任之脉……但益津液，其经自下也。"又在"室女经闭"中云："室女月水久不行，切不可用青蒿等凉药……若经候微少，逐渐不通，手足骨肉烦疼，日渐羸瘦，渐生潮热，其脉微数，此由阴虚血弱……当养血益阴，慎无以毒药攻之，宜柏子仁丸、泽兰汤。"这是由月经过少，渐至闭经的证治。临床闭经，虽有虚实之异，但以虚证或虚中夹实者多，当以滋其化源为主。

治疗崩漏别具一格是引用"独圣散"只有防风一味。陈氏云："皆是去风之药，然风为动物，冲任经虚，被风所伤，致令崩中暴下。"在"崩暴下血不止"中又说："若经候过多，遂至崩漏……当补其阴。"又在"崩中带下方论"中说："妇人极重之患，疗之最难，后之学者，莫识其源。"所谓病源即病之根源。也即治病必求于本。由于陈氏突出"妇人以血为基本"，故有通用"加减四物汤"治疗妇产科病的应用。在"通用方序论"中说："夫通用方者，盖产前、产后皆可用也。或一方而治数十证，不可入于专门，皆是名贤所处。世之常用有效之方，虽曰通用，亦不可刻舟求剑、按图索骥而胶柱者也。"至于产病如产后蓐劳，用人参鳖甲散也是偏于补益之剂。陈氏处方用药，师古而不泥古。有些虽引用前人，但也反映了陈氏的学术思想。

（五）提出妊娠病治疗大法和胎教及妊娠药物禁忌歌。

陈自明在"胎动不安方论"中指出："妊娠胎动，其由有二。一因母病而胎动，但疗母疾，其胎自安。若胎不坚固自动，其母疾唯当安胎，其母自愈。"这成为后世治疗妊娠病的治疗大法。历版教材《中医妇科学》传承了这个学术思想。

同时陈氏重视"胎教"列出"妊子论"："子在母腹中，随母所闻。自妊娠之后，则须行坐端严，性情和悦，常处静室，多听美言，令人讲读诗书、陈礼说乐，耳不闻非言，目不观恶事，如此则生男女福寿敦厚，忠孝贤明。不然则男女既生，则多鄙贱不寿而愚，此所谓因外象而内感也。昔太壬娠文王目不视恶色，耳不听恶声，口不谈恶言，世传胎教之道，是谓此也。"古代胎教提示了胎儿的早期教育，有一定的科学性，现代有胎教录音带以供应用。

此外，陈自明有"孕妇药忌歌"，虽然有些药物不一定为禁忌，但应该说大多有临床参考价值。

（六）极力提倡节欲防病和节制生育。

"求嗣门"曰："合男女必当其年。男虽十六而精通，必三十而娶；女虽十四而天癸至，必二十而嫁。皆欲阴阳完实，然后交合，则交而孕，孕而育，育而为子，坚壮强寿。"又说："合多则沥枯虚人，产众则血枯杀人。"如果怀孕之后，如因身体不适不宜继续孕育者，也应采取断产，在《妇人大全良方·断产方论》中列有3张断产方以备用。

（七）重视求嗣之道

在"求嗣门"中明确提出："凡欲求子，当先察夫妇有无劳伤、痼害之属，依方调治，使内外和平，则妇人乐有子矣。"世俗古往今来，凡不孕，多责怪妇女，陈氏此论，是出自临床实践的难言可贵经验。书中还指出如何求嗣的方法，大多是有研究价值的，对于有封建迷信者应扬弃之。

（八）重视产科的传承和发展。

陈自明对产科进行了全面的论述，列举正产、难产的处理及调护，如对于"产后遍身疼痛方论"的证治，出具的"趁痛散方"在临床很有良效。尤其在"产后喉中气急喘促方论"和"产后口鼻黑气起及鼻衄方论"所描述的证治，有现今的西医妇产科专家认为类似于"羊水栓塞""弥散性血管内凝血"危急重症。可见陈自明重视产科危急重症的临床细心观察及抢救。

同时，《妇人大全良方》还录载了已遗失的杨子建著《十产论》，功不可没。总之《妇人大全良方》不愧为宋代最完善的妇产科专著，具划时代的价值，是后世妇科和产科的基础。

（张玉珍）

第二节　《景岳全书·妇人规》的学术思想探讨

张介宾（1562—1639），字会卿、景岳，山阴（今浙江省绍兴）人，是明末著名的医学家。他博学多才，通晓天文、地理、兵法、《易经》，尤精专于医学。他治学严谨，重于实践，勇于创新，博采诸家，善于总结，勤于著述。著有《类经》《类经图翼》《类经附翼》，是对《黄帝内经》的分类整理和研究。晚年著成《景岳全书》共64卷。另著有《质疑录》。张景岳的学术思想对当时及后世影响颇大，被时人称为"当今之仲景""医门之柱石"。

《景岳全书·妇人规》是《景岳全书》中关于妇产科方面的专著。妇科理论性强，内容完整、实用，治法规范、灵活，方药古、新分阵。内分为总论、经脉、胎孕、产育、带浊、乳病、子嗣、癥瘕、前阴共9类。每类先说理，后辨证立方。我曾反复研读，尤其是师承全国著名的中医专家罗元恺教授后，又反复拜读了他的《点注妇人规》。师傅教导我要先学习《景岳全书》的理论部分，感悟景岳的学术思想的基础上再学习《景岳全书·妇人规》，才能对《景岳全书·妇人规》的学术思想逐渐有所领悟。我遵照师傅教导去做，的确收获较大。使我认识到《景岳全书·妇人规》是理论性最强，最有临床和研究实用价值的一本妇科专著。现与同道做一探讨。

一、阴阳一体，精气互根

《黄帝内经》这部医学巨著的形成，奠定了中医学的理论体系，它把阴阳学说提高到核心的地位，贯穿于藏象、生理、病理、诊断、治法、方药及养生等各个环节。

张景岳对《黄帝内经》《易经》深有研究，从医易同源出发，对中医的阴阳学说进行了深入的阐发。张景岳以阴阳化生和元阴元阳说明生命之源。在《景岳全书·傅忠录》中指出："天地阴阳之化生，实生民性命之根本。"又在《景岳全书·阴阳篇》中说："阴阳原同一气……在人身是即元阴元阳……元阳者，即无形之火，以生以化，神机是也，性命系之，故亦曰元气；元阴者，即无形之水，以长以立，天癸是也，强弱系之，故亦曰元精。"张景岳认为人有生命及其生长、发育、生殖和强弱都是元阴元阳的互相维持、推动、依存的结果。《景岳全书·求正录》说："天之大宝，只此一丸红日；人之大宝，只此一息真阳。"又强调"阴为阳之根"，实是阴阳互根，阴阳为一体。并用以指导诊断疾病、辨证论治等。如《景岳全书·阴阳篇》说："凡诊病施治，先审阴阳，乃为医道之纲领，阴阳无误，治焉有差？医道虽繁，而可以一言以蔽之，阴阳而已。"如果阴阳遭破坏，则产生疾病。故治疗疾病，主要是调理阴阳。张景岳根据阴阳一体、互根的理论在《景岳全书·新方八略》中对阴阳虚损的治疗提出了阴阳相济的至理名言："善补阳者，必于阴中求阳，则阳得阴助而生化无穷；善补阴者，必于阳中求阴，则阴得阳升而泉源不竭。"创制了左右归之制，为后世推崇而广泛应用于临床各科。

张景岳阴阳一体互根的学术思想也贯穿到《景岳全书·妇人规》全书中。如"经脉类"说："阳邪之至，害必归阴，五脏之伤，穷必及肾。""若欲调其既病，则惟虚实阴阳四者为要。""凡血病当用辛甘之剂，以助其阳气以生阴血。"在"安胎"中说："胎气有虚而不安者，最费调停……先天虚者，由于禀赋，当随其阴阳之偏，渐加培补。""胎前药最恶阴阳杂乱，致生他病。"在"产后类"中也说："产后乍寒乍热，总由血气虚损，阴阳不和而然。""产后喘急……以阴虚之极……孤阳无主，故气穷短促而浮脱于上，此实肝肾不接，无根将脱之兆，最为危候。"在"子嗣类"中说："阴阳之道，合则聚，不合则离。""去其所偏，则阴阳和而生化著矣。"张景岳以阴阳为纲指导经、带、胎、产、杂病的诊治。

精气互根是阴阳互根理论的应用。张景岳认为"气归精……精化为气，正是精气互根的妙理。因为气为阳，阳必生于阴；精为阴，阴必生于阳，精之于气，本自互生"。故《景岳全书·传忠录》中指出："善治精者，能使精中生气；善治气者，能使气中生精。"他创制的大补元煎，以熟地黄、当归、枸杞子、山萸肉、杜仲、人参、怀山药、甘草补气，使精气互生，称为回天赞化、救本培元之第一要方。

综观《景岳全书》有关阴阳学说的观点，我认为张景岳的学术思想精华之一是"阴阳一体，精气互根"。如同张景岳自己说的："医者，意也，合阴阳消长之机。虽阴阳已备于《黄帝内经》，而变化莫大乎《周易》，故曰天人一理者，一此阴阳也。"

二、以血气、冲任、肾脾为本

妇女有经、孕、产、乳等生理特点。《景岳全书·妇人规》认为这些生理特点及其病理变化与血气冲任和脾肾紧密相关。在"经脉类"中说："女人以血为主，血旺则经调而子嗣。身体之盛衰，无不肇端于此……及其甚者，则四脏相移，必归脾肾……五脏之伤，穷必及肾。此源流之必然，即治疗之要着。故凡治经脉之病，或其未甚，则宜解初病，而先其所因。若其已剧，则必计所归，而专当顾本。"在"经不调"中指出："调经之要，贵在补脾胃以资血之源，养肾气以安血之室。知斯二者，则尽善矣。"又在"血枯经闭"中指出："枯竭者，因冲任之亏败，源断其流也。"此之治法，当与前血虚、肾虚二条察而用之。"但使雪消，则春水自来，血盈则经脉自至。"对于其他类同样突出了血气冲任和肾脾先后二天的重要地位和作用。

值得进一步探讨的是张景岳命门学说及其对妇科的影响。张景岳发展了命门学说。他认为"命门总主乎两肾，而两肾皆属于命门"。《景岳全书·命门余义》又说："命门为精血之海，脾胃为水谷之海，均为五脏六腑之本。然命门为元气之根，为水火之宅，五脏之阴气非此不能滋，五脏之阳气，非此不能发。"张景岳认为命门是藏精系胞之室，是立命之门。精藏于此即为人身之真阴，精中化气即人身之真阳。命门藏精化气，为水火之宅，寓真阴真阳，元阴元阳于其中而奉生身。命门又是天癸之源。元阳有生和化的作用为无形之火，元阴有长和立的作用是无形之水，天癸是也，张景岳提出天癸的含义和作用类似西医所指的生殖内分泌概念，是惊人的创见。为现代学者研究肾—天癸—冲任—胞宫生殖轴有很大的启迪。《景岳全书·妇人规》首重气血、冲任以及肾脾、命门、天癸在妇女生理病理和治疗中的重要地位和作用，丰富和发展了妇科理论。

三、调经嗣育，重在精血

《景岳全书·妇人规》的"经脉类"和"子嗣类"强调重在精血。"经脉类"指出："经本阴血。""月经之本，所重在冲脉。""女子以血为主，血旺则经调而子嗣。""故调经之要，贵在补脾胃以滋血之源，养肾气以安血之室。"又在"血热经迟"中说："阴火内烁……水亏血少，燥涩而然。"在"血枯经闭"中指出："因冲任之亏败，源断其流也……正因阴竭，所以血枯……欲其不枯，无如养营。"在"室女经闭"中又说："阴虚血弱……火迫水涸，耗亡津液，用一、二、三、四、五阴煎择宜治之。"在"肾虚经乱"条中指出："欲火炽盛，以致真阴日溃者，宜保阴煎、秘元煎之类主之。"总结张景岳调经规律：虚证月经病极多，重在滋补肾脾精血以调经治本；全实月经病极少，重在疏肝理气活血以调经治标。

张景岳对嗣育学也有深入的研究。《景岳全书·妇人规·子嗣类》列有5类24条，阐述子嗣之妙蕴。首先反对早婚，认为过早斫丧，易损化生精血之源。如提出"子嗣之谋，必先求母"列有女子12种不堪婚配，大多是通过审察神、色、形态和切脉以辨先后二天脾肾精血、真阴和"子处之部位"外露的亏虚以及"子宫隘而肾气诎"的表现。张景岳这个择配当求基址的学术观点，具有优生学的意义。张景岳在性事"十机"中指出性事和谐乃子嗣之道。若性事过度，极情纵欲，则随孕随堕，导致"暗产"。并反对早婚。又在"女病"中指出："妇人所重在血，血能构精，胎孕乃成。欲察其病，惟于经候见之；欲治其病，惟于阴分调之。""而补阴之法，即培根固本之道也。"又说："是以调经种子之法，亦为以填补命门，顾惜阳气为之主。然精血之都在命门，而精血之源又在二阳心脾之间……亦无非补阴之源也。使不知本末先后，而妄为之治，则又乌足以言调经种子之法？"

《景岳全书·妇人规》中调经嗣育重在精血的学术思想，是与张景岳整体学术思想相通的。如《景岳全书·传忠录》指出："善治病者，可不先治此形以为兴后之基乎？虽治形之法非止一端，而形以阴言实，惟精血二字足以尽之。故凡欲治病者，必以形体为主，欲治形者，必舆精血为先，此实医家之大门路也……姑发明此义以俟有心者之自悟。"张景岳的这些学术理论指导临床调经、助孕、抗早衰研究。

四、去病安胎，预培其损

《景岳全书·妇人规·胎孕类》指出："盖胎气不安，必有所因……去其所病，便是安胎之法。"体现了张景岳治疗胎气不安着重去病以安胎。在安胎中说："胎气有虚而不安者，最费调停。然有先天虚者，有后天虚者，胎元攸系，尽在于此。"又在"胎漏"条中说："若父气薄弱，胎有不能全受，而血之漏者，乃以精血俱亏……凡此皆天之由。"首先提出了父气薄弱导致胎漏，是"胎元攸关""最费调停"，有的是无可为力的先天禀赋问题，有的可以栽培根本。胎元饮补气养血，固肾安胎，治妇人冲任失守，胎元不安不固者，随证加减用之。

《景岳全书·妇人规》还列有"妊娠率然下血"条，多是指妊娠晚期，如前置胎盘或胞宫受伤等原因所致的胎盘早期剥离。应详加审察而分别施治，以防脱陷。体现治病与安胎并举，以保母胎之安全。胎漏、胎动不安，是要严密进行动态观察的。张景岳提出分别对待几种不同的情况，指出："以上诸动血证，若去血未多，血无所积，胎未至伤而不止者，宜凉则凉，宜补则补，惟以安之、固之为主治；若血已离位，蓄积胞宫，为胀为痛，而余血未出者，欲以留之有不可得，欲去其血而不伤营气，则惟四物汤大加当归为最宜也。"这是离经之血蓄积胞宫，是瘀血碍胎，张景岳使用养血活血化瘀安胎的理法方药以治之；在"胎动欲堕"条中进一步阐明了妊娠胎气伤动的病因病机和治疗原则。强调因母病而胎动，但治其母；若胎动而母病，但安其胎。轻者，用前安胎及卒然下血等法速宜安之。动态观察胎气不安，若腹痛、血多、腰酸、下坠，势有难留，已发展为难免流产者；或母有弱病，度其终不能成功者，主张活血化瘀下胎最为妥当。《景岳全书·妇人规》还进一步指出胎死不下，当速去其胎以救母。

张景岳对于"数堕胎"（滑胎，即习惯性流产）的病因病机突出禀质素弱、年力衰残、色欲不慎而盗损生气，使气脉亏损而致屡见小产堕胎，并指出："妇人肾以系胞，而腰为肾之府，故胎妊之妇，最虑腰痛，痛甚则堕，不可不防。故凡畏堕胎者，必当察此养胎之源，而预培其损，保胎之法，无出于此。若待临期，恐无及也。"治疗数堕胎，强调预培其损，培补养胎之源以保胎，是张景岳安胎的又一学术特色。此外，张景岳对于"胎不长"，同样重视血气、脾肾、冲任之亏损，治以补、固、温、清随机应之。在安胎用药中，张景岳对"黄芩、白术乃安胎圣药之说"提出异议。

张景岳的安胎学术思路清晰，环环相扣，临床相当实用，是历代医家论治安胎最完善的，这是张景岳对中医安胎理论的继承和发展。

五、产后证多虚多瘀

《金匮要略·产后病脉证并治》为阐述产后病之源。共11条经文8首方。多从虚论治，对血瘀证仅有下瘀血汤治产后腹痛。《丹溪心法》更偏颇地说："产后无得令虚，当大补气血为先，虽有杂证，以末治之。"而张子和又云："产后不可作诸虚不足治之。"张景岳学习前人的学术观点，和自己的临床实践，创造性地提出："凡产后气血俱去，诚多虚证。然有虚者，有不虚者，有全实者。凡此三者，但当随证随人，辨其虚实，以常法治疗。"张景岳列出产后常见的8个病证全都有虚证，显示了"多虚"的特点；这些病证中除产后喘促、产后发痓、蓐劳、产后大便秘涩外，其余都有血瘀证，占实证之首，又显示了"多瘀"的特点。例如"产后腹痛，最当辨察虚实。血有留滞而痛者，实痛也；无血而痛者，虚痛也"。

值得再探讨的是《景岳全书·妇人规·古方》，首先载录了钱氏生化汤，此钱氏世传治妇人者。又说一方无熟地。清代《傅青主女科》引用的生化汤是无熟地者。张景岳在钱氏生化汤后附有17个加减法，生化汤补虚化瘀，能生能化，是防治产后病的经典方。既说明张景岳首载，推广钱氏生汤功不可没，也的确反映了张景岳对于"产后病证，多虚多瘀"的学术思想特点。

结语：本文对《景岳全书·妇人规》学术思想进行了初步探讨，主要是阴阳一体，精气互根；血气冲任，肾脾为本；调经嗣育，重在精血；去病安胎，预培其损；产后病证，多虚多瘀。张景岳在妇科基础理论、调经、种子、安胎、产后调治的这些学术思想与临床经验，正是体现了中医妇科学术的优势和特色。

（张玉珍）

第三节 《傅青主女科》的学术思想与临床应用

傅青主先生，名山，山西曲阳县人。生于明万历三十三年（1605），卒于清康熙二十三年（1684），享年79岁。他正处于明末清初交替的动乱时代，是颇具文才并具有民族感的有识之士。他精于医学，是我国明末清初著名的医学家。《傅青主女科》是其代表作，也是在清代留下的对后世学术、临床影响深远，临床实用价值颇高的中医妇科经典。

本书内容包括"女科"和"产后篇"两部分，以妇科病证为主。他创造的方药，至今仍常用。

一、《傅青主女科》学术思想

傅山传承了历代妇科学术思想，并不断创新。表现在下述几个方面。

（一）妇科疾病，多为肾肝脾、血气和冲任督带失常

妇女的生理特点中，经、孕、产、乳均以血用事，故在临床以顾护精血为其思想核心。认为妇科疾病多为肾肝脾、血气及冲任督带奇经功能失常。如在本书开头就明确指出："夫带下俱是湿证，而以带名者，因带脉不能约束而有此病，故以名之……况加以脾气之虚，肝气之郁，湿气之侵，热气之逼，安得不成带下之病哉？"又如在"经水先后无定期"中说："妇人有经水断续，或前或后无定期，人以为气血之虚也，谁知是肝气之郁结乎？夫经水出诸肾，而肝为肾之子，肝郁则肾亦郁矣，肾郁而气必不宣。"而对于月经病、带下病、妊娠病、产后病的不同情况，又各有侧重。如带下病，责之肝脾；调经、种子侧重肝肾，妊娠病侧重脾肾；产后病又认为多虚多瘀。此外还结合冲任督带的损伤来认识发病机理。

（二）临床辨证重视五行学说

五行学说，是研究木、火、土、金、水五行的概念、特性、生克制化乘侮规律，并用以阐释宇宙万物的发生、发展、变化及相互关系的一种古代哲学思想，属于中国古代唯物论和辩证法范畴。中医学把五行学说应用于医学领域，以五行学说来阐释人

体局部与局部、局部与整体、体表与内脏的有机联系以及人体与外在环境的统一。五行学说作为一种思维方法贯穿于中医学理论体系的各个方面，用于说明人体的生理病理，并指导疾病的诊断和治疗，为中医学理论体系的重要组成部分。

傅山的学术思想源于《黄帝内经》的五行学说，并不断进行发挥，十分重视脏腑之间的生克制化。如论青带下："妇人有带下而色青者，甚则绿如绿豆汁，稠黏不断，其气腥臭，所谓青带也。夫青带乃肝经之湿热，肝属木，木色属青，带下流如绿豆汁，明明是肝木之病矣。但肝木最喜水润，湿亦水之积，似湿非肝木之所恶，何以竟成青带之症？不知水为肝木之所喜，必有违者矣。肝之性既违，则肝之气必逆。气欲上升，而湿欲下降，两相牵掣，以停住于中焦之间，而走于带脉，遂从阴器而出。"傅山灵活地运用五行学说的基本内容，包括五行相生与相克、五行制化与胜复、五行相乘与相侮和五行的母子相及个四方面阐述妇科病的发生、发展、诊断、辨证和治疗。上述指明了青带是"肝木之病""肝经之湿热"，走于带脉，故治疗方用加减逍遥散（眉批：脾土喜燥而恶湿，土病湿则木必乘之，木又为湿土之气所侮，故肝亦病，逍遥散减去当归妙极）。又进一步说明了肝木与脾土的生克制化以指导治疗。

对于书中所论妇科疾病的论治，都贯穿了五行学说的广泛应用。

（三）治法重点，以调理肾肝脾、处处顾护精血为宗旨

傅山认为"经本于肾""经水出诸肾"。胎孕亦由于"肾水足而胎安，肾水亏而胎动"。不孕症着重以养血保精为主。如他认为身瘦不孕是精血不足不能摄精成孕，创造了养精种玉汤，是四物汤去川芎加山萸肉。方中重用熟地以滋肾水，当归、白芍以养肝血，山萸肉益肝肾而滋精血，使肝肾得养，精血充沛，冲任自调，则能摄精成孕。傅青主以四物汤去川芎辛燥改山萸肉滋养肝肾，一药之差，方意不同。

傅山极重视疏肝养肝治疗妇科病。如对于赤带下是由于"妇人忧思伤脾，又加郁怒伤肝，于是肝经之郁火内炽，下克脾土，脾土不能运化，致湿热之气蕴于带脉之间……治法须清肝火而扶脾气，则庶几可愈，方用清肝止淋汤"，还列有"郁结血崩""嫉妒不孕""妊娠多怒堕胎""大怒不产""产后郁结乳汁不通"等病证，均足以表明傅氏对疏肝养肝治疗的广泛重视。

除肾肝脾各自的调治外，又极重视脏腑之间的相生相克的治法。不论何种妇科疾病，都重视妇人以血用事，顾护精血为核心。如傅氏治疗崩中，多以补脾固肾为主。因"经本于肾"，脾为气血生化之源而统血，肾藏精，精化血，精血同源而互生，崩中失血，脾气大伤，肾精耗损，失于固藏。例如固本止崩汤，方中人参、黄芪补气摄血，白术健脾止血，重用熟地以资肾精，又"于补阴之中行止崩之法"。黑姜既能引血归经，更有补火收敛之妙，使阳生阴长，气充血沛，冲任得固，崩中可止。

对于妊娠病着重脾肾双补。因胎赖母血以养。肾主生殖，为元气之本，胞胎之所

系。脾肾得固，则胞有所养，胎有所载，如安奠二天汤诚为脾肾先后二天补虚安胎之良方。

至于产后病的治疗，主张攻补兼施，创制的生化汤补虚化瘀随证加减论治产后诸证，促进产后康复，至今仍常用。

（四）方药独创，疗效卓著

傅氏所创的妇科方药，临床大多较实用，为后世临床医家所推崇。正如祁尔诚在该书序言中说："其居心与仲景同，而立方与仲景异……谈症不落古人窠臼，制方不失古人准绳，用药纯和，无一峻品，辨证详明，一目了然。"我在几十年的妇科临床中以及编写教材和中医妇科著作时，都应用傅青主创制的方药不少，再根据临床随证加减，疗效卓著。

（五）重视性教育，提倡节欲以防病

《傅青主女科》的另一个学术思想是重视性教育，提倡节欲以防病。这有别于历代妇科专著的学术特色。

其实中国古代对性养生保健，尤对性生活不当造成妇产科疾病，损害妇女的生殖健康早有论述。但由于复杂的历史和社会的原因，自宋元明清时代又出现了"禁欲"，而傅山敢以冲破封建礼教，直言不讳指出房事不节与妇产科病的关系，却被指责为"文理粗鄙"。在"文化大革命"期间，视《傅青主女科》为"黄色书""禁书"，当时学院通知凡借此书的学生尽快把书还回图书馆，我不得不把心爱的《傅青主女科》归还，这给我留下深刻的印象。实践证明，此书深得妇科医生的推崇，现为清代留下的中医妇科经典。

二、临床应用

《傅青主女科》中的经验，我在临床广泛应用。在调经、治带、种子、安胎、产后调治中都有很好的疗效。

（一）调经

1. 月经先期

傅氏创制的清经散、两地汤对于治疗月经先期的阳盛血热证和阴虚血热证有明显的效果。这得益于在20世纪70年代，师傅罗元恺让我去湖北中医学院参加第四版教材《中医妇科学》定稿会，主编黄绳武专家在讨论时深刻地阐述了选方清经散、两地汤的异同。后来他在编写的《傅青主女科评注》中又做了精辟的论述："清经散法在清热而不伤水，两地汤妙在壮水以制阳光。清经散……全方重在少少清火而水不伤，略略滋肾而火不亢，诚为清火良方、调经妙法。两地汤………全方不犯苦寒清热。重在甘寒养阴，育阴而潜阳，补阴而配阳，从而达到'水盛而火自平，阴生而经自调的目的'。"

我颇受益。并在我主编的教材《中医妇科学》中引用了这段话传给学生。

2.月经先后无定期

傅氏创制的"定经汤"是对肾虚肝郁证的经典方。首先感谢师傅罗元恺教授教会我使用本方及他的加减法名为加减定经汤，因此我申报了省中管局课题，进行研究，培养研究生。本方加减还可以治疗月经后期、不孕症、多囊卵巢综合征属肾虚肝郁证者，我总结发表了相关论文。

3.痛经

痛经用宣郁通经汤。此方舒肝理气，又降肝火，同时养血柔肝。照顾了肝体阴而用阳之性。对于肝郁化火之经痛，效果甚佳。本人用此方多在月经中后期尤经前一周始服药，来经后1~2天继续服，预防为主，防治结合，调治肝郁化热之痛经。

若痛经发生在经后腹痛或房事后腹痛，则选用调肝汤加减。本方重在滋养肝肾之阴，多因经后血海空虚，胞脉失养所致。

4.崩漏

崩漏选固本止崩汤，它是脾虚证的传统代表方。功能补气摄血，固冲止崩。治疗暴崩不止，防其虚脱。本方用参、芪、术补气，"无形之气所当急固"。熟地补肾滋阴养血，"于补阴之中行止崩之法""气不足便是寒"，佐黑姜既可温阳收敛，又可引血归经。黄芪配当归含有"当归补血汤"之意，功能补血，熟地配当归一阴一阳补血和血。全方补气力专，气血双补，使气壮固本以摄血，血生配气能涵阳，气充而血沛，阴生而阳长，冲脉得固，血崩可止。在临床本人常加化瘀止血药如三七、益母草，或失笑散。

5.年未老经水断（卵巢功能减退或卵巢早衰）

傅氏说："经水早断，似乎肾水衰涸，吾以为心、肝、脾气之郁者……倘心、肝、脾有一经之郁，则其气不能入于肾中，肾之气即郁而不宣矣……治法必须散心、肝、脾之郁，而大补其肾水，仍大补其心、肝、脾之气，则精溢而经水自通矣，方用益经汤。"我在十多年的临床中，治疗了大量的卵巢早衰病人，用此方合归肾丸、大补元煎、丹参饮随证加减，有一定的效果，可使部分病人治愈，或生育健康孩子。值得继续研究。

（二）治带

傅氏很重视带下病，本书开头就指出："夫带下俱是湿症，而以'带'名者，因带脉不能约束而有此病，故以名之。"

傅氏把带下病分为5种，尤其是白带下之完带汤在临床非常有效。

完带汤

人参　白术　白芍　怀山　苍术　陈皮　柴胡　黑荆芥　车前子　甘草

功能健脾益气，升阳除湿。用于治疗脾虚带下病。方中参、术、怀山、甘草益气健脾为君。苍术、陈皮燥湿健脾，行气和胃。白芍柔肝。轻用柴胡稍佐疏肝解郁，并升阳除湿，黑荆芥入血分，祛风胜湿，车前子利水渗湿。本方为脾胃肝三经同治，寓补于散之内，寄消于升之中，重在一个"湿"字，其补、散、升、消都是为祛湿邪开路。

临床还可以随证加减。若检查有念珠菌性阴道炎、滴虫性阴道炎、非淋菌性阴道尿道炎配合局部用药疗效更好。

（三）种子

傅氏种子共有10个条目，包罗了临床常见的证型和常用的方法。

例如在"身瘦不孕"中说：妇人有瘦怯身躯，久不孕育，一交男子，即卧病终朝，人以为气虚之故，谁知是血虚之故乎……治法必须大补肾水而平肝木，木旺则血旺，血旺则火消……方用养精种玉汤。

大熟地　当归　白芍　山萸肉

本方实是四物汤去川芎加山萸肉，仅一药之差，反映了傅氏种子顾护精血的学术思想。临床中随证加减。本人常与傅氏养精种玉汤或加紫河车、菟丝子、枸杞子、女贞子加强滋肾养血之功。嘱病人月经干净后来诊，一边服药，并做必要的检查。对子宫发育不良或月经过少之不孕者，选用本方有效。

（四）安胎

傅氏安胎因证辨治内容丰富，尤对胎动不安的理法方药很有临床指导意义。如在"妊娠少腹痛"条下曰："妊娠小腹作疼，胎动不安，如有下堕之状，人只知带脉无力也，谁知是脾肾之亏乎……然脾为后天，肾为先天，脾非先天之气不能化，肾非后天之气不能生，补肾而不补脾，则肾之精何以遽生也？是补后天之脾，正所以固胞胎之气与血，脾肾可不均补乎？方用安奠二天汤。

人参　熟地　白术　山药　炙草　山萸　杜仲　枸杞　扁豆

罗元恺教授防治自然流产的学术观点和经验方滋肾育胎丸的系列研究表明，脾肾虚是胎漏、胎动不安和滑胎最常见的病因病机和主要证型，中医药安胎显示了很大的特色和优势。在当今辅助生殖研究中中医药安胎发挥了极大的作用。

（五）产后调理

产后调理以生化汤为代表方。傅氏生化汤出自"产后编"，广泛用治产后诸病，随证加减。也是中国民间家喻户晓的产后调理方。

生化汤

当归　川芎　桃仁　黑姜　炙甘草

本方根据产后多虚多瘀的生理病理拟定。方中重用全当归补血活血，化瘀生新，行滞止痛为君药。川芎活血行气祛风，桃仁活血祛瘀，均为臣药。炮姜入血散寒，温经止血为佐药。炙甘草和中缓急，调和诸药，以为使药。全方配伍得当，补虚化瘀，能生能化。

本人临床几十年，一直在用此方加减治疗产后诸证如产后恶露不绝，人流药流后部分组织残留，除原方外，本人多加入强效宫缩的中药，如益母草、贯众、重楼和补气补血的党参、黄芪、黄精。如B超提示宫腔有残存组织严重或有胎盘植入者，则再加入三棱、莪术之类，临床用之得心应手。

（张玉珍）

第四节　张锡纯《医学衷中参西录》对妇科的学术影响

《医学衷中参西录》为近代名医张锡纯所著，该书谈方论药、辨证施治均从实际出发，被广大中医界同仁誉为"第一可法之书"，众多医家遵其理，执其方，以治疑难病证，多能立起沉疴，效如桴鼓。该书涵括多科疾病，学验俱丰，对妇科疾病的用药也有独到见解，颇具特色，对现代妇科学术与临床有一定的指导意义。

一、用药独具特色，量大力专，善于配伍

张氏用药，虽喜用医家不常用者，然必定先知其药性、药味，择对证之药，量大力专，注重药物的升降浮沉，根据整体的寒温之性配伍，无不效验。"盖用药以能治病为宗旨，医者疏方恒至药品二十余味，其分量约皆在二三钱之间，不甚差池，即将病治愈亦不知系何药之力，而愚初临证时，恒择对证之药，重用一味煎汤数钟，徐徐服之，恒能挽回极重之病，且得借之以验药力之实际。"张氏用药之独特，对现代妇科的临床用药有很好的指导意义。

（一）水蛭

《医学衷中参西录·方剂篇》第8卷中，治疗妇女经闭不行，或产后恶露不尽结为癥瘕者所用方——理冲丸。方中水蛭用量多达一两，医者皆畏之性猛而鲜少用之，殊不知徐灵胎曾注释曰："水蛭最善食人之血，而性又迟缓善入。迟缓则生血不伤，善入则坚积易破，借其力以消既久之滞，自有利无害也。"不但如此，"凡破血之药，多伤气分，惟水蛭味咸专入血分，与气分丝毫无损"。对于水蛭的破血而不伤新血，除却徐灵胎注释之详，张锡纯认为："盖此物味咸气腐，与瘀血气味相近，有同气相求之妙。至新血虽亦味咸，却无腐气，且其质流通似水。水蛭之力，在新血之中，若水中荡漾而毫无着力之处，故不能伤新血也。"书中有特提水蛭生用而不炙，以其"生于水中，

而色黑味咸气腐，原得水之精气而生。炙之则伤水之精气"，故生用而不炙。张氏医案有记载云："曾治一妇人，经血调和，竟不产育。细询之，少腹有癥瘕一块。遂单用水蛭一两，香油炙透，为末。每服五分，日两次，服完无效。后改用生者，如前服法。一两尤未服完，癥瘕尽消，逾年即生男矣。"故可知生者适量用之，亦无贻害。水蛭有小毒，且书中明训"孕妇忌服"。但急症之中将其用于临床并未见明显毒副反应。现代药理研究也证实：水蛭没有明显副作用。现代妇科临床也将水蛭作为治疗瘀血经闭、产后瘀阻腹痛和子宫肌瘤及陈旧性宫外孕等腹内瘀血肿块之要药。

（二）三棱、莪术

《医学衷中参西录·方剂篇》第8卷，治疗妇女经闭不行，或产后恶露不尽结为癥瘕者所用方——理冲汤。方中用三棱、莪术各三钱以破血消癥。医者调气行血，常用香附而不用三棱、莪术，因棱、术可消破癥瘕，遂疑其过于猛烈，然不知其药性不同。"若论耗散气血，香附尤甚于三棱、莪术。若论消磨癥瘕，十倍香附亦不及三棱、莪术也。"方中配伍鸡内金以增强活血化瘀、消癥散结之功，配伍参、芪等补益之品以顾护气血。气血较虚时可酌情将三棱、莪术减量使用，待气血渐充时再增至原定分量即可。如此配伍及分量的调配，使得此方活血而不伤正，补气而不黏滞，方后验案六则，尤能说明此方之功效。因三棱、莪术属于破血行气通经之药，现代临床多用于子宫肌瘤等盆腹腔内瘀血肿块等气滞血瘀型疾病的治疗，疗效颇佳。

（三）龙骨、牡蛎

《医学衷中参西录·方剂篇》第8篇，治疗妇女血崩所用方——固冲汤。方中龙骨、牡蛎与之前在其他方中不同，此方独用煅者，因妇女血崩，急需收敛固涩以止血，煅之则收涩之力较大，可借之以收一时之功。其余情况即用生者，因其同水蛭相似，生于水中，炙之则伤水之精气。

（四）代赭石

《医学衷中参西录·方剂篇》第8篇，治疗难产所用方——大顺汤。方中用代赭石二两之多，医者多疑赭石乃金石之药，不敢放胆重用，殊不知赭石性至和平，虽重坠下行，而不伤气血，况配有党参一两以补气、当归一两以生血，以参、归之微温，以济赭石之微凉，温凉调和乃愈。代赭石为张氏最常用药物，他认为该药"性微凉，能生血兼能凉血，而其质重坠，又善降逆气，降痰涎，止呕吐，通燥结。用之得当，能建奇效"，"且性甚平和，虽降逆气而不伤正气。通燥结而毫无开破"。故张氏论治疗恶阻所用方安胃饮时云："若服后吐仍未止，或其大便燥结者，去石脂加生赭石一两。"此处予孕妇代赭石以止呕，兼解其大便燥结，乃赭石原非开破之性，仅取其镇坠之力以折其上逆之机。现代临床上代赭石不仅用于恶阻，也常用于倒经、经行头痛等气血上逆之症，使用代赭石镇坠之力以降上逆之气血，效果颇佳。

二、活用经方，辨证论治

妇女倒经之证，多责之于冲胃气逆。冲为血海，居少腹之两旁。其脉上隶阳明，下连少阴。少阴肾虚，其气化不能闭藏以收摄冲气，则冲气易于上干；阳明胃虚，其气化不能下行以镇安冲气，则冲气亦易于上干。冲中之气既上干，冲中之血自随之上逆，此倒经之由来。《金匮要略》中麦冬汤治疗"火逆上气，咽喉不利"，张氏变通经方，立加味麦冬汤以治倒经。方用半夏以降胃安冲，山药易粳米，以补肾敛冲，加芍药、丹参、桃仁以开其下行之路，使至期下行，毫无滞碍，于是冲中之气安其故宅，冲中之血自不上逆，而循其故道矣。张氏对经方的理解及应用，也同样适合于现代临床所遇到的各类疾病的解决，思之习之，灵活应用，对妇科临床的遣方用药即是一大帮助。此方在临床上可以用于不同证型的倒经患者，经过准确的辨证后，以加味麦冬汤为基础方辨证化裁，分型论治，可达最佳疗效。

三、辨证灵活，条理清晰

妇科疾病诸多，种类繁多，以病因细分析更是不胜枚举，然张氏观病，总能独辟蹊径，察众医家所未察之病因，辨证论治，灵活治疗，这对现代妇科疾病也有一定的指导意义。

（一）从肝论治阴挺

妇女阴挺之病，众医家责之于气虚下陷或肾虚不固，治之以补虚、举陷。然张氏则认为"肝主筋，肝脉络阴器，肝又为肾行气。阴挺自阴中挺出，形状类筋之所结。病之原因，为肝气郁而下陷无疑也。"故拟升肝舒郁汤，方中黄芪、柴胡、川芎并用，补肝即以舒肝，而肝气之陷者可升；当归、乳香、没药并用，养肝即以调肝，而肝气之郁者可化；又恐黄芪性热，故加知母之凉润以解其热。现代临床中对阴挺的治疗，除却手术外，中医应用升肝舒郁汤配合针灸治疗也取得较好的效果。

（二）从心脾论治闭经

室女月闭血枯，饮食减少，灼热咳嗽者，病因颇多，众医家多从气血两亏、肝肾不足、气滞血瘀、痰湿阻滞等方面辨证论治，然张氏则崇《黄帝内经》之旨："二阳之病发心脾，有不得隐曲，在女子为不月。"张氏认为："心主神，脾主思，人有不得隐曲，其神思郁结，胃腑必减少酸汁，不能消化饮食以生血液，所以在女子为不月。"故拟资生通脉汤以健脾养心，补气养血，兼以补益肝肾，活血化瘀。方中白术以健脾胃；山药、龙眼肉以滋胃阴，使其酸汁多生以消化饮食；鸡内金原含有酸汁，且能运化诸补药之力，使之补而不滞；血虚者必多灼热，故予玄参、芍药以退热；血虚者，肝肾必虚，故予山萸肉、枸杞子以补益肝肾；甘草为补脾胃之正药，与山萸肉并用，更有酸甘化阴之妙；桃仁、红花为破血之要药，少量用之，非取其破血之功效，而借之以活血脉通经络也。以此方投之，则经血资生有源，月闭血枯得治。

（三）女子不孕者病因良多

众医家认为不孕的病机乃"肾虚为本，肝郁为标"，多为"虚实夹杂"，治疗以"补肾调经"为要。然张氏认为"冲脉无病，未有不生育者"，是以女子不孕，多责之于冲脉。人之血海，其名为冲，所谓冲脉，在男子则冲与血室为化精之所，在女子则冲与血室实为受胎之处。故张氏拟方温冲汤以治妇女血海虚寒不孕。方中重用紫石英六钱，取其性温质重，能引诸补肾温阳之药直达于冲中而温煦之。张氏之温冲汤以数味药温肾助阳，调经助孕，他的这一思想对现代临床以温冲汤为基础方加减使用，以提高基础体温及血清孕酮的水平，治疗黄体功能不全所致的不孕症有很好的指导作用。

四、师古而不泥古，敢于应用寒凉药物

从古至今，产后忌凉似乎已是约定俗成的了，然张氏治病虽多遵古方，善用经方，但仍以辨证论治为首要，且自创多首新方以求最佳疗效。产后病多虚多瘀，以补虚祛瘀为常法，然产后温病，阳明腑实，表里俱热时，则不能苛求产后温补，必要时则需使用寒凉药物以解热。张氏拟滋阴清胃汤治疗产后温病者，验效居多。现代临床对滋阴清胃汤的应用多用于口腔溃疡以及龋齿牙痛方面的治疗，且疗效颇佳。"不忘与产后，亦不拘于产后"的思想现如今依旧指导我们现代临床的治疗，指出对于产后病不能仅仅局限于温补，更要辨证论治，因人而异。治疗产后温病，要根据实际情况酌情使用寒凉药物以解其标实急症，然用药时应谨记中病即止，标实急症除后，则需固本培元，切勿再投寒凉药物以免伤正。张氏《医学衷中参西录》留给我们的不仅仅是众多临床实用的药物、方剂，更多的是对疾病的精准定位及灵活的辨证思路与治疗准则。

（刘一斐、史云）

第三章　中医女性性养生保健概述

性养生保健学，是养生保健学的重要组成部分，是研究性与健康、性与优生的一门科学。性养生保健学，是以人体的性生命科学为主干，而维系生理学、病理学、心理学、遗传学、教育学、社会学及临床各科等多学科的医学大课题。本章主要讨论历代中医女性性养生保健学发展简史、性养生保健基础理论、常用方法和房事不节与妇产科疾病的关系。

第一节　中医性养生保健学的发展简史

孟子曰："食、色，性也。"性活动是人发育成熟后的本能，不可无，亦不可纵。性欲之事，具有双重性。正如陶弘景在《养生延命录》中所说："房中之事，能生人，能杀人。辟如水火，知用之者，可以养生。不能用之者，立可死矣。"如何正确处理性事，早在远古时期，我们的祖先就进行了性养生保健的漫长研究。从大量的历史文献资料来看，国外对此研究还不到一个世纪，而我国开创最早，从保留下来的性艺术品看，从原始初民就有性研究；从有著作保存至今计，已有几千年之久，而且内容丰富，学术活跃。从性养生的主干线来分析，可以清楚地看出：我国性养生保健学的发展源于殷周，成于秦汉，盛于魏晋隋唐，隐于宋元明清。虽然曲折嬗变，但毕竟源远流长，散见经史，流衍百家。

一、源于殷周

中国性科学最早见于3000多年前殷周时期的《易经》，郭沫若认为《易经》的阴爻（－－）和阳爻（—），就有可能是男女生殖器的象征。闻一多认为八卦为男女交合的过程，如坎卦☵即为典型的交合象征。在远古时期对生殖器的崇拜影响下，对八卦的起源有一定的联系也是可能的。八卦的起源是广源性的，是对宇宙万物阴阳运动的综合性概括。包括天文［圭表，日（—）月（－－）运动］、地理［大陆（—）和海洋（－－）］，生殖崇拜［男（—）女（－－）］等都有密切关系。

公元1899年出土于河南省小屯村的殷墟甲骨文中，已有象形的性科学方面的文字，如"女"及"乳"字都以突出的乳房作象形标志。"孕"字，则以硕大的乳头及腹部为象形。两千年前的《黄帝内经》已论述到了男女交合产生新生命。如《灵枢·决气》曰："两神相搏，合而成形，常先身生，是谓精。"还对人的生长发育与生殖规律做了精辟的论述。如《素问·上古天真论》曰："女子七岁，肾气盛，齿更发长。二七而天癸至，任脉通，太冲脉盛，月事以时下，故有子……七七，任脉虚，太冲脉衰少，天癸竭，地道不通，故形坏而无子也。""丈夫……二八，肾气盛，天癸至，精气溢泻，阴阳和，故能有子……七八，肝气衰，筋不能动，天癸竭，精少……而无子耳。"《黄帝内经》还强调保精的重要意义。同时，《黄帝内经》提出"肝主疏泄"，为月经不调、性功能异常如阳痿和功能性不射精的病机及治疗提供了理论基础。此外，《黄帝内经》还指出了性欲过度与早衰之间的因果关系。

从上述可知，中国性养生保健学源于3000多年前的殷周时期，其代表作是《周易》，《周易》可谓损益理论的鼻祖，其在性科学中有着重要的指导意义。《周易》损益理论一直被中医应用于指导临床医学和房中术。

二、成于秦汉

中国性养生保健学的框架，形成于先秦两汉时期，其代表作是马王堆汉墓房中书。马王堆医书1973年底至1974年初出土于湖南长沙马王堆汉墓，共14种，其中《十问》《天下至道谈》《合阴阳》为性医学专著，《养生方》《杂疗方》《杂禁方》和《胎产书》含有大量性医学内容。这批性医学文献内容形成了基本完整的性医学框架。

《十问》以问答方式讨论了10个有关房事养生的问题。主要论述房事中应如何顺应天地阴阳的变化规律进行补养。对因劳累而致性功能丧失者，应通过消除顾虑，加强营养，锻炼身体来恢复，而性功能的恢复又能使家庭安定和谐。

《天下至道谈》首先以"天下至道"来强调房事养生保健的重要，提出了性教育问题。指出房事需在男女的心理、生理准备充分时方能完美。该书还解答了"七损八益"，即七种有损和八种有益于人体的性行为。《合阴阳》专论行房的原则和方法，书中还阐述了一日之中男女精气各自旺盛的时刻，以及男女交合的各自适宜时机。

《养生方》是一部以养生为主的方书。其中有较大篇幅涉及房中用药。给药的方法有内服、外敷、药巾按摩、阴道坐药、男性洗药等。该书最后还附有一幅女性女阴各部名称图。

《杂疗方》为古代医方书，介绍有一类被称为"内加"的壮阳药方，包括内服、外敷、药巾按摩等，用以增强男性性功能；另有一类被称为"约"的壮阴药方，以阴道坐药为主，用以激发和增强女性性功能。

《杂禁方》为以厌禁为主的方术之法，事属迷信，书中涉及用禁厌的方法和合夫妻关系。

《胎产书》是有关胎产的古医书。对妊期间的胎儿发育特征以及孕妇在不同月份的养胎方法做了较详细的论述。还记载有一些保产求子的药方。

马王堆医书中的性医学文献以"人产而所不学者二，一曰息，二曰食，非此二者，无非学与服(《天下至道谈》)"。对房事应"必爱而喜之，教而谋之"(《十问》)。书中多次指出，人们应该喜爱房事，但必须加以正确指导，才能从中享受快乐，优生子女，避免损害身体，其著作的目的，就是以当时的性科学知识去指导房事。首先这些文献充分肯定房事是自然规律，是男女之间的正常需要，是种族繁衍的必须，不应存在任何精神压抑。其次，将房事活动限定在男女之间，或是为夫妻之间研求房中之道以和睦关系的。这一点从当时的阴阳理论中可以得到解释，"一阴一阳之谓道"。现代性学以享乐和生育来说明两性交配的目的。中医性医学文献中研究如何使房事既能达到享乐的目的，又不损害健康，甚至是增进健康长寿。因而提出了一系列房事养生的思想和方法，如节欲、惜精、进补、导引和吐纳等。这些思想和方法基本符合性保健和性卫生的要求，也一直是中医房事养生的主流。但在其后，有些道家方士流派，将养生篡变为追求长生不老，得道成仙，修炼房中秘术，蹂躏女性，而另有少数理学家将节欲绝对为禁欲，这些都是违背生理，有损健康的。

三、盛于魏晋隋唐

中国性养生保健学在汉代以前即已形成相当完备的体系，魏晋以后，迄至隋唐五代时期更是兴盛、繁荣与发展，其代表作是《医心方》。《医心方》辑录了《汉书·艺文志》以后流行的大多数房中书和性疾患治疗的内容，而这些内容与马王堆汉墓房中书既有承袭又有发展，并且在学术上少有抵牾。《医心方》全面综合中国古代房中术并加以类分，在书中所引文字皆标明出处，为后人留下了翔实可靠的文献而为人所称道。书中分类，大而言之，将有关房事指导，包括因房事伤损而给予的治疗集中于该书的第28卷"房内"中；将其余有关房事的疾患论治散在于相关各卷。其性医学内容继承了汉代以前房中术，强调房事指导"乐而有节"这一传统观点，其内容更为丰富、深刻、突出。在房事养生的具体方法上，一是使用药物，一是通过性行为本身。在药物使用是以食补为主变为药补为主，多采用补肾壮阳剂内服。在性行为指导方面，书中对于如何丰富多彩的性行为技巧，提出应"临事制宜，不可胶柱宫商，以取当时之用"。这与现代性学的认识完全一致。在性行为的养生方面，中国古代性医学的宗旨是掌握性知识、性技巧，有利于促进性生活的美满和谐，对夫妻身体有益。但同时出现了方术之士四起，房术之作充世，有的主张闭精纵欲，《医心方》中将性生活有益于人体的认识不恰当地扩大到防治百病，"采阴补阳""以人疗人，真得其真"，可"百病消亡""百病不发""七伤自除"等。《医心方》的房中学著作以固精纵欲为其特点，为追求长生不老，提出"多御少女"，严重摧残少女，这些迎合了封建统治者的需要，封建帝王嫔妃千计，达官巨贾姬妾成群，勾栏瓦肆娼妓盛行，以女人为玩物。妇科病、性传播疾病严重影响了妇女的身心健康。这是《黄帝内经》极力反对的房劳伤肾，使人早衰折寿的做法，不为今日社会所容。

交合禁忌，是随着人类文明的发展进步而逐渐产生的，如亲属血缘禁忌、月经禁忌等，多已融入古代社会伦理之中。《医心方》首先从养生和优生子嗣的角度提出禁忌，成为后世房中术每书必有之论。它所辑录的交合禁忌内容颇多，其中有合理部分，也有不合理而富有迷信色彩部分，后者应以弃除。《医心方》在性疾患的治疗上有了长足的进展，呈现出与汉唐时期医药发展的同步态势。多以《诸病源候论》的论述置于每病篇首，然后再汇集诸书中的治疗方药，就《诸病源候论》的论述而言，其特点是多强调性疾患因于肾的虚损而发病，这与中医学的脏腑经络学说认为前阴系于肾，以及肾藏精主生殖的认识是相符的。

总之，魏晋隋唐时期是中国性养生保健学繁荣与发展的阶段，也是精华与糟粕共存的阶段。我们要以中医学理论为指导，取其精华，去其糟粕，古为今用，结合现代科学技术，促进中国性养生保健学的完善和发展。

四、隐于宋元明清

宋代以后，中国性养生保健学因程、朱理学的扼抑而落入低潮，由汉唐时期的纵欲转为禁欲，但医家面对社会客观需要，只得将相关内容在"求嗣""养生"的名目下去寻求发展，子嗣优生的研究成为宋元明清时期的主要特点。其研究发展主要表现在对古人所持的房事"阴阳天道观"的理论阐释深度，以及对影响房事的性功能障碍和不育、不孕症的治疗方面，从而形成中国古代房中术新的发展趋势。这一发展趋势以陈自明、万全，尤以明代著名医家张景岳的《景岳全书》为代表，其影响和临床实践意义及至今日。

《景岳全书》著于明代末年，其时社会性文化呈现禁锢与放纵并存的矛盾局面。一方面，自宋明理学兴起，儒学在中国封建社会的统治地位得到进一步的加强和提高，提出了"存天理，灭人欲"的极端主张，导致社会对性文化的限制日趋严厉。另一方面，进入末期的中国封建社会腐朽没落，世风颓废，春方肆行，色情泛滥，成为明末性风尚的突出表现。当时医家大多出身儒学，大众赞同"性也，为后也，不为色也"的儒家观点，对房中术多采取回避态度，但在医疗实践中又不得不面对社会客观存在的各种性问题、性疾病。基于此，宋代以后医书中的房中专著基本绝迹，医家多在如何优生子嗣和养生的论述中讨论与性有关的问题。《景岳全书》也是将有关房中的内容置于书中的《景岳全书·妇人规·子嗣类》。指出夫妇交合以求子之符合天道，进而认为子嗣的妙蕴在于注意天时、地利、人事、药食、疾病五方面。该书对房事主张顺乎自然，在中国古代房中术中别具一格。书中对酒"非惟乱性，亦且乱精"，从而贻害后嗣的分析，已被现代医学实验所证实。书中将如何过好性生活总结为10个要点，但书中论述更主要是为遇有性问题的男女而设。涉及治疗房事疾患的方法和药物的内容，在宋代以后成为房中术发展的突出特征。表现在过去的以经验方药对症治疗为主转为在中医理论指导下的辨证论治为主，这一转变也与整个中医治疗的发展同步。该书从家庭内妻妾相处难以融洽的实情出发，认为有碍优生而反对无故置妾，这反对纳妾的主张颇具进步意义。

综上所述，《景岳全书》中的性养生保健内容，作为宋代以后中国古代房中术的代表之作，能较充分地反映出宋明理学兴起后，房中术虽落入低潮，但并未泯灭，相反，在某些方面还呈现一定的发展，尤其在对性疾患的治疗方面，能与当时的医学发展同步，至今仍具有很高的临床实用价值。

随着社会文明程度和人民生活水平的不断提高，养生防病日益受到人们的关注。中华人民共和国成立后，1956年出版于光远主编的《性知识》和王文彬的《性的知识》，1963年周恩来总理指示医务工作者，一定要把青春期的性卫生知识教给青年男女们，让他们用科学的知识来保护自己的健康，促进生长发育，并把性卫生知识编入教材。在周总理的直接关注下，通过教育工作者和卫生工作者的辛勤努力，我国的性教育状况得到了一定程度的改善。由于千余年来封建意识积淀已久，进入现代社会以后性学的普及仍是一个禁区，连医务工作者也不敢轻易涉及。在"文革"中《傅青主女科》也因敢于直言不讳宣传性知识，提出了房事不节导致妇产科病的客观事实等被视为淫书而封存。后来才得以再重版。尤其是近几年来，国际文化的交流，促进科学工作者正视性科学的研究，大量整理出版古代房室养生著作，引导人们正确地认识和提高生殖生理的科学文化水平。历史地看，性病的发生、传播和蔓延，性犯罪，或由于纵欲伤身，或由于累犯性禁忌或对性知识的严重缺乏而导致的各种妇产科疾病，很大程度上是由于"性盲"所致。在妇科临床实践中常看到这类病人，令人震惊和痛心，亦感到有责任正面宣传性养生保健问题。我们只有公开地正视它，科学地研究它，正确地对待与引导它，对提高人类的性养生保健意识，提高人体素质和夫妻生活的质量，对计划生育、优生优育，对预防性事不节导致的妇产科疾病，尤其对性传播疾病的预防，必将做出应有的贡献，必然使人类的性养生保健学朝着健康、进步的方向不断发展。

第二节　中医性养生保健学的基础理论

中医性养生保健学是中医学的重要组成部分。它是随着医学的产生、发展在与谬误、糟粕共存中，逐渐形成和完善的。性养生保健学研究的目的和内容：一是优生优育；二是自身欣娱；三是健康长寿。针对这些内容和目的而提出的理论散见于几千年留传下来的相关著作之中若隐若现。纵观主流，仍离不开中医的基础理论，可概括为：阴阳和调，万物化生；适龄婚嫁，优生优育；房事和谐，同享爱乐；节欲保精，健康长寿；房室禁忌，预防疾病。

一、阴阳和调，万物化生

推崇性的决定作用，是《易经》的一个根本观点。西方一些学者认为，人是上帝造的。而《易·系辞》明确指出："天地氤氲，万物化醇。男女构精，万物化生。""天地不交而万物不兴。"肯定了天地、男女两种对立因素的交合作用是万物生长、人类繁衍的根源。《易经》具有很深的哲理，它把男女两性视为天地自然的一部分。以男女两性的相交联系自然，重点研究自然与人的变化（易者，变也）的原理，把自然界被动的力量称之为"阴"，将主动的力量称之为"阳"，并描述阴阳如何交互作用而推动"气"沿着至高无上的法则来进行。其作用所产生的生生不息过程叫作"易"（变化），把一阴和一阳间的交互作用称为"道"。因此，男女性交，不仅是单纯的性欲发泄，而且是与天地相应，顺应自然，更是阴阳两种宇宙力量在人类身上的具体表现。从而把生殖文化推向了更为深刻的阴阳文化。阳爻和阴爻虽然具有代表性器官的原始意义，但是当它上升到生殖文化阶段，已经摒弃了具体的物象而进入抽象的哲学思辨的更高深度。如《周易·系辞》指出："一阴一阳谓之道。""乾，阳物也；坤，阴物也。阴阳合得而刚柔有体。""广大配天地，变通配四时，阴阳之义配日月。"《黄帝内经》在引进《周易》阴阳学说的同时，并从医学的角度加以发展充实，广泛应用，使之成为贯穿整个中医理论体系的重要组成部分或认为是核心。例如在《素问·阴阳应象大论》中指出："阴阳者，天地之道也，万物之纲纪，变化之父母，生杀之本始，神明之府也。""积阳为天，积阴为地。"更多的是吸收其关于阴阳相反相成、对立互根的思想，结合医学实际内容，说明人体组织结构、生理活动和生理功能；说明病因病机变化和疾病属性；作为诊断疾病，确立治则治法的纲领；作为认识、归纳药物性味的总纲；其中阴阳和调作为性养生保健学的重要理论。如在《素问·上古天真论》中明确指出养生必须"法于阴阳，和于术数"。此后的性养生保健著作或关于子嗣等专论均以"阴阳和调"作为重要的指导。例如马王堆汉墓出土的一批医书，是我国现存最早的古代房中养生著作之一。其中《合阴阳》一篇，集中讨论了阴阳交合之事，其性技巧的内容集中、突出和研究之精细。说明阴阳和调，要达到"俱有悦心"的境界。又在《医心方·至理篇》中引用《素女经》说："交接之道……在于定气、安心、和志，三气皆至，神明统归……女快意，男盛不衰，以此为节。"指出了男女阴阳和合的法度在于安心、凝神、定气，情绪轻松愉快，动作舒缓而不急躁，要以保护和增进男女双方的身心健康和生育健康后代为最高准则。阴阳和调还有更深层的含义即在中医古籍中十分强调的"神交"，要使阴阳男女感情的交融。如万全《广嗣纪要·协期篇》中指出："男女情动，彼此神交，然后行之，则阴阳和畅，精血合凝，有子之道也。"所以张景岳深刻地指出："乃知天地之道，以阴阳二气而造化万物。"《周易》指出："天地不交而万物不兴。"《素问·生气通天论》也指出："阴阳之要，阳密乃固，两者不和，若春无秋，若冬无夏，因而和之，是谓圣度。"又在《医心方·至理篇》中写道："黄帝问素女曰：今欲长不交接，为之奈何？素女曰：不可。天地有开合，阴阳有施化，人法阴阳，随四时，今欲不交接，神气不宣布，阴阳闭隔，何以自补练气，数行去故纳新以自助也。"《医心方·至理篇》又引彭祖之言曰："男女相成，犹天地相生也。天地得交接之道，故无终竟之限，人失交接之道，故有废折之渐。能避渐伤之事，而得阴阳之术，则不死之道也。"《至理篇》强调了性生活是人正常生活所必需：如果阴阳不交、阴阳不和，反会导致疾病，甚或折寿。现代生活也足以说明阴阳和调的重要。有报道"离婚使人寿命缩短"，文中指出韩国一专家经过多年调查研究发现，韩国离婚男女的平均寿命比有配偶者短8~10年。"这位专家还发现，离婚或终生独身者进入50岁后健康状况迅速恶化。"（见《老人报》1999-9-21）

我国性养生保健历史上曾出现不正常的现象。如有倡导"纵欲""取阴补阳"；许多封建统治者自身淫欲腐败，却提倡"存天理，灭人欲"的禁欲；还有强加妇女的"贞节"枷锁，都是违反科学和违背"阴阳和调"理论的。其恶果是祸国殃民。

上述从正反两方面阐明"阴阳和调，万物化生"，是中医性养生保健学的理论基础，并成为性养生保健学的重要组成部分和核心地位。

二、适龄婚嫁，优生优育

《孔子家语·本命解》中曰："形于一，谓之性。化于阴阳，象形而发，谓之生。"据《性理大全·性命》所引程朱之论，此句意思为：使阴阳之气合于一体，这就叫性。男女在生殖时期阴阳交合，新的形体就产生了，这就叫生。所以如何选择生殖的适龄时期婚嫁，以利优生优育，是性养生保健学的重要理论基础，又源于《黄帝内经》论人体生长发育与生殖功能。《素问·上古天真论》精辟地论述了男女生长发育与生殖的规律："女子七岁，肾气盛，齿更发长；二七，而天癸至，任脉通，太冲脉盛，月事以时下，故有子；三七，肾气平均，故真牙生而长极；四七，筋骨坚，发长极，身体盛壮；五七，阳明脉衰，面始焦，发始堕；六七，三阳脉衰于上，面皆焦，发始白；七七，任脉虚，太冲脉衰少，天癸竭，地道不通，故形坏而无子也。丈夫八岁，肾气实，发长齿更；二八，肾气盛，天癸至，精气溢泻，阴阳和，故能有子；三八肾气平均，筋骨劲强，故真牙生而长极；四八，筋骨隆盛，肌肉满壮；五八肾气衰，发堕齿槁；六八，阳气衰竭于上，面焦，发鬓颁白，七八，肝气衰，筋不能动；八八，天癸竭，精少，肾脏衰，形体皆极，则齿发去。"《黄帝内经》这段论述男女生长发育与生殖的年龄阶段，是选择婚嫁年龄的依据。例如唐宋时的婚龄规定男子十六，女子十四为最低婚龄。成为以后明清在这个问题上的沿袭。但这个最低年龄并不是理想的婚龄，故提倡晚婚。王珪《泰定养生主论·论童壮》亦云："孔子曰：人之少也，血气未定，戒之在色，古法以男三十而婚，女二十而嫁。又当观其血色强弱而抑扬之，察其禀性淳漓而权变之。"尤其南齐医家褚澄在《褚氏遗书》中更明确地提倡晚婚有利优生优育的理论："建平孝王妃姬寺，皆丽，无子。择良家未笄女人御，又无子。问曰：求男有道乎？澄对曰：合男女必当其年。男虽十六而精通，必三十而娶。女虽十四而天癸至，必二十而嫁。皆欲阴阳完实，然后交合，则交而孕，孕而育，育而为子，坚壮强寿。今未笄之女，天癸始至，已近男色，阴气早泄，未完而伤，未实而动，是以交而不孕，孕而不育，育而子脆不寿，此王之所以无子也。"褚氏此论在汉朝受到一些冲击，但总体上说一直被后世许多医家所引用，成为性养生保健学的重要理论之一。

我国婚姻法规定最低婚龄男不得早于22岁，女不得早于20岁。医学界多认为男子25~27岁，女子23~25岁为最佳结婚年龄。此时精子和卵子的质量较高，生育力旺盛。适龄婚嫁，优生优育。现代研究认为女子从25岁至33岁为最佳生育年龄。

三、房事和谐，同享爱乐

性与爱是人类追求的天性。在中国文学史上占有十分重要的地位。被历史上流传为性爱女神的"素女"著有《素女经》，书中蕴藏着宝贵的性养生保健学的基础理论和方法。例如提出要破除现代性科学所提出的"操作焦虑"。这是现代性心理研究的一个重要内容。尤强调男女双方必先有"爱乐"然后行，做到"相感而相应"，所以说："阴阳者相感而应耳，故阳不得阴则不喜，阴不得阳则不起。"最忌讳的是："男欲接而女不乐，女欲接而男不欲，二心不和，精气不感，加以猝上暴下，爱乐未施。"因此提倡"男欲求女，女欲求男，情意合同，俱有悦心"。这是一种科学的性生理和性心理规律，体现了一种男女平等的思想，承认女性的性权利。这种理论被以后医家所继承和发扬。例如《千金要方》云："必须先徐徐嬉戏，使神和意感良久，乃可令得阴气，阴气推之，须臾自强。所谓弱而内迎，坚急出之，进退欲令疏迟，情动而止。"《广嗣纪要》又云："男女情动，彼此神交，然后行之，则阴阳和畅，精血合凝，有子之道也。""男女胥悦，阴阳交通而胚胎结矣……衽席之间，体虽未合，神已先交，阳施阴受，血开精合，所以有子。"古人认识到性事前的嬉戏对完美性生活，壮阳益肾大有益处，而性生活仓促而为不利于养生和有子。这种思想和理论在以男性为中心，在男子统治与压迫女性的社会条件下是十分难能可贵的。当代世界性学权威，美国的约翰逊与玛期特斯博士在20世纪60年代提出的性交性反应的四周期理论，其中亦有"性前嬉"。这些基础理论早在中国2000多年前就已开始研究，并见端倪了。

四、中年修理，再振根基

中年乃是人生的黄金时期，智力、思维日渐完善，知识、经验丰富，事业有了一定的成绩，对社会和家庭都起着中流砥柱的作用。正如《灵枢·天年》所说："四十岁，五脏六腑、十二经脉皆大盛以平定。"然而从生理角度说，这个时期正是机体功能开始走向衰退的时期。如《素问·上古天真论》指出：女子"五七阳明脉衰，面始焦，发始堕；六七三阳脉衰于上，面皆焦，发始白"；男子"五八肾气衰，发堕齿槁；六八阳气衰竭于上，面焦，发鬓颁白"。又如《素问·阴阳应象大论》曰："年四十，而阴气自半也，起居衰矣。"

孙思邈继承《黄帝内经》理论。在《备急千金要方》卷二十七《房中补益》中指出："四十已上，即顿觉气力一时衰退。衰退既至，众病蜂起，久而不治，遂至不救……故年至四十，须识房中之术。"孙思邈对中年四十养生的观点是正确的。但他沿袭了一些汉魏以来方士们提出的荒唐之论，是应当严肃指出的。

明代张景岳对性养生理论研究尤深。在《景岳全书·传忠录》中明确提出了"人于中年左右，当大为修理一番，则再振根基"的观点，成为性养生保健学基础理论的组成部分。现代抗衰老研究亦提示中年开始的一系列生理病理变化，40岁以前与40岁以后冠状动脉硬化的例数与程度均有明显差异；生长激素逐渐减少。还有资料报道随着年龄的增加，垂体、肾上腺功能有下降的现象，显露了中年修理的必要性。景岳还提出了"元气既损，贵在复之""由丧由人，而挽回之道有不仍由人者乎？"的观点。提出固本培根，重视肾中阴阳的调和，创制的左归丸、右归丸是中年男女修理，再振根基的有效方。

五、惜精爱身，健康长寿

《黄帝内经》提出肾藏精，主生殖。"精"包括男女之精。惜精才能爱身，健康长寿。古代医家对男性惜精、保精研究尤为深刻。其中对男女均适用的有收养心神、节制性欲和独宿蓄精等。

（一）收养心神

收养心神是节欲保精的第一步。只有心绪安宁，心无杂念，才能达到节制欲念的目的。如《万氏妇人科·种子》云："故种子者，男则清心寡欲以养其精，女则平心定气以养其血……此清心寡欲为男子第一紧要也……此平心定气，为女子第一紧要也。"又如朱丹溪所说："主封藏者肾也，司疏泄者肝也，二脏皆有相火，而其系上属于心。心，君火也，为物所感则易动，心动则相火亦动，动则精自走，相火翕然而起，虽不交会，亦暗流而疏泄矣。所以圣贤只是教人收心养心，其旨深矣。"张介宾亦指出："今之人，但只禁欲即为养生，殊不知必有妄动，气随心散，气散不聚，精逐气亡，释氏有戒欲者曰：断阴不如断心，心为功曹，若止功曹，从者都息，邪心不止，断阴何益？"说明收养心神，节制欲念，不被外物所扰，是防止阴精暗耗的前提。收养心神还应加强道德修养和意志锻炼。

（二）节制性欲

中医认为，节制性欲，避免房劳损伤，有防病健身、延年益寿之功。如《养性延命录》说："人生而命有长有短者，非自然也，皆由将身不谨，饮食过差，淫佚无度，忤逆阴阳，魂神不守，精竭命衰，百病萌生，故不终其寿。"张介宾认为："欲不可纵，纵则精竭，精不可竭，竭则真散，盖精能生气，气能生神，营卫一身，莫不乎此。故善养生者，必宝其精，精盈则气盛，气盛则神全；神全则身健，身健则病少，神气坚强，老而益壮，皆本乎精也。"所以善于养生之人，必须节欲保精，方能神气旺盛，身体健康。对于老年人，于色欲更当慎之。而体强者，亦应适可而止。这是节欲以防病的思想。

总之，节欲有四大好处：一为提高性生活质量；二是能有效地推迟性功能衰退；三可使人保持旺盛的精力和体力；四有利于优生优育。

（三）独宿蓄精

独宿亦称独卧、分房，是婚后节制房事、蓄养精气的重要方法之一。古代医家称之为蓄养精气的良策，如《千金翼方》谓："上士别床，中士异被，服药百裹，不如独卧。"独卧并非断绝房事，而在于心神安定，保养精血。

岳甫嘉《种子篇》还总结出"夫聚精之道，一曰寡欲，二曰节劳，三曰惩恶，四曰戒醉，五曰慎味，今之谈养生者，多言采阴补阳，久战不泄，此为大谬"，是很有科学价值的聚精之道。

六、房事禁忌，预防疾病

房室养生具有双重性。前已论述科学的性养生保健可以优生优育，和谐的夫妻性生活可交流彼此情感，促进家庭的和睦，社会的稳定，并能延年益寿。相反，违反性养生保健的科学性，就会导致疾病丛生，因此研究房事禁忌，也是性养生保健学预防疾病的基础理论。

（一）去七损，用八益

"七损八益"一词，首先出自马王堆汉墓出土的竹简《养生方·天下至道谈》，其曰"令人复壮，有道，去七孙（损）以振其病，用八益以贰（倍）其气，是故，老者复壮，壮不衰"。七损，是指房事禁忌，八益是指房事的8个步骤。须避免"七损"以抵抗疾病，运用"八益"以倍增元气。这个损益理论在性养生保健中占有重要地位。

（二）醉酒不可接房

酒后兴奋，不能自持，若醉后入房，不但耗竭真精，且影响孕育，生下低智弱能的后代。《素问·上古天真论》指出："以酒为浆，以妄为常，醉以入房，以欲竭其精，以耗散其真，不知持满，不时御神，务快其心，逆于生乐，起居无节，故半百而衰也。"明代龚廷贤更明确地指出："大醉入房，气竭伤肝，男子则精液衰少，阳萎不起；女子则月事衰微，恶血淹留，生恶疮。"《景岳全书》也指出酒"非唯乱性，亦且乱精"。故酒后怀孕的后代，往往低智弱能。

（三）内伤七情不行房

"人非草木，孰无情"。七情人皆有之。房事本身就是两情相投之事，但若七情太过，就会损伤气血及内脏。此时行房，不仅得不到性事和谐，反会伤害身心。反复发生，则会导致男性的阳痿、不射精，女性的性淡漠，甚至性厌恶。唐代孙思邈指出："人有所怒，气血未定，因而交合，令人发痈疽。""大喜大怒……皆不可合阴阳。"

（四）饱食劳倦莫行房

饱食后行房，不但影响肠胃消化，还会影响下一代健康。《三元延寿参赞书》指出："丈夫劳倦过度，肾经不暖，精清如水，精冷如冰，精泄，聚而不射，皆令无子。"如果夫妇双方或一方极度劳倦，"劳力纯伤气，劳心兼伤血"，勉强行房，不仅是自我摧残，而且也不能孕育健康的孩子。

（五）大病初愈慎入房

大病后元气犹弱，应节欲保精，禁房事。此时若行房事伤其肾气，损其肾精，病遂乘虚复发。古人有"房劳复""女劳复"，并认为因此而复发的病较前更甚，不易治愈。《伤寒总病论》说："新瘥后精髓枯燥，切不可为房事，犯房事劳复必死。"《伤寒指掌》也指出："病后气阴两虚，早犯房事，真元大伤，而复着外邪，邪入下焦阴分，销烁阴精，为病极重。"可见，病后初愈，最宜禁房事或慎入房。

（六）妇女"三期"禁房事

妇女"三期"即月经期、孕期、产后及哺乳期，是妇女的非常时期。此时尤须禁房事以保健，否则易导致月经病、妊娠病、产后病或其他疾病遗患多年，甚或残害终生。

第三节 中医性养生保健的原则

在性养生保健学基础理论指导下，进行性养生保健实践活动所采用的方法，散见在古代相关著作中。《中国性艺术》指出："《洞玄子》一书最大特点是对古代房室交合艺术的全面论述，是对房事的体位、方法的全面总结。"对于女性的性养生保健方法历代研究较少，散见于《素女经》《玄女经》及以后的一些性养生保健著作中。大致可归纳为慎守节度、讲求技巧、交孕子壮、调养肝肾、性病防治等常用方法。

一、谨守节度

凡事都有个"度"。性事贵在恰到好处。太过、不及都不利于男女双方的性养生保健。《素女经》曰:"黄帝曰:夫阴阳交换节度为之奈何?素女曰……欲知其道,在于定气、安心、和志,三气皆至,神明统归……女快意,男盛不衰,以此为节。"《玄女经》也有相类似的记载。强调要男女双方愿意,俱有悦心;若勉强交合,非但无益,反而有害。难能可贵的是倡导了男女平等的性权利。最近有的学者提出人的智力、体力和情绪既有独立性又有统一性,三者调适、平衡,机体就处于最佳状态。体内细胞活跃、代谢旺盛、思维敏捷、情绪高涨、精神焕发和男女性高潮同时出现时,生的孩子就聪明、伶俐。性的和谐不仅使人精神爽快,健康长寿,对胎儿也有影响。

二、讲求技巧

性养生保健必须通过一定的性行为技巧来实现。其目的:一在于增强夫妻性生活的乐趣及艺术性;二在于借性生活之机行导引之术,以祛疾、强身、健体。性学研究者认为,古猿通过十分漫长的进化演变为人以后,在手脚分工,直立行走的基础上,性交方式由"后入位"演变为面对面的"前入位",是人类进化史上使人最终与猿区别的第一个伟大转折。产生了与动物质的区别,提高了人的性交艺术和质量。在《马王堆汉墓医简·养生方》中介绍了"龙翻"等九法;《合阴阳》把性交过程分为三个阶段是为了"能久视而与天地牟",为了达到养生、保健、延年益寿的目的;《洞玄子》则归纳为"九状""六势"。古代房书多以动物的动作,"象其势而录其名,假其名而健其号"。这是古代仿生学在房事生活中的运用。也充分说明了房事艺术的丰富多样化。

三、交孕子壮

交孕子壮是性养生追求的重要目的,同时也总结和积累了颇有科学价值的交孕子壮方法。较有代表性的是明末医家岳甫嘉《种子篇》。

(一)先天灵气

人为万物之灵。提出:"其所以凝结成胎者,不过父精母血……人能葆合先天之灵气,其于求子之道,思过半矣。"从遗传优生的角度看,夫妇先后天精血旺盛,身强体壮,情志境佳,则子女多能健康聪灵。

(二)交合至理

"凡交合之期,必败血去净,新血初生,子宫正开,此时用驯虎工夫,乾施坤受,两情畅美,正所谓如炉点金,如浆点腐,决能成胎矣。"岳甫嘉指出的受孕之理和法是科学的。子代的性别在父母交合时就已经决定了。对各种"转女为男"之说,历代古籍中就提出了非议和否定。

（三）交合有时

《证治准绳·女科·胎前门》引袁了凡云："夫天地生物，必有氤氲之时，万物化生，必有乐育之时……《丹溪》云：一月止有一日，一日止有一时，凡妇人一月经行一度，必有一日氤氲之候，于一时辰间，气蒸而热……此的候也……顺而施之则成胎矣。"此段为不少医家所引用，与现代指的排卵期是一致的。

（四）养精有道

"夫聚精之道，一曰寡欲，二曰节劳，三曰惩恶，四曰戒醉，五曰慎味。今之谈养生者，多言采阴补阳，久战不泄，此为大谬。"岳氏聚精之道是很有科学价值的。同样也适用于女方。事实证明，先天弱智、低能、畸形等遗传疾病的患者，不少人与不良嗜好、性生活不当或孕期错误做法有关。如嗜烟和酗酒不仅影响男性的性功能，还会使大量精子畸形。使男性阳痿或不孕，也可能影响胎儿发育不正常。玩宠物可致畸胎等。

（五）胎教从乾

"然所谓主于男子者……只以交感之时，百脉齐到为善耳……若男女之辨……只以精血各由百脉之齐到者别胜负耳……乃若父母之七情六欲，痰凝气滞，饮食醉饱，俱能令气脉瘀塞，精血清淡，则百脉焉能齐到？如此非唯不能成胎，即成胎亦多损伤夭折，惊痫疮疹，弊有不可胜言者！则药饵调之功决不可少，此又人之善承乎天者矣。"岳氏从正反两方面论述了"百脉齐到"在交孕子壮中的地位和作用。

四、调养肝肾

性养生保健重视调养肝肾。肾藏精，主生殖；肝藏血，主疏泄。肝经绕阴器，肾开窍于二阴。故性养生保健首重肝肾。且肝肾乙癸同源，同居下焦。肾水与肝木为母子关系。疏调肝气有利于肾精的闭藏，而肾精闭藏又能滋养肝木，精血同源而互生。男女性功能障碍疾病，无不与肝肾有关。故地黄类方药（六味地黄丸、知柏地黄丸、杞菊地黄丸、桂附地黄丸大蜜丸、地黄饮子、归肾丸等）与柴胡类（逍遥散、丹栀逍遥散、柴胡疏肝散）、左归丸（饮）、右归丸（饮）、大补阴丸、五子衍宗丸、上下相资汤。还有活血化瘀的逐瘀汤，清泻肝热的龙胆泻肝汤等是性养生保健常用方。

此外重视调补肝肾的血肉有情之品食疗方，重视气功、导引等养生保健法。

五、性病防治

由于封建统治者的纵欲和对人们实行的禁欲，使东汉时期性病暴发。从华佗治疗花柳病（性传播疾病）所用方剂之多，可反映出这种社会情况。华佗成为医史上记载治疗性传播疾病的第一位医学家。其内容在《华氏中藏经》中保存下来，对后世颇有影响，并不断加以分类研究。例如梅毒，在明代《疮疡经验全书》中就对本病病因有相当清楚的认识："杨梅……其起因也有三：男子与生疳疮妇人交。"并认识到可以胎传等，总结了许多经验方。对其他性传播疾病也都有程度不一的防治经验。今天能发掘古方治疗现代性传播疾病。

第四节　房事不节与妇产科疾病

性欲和性行为是人类的一种生理本能。夫妻和谐的房事不仅是为了优生优育，大多情况下是生理的需要，夫妻间交流感情，促进双方身心健康的性养生保健需要。由于妇女有月经、妊娠、产褥、哺乳等特殊的生理特点，在这些特殊的日子里，必须十分讲究性生活的禁忌，否则不仅致病，还可折寿和影响下一代的健康。《广嗣纪要·协期篇》指出："男女交媾之际，更有避忌，切须慎之。若使犯之，天地夺其寿，鬼神殃其身，又恐生子不肖不寿之类。"临床所见并非危言耸听。

一、经期房事，妇科诸病蓬起

月经期血室正开，经血外溢，去瘀生新。早在原始社会性禁忌的第三个表现是月经禁忌。后在《礼记》中出现了"月辰避夕"的观念。《玉房秘诀》也有"月经之子兵亡"的话。正值经期房事，古称撞红；民间也认为就要"倒大霉"。就是经期后余血未净，阴阳交合亦足于致病。《诸病源候论》明确指出："若经血未尽而合阴阳，即令妇人血脉拘急，小腹重急支满……经牢恶血不除，月水不时，或月前或月后，因生积聚，如怀胎状。"宋代《陈素庵妇科补解·经行入房方论》进一步指出："经正行而男女交合，败血不出，精射胞门，精与血搏，入于任脉，留于胞中，轻则血沥不止，阴络伤则血内溢。重则瘀血积聚，少腹硬起作痛，小便频涩，痛似伏梁，甚则厥气上冲，奔窜胸膈，病似癫状，终生不愈，皆由经行合房所致。"并指出"或年少时经行交合，中年发病"。所指病与现代临床所见之经期延长、崩漏、带下病、盆腔炎、淋证、癥瘕、子宫内膜炎、子宫内膜异位症相当。《傅青主女科》在"交感血出"中说："妇人有一交合则流血不止者，虽不至于血崩之甚，而终年累月不得愈，未免血气两伤，久则恐有血枯经闭之忧。此等之病，成于经水正来之时，贪欢交合，精冲血管也。"《妇科玉尺》又引万全言："或血未行而妄合以动其血，或经未断而即合，冲任内伤，血海不固，为崩为漏，有一月再行者矣。"又引徐春甫曰："崩漏最为大病，年少之人，火炽血热，房事过多，俱致斯疾。"由此可见，历代医家已明确指出经期房事可导致月经病、带下病、癥瘕、不孕症，完全符合临床实践。但在临床中经期犯禁、累见不鲜。西医学认为月经期，子宫口开，内膜创面大，经血又是细菌最好的培养基。经期房事极易导致阴道炎、子宫内膜炎、宫颈炎和盆腔炎，严重者可发生盆腔脓肿，或可后遗生殖器的慢性炎症，日久发生输卵管阻塞不孕；或可导致免疫性不孕。不但经期应严禁房事，并主张月经干净3天后开始房事较妥，以免余血未净阴阳交合致病。

二、孕期房事，堕胎、小产立见

肾主生殖，胎元系于肾。孕后阴血下聚以养胎长胎。若孕期房事不节，胎元不固，可致胎漏、胎动不安、堕胎、小产。《陈素庵妇科补解》指出有"房事太多而胎动者"。《景岳全书·妇人规》指出："凡受胎之后，极宜节欲以防泛溢……如受胎三月、五月而每堕者，虽薄弱之妇常有之，然必由纵欲不节，致伤母气而堕者为尤多也。"万全《万氏妇人科》亦说："古者妇人有孕，即居侧室，不与夫接，所以产育无难，生子多贤，亦少疾病。"《傅青主女科》认为孕期行房可导致血崩、小产，专列"行房小产"论治。叶天士更强调"保胎以绝欲为第一要策"。可见古人对孕期一是反对房事泛滥，主张"节欲"以防病；当出现胎动不安须"保胎"时，更主张"绝欲为第一要策"。这是很有科学内涵的，临床大量病例足以证明：许多胎漏、胎动不安的患者出血之前有房事。经安胎成功后再房事，又复见胎动不安，甚至屡孕屡堕而后悔莫及。

西医认为，在人类妊娠期性欲并不太低，主要是妊娠前3个月内，一般应避免性生活，以防子宫收缩引起流产。有习惯性流产者，整个孕期要绝对禁止性生活。普通孕妇在妊娠晚期，亦应禁止房事，房事一方面可引起宫缩早产；亦可因性交带入细菌，发生胎儿宫内感染或产褥感染。至于妊娠中期，而无流产史及子宫肌瘤者，可根据自身的情况适可而止。

三、产后房事，虚赢百病滋长

产时亡血伤津，又有产创和恶露，是多虚多瘀的状态，极需积极调护康复。如房事过早足以致病。孙思邈指出："论曰：凡妇人非止临产须忧，至于产后，大须将慎，危笃之至，其在于斯。勿以产时无他，乃纵心恣意，无所不犯。患时微若秋毫，感病广于嵩岱……凡产后满百日，乃可交会，不尔，至死虚赢，百病滋长，慎之。"西医认为产褥期，女性生殖器官的复原需6~8周。恶露未净禁止性交。产后2个月后可恢复性生活，但要结合产妇康复的情况，不能勉强交合。从临床观察，还是孙思邈提出的产后百日后房事较适合。

四、哺乳房事，母婴健康多损

哺乳期气血化生乳汁，乳母身体较弱。如不节房事耗精伤肾，不但影响乳母的健康，亦由于乳汁乏源，影响婴儿的发育。因此哺乳期应当节制房事，更不能房劳伤肾。上述女性特殊的生理时期，要做到"节欲"或暂时的"绝欲"以防病；对妇女的健康，减少妇产科疾病和有利于子代的发育成长都是十分重要的。

五、房事不节，肾亏血少早衰

早衰在《黄帝内经》中已提出与房劳有关。在《素问·上古天真论》指出："醉以入房，以欲竭其精，以耗散其真，不知持满，不时御神，务快其心，逆于生乐，起居无节，故半百而衰也。"指出了房劳伤肾耗精导致早衰；早婚或未婚年少房事，亦有损健康。《寿世保元》指出："女子破阴太早，则伤其血脉。"同时人又不能绝欲不交。《抱朴子内篇·释滞》论述了绝欲的危害及适度行房的重要，指出"人复不可都绝阴阳，阴阳不交，则坐致壅瘀之病，故幽闭怨旷，多病而不寿也。任情肆意，又损年命。唯有得其节宣之和，可以不损"。中医古籍多指出男性早衰因于房劳所伤。对于女性，除房劳本身伤肾外，更因多孕、多产乳或过早破阴，未完而伤，未实而动。或反复人工流产，重伤冲任、胞宫，损及天癸，其害比于男性有过之，无不及。只因封建社会以男性为中心，女性地位低下，未引起足够重视。对妇女房劳足于致肾亏血少，冲任、胞宫损伤，天癸早竭，发生早发绝经、性淡漠等早衰病证。临床发现：终生未嫁、离婚、孀居者，月经病、子宫肿瘤、乳腺癌的发病率比一般人高。输卵管癌也较多地见于独身未婚者。而早婚多产、房劳不节，或家庭危机，工作逆境或独身又易发早衰。

综上所述，房事过多，房劳所伤，或早婚过早损伤血脉和伤肾或未婚未嫁阴阳不合者是其重要的原因。妇产科疾病主要是生殖系统的病变，自然与房事不节有直接和间接的关系。节欲以防病，延年益寿，提高妇女的生活质量。

（张玉珍）

第四章　传承罗元恺教授学术思想与经验

第一节　罗元恺教授的学术思想与治学方法

全国著名的中医学家罗元恺教授，1914年10月出生于南海县一个书香之家。1935年毕业于广东省中医药专门学校。曾任广东省中医院院长、广东省中医药专门学校校长、广东省中医进修学校副校长、广州中医学院筹委会委员、妇科教研室主任、儿科教研室主任、副院长等职。1962年获广东省名老中医称号。1977年被评为全国第一位中医教授，也是首批获得中医硕士、博士学位授予权的导师。1990年定为名老中医药专家师承导师，1990年和1992年先后被英国和美国载入《世界名人录》和《世界杰出人名辞典》中。罗元恺教授在中医的教、医、研事业中奋斗了60年，为中医事业做出了巨大的贡献，是我们学习的楷模。

我是罗元恺教授的学生、学术继承人，经过18年的跟师，使我对导师的学术思想、治学方法等有了较全面的了解，现对此加以概述，供同行共同学习。

一、学术思想，继承创新

罗元恺教授的学术思想渊源于中医经典著作，并善于撷取诸家精华，有继承，有发展，又有创新，形成了独特的学术思想。

（一）深究医理，首重阴阳

《黄帝内经》是中医理论体系的经典著作，它把阴阳学说作为中医学的纲领，将其内容贯穿于全书之中，指出了阴阳的对立统一是天地万物运动变化的总规律，并以阴阳学说阐明人体生理、病理、诊断、治法、方药、摄生等诸方面的问题。罗教授精研《黄帝内经》的内容和理论，指出阴阳学说是中医理论体系的核心，他早在1957年就撰写了"祖国医学的阴阳五行学说"一文，阐述了他的观点，探幽发微，而且博览历代诸家有关阴阳学说的论述。认为张仲景《伤寒论》的六经辨证、张景岳的八纲辨证，均以阴阳学说为总纲，并崇尚张景岳关于善补阴阳的至理名言以及左归、右归之制。罗教授认为中医阴阳学说，是高度科学性、哲理性的概括，既是理论体系的特点，也是理论体系的核心。研究中医理论，如不掌握其核心，就不知其要，流散无穷了。妇科理论也离不开阴阳学说的范畴，研究妇科者不可不深究阴阳学说的原理，否则便成为无源之水，无本之木了。近期罗教授又发表了《阴阳学说是中医理论体系的核心——妇科也不例外》的论文进一步阐明自己的学术观点。罗教授把阴阳学说作为诊病思维的总纲,作为辨证论治中的两分法:诊病首论脏腑阴阳,八纲辨证以阴阳为本,阴平阳秘乃治法之要,药物配伍也要阴阳兼顾,充分体现了罗教授首重阴阳的学术思想。

(二)学术渊源,本于医经

罗教授精专于妇科,其学术渊源,本于《黄帝内经》及《金匮要略》妇人三篇。《黄帝内经》中有关妇科30多条经文,从生命起源、妇女的解剖、生理、病理、妇科病的诊断与鉴别诊断、治则、方药等方面进行归纳。如对女子从生、长、壮、老、已全过程的论述,对特有解剖器官胞宫、胞脉的认识,尤对肾气、天癸、冲任在发育、生殖机能作用的理论,一直视为妇科经典理论。罗教授深入研究,并结合西医相关的认识,创新地提出了"肾-天癸-冲任-子宫轴是女性性周期调节的核心",并提出"天癸应是与生殖有关的内分泌激素",撰写数篇论著阐述有关观点,对妇科学术界影响颇大,在一定程度上促进了妇科理论的发展。故罗教授认为《黄帝内经》有关妇科的经文是中医妇科学之源头。

《金匮要略》妇人三篇是现存最早的妇科专篇,内容包罗了经、带、胎、产、杂病5大类,有证有方,并注意对证候的鉴别。罗教授在20世纪80年代初已单独注释,并以临床为依据,汇入己见。如妊娠病篇之胶艾汤证,罗教授在注释中认为此方适用于虚寒证之胎动不安,唯川芎、当归虽有补血之功,但其性辛温,走窜动血,特别是体属阴虚或兼有血热者不宜用,否则足以助长其出血。并提出可用寿胎丸合四君子汤加制首乌治之,以收补肾固肾安胎之效,补充了此条的内容。《金匮要略》妇人三篇对经、带、胎、产、杂病的辨证、辨病、同病异治、异病同治等很有启发和指导作用,而且对妇科病开创了阴道冲洗、阴中纳药、肛门导入等外治法的先河。罗教授认为《金匮要略》妇人三篇具备了中医妇科学的雏形。

(三)突出血气,重视肾脾

罗元恺教授在妇科方面,尤其重视血气、肾脾。其学术观点源于《妇人大全良方》与《景岳全书·妇人规》,并在长期的实践中得到印证。宋·陈自明《妇人大全良方》是最早产、妇科合篇较全面的专著,其学术观点重视血气、脏腑、冲任,尤重血气。罗教授很赞赏陈氏首先提出的"气血者,人之神也,然妇人以血为基本"的理论。因为妇女有经、孕、产、乳的生理特点,经、孕、产、乳均以血用事,气血失调是妇科疾病的重要机理。罗教授吸收其精华,在调治妇科疾病中突出血气,创制了治疗痛经的"三七痛经胶囊"以及治疗子宫肌瘤等癥瘕病证的"橘荔散结丸"和"消癥散结丸",均以活血行气化瘀为主,并取得了较好的疗效。

在古代妇产科专著中,罗教授最欣赏明代《景岳全书·妇人规》,认为其内容全面，理论性系统性较强，又有独到的见解，切合临床实际。因此将《景岳全书·妇人规》全书加以断句、点校、注释，并在卷首撰有"张景岳的学术思想及其对妇科的观点简介"，又将《景岳全书》及《类经图翼》有关这方面的重要原文摘录，使读者得窥景岳在妇科方面注重肾脾、阴血、冲任的观点。妇科病，首重调经，经调而后子嗣，月经病虽在血分，但气血来源于脏腑，日久必累及肾脾，或肾脾影响月经诸疾。因此景岳提出"调经之要，贵在补脾胃以滋血之源，养肾气以安血之室"的学术观点。罗教授深得其中奥妙，重视肾脾以调经、种子、安胎，并发表有关论著，总结了补肾健脾为主治疗崩漏的"二稔汤"和"滋阴固气汤"。并以重视肾脾为主创制了防治习惯性流产、先兆流产的"滋肾育胎丸"。近几年又创制了"调经助孕丸"，还指导我们以重视肾脾、气血的学术思想，研究生殖免疫等课题，已初步获得了成效，值得进一步深入加以研究。

二、博学笃行，治学有方

罗元恺教授从医60载，在医、教、研方面硕果累累，成为一代名医，是与其严谨的治学方法分不开的。

（一）钻研典籍，博采众长

罗教授认为学习中医，主张先理论、后方药，先内科，后妇、儿、外科。他精研中医四大经典著作，循序渐进，由博返约，成为他的学术思想之源。同时对历代有代表性的妇科医著溯流探源，博采诸家之长为我所用。研究《妇人大全良方》重视妇人以血为本，精研《景岳全书·妇人规》《傅青主女科》，认为张景岳与傅青主都是博学多才之士，且有创新精神，能独树一帜，对清代中西汇通派亦善取其长。如张锡纯防治滑胎的寿胎丸、王清任的逐瘀法、张山雷治崩漏的独到用药经验等，罗教授都深入研究，结合自己的临床经验加以继承发扬创新。已先后研制了调经、种子、安胎、消癥的"三七痛经胶囊""调经助孕丸""滋肾育胎丸""橘荔散结丸""消癥散结丸"等5个中成药产品投放市场，取得了较好的经济效益和社会效益。

（二）博学笃行，业精于专

罗教授曾总结自己的治学方法是"博学笃行"。医学的笃行，就是加强临床实践。他无论行政工作多忙，都不脱离临床。特别要在精专笃行中下大功夫，用大力气。就是精专于妇科以后，也有一个"博学笃行，业精于专"的过程。妇科理论、经、带、胎、产、杂病诸多疾病是相对的博，但不可能都很精专，罗教授特别精专的是调经、种子、安胎、消癥这些方面，并取得了成果。

（三）中西汇通，法古创新

罗教授是一位学识渊博的学者。他认为中医的发展，受多学科的影响，故业医者应有广博的知识，才能在学术上有所发展。罗教授除精于中医外，对哲学、法律、文史、天文、地理均有涉猎，并爱好书法、诗词。不少人出版书籍、杂志请他题词。更可贵的是作为老一代的中医前辈，对西医不仅无门户之见，而且认真学习西医知识，"洋为中用"。如对现代的诊断技术，可以补四诊之不逮。而中医在治疗上以整体观念、辨证论治为特色，注意病人证候的变化，从整体加以调理，方法灵活，顾及全面，是中医之所长。近10多年来，罗教授指导硕士、博士研究生多人研制经验方，投放市场，均采用现代较先进的实验手段进行研究，既有传统的中医特色，又具现代科学的实验数据，中西医均能信服。其中一个产品（滋肾育胎丸）和一个课题（"月经周期与月相的关系"）先后获得了国家卫生部重大科技成果乙级奖。罗教授坚持发扬中医特色，中西汇通，法古创新是他取得成就的又一个治学方法。

（四）善于总结，笔耕不辍

罗教授一向注重临床，确信"实践出真知"，"熟读王叔和，不如临证多"。在理论指导实践中，又善于在临床实践中总结经验，探讨规律，并笔耕不辍。他发表的论著、医话、笔谈等近百篇，以及结集出版的《罗元恺医著选》《罗元恺论医集》《罗元恺女科述要》、全文点注的《景岳全书·妇人规》等。历年来，他还主编了全国高等中医院校的第1、2版《中医儿科学讲义》，参与编写《中国医学百科全书·中医妇科学》，参与编写第3版、主编第5版《中医妇科学》，主编《高等中医院校教学参考丛书·中医妇科学》，主编《实用中医妇科学》等。论述的内容从中医基础理论到妇科理论；从中医经典著作到妇科专著的注释；从常见病到奇难病证的治疗经验；从教学、医疗到科研；从治学方法到医德医风；还有学术争鸣，一方一药的体会，养生之道，安度晚年以及诊余诗选等，我们可以清楚地看到罗教授几十年来，一步一个脚印，实实在在地做学问，孜孜不倦地追求真理。真可谓既博又专，既精又新。济世活人，培育英才，功不可没。罗教授在繁忙中，何以笔耕不辍？他认为医学上的成就，除临床实践外，更应动笔总结经验，掌握其规律，以便更好地指导今后的实践。在总结过程中，除了整理客观资料外，还要经过思考，才能找出其规律性，故他一向勤于著述，这是一份很宝贵的财产。

罗教授严谨的治学态度和方法，是他事业成功的基石。以振兴中医为己任，是他成为一代名医的动力。现在罗元恺教授虽然已八十高寿；身患多种老年慢性病，但仍然精神矍铄。近写《八十书怀》七言诗二首，敬录之：

年虽耄耋志不移，中医事业誓坚持，

老骥未甘长伏枥，奋将余力续奔驰。

六十年来医教研，艰苦备尝勇向前，

赢来举世中医热，乐看盛况享天年。

又在《八十初度》诗云：

八十光阴瞬息过，中医事业愧蹉跎，

喜看代有英才出，继往开来胜叔和。

罗教授心系中医事业，晚年仍寄情于工作，人老志更坚，壮志未已的精神境界以及谦虚的态度；喜看人才辈出、举世中医热的兴奋心情跃然纸上。这种高尚的情操和宽达的胸怀同样是我们应该学习和继承的宝贵精神财富。

（张玉珍）

第二节　传承罗元恺教授中医教育思想

罗元恺教授是全国著名的中医教育家、妇科专家，是新中国第一位中医教授。他为中医事业的发展和中医人才的培养竭尽全力，奋斗了一生。

在纪念罗元恺教授100周年诞辰之际，我作为罗元恺教授的学术继承人，总结传承罗元恺教授的中医教育思想是义不容辞的责任。

一、振兴中医，视为己任

在旧中国百年，中医遭遇西医的冲击，几经浮沉兴衰，罗老是重要的见证者。他自幼随父学医，立志以医为业。1930年考入广东中医药专门学校，1935年毕业并以总成绩第一名留任该校，开始其医学生涯。

抗日战争期间，广州沦陷，学校被迫停办，他避难到韶关、连县，除了在县城开业诊病，还与当地老中医创办连县中医讲习所，全部课程由他编写讲义及讲授。在抗战逃难期间，虽然颠沛流离，生活艰难，罗老仍执着于中医教育事业，为培养中医人才贡献力量。

1945年，抗战胜利后，罗元恺重返母校任教，1950年就任该校校长。

1956年，他参与筹办广州中医学院，为选址、师资建设、制订教学计划、教材建设等立下汗马功劳。

1962年，他获"广东省名老中医"称号。

1977年，他成为新中国第一位中医教授，是首批获中医硕士、博士学位授予权的研究生导师，首批享受国务院特殊津贴的中医专家、国务院学位委员会第一届学科评议组成员。

1991年，他成为全国首批老中医药专家学术经验继承工作指导老师。

罗老在任第五、六、七届人大代表期间，为保护发展中医药这份中华民族文化瑰宝四处奔走，呼吁呐喊，为中医的发展和管理、中医学院的建设、人才的培养和学科的发展提出许多宝贵的提案。

罗老的一生，是为中医获得合法发展地位抗争、呼吁、争取的一生，是为发展中医事业、培养中医人才艰苦奋斗的一生。以振兴中医为己任是罗元恺中医教育思想的灵魂和动力。

二、继承经典，精通专科

中医学有数千年的历史，是中华民族在长期的生产与生活实践中认识生命、维护健康、战胜疾病的宝贵经验总结，是中国传统文化的结晶。它具有独特的理论体系、丰富的临床经验和科学的思维方法。

中医学研究的对象是人，主要探讨人体的生、长、壮、老、已的生命规律，人体形态结构、生理机能以及疾病的发生发展和防治规律，属于自然科学范畴。中医学具有社会科学特性，受到古代哲学的深刻影响，构建了独特的医学理论体系。

中医学理论体系是关于中医学的基本概念、基本原理和基本方法的科学知识体系。它是以整体观念为主导思想，以精气、阴阳、五行学说为哲学思想和思维方法，以脏腑、经络及精气血津液为生理病理学基础，以辨证论治为诊治特点的独特的医学理论体系。

战国至秦汉时期的《黄帝内经》《难经》《伤寒杂病论》《神农本草经》等医学经典的问世，标志着中医学理论体系的基本确立，被称之为中医四大经典，是中医学之"根源"，是临床各科的基础。

中医学理论体系的建立，促进了中医学在理论与实践方面的发展，促进了专科的分化和创建，在专科专病发展的历史中，能充分体现中医药在防病治病中的特色与优势。

罗元恺任教广东中医专科学校、创办广州中医学院、创建中医妇科专科以及举办全国中医妇科师资班的中医教育实践，都充分体现了他继承中医经典和精通专科的中医教育思想，这是中医之"根源"所在和中医临床的特色与优势。

三、扎根临床，培养思维

罗老从小学医，走出了早临床、多临床的实践之道。在60年的临床中，他又从擅长内科、妇科、儿科发展至精专于妇科。他深刻体会到临床实践在中医教育中的关键作用。他说："医学是一门实践性很强的科学。'熟读王叔和，不如临证多'。让学生通过临床实践运用医学理论知识获得学以致用的能力。"

中医是以临床实践为基础的，故中医教师不论讲授哪一门学科都要以具备一定的临床经验作为先决条件。他任广州中医学院副院长期间，主管教学和科研。他支持伤寒、金匮、温病教研室回归临床，使之得到飞速发展并获得竞争力，2001年中医临床基础学科成为国家重点学科。

中医临床，更重要的是训练临床思维能力。中医学的思维方法，是中医学理论体系建构过程中的理性认识的方法学体系。中医学的思维方法对中医学理论体系的建构起了决定性的作用，独特的思维方法创造了中医学特有的理论体系。精气、阴阳、五行学说等作为中医学的思维方法，具有注重宏观观察、重视整体研究、擅长哲学思维、强调功能联系等基本特点。中医临床思维的培养，是临床医学教育的内涵，是实践中医特色与优势的关键。中医学的思维方法是近几年学者们研究的热点问题之一。罗老60多年的中医生涯，充分体现了他重视并扎根临床，培养中医临床思维的中医教育思想。这是中医教育思想的基础，是继承、发展和创新中医药的根本保证。

四、建设学科，发展专科

学科是通过知识领域实现专门化的组织方式，是现代高等教育发展的产物，是科学研究发展的必然要求。高等教育必须以学科为中心。

在中国高等教育体系中，中医院校教育起步较西医晚，学科实力较弱，加上诸多因素的影响，使中医学科处于弱势。

几千年的中医药历史以及历代中医名家辈出，尤其是近代以罗元恺教授为代表的中医教育家以自己精湛的医术、渊博的学问、丰富的临床经验让世人走近中医，向世界展现了中医的特色与优势。罗元恺创建的广州中医学院的中医妇科学科，经过了以他为第一代学科带头人的艰苦创业，第二代学科带头人欧阳惠卿、学术传人张玉珍，第三代学科带头人、学术传人、独女罗颂平的传承发扬，他们一代一代精诚齐心，相继扛起广州中医药大学中医妇科学科的大旗，现在已成为国家级重点学科、国家临床重点专科、国家级精品课程、国家级教学团队，在学科建设、专科建设、课程建设和团队建设方面齐头并进，协调发展。

罗元恺生前非常重视在学科建设中发掘中医专病优势。要体现中医的价值，关键是疗效问题。他带领学科研制成功的滋肾育胎丸，打造了调经、种子、安胎的优势和特色的医疗品牌，并以此带动了学科以中医药治疗生殖障碍为主的学科发展方向，使学术团队的成员都享有共建、共学、提高的机会，并提供团队成员相互学习、相互促进，发挥各自实力，团结合作，走向共同目标的现代学习机制平台。

罗元恺历来重视学科的建设。他以身作则，带动学科成员主编教材。20世纪80年代，他主编了《中医妇科学》第五版教材和教参丛书，带领欧阳惠卿、张玉珍参加教材编写工作。2002年，欧阳惠卿主编的人民卫生出版社出版的《中医妇科学》，被评为优秀教材；新世纪中国中医药出版社连续出版了张玉珍主编的《中医妇科学》"十五""十一五""十二五"普通高等教育国家级规划教材，被评为新世纪全国高等中医药优秀教材。罗颂平主编了多家出版社的不同版本的《中医妇科学》教材。教材主编之多，她在全国同学科中居首位。由此可见，建设专科，发展专科是罗元恺中医教育思想实现专科化的组织方式，是展示学术特色与优势的平台。

五、中西结合，优势互补

中医和西医虽然是各不相同的医学体系，但其共同的目标都是治病救人，为人类的健康服务。

在过去百年，中医遭受西医的冲击，老一辈中医为中医的合法地位抗争。在罗元恺从事中医教育的几十年实践中，他在坚持以中医教育为主的前提下，从不排斥西医为我所用。在广东中医药专门学校、广州中医学院的教学计划中，都坚持中西医比例为7：3；在学院师资建设中，在全省吸纳中医教师，同时又重视在中山医科大学招聘西医基础教师与临床科医生。举办全国中医妇科师资班的教学中，仍坚持以中医为主体，并邀请西医专家教授来讲先进的西医理论与技术，坚持以继承发展中医为主，中西医团结合作办学思想。

罗老主编《中医妇科学》第五版教材，当时政策强调"纯中医"，但罗老坚持以中医为主，吸纳西医基础理论及检查技术，为培养能适应临床和科研需要以及创新中医打下基础。罗老的中西医结合思路，深刻影响着我们后继编写各版教材的思路与方法。同时，罗老开放的视野、前瞻的判断力，引领中医妇科学学术团队走向教材编写高地、学术人才、汇聚高地。

20世纪80年代，罗元恺带领教研室老师，把教研室旁边的一间公用厕所改造为妇科实验室。从这间简陋的实验室起步，中医妇科学进行临床试验研究，并联合学院的免疫实验室和病理教研室，为研究生的培养做实验课题研究。

21世纪的中医妇科学实验室早已迁入大学重点学科实验楼，发展为省级重点实验室。昨天的中医妇科学实验室虽是斗室，却开启了学科实验研究之窗。我们惊叹罗老的教育观念的远见卓识！

中医妇科学学科建设发展显著，以学科发展为龙头，促进中医妇科专科发展。中医临床疗效显著提高，门诊量剧增，由仅有3张病床起家，发展为现在已有3个妇科病区、1个产科病区，共160多张病床的妇产科。在全国同类专科中，我们的中医妇科专科名列前茅。

实践证明，罗元恺前瞻性的以中医为主，中西医结合，优势互补的中医教育思想，是继承发展和创新中医的必由之路。

六、大医精诚，济世救人

中医教育很重视医德教育，强调医德高尚是中医优良传统。唐代孙思邈在他的《备急千金要方》中首创"大医精诚"，全面地论述了医者必须恪守的道德规范，其核心就是"精诚"两字。他首先指出医学为"至精至微之事"，故学者必须博极医源，精勤不倦，同时他说："凡大医治病，必当安神定志，无欲无求，先发大慈恻隐之心，誓愿普救含灵之苦。若有疾厄来求救者，不得问其贵贱贫富，长幼妍媸，怨亲善友，华夷智愚，普同一等，皆如至亲之想；亦不得瞻前顾后，自虑吉凶，护惜身命。见彼苦恼，若己有之，深心凄怆，勿避险巇、昼夜、寒暑、饥渴、疲劳，一心赴救，无作功夫形迹之心，如此可为苍生大医；反此则是含灵巨贼。"孙氏所提倡的医德，是古今医务人员必须遵守的医疗道德准则，至今仍有现实的意义。

罗元恺教授实践了大医精诚之道，被民众尊称为"送子观音"。但他很谦虚，从来不摆名医架子。他在《不孕症须夫妇双方进行诊治》一文中指出："不孕症的治疗并无定方，必须因人而施，辨证论治。《景岳全书·子嗣类》说：'种子之方，本无定轨，因人而药，各有所宜……去其所偏，则阴阳和而生化著矣。'世人有置中医理论于不顾，妄以一方一药而概治不孕不育症者，又岂能均有效哉？乃借此以欺世盗名敛财者耳。"

罗元恺言传身教，树立了大医精诚，济世救人的典范。罗元恺中医教育思想，为我们教书育人，培育中医人才，树立了楷模。

七、善于总结，创新理论

罗元恺一生注重临床，确信实践出真知；罗老坚信理论指导实践才能提升中医科学竞争力。他在繁忙的行政领导和医、教、研实践过程中，善于总结经验，探讨规律，笔耕不辍，积累了大量的中医文明、中医科学宝贵的文化遗产。罗老在20世纪70年代发表的"补肾法的探讨和对一些常见病的应用"，在当时中西医学界中引起了强烈的反响。继之，他又发表了"论肾与生殖""肾气、天癸、冲任与生殖"等方面的文章。尤其在继承《黄帝内经》学术观点的基础上创新地提出"肾－天癸－冲任－子宫构成一条轴，成为女性生殖功能与性周期调节的核心"理论，创新了中医妇科理论，掀起了中医生殖理论与临床研究的新高潮，堪称中医妇科泰斗、医坛之柱石。

有的老前辈虽有医学奇艺，但未有总结而留下无限惋惜。善于总结，创新理论，深刻反映了罗元恺的中医教育思想，也体现了中医发展的必然规律。

八、培养后继，薪火相传

罗元恺教授的一生，是致力于办中医教育的一生，他因材施教，桃李满天下，英才辈出。中医培养人才有院校教育、家传和师承之路。

罗元恺是全国著名的中医学家、中医妇科大家、伟大的中医教育家。他创建的广州中医药大学妇科，风雨传灯，枝繁叶茂，证明了他重视培养后继。我清楚地记得，罗老选我为他的助手时，他请教务处长找我谈话，征求个人意见；经罗老确认后，再通知我。从此，我名正言顺成为罗老的助手，有幸跟随罗老学习从教从医的经验与做人品格。

罗老很关心弟子的学习，在跟诊时，罗老面传口授他的宝贵临床经验，指导我学经典，学中医妇科专著，带领我参加全国中医妇科学术研讨会、教材及专著编写会。作为助手，罗老指导并鼓励我大胆地工作。在师傅"放手不放眼"的关怀下，我在中医的教学、医疗和科研中得到全面的锻炼和发展。我成为罗元恺学术继承人，我是院校教育和师承教育结合培养的罗元恺学术继承人。

罗颂平，是罗老宝贝的独女，更是罗元恺学术继承人之一。她自幼有良好的家教家传，加上她聪明过人，才智超人，学识渊博，学贯中西，走在学科发展的前沿，成为全国重点学科的学科带头人、全国中医妇科学会主任委员、岭南罗氏妇科传承工作室的掌舵人。罗颂平是院校教育、家传、师承结合培养的罗元恺学术继承人。

罗元恺培养后继，薪火相传的中医教育思想，体现了中医人才成长规律，更体现罗元恺对培育人才团队的教育理念的深远影响。

罗元恺教授不愧是——

济世活人，杏林大家。

桃李天下，教育大家。

（张玉珍）

第三节 恩师培育我圆主编梦

纪念罗元恺教授100周年诞辰，缅怀他的丰功伟绩。罗元恺是新中国第一位中医教授，是一位伟大的中医教育家，杰出的中医妇科专家、名家，是我的恩师。我事业的成功，离不开恩师的悉心培养。

中国中医药出版社从2001年至2013年，先后出版了我主编的"十五""十一五""十二五"普通高等教育国家级规划教材《中医妇科学》，是恩师罗元恺教授，引领我圆了《中医妇科学》教材主编梦。

一、悉心培养十八载，立志以振兴中医事业为己任

1963年，我考入广州中医学院医疗系本科；1969年，毕业并分配留校到妇科教研室工作至今。罗元恺是妇科教研室主任。他给我们主讲中医妇科学，他的优质教学吸引了我们，让我爱上了中医妇科专业。

1969年，有8位新教师分配在妇科教研室，成为新成员新教师。罗老对我们这些新成员非常关心，从听课开始，到临床门诊，罗老以他高尚的人格，引领我们进入老中青相结合的、温暖和谐的中医妇科教研室大家庭。

为了中医妇科学学科的发展，罗老把我们分批、先后有序地派出去学习西医妇产科，开阔我们的中西医结合眼界，提升中医妇科临床诊治能力。

20世纪70年代，广州中医学院为落实党的中医政策，为部分名老中医选配助手，罗老挑选我做他的助手。从1976年9月16日始，我每周2个上午门诊，1个上午病房跟诊罗元恺教授，开始跟师学习的助手历程。在跟师学习过程中，我勤快地收集罗老的临床资料，分类整理，积累医学财富。

我跟师学习，称呼罗老为师傅。师傅口授面传他的宝贵临床经验，让我体验中医辨证之精微，中医临床疗效之神奇。师傅指导我学习中医经典著作《黄帝内经》、《金匮要略》妇人病三篇，和历代代表性的中医妇科专著，如《妇人大全良方》《景岳全书·妇人规》《傅青主女科》《妇科玉尺》《沈氏女科辑要笺正》《医学衷中参西录》等经典之精华，丰富了我的学识，滋润了我的心智。从此至今几十年，我从不中断研读中医历代古籍，受益匪浅。

最为难得的是，师傅经常带我外出参加全国中医妇科学术会、教材编写会，让我有许多机会向全国的中医妇科名家、教授请教。因此，我幸运地得到他们的关爱，他们送给我的著作，我视为案头宝书拜读。

在出差开会的途中，或开会的空余时间，师傅常给我讲述在旧中国中医备受磨难、歧视，甚至有人妄想消灭中医的艰难历史，以及他们老一辈中医，如何为中医的合法地位抗争的感人故事；讲述他们冲破重重阻力创办广东中医药专门学校的创业史；讲述1956年后，新中国的中医政策贯彻如何创办4所中医学院的喜人盛况。中医忆苦思甜的教育，师傅用心良苦引领我进入中医教育事业领域。因罗老的引领，我逐步成长为坚持中医的中医人。

跟诊几年后，我觉得自己中医根底尚浅，真有"书到用时方恨少"之感。1979年春，卫生部委托浙江中医学院举办第一届全国中医妇科师资班，我请求师傅让我去学习，师傅同意了，我报名参加并被录取，在浙江中医学院学习半年。通过全国中医妇科师资班的学习，我收获颇丰，我带着"优秀成绩"结束进修学习，回到母校，继续做师傅的助手。

1983年秋季，卫生部委托罗元恺教授，在广州中医学院举办全国第二届中医妇科师资班。为了完成办班任务，师傅要我当师资班副班主任，协助他开展办班工作。

全国第二届中医妇科师资班开班后，罗元恺教授首次给学员讲述《黄帝内经》有关妇产科的经文论述和《金匮要略》妇人病三篇，讲述一部分中医妇科专著的学术思想，使学员明白中医妇科学的源头和代表性流派的学术思想。

更难得的是，作为新中国第一位中医教授，罗老有容天下之才的宽广胸怀，先后聘请了全国20多位中西医妇科教授、专家以及教育学专家来师资班讲学，名家汇聚，学术盛宴。古今中外的妇科理论和临床经验都无私、悉数教授给所有学员，学员如获至宝。

在师资班的后期，采取学员交流经验、开展讨论、共同提高的方式来教学。罗老认为，这是一次十分难得的学习、交流机会，应把师生的讲稿汇编成册。经过我们编辑，罗老亲笔题字"全国中医妇科师资班资料汇编"，这本资料汇编，当时在全国中医院校内部发行，供不应求，仿佛洛阳纸贵，珍稀至今。

我参加全国首届中医妇科师资班的学习，又协助师傅举办第二届全国中医妇科师资班的锻炼，极大地提高了我为师的德才。师傅及老一辈中医名家对中医事业的赤诚之心，执着追求和拼搏精神，以及对中医教育事业发展倾注的心血，一直潜移默化地影响着我，我立志传承中医，以振兴中医事业为己任。

二、协编《中医妇科学》第五版教材和教参，我有了主编教材之梦想

20世纪70年代，湖北中医学院召开主编《中医妇科学》第四版教材定稿会，师傅让我参加，给予我学习机会，我初次接触了教材编写的工作。

1981年，师傅带我参加编写《中医百科全书·中医妇科学》，我有机会向全国中医妇科名老学习。

1984年，罗元恺主编《中医妇科学》第五版教材，1986年主编人民卫生出版社出版的教参丛书《中医妇科学》，师傅要求我做协编，并参加部分章节的编写工作。参与协编《中医妇科学》第五版教材和教参丛书的经历，使我逐步懂得：要主编一门中医临床学科的教材，需要坚实的理论造诣，临床、教学和科研的丰富经验等。罗老主编的《中医妇科学》第五版教材和教参丛书，在全国影响深远。

1993年，上海科技出版社再次请罗老主编《实用中医妇科学》。这部中医妇科专著，由全国10多位著名中医妇科专家、学者团结合作，共同编写。该书编写时，师傅升我为编委，对我充满期待；历时两载，数易其稿，其书乃成。《实用中医妇科学》成了罗元恺教授主编的最后一部中医妇科专著，成为宝贵的中医遗产。

但最遗憾的是，该书1994年12月出版时，罗老正在病中，未能亲眼看到这部中医妇科专著的出版。罗元恺教授为振兴中医事业鞠躬尽瘁，死而后已，生命不息，笔耕不辍。他以文字、理论承载中医教育、中医文明，以德术兼优的新中国第一位中医教授，著名的中医泰斗、妇科专家，大医精诚的中医伟人形象，留给后代宝贵的学术财富、精神财富。罗元恺教授功垂千古，流芳百世。

我跟师罗元恺教授18年，先为助手，后为学术继承人，我决心不辜负恩师的期望，传承罗元恺教授的学术思想与临床经验，传承他的中医教育思想，梦想以后有机会主编《中医妇科学》教材，为中医教育做贡献。我的主编梦想，因恩师培育而产生。

三、扎根临床，坚持科研与教学，为实现梦想而努力奋斗

中医是一门实践性很强的科学，罗元恺从小跟随父亲学医，被称为"医生仔"。长大求学读医，从医从教60年，尽管他任校长、院长、顾问等行政要职和参加许多社会

活动，但从未间断其临床实践。我清楚地记得，他任第五、六、七届人大代表，每年去北京开会前后，均会挤出时间出诊，看完水泄不通的候诊病人。他对医术精益求精，对病人仁心仁术，服务第一，不分贫富贵贱，一视同仁。

在跟诊中，我发现师傅诊治不孕不育，尤其是防治反复自然流产疗效如神。记得一则病例：有一位先生，从湖北来，带妻子求罗老看病，婚后，妻子连续自然流产6次，期间有大出血史。这位先生说，为了生育，他们可是一个天，四个角都走遍了，却毫无结果。后来，打听到广州的罗元恺医生能治这个病，故专程来广州找罗元恺医生。罗老给他的妻子接诊、问诊，诊治后，还给了他们一个生育防治方案。

经罗老治疗，这位不孕不育患者后来生产了一个七斤多重的健康男婴。母子平安，皆大欢喜。患者的丈夫写了"神医妙手夺天工"的文章，寄给罗老，要求在《羊城晚报》发表。罗老看后，将文章放在教研室，叮嘱我们：不要发表。这就是低调的罗老。

20世纪70年代，我们每天都收到大量的群众求医信件，最多的一天有79封信。我把如雪花飘来的求医信件，分门别类，整理出问题，提交给师傅；师傅根据病例、问题，或开处方和医嘱，或解答问题回复病人。我从大量的群众来信中，看到病人的痛苦和求医心切，也反映了师傅高超的医术。我决心开发师傅的经验方，为病人服务。

我记得，我到机场接回参加全国人大会议的师傅，一到他的家中，我就迫不及待地向师傅、师母汇报我开发滋肾育胎丸经验方的思路和计划。我的想法，马上得到他们的理解与支持。刚开始，我收集和追踪师傅从60年代开始使用的经验方——补肾固冲丸加减（后更名为滋肾育胎丸），并将治愈的110例病例作为科研申报的材料。随后，从1981年初开始，我们与广州中药一厂合作，联合省、市中医院，广州市妇幼保健院进行临床研究。我设计科研计划，在师傅指导和参与下，经一年多的病案收集，以及罗老的研究生的实验研究，由我写出了"罗元恺教授经验方滋肾育胎丸临床总结（附150例疗效分析）"的结题报告。报告于1983年1月12日，通过技术鉴定，发表于《新中医》[1983（37）]。此后，在临床中，我继续研究，发表了"应用滋肾育胎丸异病同治的体会"[《中药材》，1999（6）]。我在文中首先提出："滋肾育胎丸是一个具有调经、种子、安胎多种疗效的妇科良药，也可以较广泛地治疗肾脾两虚、气血不足导致的其他疾病，并有较高的疗效，值得广泛开发其临床应用。"滋肾育胎丸先后获得了卫生部科技成果乙级奖（1983）和国家教委科技成果三等奖（1998）。30多年后的今天，不少西医院的生殖中心，在IVF-ET的临床中也应用它以提高安胎的成功率。此外，我们与广州敬修堂药厂和广州几家医院共同临床开发，研发了罗元恺治疗痛经的经验方——三七痛经胶囊，获广州市科委成果三等奖。

扎根临床，坚持临床中科研，把临床、科研成果带到课堂，使之有机地结合，深受师生的好评。临床中科研，科研进课堂，我在全校教学观摩比赛中，多次获得第一名。在临床、教学、科研中全面发展，为编写本学科的教材打下了基础，创造了条件。

我学习师傅勤于著述的学术精神，发表了几十篇论文，还主编、副主编、参编出版20多部著作；成为罗元恺教授打造的国家重点学科团队中的学术带头人，逐渐地在本学科内有一定的学术地位和学术影响力。

师傅非常关心后辈，关爱弟子。他早在《七十二书怀》中云："日暮时光短，仔肩更觉繁，如何传帮带？瞬息未敢闲。青色从蓝出，鲜明且创新，英才纷涌现，喜有后来人。"他曾送我一条幅："五十年医教桃李满门开，中医应发展后继召英才。锐深玉珍同学雅正。罗元恺书。"几十年我们把它挂在书房，它激励着我们夫妇要做中医英才。

四、恩师引领，我圆了《中医妇科学》教材主编梦

作为一个学科的专家教授，要主编一门教材并非易事。除具备许多主编的条件外，还要有"机会"。机会总是给予有准备的人，尤其是有充分准备的人。

2001年，全国高等中医药高等教育学会组织了新世纪全国高等中医药院校规划教材的编写，我很幸运地有了"机会"。主编遴选的方法是投标，经全国有关专家评审后再放到全国中医院校征求意见，最后按条件遴选出主编。我被确定为新世纪全国高等中医药院校规划教材《中医妇科学》主编，终于实现了教材主编梦。

我请全国著名的中医妇科专家刘敏如教授为教材主审，与全国20多位教授真诚团结合作，连续编写出版了《中医妇科学》"十五""十一五""十二五"国家级规划教材，教材被评为新世纪全国高等中医药优秀教材，并为国家中医类别中医、中西医结合执业医师等资格考试指定参考书。至2014年2月，此教材已印刷29次。在教材中体现了中医妇科教材的传承与发展。

成功地主编教材，更令我深切地缅怀恩师罗元恺教授！是恩师引领我圆了《中医妇科学》教材主编梦。

我以自己的勤奋努力，实现了传承恩师罗元恺教授中医教育思想，传承罗老中医妇科学术与临床经验的中医梦。

（张玉珍）

第四节 《中医妇科学》教材的传承创新和发展

一、《中医妇科学》教材的开创

1956年，周恩来总理根据毛泽东主席的指示，在全国创办了北京、广州、上海、成都4家公立中医学院。后来各省都先后开办了中医药院校。1964年出版了中医学院试用教材重订本《中医妇科学讲义》。后来又出版了南方和北方版第3版教材和全国第

4版教材。1984年卫生部指定罗元恺主编第5版高等中医药院校教材《中医妇科学》为统编教材。

《中医妇科学》教材开创至今已有53年历史，这是几代德高望重，中医理论造诣高深，有丰富的临床和教学经验，有高度的责任感和敬业精神的专家，教育家的共同努力。使《中医妇科学》教材从无到有，从有到多，从多到精，不断丰富、传承、创新和发展，为培养人才，发展中医妇科学做出了杰出的贡献。尤其是罗元恺教授主编的5版教材，从1986年1月出版使用时间最长，影响最深远，是本科教材的典范。我当时是罗老助手，让我做教材"协编"。1988年人民卫生出版社又出版了罗元恺主编的第一部"高等中医药院校教学参考丛书《中医妇科学》"，是在5版教材的基础上从内容的深度和广度都有超越的要求，是为适应不同教学层次本科生、硕士、博士研究生的需要。也让我当"协编"。我参加教材和教参的"协编"，师傅带我进入教材编写的大门去学习和锻炼。

特别是从1976年9月16日始被罗老选为助手，他精心培养我，面传口授他的学术思想与临床经验。尤其是他以振兴中医为己任，德高望重，仁心仁术，高尚人格深深地教育着我。高超的医术被国内外广为流传，被敬称为"送子观音"，"神医妙手夺天工"。我在跟诊几年后，发现罗老对中医药防治反复自然流产疗效如神。在罗老的带领下与中药一厂和几家医院合作决心先研发了罗老的经验方"滋肾育胎丸"，先后于1983年获卫生部重大科技成果乙级奖和1998年获国家教委科技进步三等奖。临床应用30多年来，发挥了滋肾育胎丸在调经、助孕、安胎的作用。政府开放二胎政策后更显示了滋肾育胎丸在改善高龄妇女卵巢功能以调经助孕，在辅助生殖技术中的重要作用。

1991年1月我被确定为罗元恺专家的学术继承人，我决心不负历史担当扎根临床，实实在在坚持临床中全面学习总结罗老在调经、助孕、安胎的系列经验，总结传承师傅的中医教育思想，我梦想主编《中医妇科学》教材。

2001年1月人民军医出版社要求我主编《新编中医妇科学》专著时，我对中医妇科学已倾注了深厚的感情和责任，勇于担当。认真组织编写工作。在上篇基础理论中我创新地编写了"中医四大经典对妇产科的论述与现代临床应用"这个高难度的内容，反映了我学经典，用经方传经验的学术思路和方法，为中、下篇奠定了系统全面的基础，在学科中有影响，也为我主编教材打下基础。

2001年，全国高等教育学会组织了新世纪全国高等中医药院校规划教材的编写，我被确定为新世纪全国高等中医药规划教材《中医妇科学》主编，终于梦想成真！

二、《中医妇科学》教材的传承创新和发展

历版教材各有特色，但有基本框架学科理论和临床，必须传承。如罗元恺主编的5版《中医妇科学》教材是公认的典范。目录分总论和各论，原汁原味按中医的传统理

论和疾病的分类，这是当时的编写要求。

我主编教材邀请了成都中医药大学刘敏如教授为主审，以5版为基础，按新世纪教材的编写要求，在"十五"国家级规划教材使用5年后进行修订（即第2版）。全国14所高等中医药院校22位编者团结合作，大多是临床、教学、科研第一线有较高知名度的专家、教授。本教材分总论、各论和附论，在传承创新和发展方面做了如下工作。

（一）总论

1.增加了绪论的新内容

（1）提高中医妇科学学科定义的准确性：中医妇科学是运用中医学基础理论与方法，认识和研究妇女解剖、生理、病因病机、诊治规律，以防治妇女特有疾病的一门临床学科。它是中医临床医学的重要组成部分，是高等中医药院校主干课程之一。新的学科定义包括了是什么、干什么、在知识体系中的地位三要素。

（2）首创编写了中医妇科学的特点：中医妇科学在长期的诊疗实践中，形成了鲜明的理论独特、病种特有、内治重"调"、节欲防病的学科特点。正确认识和掌握学科特点对学习本学科有极为重要的指导作用，这是创新之一。

（3）改编中医妇科学的发展史：参考《中国医学通史》分为十个历史时期，引进中医妇科学的学术发展特点，以史为鉴，突出四大经典对其影响，这也是创新的编写。

①夏商周时期：已有妇科学的萌芽。

②春秋战国时期：是中医妇科学的奠基时期。

我国现存的医学巨著《黄帝内经》，确立了中医学的基础理论，也为妇科学的形成和发展奠定了基础。特别是《素问·上古天真论》提出的"女子七岁"到"七七之年"（49岁）的生长、发育、生殖和衰老的规律的"七七"理论，至今视为妇科经典理论。《黄帝内经》已蕴藏了脏腑功能失常、气血失调、冲任督带损伤的妇科三大病机。《素问·腹中论》记载了历史上第一首妇科方剂"四乌贼骨一藘茹丸"，用以治疗妇女血枯经闭，至今仍有临床治疗价值。《黄帝内经》奠定了妇科学的基础理论和临床病证，是中医妇科学的奠基时期。

③秦汉时期：已具中医妇科学的雏形。

秦汉时期成书的《难经》创立了左肾右命门学说，首论命门功能，该书系统地论述了冲、任、督、带脉的循行、功能和病证。《难经》关于肾与命门及冲任督带的理论成为妇科学重要的基础理论。《神农本草经》是我国现存最早的药物专著，该书所载365种药物中，直接指明治疗妇产科疾病的药物有88种，成为后世妇科用药的重要依据。该书紫石英条下首见"子宫"之名，禹余粮条下首见"癥瘕"之名。

汉代张仲景《金匮要略》设有"妇人妊娠病脉证并治""妇人产后病脉证并治""妇人杂病脉证并治"三篇，是现存中医古籍中最早设妇产科专篇的医著。《金匮要略》妇人三篇所论病种包括了经、带、胎、产、杂病五大类，共44条经文，载方34首，剂型多样，大多数方剂仍为今天临床所常用，开创了妇产科辨证论治和外治法治疗妇科病的先河。所以，《金匮要略》妇人三篇被称为妇产科学之源头。

秦汉时期，中医经典分别从理论、辨证论治和药物等方面对妇科学进行论述，具备了中医妇科学的雏形。

④三国两晋南北朝时期：出版了较多妇科专著。

⑤隋唐时代：妇科从内科范围内分化，趋向专科发展。

⑥两宋时期：最突出的成就是妇产科独立分科。宋代设"太医局"培养专门人才，在其规定设置的九科之中有产科。据《元丰备对》载："太医局九科学生，额三百人……产科十人。"并设有产科教授。这是世界医事制度上产科最早的独立分科。尤其突出的是三世业医的陈自明，家中收藏历代大量医籍，保存了不少祖传经验方，他在担任医学教授时，博览群书，深入研究，深感当时传世的妇产科书"纲领散漫而无统，节目谆略而未备，医者尽于简易，不能深求遍览"（《妇人大全良方·序》），于是"採摭诸家之善，附以家传验方"，结合自己的临床经验，汇集和系统总结了南宋以前40余种医籍中有关妇产科的理论和临证经验，于公元1237年，编成妇科与产科合编的专著《妇人大全良方》。该书是妇产科史上的划时代著作，后经明代薛立斋校注刊行，流传更广。

⑦金元时期：金元四大医家从不同角度丰富和发展了中医妇科学。

⑧明代：已设立妇人科，并对肾主生殖的理论研究予以深化。

《景岳全书·妇人规》是张景岳妇科专卷，有较强的理论性、系统性、科学性、实用性，学术上突出肾主生殖，体现了中医妇科学在调经、治带、种子、安胎、产后调护以及性养生保健及中年再振根基的学术优势和特色。张景岳对天癸的认识十分精辟，《景岳全书·阴阳篇》中说："元阴者，即无形之水，以长以立，天癸是也。"并根据阴阳水火之论和阴阳互根学说创制了左归丸、右归丸传之于世，成为妇科沿用至今的著名方剂。赵献可所著《医贯》，是历史上第一部研究肾的专著。强调"命门为十二经之主"，指出命门在两肾之中，认为命门的功能有一水一火："其右旁有一小窍……是其臣使官，禀命而行，周流于五脏六腑之间而不息……此先天无形之火……其左旁有一小窍，乃真阴，真水气也，亦无形。上行脊，至脑中为髓海；泌其津液，注之于脉，以荣四末；内注五脏六腑……故曰五脏之真，惟肾为根。"张景岳与赵氏所指的"无形之水"的产生及功能，与西医内分泌的概念颇为相似。明代医家对肾命学说的研究和阐述，发前人所未发，对今天研究肾与生殖内分泌的关系很有启迪。

⑨清代：出版了几十种妇科专著，并改称"女科"或"妇人科"；出现了中西医汇通派；开创了中医教育的新局面。清代影响较大的著作首推《傅青主女科》。张锡纯治疗妇科疾病重视调理脾肾和活血化瘀的学术思想，他在《医学衷中参西录》一书中创

制了防治流产的寿胎丸。成为现代防治自然流产的基础方。

⑩中华人民共和国成立后：党和政府十分重视中医，制定了中医政策，中医药事业成为国家卫生事业的重要组成部分，形成了现代医教研体系。1955年成立了中国中医研究院，1956年在全国首先创办了4所中医学院。以后相继在全国各省开办了中医院校、中医研究院（所）。高等中医药院校和中医药研究院（所）创办后，表现了强大的生命力。在中医妇科的医疗、教学和科研都取得飞跃的发展。成为现代医教研行列的主力。

2.胞宫、子宫的概念创新界定及其价值

胞宫，据现有文献循查，最早见于北宋·朱肱撰《活人书·卷十九》，其曰："热入胞宫，寒热如疟。"其后南宋齐仲甫的《女科百问》、陈自明的《妇人大全良方》和元代罗天益的《卫生宝鉴·妇人门》均原文引用。全国历版教材《中医妇科学》把"胞宫"即"子宫"定为女性内生殖器名称。如2版教材《中医妇科学》说："胞宫，亦称女子胞（即子宫）。"5版教材《中医妇科学》说："子宫，即女子胞。又名胞宫。"而卵巢和输卵管（附件）在中医古籍及教材中没有相应的命名，造成概念上含混不清。例如有把冲任或胞脉理解为卵巢的。但根据中医理论，冲任为奇经八脉，胞脉为络于胞中的脉络，而卵巢是脏器，三者绝不相同。随着学术的发展和中西医之间的互相渗透，现代中医妇科学术界根据《黄帝内经》相关经文提出的"肾–天癸–冲任–胞宫轴"新理论已被认同。为了尊重女性生殖器官的解剖形态结构，更重视其功能尤其是肾主生殖的功能，指导临床实用，便于阐述，在该教材的主审刘敏如教授引领下对胞宫和子宫的概念作了如下修订：

胞宫是女性特有的内生殖器官的概称，胞宫的功能涵盖了内生殖器官的功能，包括子宫、卵巢、输卵管的功能。胞宫除与脏腑、十二经脉互相联系外，与冲任督带的关系更为密切。胞宫受肾、天癸主宰，汇通冲任督带，以"出纳精气"、通脑髓、联五脏、主司子宫，使子宫具有行经和种子育胎的正常功能。此外，还有胞脉、胞络，是附于胞宫并联属心肾的脉络。《素问·评热病论》曰："胞脉者，属心而络于胞中。"《素问·奇病论》又曰："胞络者系于肾。"胞脉、胞络使心气下达胞宫和肾精营血输注胞宫以发挥其功能作用。

子宫，是女性特有的内生殖器官。"子宫"一词，最早见于秦汉时期成书的《神农本草经·紫石英》条下："女子风寒在子宫，绝孕十年无子。"《黄帝内经》称子宫为"女子胞""子处"，属"奇恒之府"。金元时期著名医家朱丹溪在《格致余论·受胎论》中描述了子宫的功能和形态为"阴阳交媾，胎孕乃凝，所藏之处，名曰子宫。一系在下，上有两歧，一达于左，一达于右"。明确指出子宫是胎孕所藏之处。明代张景岳在《类经附翼》中描述："子宫……居直肠之前，膀胱之后。"在《类经》中指出子宫的

功能为："女子之胞，子宫是也，亦以出纳精气而成胎孕者为奇。"在《景岳全书·妇人规》中进一步描述子宫的形态为"形如合钵"。

子宫在未孕的状态下呈前后略扁的倒梨形，壁厚而中空。子宫下部呈圆柱状，暴露于阴道部分的为子宫颈口，中医称子门，出自《灵枢·水胀》："石瘕生于胞中，寒气客于子门，子门闭塞，气不得通，恶血当泻不泻。"《类经》注释说："子门，即子宫之门也。"子宫包括了形如合钵而中空的子宫体和呈圆柱状的子宫颈。子宫的功能是主行月经、分泌带下、种子育胎、发动分娩、排出恶露。子宫的特性是在胞宫的主司下具有明显的周期性月节律。子宫又是奇恒之府，由于它的功能不同于一般的脏腑，脏藏精气而不泻，腑传化物而不藏，而子宫能藏能泻，藏泻有序，故子宫的又一个特性是：非脏非腑，亦脏亦腑，能藏能泻。

新界定后的子宫与西医所指子宫之名称、位置相同，功能相近。

新界定的胞宫与子宫的概念虽有所不同，但二者互相联系，不可分割。在阐述妇女生理、病机时，对妇科疾病进行诊断、辨证、确定病位和治法时，胞宫、子宫各有其义，应互为补充灵活应用。

虽然上述界定看似仅仅是女性生殖器官的名称，而中医更重视的是功能，但也必须认识到中医藏象首先是基于实体脏腑解剖的。"解剖"一词，首见于《灵枢·经水》："若夫八尺之士，皮肉在此，外可度量切循而得之，其死可解剖而视之，其脏之坚脆，府之大小，谷之多少，脉之长短，血之清浊，气之多少……皆有大数。"可见我国很早就有尸体解剖，在解剖层次上，中医、西医对脏腑器官的认识基本上是一致的。而中医较西医更早，更广泛，临床更实用。《中医妇科学》历版教材均认为胞宫即子宫，还有"女子胞""子脏""子处""血室"等名称。《黄帝内经》称之为"奇恒之府"。生殖脏器直接关系到女性生殖健康的表述，故在临床中出现回避不了的困惑。我们把胞宫、子宫的概念界定后有理论的提升发展，完善了女性生殖脏器的解剖，与西医的女性生殖器官解剖基本一致，可互参，又能促进临床应用。

（1）概念继承，有所发展：我们对胞宫/子宫概念的界定是在传承中医经典和历代有代表性的妇科专著以及历版《中医妇科学》教材相关概念为基础的发展，具有中医的传统性概念和时代特征。对清末民初出现的中西医汇通派，如张山雷在《沈氏女科辑要笺正》中勇于吸收新知，在书末附"泰西诸说"对女性内生殖器官以"子宫""子核""子管"名之，本教材在第8页"发展简史"中提及以参考。

（2）完善解剖，临床实用：中医"肾主生殖"包含了性腺卵巢的功能。历代对胞宫、子宫的认识较清楚，但对女性极为重要的卵巢和输卵管却无相应的中医名称，如何表达子宫外的内生殖器官成为中医妇科人的困惑和争议，也影响对生殖轴的理解和应用。胞宫、子宫的概念经界定后，胞宫包括了子宫及附件，中西医可以融会贯通。

（3）理论提升，创新病机：《中医妇科学》教材传统上所论及三大病机"脏腑功能失常""气血失调""冲任二脉损伤",已不足以完全概括妇科疾病复杂的病机,尤其对疑难病更不能阐述清楚。该教材在传承上述三大病机外,创新提出了新的病机"胞宫、胞脉、胞络受损","肾-天癸-冲任-胞宫轴失调"。胞宫与子宫的内涵被明确界定,有助于提升理论,创新病机。如我们认为卵巢早衰(经水早断或天癸早竭)的病因病机常见的有肝肾阴虚血瘀、脾肾阳虚血瘀、肝郁肾虚血瘀和血枯瘀阻。其病因病机错综复杂,往往是脏腑、气血精津、天癸、冲任、胞宫先后受病,互为因果。其病机本质是肾脾亏虚、肝郁血瘀,是肾-天癸-冲任-胞宫生殖轴的功能早衰。针对病机本质拟定的治法方药滋癸益经汤在临床上取得了较好的疗效。

又如多囊卵巢综合征是临床多发病,不但影响女性的生殖健康,还影响多系统。我们认为多囊卵巢综合征的病因病机是肾肝脾功能失常,气血水失调,导致痰瘀闭阻胞宫所致,治法则通过调理肾肝脾和气血水的功能,或通过调控肾-天癸-冲任-胞宫轴,令其各司其职,使胞宫能主行月经和种子育胎。又如子宫内膜异位症,我们认为是"瘀血阻滞胞宫、冲任"为基本病机。对其导致不孕症者,我们用五子四物加减方补肾活血,取得了较好的效果。这都是以胞宫、子宫概念新界定后创新的病机指导临床的例子。

(4)与时俱进,攻克疑难:胞宫、子宫的概念明确界定后,病机的创新为疑难病的治疗开辟了新思路。中医治病的关键是"谨守病机,各司其属"。重新界定胞宫、子宫概念,对于某些疾病的病位就可以表述为胞宫,实际上包括了盆腔内生殖器官的病变范围。我们根据中医理论,进而提出相应病机及治法。如对子宫内膜异位症、子宫发育不良闭经、多囊卵巢综合征、卵巢早衰、不孕症、盆腔炎性疾病、盆腔淤血综合征、癥瘕等疑难病及辅助生育技术中的各个环节的中医药应用都有指导临床的实用价值。期待今后随着对上述疾病病机认识的不断深化,临床疗效得以提高。发挥中医药的优势和特色,不断攻克疑难病。

3.深化了本学科基础理论

深化了本学科基础理论尤其是在肾为生长发育与生殖的"七七理论"和妇女的生理特点及其产生的机理。病因、病机在原有三大病机的基础上创新编写了胞宫胞脉胞络受损和肾-天癸-冲任-胞宫轴失调的新病机。完善了妇科临床以脏腑辨证、气血辨证为主,辅以经络辨证、胞宫或子宫辨证的辨证体系,拓展多种辨证结合的方法,更适应临床应用。

在妇科内治法中,遵循《黄帝内经》"谨察阴阳所在而调之"宗旨,突出"调"字,传承创新编写了调补脏腑、调理气血、调治冲任督带、调养胞宫、调控肾-天癸-冲任-胞宫轴为主线,发展了妇科内治法的理法方药。在一定程度上填补了历版教材的某些空白。强化了系统性、完整性、科学性和实用性。

在预防与保健中强化了"治未病"思想，补充了"性养生保健"，提倡性文明，为保障妇女的生殖健康服务。

（二）各论

1.按临床需要，增加了新病种，删除了少见的病种，补充了以西医命名（辨病）而以中医辨证论治为主的疑难病证的编写，也是具有创新特色的编写。

2.另具创新点的是本教材增设了【临证参考】栏目，提出临证中重要的问题、待研究的问题和已研究的成果、动态，以及在临床中应提醒注意的问题等，理论与临证结合，以拓宽学生视野，提高临床思维和动手能力，具有启示的闪光点。

3.对崩漏病的编写创新地分成（一）出血期的辨证论治和（二）止血后的治疗。把传统的治崩三法即塞流、澄源、复旧灵活运用在临床中，这是具有传承创新临床实用的编写，受到师生广泛点赞。

4.把科研成果"滋肾育胎丸"首次引入教材中的相关章节。以现代科研成果来丰富教材，体现了新世纪教材编写的要求。体现出时代精神的闪光点。启迪学生要敢于攻克疑难病证，走中医科研之路。

5.在不孕症的治疗方面，在传承中医辨证论治的基础上，创新发展地增加了辨病与辨证、辨病位结合。在教材中提出了"发挥中医药在辅助生殖技术中的治疗作用的课题"。

6.增加了产后抑郁、"产后血劳"等中医治疗有特色的新病种。在各论的编写中尤其重视中医药在调经、助孕、安胎中的特色与优势的疾病，充分体现临床疗效是中医的生命；同时把以创新发展的思路和方法攻克现代疑难病证的敢于担当精神传承给学生。

（三）附论

附论是西医妇产科的基础理论和常用的检查。在5版教材基础上加深和加宽了相关内容。全书体现中医为主体，中、西医学时约7∶3。以适应培养目标的需要。

三、教材编写的体会

教材的编写是与培养目标相适应与时俱进的长期而艰巨的系统工程。虽然我参加了多版教材的编写，尤其主编的普通高等教育"十五""十一五""十二五"国家级规划教材《中医妇科学》被评为"新世纪全国高等中医药优秀教材"，至2017年1月第34次印刷，2017年3月中国中医药出版社以"老课本新经典"再出版，但还是有不足之处。

我体会最深刻的是本科临床教材必须传承"四大经典"相关理论和历代中医妇科的代表性著述，这是基础理论；必须扎根临床的实用性、科学性、系统性、先进性，这是临床学科之根；必须体现学科的特色与优势，突出临床疗效，这是临床学科的生命；必须以中医为主体，善于吸收西医基础和新技术，这是取长补短；必须敢于攻克疑难病，要启迪学生勇于担当。引进具有时代特征的科研成果进教材推进中医药科技创新发展，这是动力；必须遵照习近平总书记指示的"把老祖宗留给我们的中医药宝库保护好、传承好、发展好"，这是党和国家对中医药承前启后的政策要求；打造精品教材，质量是教材的生命。全国组建"编委会"尤选定主编主审很重要，编委会团结合作对教材质量有保障作用。教材的编写永远都要面对和不断解决传承创新和发展的问题。

（张玉珍）

第五章 张玉珍简介及其学术思想

第一节 张玉珍教授简介

张玉珍，女，教授，主任医师，博士生导师，1944年4月出生于广东省兴宁市。1969年毕业于广州中医学院医疗系，留校分配在妇科工作至今。是全国著名中医学家罗元恺教授的学术继承人，是享受国务院政府特殊津贴的专家，是国家级重点学科广州中医药大学妇科学术带头人之一，是第五批全国老中医药专家学术经验继承工作指导老师，培养了赵颖和廖慧慧为学术继承人。

张玉珍从事中医妇科医疗、教学和科研工作近50年。理论造诣较深，临床及教学经验丰富。毕业后跟师罗元恺教授达18年之久，深得罗老真传，参与主编了《罗元恺妇科经验集》。在罗老的指导和学术影响下，张玉珍以补肾法为主，进行了调经、助孕、安胎的系列研究，取得了多项省部级科研成果奖。她主持研发了罗元恺教授经验方"滋肾育胎丸"与"三七痛经胶囊"，其中滋肾育胎丸1983年被评为卫生部乙级科学技术成果，现已列为国家级中药保护品种。培养硕、博士研究生30名。先后被评为广东省优秀中医药工作者，广州中医药大学优秀教师、优秀科技工作者。在临床中，医德高尚，医术精益求精，注重发挥中医药的特色与优势，以研究严重威胁妇女生殖健康的疑难病证，尤擅长调经及防治反复自然流产、不孕症、卵巢早衰等。近10年来带领博士生从事卵巢早衰的临床及实验研究，近3年来带领其学术继承人赵颖、廖慧慧在全面继承的基础上，继续研究和总结她防治卵巢早衰的学术思想和临床经验。2016年2月出版了我国第一部有关卵巢早衰的专著《卵巢早衰的中医药防治》。

张玉珍教授勤于著述。先后发表论文40多篇，出版专著22部，其中主编7部，副主编3部。尤其是协编罗元恺主编的《中医妇科学》5版教材和教参后，2001年以来主编《新编中医妇科学》、主编普通高等教育"十五""十一五""十二五"国家级规划教材，新世纪教材《中医妇科学》和配套教学用书《中医妇科习题集》《罗元恺妇科经验集》，均广泛使用和得到普遍的好评。普通高等教育"十五""十一五""十二五"国家级规划教材，新世纪教材《中医妇科学》于2009年8月"全国高等中医药教材建设研究会"评为"新世纪全国高等中医药优秀教材"。张玉珍教授于2013年被中华中医药学会评为第二批全国中医妇科名师，2015年在"岭南名医大评选"活动中被评为"岭南名医"，并收录至2015年版《岭南名医录》。

第二节　学术思想特点

张玉珍教授的学术思想渊源于中医经典著作，并善于撷取诸家精华，有继承，有发展，又有创新，形成独特的学术思想。

一、源于经典，继承创新

张玉珍教授从1976年9月16日开始，跟诊罗元恺教授。1991年成为全国首批名老中医药专家罗元恺教授的学术继承人，历经3年。在跟师学习过程中，张玉珍教授勤快地收集罗老的临床资料，分类整理，积累了丰富医学财富。迄今20余年，张玉珍教授钻研典籍，勤于实践，教学相长，善于总结，遵古创新。

罗老指导张玉珍教授学习中医经典著作，经典之精华，丰富了学识，滋润了心智。罗老口授面传他的宝贵临床经验，让张玉珍教授体验中医辨证之精微，中医临床疗效之神奇。1979年、1983年先后两届全国中医妇科师资班的学习和班主任工作，使得张玉珍教授在理论和实践上有了飞跃性进步，逐步形成了其注重肾肝脾、气血、冲任的学术思想。在继承罗老创新《黄帝内经》阴阳学说在妇科的应用和首创肾-天癸-冲任-子宫轴成为女性生殖功能与性周期调节的核心理论的指导下，张玉珍教授深入研究肾与生殖的关系，其对卵巢早衰的中医药研究处于学术界前列。

中医妇科生殖轴最早是罗元恺教授在"肾气、天癸、冲任与生殖"一文中提出"肾气-天癸-冲任-子宫构成一条轴，成为女性生殖功能与性周期调节的核心"。罗老填补了中医生殖学理论的缺如，这在中医妇科学术界产生了深远的影响。其后经不断研究，学术界又提出了几个学说。为了学术的发展，拓宽研究的思路，张玉珍教授主编教材时引进了目前几种学术见解，并表明其中肾气-天癸-冲任-胞宫轴说得到较普遍的认同，但存在理论上的困惑。因为传统的认识，子宫、胞宫是相同而异名。对于疑难病证如卵巢早衰、多囊卵巢综合征等的命名和病位是西医的"卵巢"，中医却无"卵巢"之名，而卵巢的功能常在"胞宫""子宫"中表述。为了更好地指导临床对疑难病证病机的认识和治疗，张玉珍教授主编的《中医妇科学》教材对传统的胞宫、子宫的概念进行了传承和创新的界定，从而完善了中医生殖轴，能较好地指导临床诊治疑难病证。这是对中医妇科学理论的传承、创新和发展，同时完善了中医妇科学的基础理论。

张玉珍教授跟随罗老学习编写教材、教参、中医妇科专著过程中，积淀了深厚的理论和积累了丰富的经验。2001年应人民军医出版社邀请主编《新编中医妇科学》，在基础理论篇章中首创编入"中医四大经典对妇产科的论述与现代临床应用"，后被罗颂平教授等主编的《中医妇科名家医著医案导读》一书引入。在张玉珍教授主编的新世纪全国高等中医药院校规划教材《中医妇科学》崩漏章节中，张玉珍教授把崩漏分为出血期和止血后的辨证论治。这是张玉珍教授主编教材的创新点，临床实用性强。崩漏一节的编写也反映了她对出血性月经病的辨治范例。

从张玉珍教授主编的专著和教材中体现了她的学术思想来源于经典，并用以指导妇科疾病的诊治。

二、首重肾脾，兼顾调肝

妇女的生理特点主要是月经、带下、妊娠、产育与哺乳，是脏腑、天癸、气血、经络协调作用于胞宫的生理现象。《素问·上古天真论》曰："女子七岁，肾气盛，齿更发长；二七而天癸至，任脉通，太冲脉盛，月事以时下，故有子。"《灵枢·决气》曰："两神相搏，合而成形，常先身生，是谓精。"明确提出了月经与妊娠以肾为主导，因肾为先天之本，肾藏精，主生殖。肾为天癸之源，冲任之本、气血之根。肾与胞宫相系，与脑相通，主宰妇女的一切生理活动，并指明"月事以时下，故有子"的关系。历代医家对此加以发挥，其中张景岳是最具代表性的医家。《类经附翼·求正录》曰："命门为精血之海，脾胃为水谷之海，均为五脏六腑之本。然命门为元气之根，为水火之宅，五脏之阴气，非此不能滋，五脏之阳气，非此不能发……脾、胃为灌注之本，得后天之气也；命门为生化之源，得先天之气也，此其中固有本末之先后。"在张景岳妇科专著《景岳全书·妇人规》中更突出了首重肾与命门，次及脾胃的学术观点。例如："调经之要，贵在补脾胃以滋血之源，养肾气以安血之室，知斯二者，则尽善矣。"又云："阳邪之至，害必归阴，五脏之伤，穷必及肾，此源流之必然，即治疗之要着。"张玉珍教授推崇张景岳重视肾脾的观点，对其在妇科方面的论述亦十分赞赏。张玉珍教授主持研发了罗元恺教授经验方"滋肾育胎丸"防治先兆流产和习惯性流产以及治疗男女肾虚不孕症，就是补肾脾的典型例子。

妇人易为情志所伤，故《景岳全书·妇人规》云："妇人之病不易治也……此其情之使然也。"情志致病的病机复杂，关键为"气机逆乱"。现代女性受到来自社会、家庭的压力，容易产生抑郁、焦虑、疑虑等不良情绪，这些情志因素将导致肝的功能失常。不孕症的患者尤其易出现肝郁证候，肝郁又会加重不孕症病情。张玉珍教授认为调理肾脾固然重要，同时须注重兼顾调肝包括养肝、疏肝。因肝经所过绕阴器，至小腹经输卵管卵巢，又过乳头。更由于肝藏血，主疏泄，喜条达，恶抑郁，肝具有储藏血液、调节血量和疏泄气机的作用，并参与调控妇女的生理活动，故古人提出"女子以肝为先天"之说，旨在强调肝的重要性。诚然，肾主先天之论已被历代医家公认，但的确也要承认肝承担了肾不能起的重要作用以及肾与肝不可分割的关系。肾藏精，肝藏血，肝所藏之血实由肾之精化生，古籍将血源于精的关系称为"乙癸同源"；肾主水液，肝主筋膜有赖肾水濡润才能活动自如，这种关系谓之"水能涵木"；肝为肾之子而肾为木之母，肝肾为"子母之脏"；又肾主封藏，肝主疏泄，一开一合相互为用，相互制约，调节月经、排卵与种子等生理活动；此外，肝肾阴阳互滋互制，肾阴滋养肝阴，共同制约肝火使之不偏亢，肾阳资助肝阳，共同温煦肝脉，以防肝脉寒滞。肾与肝的密切关系影响着妇女的生理活动和病理变化。

临证中张玉珍教授在调经、种子时，常常肾、肝、脾三经同调。张玉珍教授常用的调经种子方，乃《傅青主女科》之定经汤加减化裁，全方滋肾养血，疏肝健脾，用于治疗月经后期或先后不定期，月经过少，经期延长及不孕症等。用于治疗卵巢早衰的滋癸益经汤，全方补肾不忘培脾，疏肝兼以养肝，补血兼以活血，肾肝脾三经同调。都是典型的调理肾肝脾治疗妇科疾病的验方，体现了张玉珍教授首重肾脾，兼顾调肝的学术思想。

三、医无定方，辨证论治

辨证论治乃中医临床治疗疾病的基本法则，又是中医的精华。早在《素问·阴阳应象大论》《素问·疏五过论》等篇中对如何辨证论治，已经提出十分具体而全面的要求。所谓辨证，就是收集患者的各种症状、体征、舌脉、病因、变化过程等情况进行分析归纳、辨别，从而做出正确的诊断。所谓论治，是根据辨别诊断的结果，包括其病因、病机、部位等，制定出治疗方法，然后根据这方法再进行选方用药。

辨证即是如何认识疾病，论治即是如何立法处方。张玉珍教授临证时常采用的辨证方法主要为脏腑辨证、气血辨证，辅以冲任督带辨证和胞宫辨证等，有时几种辨证方法综合运用。经过中医经典理论的熏陶及对妇科专著学术的汲取，张玉珍教授推崇《金匮要略》妇人三篇、《景岳全书》《傅青主女科》《医林改错》《医学衷中参西录》等著作中记载的方剂。其中《金匮要略》的当归芍药散、温经汤、桂枝茯苓丸等，《景岳全书》的归肾丸、毓麟珠、左归丸（饮）、右归丸（饮）等，《傅青主女科》的完带汤、定经汤、固本止崩汤、傅氏生化汤等，《医林改错》的三大逐瘀汤、通窍活血汤等，《医学衷中参西录》的寿胎丸、理冲汤、固冲汤、安冲汤等，张玉珍教授抓住病机，异病同治，同病异治，经方运用，信手拈来，加减化裁，常获良效。同时张玉珍教授认为随着现代科技的发展，对疾病的认识、研究进一步的深入，将辨证论治理论与实践经验结合起来，自拟经验方进行辨证论治。比如张玉珍教授治疗卵巢早衰之滋癸益经汤、治疗盆腔炎性疾病后遗症导致输卵管通而不畅之通管方、治疗癥瘕之消癥散结汤等，临床验之有效。体现了她"有是证，用是药"的辨证思路。

正如《伤寒论》曰："观其脉证，知犯何逆，随证治之。"《景岳全书·妇人规》云："种子之方，本无定轨，因人而药，各有所宜。"

四、中西互参，病证结合

张玉珍教授认为中医与西医两者的理论体系和思维方法虽不同，但治病救人的目标则是一致的。若能取长补短，则相得益彰，二者优势互补，不应互相排斥。

在目前临床中，常常需把两者结合起来，才能进行正确的诊断、治疗，这就要求西医的辨病与中医的辨病辨证相结合，尤其是考虑采用中西医结合治疗方案时，更需如此。

不孕症是一个相当复杂的疾病，引起不孕的原因很多。对于不孕症的诊治，仅依据传统的辨证论治是远远不够的。张玉珍教授主张病证结合，即中医辨病、辨因、辨证与西医辨病相结合。根据不孕的原因及病位，从排卵障碍性不孕、输卵管阻塞性不孕、免疫性不孕、子宫内膜异位症性不孕等分别进行辨证论治。在明确病因后，对需要宫腹腔镜手术解决问题的，张玉珍教授与时俱进，积极安排腔镜手术，术后再辨证使用中药助孕，中西结合优势互补，大大缩短了疗程，提高了疗效。对于术中发现患者生殖器官病变已严重影响自然生育的，张玉珍教授会指导患者采取辅助生育技术，并结合病情在不同时间配合中医的调经、助孕、安胎方法，为患者解决生育问题提供机会。

对于复杂的妇科疑难病证如卵巢早衰、多囊卵巢综合征、子宫内膜异位症等，这些疾病历代文献无专门论述，散见于一些中医妇科病名中。已有的中医理论虽能指导对上述疑难病的认识，但临床医生对于复杂多变的临床证候、治疗方案选择及预后判断还是感到困惑、棘手。张玉珍教授在近20年来，一方面钻研西医的理论知识和紧跟学术前沿，另一方面挖掘中医药理论，指导其研究生开展临床及实验研究。目前取得了一定成绩，张玉珍教授撰写了我国第一部有关卵巢早衰的专著《卵巢早衰的中医药防治》，在《妇科名家诊治多囊卵巢综合征临证经验》专著中有她治疗多囊卵巢综合征的辨证论治经验总结，其学术价值高，有较强的临床指导意义。指导弟子开展"五子四物加减方用于子宫内膜异位症不孕患者腹腔镜术后的临床研究"，冀总结一套子宫内膜异位症不孕术后的中医药治疗方案，推广应用于临床。

张玉珍教授在临床中始终以中医理论为指导进行辨证论治，发挥中医特色及优势，敢于担当，有自信心和勇气去攻克一个个奇难杂症。

五、医疗教研，全面发展

中医学是一门实践性很强的学科。"熟读王叔和，不如临证多。"张玉珍教授扎根医疗40余年，一直坚持临床，善于思考，不断提出新问题，解决新问题，进行总结，经验丰富，成绩斐然。先后获得"广东省优秀中医药工作者""岭南名医"等称号。张玉珍教授不局限于临床，把临床所思所获与科研紧密结合起来，解决了一个个难题。

如在跟师罗元恺教授中，发现罗老用中药安胎疗效如神，便提出研发其经验方滋肾育胎丸。在张玉珍教授的主持研究下，经过几年的努力，开发了此药，先后获奖，成为国家中药保护品种。经过近30年来的应用，滋肾育胎丸广泛用于多种妇科疾病，可喜的是近几年被生殖中心用于辅助生育技术前后的助孕安胎，以提高成功率。张玉珍教授也主持研发了罗老经验方三七痛经胶囊。由于在科研方面的突出贡献，1994年始导师获得国务院政府特殊津贴。

师者，传道授业解惑也。张玉珍教授忠诚党的教育事业，始终把教书育人视为己任，不断总结临床和科研的经验，并编入教材，融入课堂。上课生动活泼，条理清晰，举一反三，教学相长，深受学生欢迎，因而获得"广州中医药大学优秀教师"及多项教学奖励。例如，在全校教学观摩中获一等奖。尤其连续主编普通高等教育"十五""十一五""十二五"国家级规划教材，并被评为"新世纪全国高等中医药优秀教材"。

张玉珍教授在医教研三方面，身躬力行，2013年被中华中医药学会评为第二批全国中医妇科名师。医疗、教学、科研三者互相补充，互相促进，从而全面发展，更上一层楼。

六、勤于著述，笔耕不辍

张玉珍教授从事医疗、教育近50年，虽工作繁重，不忘平时积累，多思考，多总结，勤于著述。2001年张玉珍教授主编《新编中医妇科学》的基础理论篇章中创新性编写了"中医四大经典对妇产科的论述与现代临床应用"。2001年来，中国中医药出版社连续出版了她主编的《中医妇科学》"十五""十一五""十二五"国家级规划教材，被评为新世纪全国高等中医药优秀教材。并为国家中医类别中医、中西医结合执业医师等资格考试指定参考书。至2014年8月，此教材已印刷30次。有感于有的老前辈虽有医学奇艺，但未有总结而留下无限惋惜。张玉珍教授对中医追求坚持不懈，严格要求自己，瞬息未敢闲，笔耕不辍。曾经有一年同时承担七本书籍的编写任务，白天医院上班，晚上及节假日伏案著书立说，虽然很劳累，却乐在其中。至今张玉珍教授已参加出版了20多部教材及著作，其中主编、副主编达10余部，发表学术论文40多篇。

善于总结，勤于著述，提高理论，深刻反映了导师传承创新发展中医，也体现了中医发展的必然规律。

（廖慧慧、赵颖）

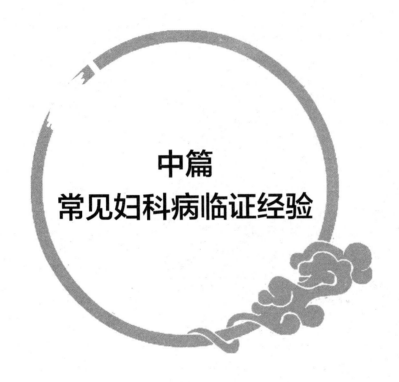

中篇
常见妇科病临证经验

第六章　月经病

第一节　月经不调

【概述】

月经不调是指月经周期、经期或经量异常的一类疾病，包括月经先期、月经后期、月经先后不定期、经期延长、月经过多、月经过少6个病证。其中，月经先期是指月经周期缩短，月经提前7天，甚至20天左右一行者；月经后期是指月经周期延长，月经延后7天以上，甚至3~5月一行者，后者又称月经稀发；月经先后无定期是指月经周期时或提前、时或错后7天以上者；月经过多是指每次经行量较平常明显增多者；月经过少是指月经量较平时明显减少，或行经时间缩短至1~2天，经量亦少者；经期延长是指行经持续时间超过7天以上者，甚至淋漓2周方净者。这6个病证既可单独发生，也可相兼出现，如月经先期伴月经过多或过少，月经过少伴经期延长，月经后期伴月经过多或过少等。若月经期、量同时异常，严重者可发展为崩漏或闭经。

如果月经期量异常偶尔发生一次；月经初潮后1~2年月经周期不准，或前或后但量不多、出血短期内能自止；或年届绝经而周期稍有提前、延后、经量减少，经检查排除了妊娠和器质性病变者，均不作病论。

西医功能失调性子宫出血，放置宫内节育器后月经期、量异常者，可参照本病辨证论治。

【病因病机】

月经不调的病因不外乎内因、外因、不内外因，其病位在冲任、胞宫，发病机制则为脏腑、气血、冲任失调、胞宫藏泻失常，从而引起月经周期、经期、经量出现异常。

1.气虚

素体脾胃虚弱，饮食不节，劳倦思虑过度，损伤脾气，脾气虚弱，统摄失职，冲任不固，不能制约经血，以致月经先期或量多或经期延长。

2.血热

脏腑阴阳失衡，热邪内生，热扰冲任，迫血妄行，血海不宁，以致月经先期、月经过多、经期延长。

（1）阳盛血热：素体阳盛，或过食辛温助阳之品，或感受火热之邪，热伏冲任，血海不宁，以致月经先期或经量过多。

（2）肝郁血热：情志郁结，肝失疏泄，气郁化火，木火妄动，下扰冲任，迫血妄行，亦致月经先期或经量过多。

（3）阴虚血热：素体阴虚，或产多乳众，或久病失血伤阴，阴虚生内热，热扰冲任，血海不宁，亦致月经先期或经期延长。

3.血寒

经期产后调摄失宜，外感寒邪，或过食生冷，或冒雨涉水，寒湿内侵，或素体阳虚，虚寒内生，寒积冲任，凝滞胞脉，血海充盈延迟以致月经后期。

4.血瘀

情志不遂，肝气郁结；或经行产后，感受外邪，阻滞气机，或手术、异物所伤，瘀血内留胞宫，旧血阻滞冲任，新血不得归经，以致月经过多，或经期延长；若瘀血阻滞胞脉，冲任不畅，经血下行受阻，则月经过少。

5.血虚

素体气血不足，或久病失血，或堕胎多产数伤于血，或饮食劳倦，思虑忧伤，损伤脾胃，化源不足，冲任亏虚，血海不能按时满溢，以致月经后期或经量过少。

6.肾虚

先天禀赋虚弱，或胎产房劳伤精耗血，肾气不足，肾失封藏，血海蓄溢失常，则月经先后不定；或精血亏虚，冲任失养，血海不满，以致月经后期量少。

7.肝郁

情志所伤，欲念不遂，肝气郁结，疏泄不及则月经后期；疏泄太过则月经先期；肝失疏泄，太过与不及交错，血海蓄溢与胞宫藏泻失常，则月经先后无定期。

8.痰湿

素体肥胖，躯脂壅塞，脂溢胞宫胞脉，或脾失健运，水湿停留，凝而成痰，痰湿下注冲任，壅塞胞宫胞脉，气血运行受阻，血海难以满盈，以致月经后期或经量过少。

【辨证论治】

1.月经先期

（1）气虚证

①脾气虚证

主要证候：月经周期提前，或经量多，色淡红，质清稀；神疲肢倦，气短懒言，小腹空坠，纳少便溏；舌淡红，苔薄白，脉细弱。

治法：补脾益气，摄血调经。

方药：补中益气汤(《脾胃论》)。

人参　黄芪　甘草　当归　陈皮　升麻　柴胡　白术

本方以人参、黄芪益气为君；白术、甘草健脾补中为臣；当归补血，陈皮理气为佐；升麻、柴胡升阳为使。共奏补中益气、升阳举陷、摄血归经之效，使月经自调。

若经血量多者，经期当去当归之辛温行血，酌加煅龙骨、煅牡蛎、棕榈炭以固涩止血。若心脾两虚，症见月经提前，心悸怔忡，失眠多梦，舌淡苔白，脉细弱。治宜补益心脾，固冲调经，方选归脾汤(《济生方》)。

②肾气虚证

主要证候：月经周期提前，经量或多或少，色淡暗，质清稀；腰膝酸软，头晕耳鸣，面色晦暗或有暗斑；舌淡暗，苔白润，脉沉细。

治法：补益肾气，固冲调经。

方药：固阴煎《景岳全书》。

菟丝子　熟地黄　山茱萸　人参　山药　炙甘草　五味子　远志

方中菟丝子补肾益精气；熟地黄、山茱萸滋肾益精；人参、山药、炙甘草健脾益气，补后天养先天以固命门；五味子、远志交通心肾，使心气下通，以加强固摄肾气之力。全方共奏补肾益气、固冲调经之效。

（2）血热证

①阳盛血热证

主要证候：经来先期，量多，色深红或紫红，质黏稠；或伴心烦，面红口干，小便短黄，大便燥结；舌质红，苔黄，脉数或滑数。

治法：清热凉血调经。

方药：清经散《傅青主女科》。

丹皮　地骨皮　白芍　熟地黄　青蒿　黄柏　茯苓

方中丹皮、青蒿、黄柏清热泻火凉血；地骨皮、熟地黄清血热而滋肾水；白芍养血敛阴，茯苓行水泻热。全方清热泻火，凉血养阴，使热去而阴不伤，血安则经自调。

若兼见疲倦乏力、气短懒言等症，为失血伤气，血热兼气虚，酌加党参、黄芪以健脾益气。若经行腹痛，经血夹瘀块者，为血热而兼有瘀滞，酌加益母草、蒲黄、三七以化瘀止血。

②阴虚血热证

主要证候：经来先期，量少或量多，色红，质稠；或伴两颧潮红，手足心热，咽干口燥；舌质红，苔少，脉细数。

治法：养阴清热调经。

方药：两地汤《傅青主女科》。

生地黄　地骨皮　玄参　麦冬　阿胶　白芍

方中生地黄、玄参、麦地养阴滋液，壮水以制火；地骨皮清虚热，泻肾火；阿胶滋阴补血；白芍养血敛阴。全方重在滋阴壮水，水足则火自平，阴复而阳自秘，则经行如期。

黄绳武先生在《傅青主女科评注》中对清经散、两地汤的方义做了精辟的论注。指出："清经散法在清热而不伤水，两地汤妙在壮水以制阳光。清经散……全方重在少少清火而不伤，略略滋肾而不火不亢。诚为清火良方、调经妙方。两地汤……全方不犯苦寒清热。重在甘寒养阴，育阴以潜阳，补阴以配阳，从而达到'水盛而火自平，阴生而经自调之目的'。"

③肝郁血热证

主要证候：月经提前，量或多或少，经色深红或紫红，质稠，经行不畅，或有块；或少腹胀痛，或胸闷胁胀，或乳房胀痛，或烦躁易怒，口苦咽干；舌红，苔薄黄，脉弦数。

治法：疏肝清热，凉血调经。

方药：丹栀逍遥散《内科摘要》。

丹皮　栀子　当归　白芍　柴胡　白术　茯苓　煨姜　薄荷　炙甘草

方中丹皮、栀子、柴胡疏肝解郁，清热凉血；当归、白芍养血柔肝；白术、茯苓、炙甘草健脾补中；薄荷助柴胡疏达肝气。唯煨姜辛热，非血热所宜，故去而不用。诸药合用，肝气畅达，肝热得清，热清血宁，则经水如期。

2.月经后期

（1）肾虚证

主要证候：周期延后，量少，色暗淡，质清稀，或带下清稀；腰膝酸软，头晕耳鸣，面色晦暗，或面部暗斑；舌淡，苔薄白，脉沉细。

治法：补肾养血调经。

方药：当归地黄饮《景岳全书》。

当归　地黄　山茱萸　山药　杜仲　怀牛膝　甘草

方中以当归、熟地黄、山茱萸养血益精；山药、杜仲补肾气以固命门；牛膝强腰膝，通经血，使补中有行；甘草调和诸药。全方重在补益肾气，益精养血。

若肾气不足，日久伤阳，症见腰膝酸冷者，可酌加菟丝子、巴戟天、淫羊藿、杜仲等以温肾阳，强腰膝。带下量多清稀者，酌加鹿角霜、金樱子温肾固涩止带。

（2）血虚证

主要证候：周期延后，量少，色暗淡，质清稀，或带小腹绵绵作痛；或头晕眼花，心悸少寐，面色苍白或萎黄；舌质淡红，脉细弱。

治法：补血益气调经。

方药：大补元煎《景岳全书》。

人参　山药　熟地黄　杜仲　当归　山茱萸　枸杞　炙甘草

方中人参大补元气为君，气生则血长；山药、甘草补益脾气，佐人参以滋生化之源；当归养血活血调经；熟地黄、枸杞、山萸肉、杜仲滋肝肾，益精血，乃补血贵在滋水之意。诸药合用，大补元气，益精养血。

肾藏血，精生血，精血同源而互生。故上述证型常可兼见，出现肾虚血少之月经后期时，又当补肾养血调经，上述二方加减互用。

（3）血寒证

①虚寒证

主要证候：月经延后，量少，色淡，质清稀，小腹隐痛，喜暖喜按；酸软无力，小便清长，大便溏稀；舌淡，苔白，脉沉迟或细弱。

治法：扶阳祛寒调经。

方药：温经汤《金匮要略》。

当归　吴茱萸　桂枝　白芍　川芎　生姜　丹皮　法半夏　麦冬　人参　阿胶　甘草

方中吴茱萸、桂枝温经散寒暖宫，通利血脉；当归、川芎、白芍、阿胶养血活血调经；丹皮祛瘀；麦冬、半夏、生姜润燥降逆和胃；人参、甘草补气和中。全方针对寒热虚实错杂，而以冲任虚寒，瘀血阻滞为主要病机，治以温、清、补、消并用，以温经散寒、养血祛瘀为主。古人誉本方为调经之祖方，临床常用。

②实寒证

主要证候：月经周期延后，量少，色暗有块，小腹冷痛拒按，得热痛减；畏寒肢冷，或面色青白；舌质淡暗，苔白，脉沉紧。

治法：温经散寒调经。

方药：温经汤《妇人大全良方》。

当归　川芎　芍药　桂心　丹皮　莪术　人参　甘草　牛膝

方中桂心温经散寒，当归、川芎活血调经，三药配伍有温经散寒调经的作用；人参甘温补气，助肉桂通阳散寒；莪术、丹皮、牛膝活血祛瘀；白芍、甘草缓急止痛。全方共奏温经散寒、活血祛瘀、益气通阳调经之效。

（4）气滞证

主要证候：月经周期延后，量少或正常，色暗红，或有血块，小腹胀痛；或精神抑郁，经前胸胁乳房胀痛；舌质正常或红，舌薄白或微黄，脉弦或弦数。

治法：理气行滞调经。

方药：乌药汤《兰室秘藏》。

乌药　香附　木香　当归　甘草

方中乌药理气行滞为君；香附疏肝理气，木香行脾胃之气为臣；当归养血活血调经为佐；甘草调和诸药为使。全方共奏行气活血调经之效。

若经量过少、有块者，加川芎、丹参、桃仁活血调经。若小腹胀痛甚者，加莪术、延胡索以理气行滞止痛。胸胁、乳房胀痛明显者，酌加柴胡、郁金、川楝子、王不留行以疏肝解郁，理气通络止痛。

3.月经过多

（1）气虚证

主要证候：经行量多，色淡红，质清稀；神疲肢倦，气短懒言，小腹空坠，面色㿠白；舌淡，苔薄，脉细弱。

治法：补气摄血固冲。

方药：举元煎《景岳全书》。

人参　黄芪　白术　升麻　甘草

方中人参、黄芪、白术、炙甘草补中益气；升麻助黄芪升阳举陷。全方共奏补气升阳、固脱摄血之效。举元煎实为补中益气之缩方，补气力专，又无当归辛温动血之弊。

若正值经期，血量多者，酌加阿胶、艾炭、炮姜、乌贼骨以固涩止血。如经行有块或伴下腹痛者，酌加益母草、三七、蒲黄、五灵脂以化瘀止血。兼见腰骶冷痛，大便溏薄者，为脾肾双亏，酌加补骨脂、炒续断、炒杜仲、炒艾叶以温补脾肾，固冲止血。

（2）血热证

主要证候：经行量多，色鲜红或深红，质黏稠，或有小血块；伴口渴心烦，尿黄便结；舌红，苔黄，脉滑数。

治法：清热凉血，固冲止血。

方药：保阴煎《景岳全书》加地榆、茜草、马齿苋。

方中生地清热凉血；熟地黄、白芍养血敛阴；黄芩、黄柏清热泻火，直折热邪；山药、续断补肝肾，固冲任；甘草调和诸药；加地榆、茜草、马齿苋清热凉血、化瘀止血。全方共奏清热凉血、固冲止血之效。

若兼见气短懒言，倦怠乏力，或心悸少寐，乃失血伤气，气虚血热之象，酌加黄芪、党参、白术以健脾益气。若外感热邪化火成毒，兼见发热恶寒，少腹硬痛拒按者，选加金银花、败酱草、虎杖、红藤以清热解毒。

（3）血瘀证

主要证候：经行量多，色紫暗，有血块；经行腹痛，或平时小腹胀痛；舌紫暗或有瘀点，脉涩。

治法：活血化瘀止血。

方药：失笑散《太平惠民和剂局方》加益母草、三七、茜草。

方中蒲黄活血止血，五灵脂散瘀止痛，二药合用，有活血散瘀，止痛止血之效。加益母草、三七、茜草加强活血化瘀止血之功。

上述三个证型可单独出现，又常兼夹发生虚实错杂的证型，如气虚血瘀证。临证中须详察，并灵活施治。

4.月经过少

（1）肾虚证

主要证候：经量素多或渐少，色暗淡，质稀；腰膝酸软，头晕耳鸣，足跟痛，或小腹冷，或夜尿多；舌淡，脉沉弱或沉迟。

治法：补肾益精，养血调经。

方药：归肾丸《景岳全书》。

菟丝子　杜仲　枸杞　山茱萸　当归　熟地黄　山药　茯苓

方中菟丝子、杜仲补益肾气；熟地黄、山茱萸、枸杞滋肾养肝；山药、茯苓健脾和中；当归补血调经。全方补肾兼顾肝脾，重在益精养血。

（2）血虚证

主要证候：经来血量少渐少，或点滴即净，色淡，质稀；或伴小腹隐痛，头晕眼花，心悸怔忡，面色萎黄；舌淡红，脉细。

治法：养血益气调经。

方药：滋血汤《证治准绳·女科》。

人参　山药　黄芪　茯苓　川芎　当归　白芍　熟地黄

方中人参、山药、黄芪、茯苓益气健脾，以资气血生化之源，使气血生长；四物汤补营养血调经。气血充足则经自调。

如经来点滴即止，属精血亏少，乃闭经之先兆，宜加枸杞、山茱萸、制首乌、丹参、香附，以滋补肝肾，填精益血，活血调经。

（3）血瘀证

主要证候：经行涩少，色紫暗，有血块；小腹胀痛，血块排出后胀痛减轻；舌紫暗，或有瘀斑、瘀点，脉沉涩或沉弦。

治法：活血化瘀调经。

方药：桃红四物汤《医宗金鉴·妇科心法要诀》。

桃仁　红花　当归　熟地黄　白芍　川芎

方中桃仁、红花、川芎活血祛瘀；当归养血调经，活血止痛；白芍柔肝缓急止痛；

熟地黄补血滋阴。全方有活血祛瘀、养血调经之效。

（4）痰湿证

主要证候：经行量少，色淡红，质黏腻如痰；形体肥胖，胸闷呕恶，或带多黏腻；舌淡，苔白腻，脉滑。

治法：化痰燥湿调经。

方药：苍附导痰丸《叶天士女科诊治秘方》。

茯苓　法半夏　陈皮　甘草　苍术　香附　胆南星　枳壳　生姜　神曲　当归　川芎

方中二陈汤化痰燥湿，和胃健脾；苍术燥湿健脾；香附、枳壳理气行滞；胆南星燥湿化痰；神曲、生姜健脾和胃，温中化痰。全方有燥湿健脾化痰调经之功。亦可酌加当归、川芎、桃仁、鸡血藤以养血活血通经，川牛膝引血下行。

5.经期延长

（1）气虚证

主要证候：经血过期不净，量多，色淡，质稀；倦怠乏力，气短懒言，小腹空坠，面色㿠白；舌淡，苔薄，脉缓弱。

治法：补气摄血，固冲调经。

方药：举元煎（方见月经过多）加阿胶、炒艾叶、乌贼骨。

方中举元煎补气升提摄血；阿胶养血止血；炒艾叶暖宫止血；乌贼骨固冲止血。全方共奏补气升提、固冲止血之效。

若脾肾同病，兼夹腰膝酸痛，头晕耳鸣者，酌加炒川断、杜仲、补骨脂、熟地黄以补肾养精，固肾止血。

（2）血热证

①虚热证

主要证候：经行时间延长，量少，色鲜红，质稀，无血块；咽干口燥，或见潮热颧红，或见手足心热；舌红，苔少，脉细数。

治法：养阴清热止血。

方药：两地汤（方见月经先期）合二至丸《医方集解》。

女贞子　旱莲草

方中两地汤滋阴壮水以平抑虚火；女贞子、旱莲草滋养肝肾而止血。全方共奏滋阴清热、止血调经之效，且滋阴不滞血，止血不留瘀。

若伴见倦怠乏力，气短懒言者乃气阴两虚，酌加太子参、黄芪、山茱萸、五味子气阴双补以止血。

②湿热证

主要证候：经行时间延长，量不多，或色暗如败酱，质黏腻，或带下量多，色赤白或黄。或下腹热痛，舌红苔黄腻，脉濡数。

治法：清热祛湿，化瘀止血。

方药：固经丸《医学入门》加败酱草、鱼腥草。

龟甲　白芍　黄芩　椿根皮　黄柏　香附

方中黄芩、黄柏、椿根皮清热泻火，加败酱草、鱼腥草加强清热祛湿之功；龟甲滋阴清热化瘀，以防苦寒伤阴化燥；白芍养阴止血；香附行气和血化瘀。诸药相合共奏清热祛湿、化瘀止血之效。

（3）血瘀证

主要证候：经行时间延长，量或多或少，经色紫暗，有块；经行小腹疼痛，拒按；舌质紫暗或有瘀点，脉弦涩。

治法：活血祛瘀止血。

方药：桃红四物汤（方见月经过少）合失笑散（方见月经过多）。

方中桃红四物汤养血活血祛瘀；失笑散祛瘀止痛止血。全方共奏活血化瘀止血之功。

若兼夹口渴心烦，大便干结，舌暗红苔薄黄为瘀热之征，酌加生地黄、黄芩、马齿苋、益母草以清热化瘀止血。

若诊为盆腔炎、子宫内膜炎、子宫内膜息肉、黏膜下肌瘤或宫内节育环位置下移等，则应配合上述各病做针对性治疗。

6.月经先后无定期

（1）肝郁证

主要证候：经来先后无定期，经量或多或少，色暗红或紫红，或有血块，或经行不畅；胸胁、乳房、少腹胀痛，脘闷不舒，时叹息，嗳气食少；苔薄白或薄黄，脉弦。

治法：疏肝理气调经。

方药：逍遥散《太平惠民和剂局方》。

柴胡　白术　茯苓　当归　白芍　薄荷　煨姜

方中柴胡疏肝解郁，薄荷助柴胡疏肝；当归、白芍养血调经；白术、茯苓、甘草健脾和中；煨姜温胃行气。全方重在疏肝健脾，肝气得舒，脾气健运，则经自调。

（2）肾虚证

主要证候：经行或先或后，量少，色淡暗，质清；或腰骶痛，或头晕耳鸣；舌淡苔白，脉细弱。

治法：补肾调经。

方药：固阴煎（《景岳全书》）。

若肝郁肾虚，症见月经先后无定，经量或多或少，色暗红或暗淡，或有块；经前或经行乳房胀痛，腰膝酸软，或精神疲惫；舌淡苔白，脉弦细。治宜补肾疏肝调经，方用定经汤（《傅青主女科》）。

柴胡　炒荆芥　当归　白芍　芍药　山药　茯苓　菟丝子　熟地黄

方中当归、白芍养血柔肝调经；菟丝子、熟地黄补肾气，益精血，养冲任；柴胡、荆芥味清香以疏肝解郁；山药、茯苓健脾和中而利肾水。全方疏肝肾之郁气，补肝肾之精血，肝气舒而肾精旺，气血调和，冲任相资，血海蓄溢无常，则经水自能定期而潮。

【临证思路】

历代中医医家首重调经。如宋代陈自明云："凡医妇人，先须调经。"明代张景岳说："女人以血为主，血旺则经调而子嗣，身体之盛衰，无不肇端于此。故治妇人之病，当以经血为先。"清代傅山也指出："妇人调经尤难。盖经调则无病，不调则百病丛生。"故各医家尤其强调"种子必先调经"。

月经病的病机当责之于肾、肝、脾功能失常，以及气血、冲任失调。故遵循《黄帝内经》"谨守病机""谨察阴阳所在而调之，以平为期"的宗旨。辨阴阳，抓病机，则法随证立，方随法出。

1.调理肾肝脾

（1）补肾：古人云"经水出诸肾"；不论是先天肾气不足，或后天伤肾，抑或他脏受病，"穷必及肾"而发生的各种肾虚月经病，都须用补肾法。故调经以补肾为主。补肾在于益先天之阴精或补益肾气，以填补精血为主，并佐以助阳之品，使阴生阳长，肾气充盛，精血俱旺则月经自调。

（2）疏肝：古人有"调经肝为先，疏肝经自调"的观点。在疏肝调经中要注意肝"体阴而用阳"和"司冲任"的特点，总以柔养为本，以柔制刚，防止过用辛香燥烈之品劫伤阴血。又肝肾同源，一开一合，一泄一藏，肝肾协调，才能使经候如常。此外，肝气郁结又易使脾胃气机升降阻滞，影响气血生化，月经乏源。故在运用疏肝调经法时，要注意同时调治脾、肾。

（3）扶脾：脾功能失常可导致各种月经病。扶脾主要在于益血之源或统血，以健脾益气或健脾升阳除湿为主，脾气健运，生化有源，统摄有权，血海充盈，则月经自调。通过扶脾还可调治心脾、肝脾、脾肾功能失调导致的各种月经病。故《景岳全书·妇人规》曰："故调经之要，贵在补脾胃以资血之源，养肾气以安血之室，知斯二者，则尽善矣。"

2.调理气血

《妇人大全良方》指出"妇人以血为基本"。血赖气行，气血和调，经候如常。若气血失调，影响冲任为病，则出现各种月经病。调理气血，首先要分清在气在血和气与血的关系。病在气有气虚、气陷、气郁、气逆之分，治以补气、升陷、解郁、降逆之法；病在血有寒、热、虚、实之异，治以温、清、补、消之法。常用方如金匮温经汤、良方温经汤、清经散、两地汤、清热固经汤、四君子汤、补中益气汤、四物汤、八珍汤、人参养荣汤、举元煎、生脉散、失笑散、桃红四物汤，王清任血府逐瘀汤、膈下逐瘀汤、少腹逐瘀汤等。

【经验体会】

1.首别月经期量

凡看妇人病，入门先问经。以月经病就诊，首先明确期或量的异常。以月经的期、量、色、质的变化，结合全身症状、舌脉以辨寒热虚实。总体而言，周期异常者注重平时（即非经期）的治疗，经期或经量异常者注重行经期的治疗。若月经周期、量异常并见，以调周期为主为先，调经量为辅为后。张玉珍教授指出"忌眉毛、胡子一把抓"。《景岳全书·妇人规》云："经以三旬而一至，月月如期，经常不变，故谓之月经……夫经者常也，一有不调，则失其常度，而诸病见矣。"故医家强调"经贵乎如期"。临证时以调月经周期为主为先，须连续三个月，注重平时治疗。经期调经量为辅为后，辨证施治，因势利导调治经量。待月经周期如常后，脏腑气血调和，经量自然有改善。

2.再分阶段论治

明确病证，辨析病机，按不同的月经病选择最佳治疗时机。

（1）周期异常，贵在调周：对于月经周期异常者，结合月经周期中行经期、经后期、经间期、经前期四个不同时期的肾阴阳转化和气血盈亏变化的规律，采取周期性用药的治疗方法。为更贴近临床，简便患者就诊，张玉珍教授主要遵循"经前勿滥补，经后勿滥攻"规律，经后为阴长期，治宜滋肾养阴填精为主，或兼疏肝、健脾、养血活血。常用方有归肾丸、左归丸合二至丸、定经丸、毓麟珠、当归芍药散等，一般治疗两至三周。经前视有无孕求而有别。若有孕求，治宜益肾养血，佐以疏肝行气，可选如定经丸加减，冀其若能怀孕，则安胎；若无怀孕，则调经。若无孕求，治宜疏肝行气活血通经，可选如桃红四物汤加减，用药一周。此方法简称为"调周法"。

（2）经量异常，通补结合：对于月经过少，张玉珍教授临证时：①依据平时与经期不同时期论治。治法既有所侧重，又有所联系。虚证者，平时重在濡养精血，或滋肾补肾养血调经，或养血益气调经滋其化源；常选归肾丸、毓麟珠等。经期加用疏肝养血活血之品，如香附、鸡血藤、丹参之类；实证者，平时宜攻宜通，或活血化瘀调经，或燥湿化痰调经，选用血府逐瘀汤、膈下逐瘀汤、少腹逐瘀汤或桃红四物汤。对于痰湿证多选苍附导痰丸等；经期可加温通活血之品，如当归、川芎、牛膝，阴柔酸收之品则不用。②辨别病情轻重、病程长短论治。对于病情较轻、新发的月经过少，以调理气血为主,临床上治疗以四物汤、八珍汤、桃红四物汤加减。对于病情较重、病程长的月经过少,治疗以调理肾肝脾为主。以归肾丸滋补肝肾,健脾滋阴,使得肝脾肾三脏同调;若气血亏虚日久,损及脾肾时多用毓麟珠加减,益气养血,健脾补肾;若表现出肝脾症状为主时,则以当归芍药散加减调理肝脾,疏肝健脾,活血养血。结合辨因论治,寻找月经过少的发病原因,如子宫发育不良、子宫内膜结核、子宫内膜炎、宫腔粘连等,采取相应的处理措施调养胞宫则疗效更好。

对于月经过多,临证时须排除生殖器器质性疾病。非经期时张玉珍教授辨证施治注重补益气血。着重经期治疗,离经之血即是瘀血,"瘀血不去,新血难安",补气化瘀止血为常用治法。常选用张玉珍教授经验方止血1方、止血2方。对于气阴虚夹瘀者,拟止血1方(生脉散合失笑散加味),治以益气养阴,化瘀止血。药物选用党参、麦冬、五味子、山茱萸、龟甲、三七粉、蒲黄、五灵脂、益母草等;对于脾阳虚夹瘀者,拟止血2方(举元煎合失笑散加味),治以补气固摄,化瘀止血。药物选用党参、白术、黄芪、炙甘草、蒲黄、五灵脂、三七粉、艾叶、赤石脂、补骨脂等。

(3)经期延长,分类论治:张玉珍教授根据多年的临床实践经验,首次明确提出经期延长可分为三种类型,第一种类型:谓之"经行不畅",临床表现为来月经时即点滴而出,直至第5~7天经量才开始多,第8~9天经量渐少,再1~2天后经血停止,整个经期达10余日。第二种类型:谓之"经行拖尾",临床表现为来经时第1天经量不多,第2~3天经量增多如常,第4天始经量渐少,其后经血淋漓不尽达10天左右方净。第三种类型:谓之"经行不畅与拖尾并见",临床表现为来月经时即点滴而出,直至第5~7天经量开始多,第8~9天经量渐少,其后经血淋漓不尽达半月方净。这种类型病情最为复杂严重,临床治疗相对棘手。

经期延长治疗重在缩短经期,张教授结合月经的生理特点与经期延长三种类型周期用药施治,疗效显著。临床把握三种类型用药的时机是关键。类型一,注重经前期1周及行经初期3天内的治疗,治以活血通经,冀其推动气血运行,子宫排经血得以通畅;类型二,注重经期第3天以后的治疗,治以固冲化瘀止血;类型三,则兼顾前二者的治疗。具体施治如下:

①经前期及行经初期的治疗:女性经前期如未受孕,月经则除旧生新,血海由满而溢泻;行经初期经血"以通为用"。由于各种病因致血脉瘀阻,经期冲任气血下注胞宫,使得瘀血内阻更加严重,新血不得归经,而导致经期延长。因此治疗时在经前期及行经初期,也就是经前5~7天及月经的第1~3天,宜活血化瘀通经,使气血下行,经行顺畅。可用桃红四物汤、血府逐瘀汤加减。气滞者加制香附、枳壳、木香等药理气活血通经;血瘀腹痛者加蒲黄、五灵脂、三七末等药活血化瘀止痛;血热者加丹参、牡丹皮、郁金等药凉血活血祛瘀;气血虚弱者加黄芪、熟地黄、何首乌等药补气养血,使气血充盈以通经。尤适宜类型一、三的经前期及行经初期的通经治疗。

②行经后期的治疗：在月经行经后期，也就是在月经行经期的第4天以后，可根据教材经期延长辨证分型选方：气虚证，选方举元煎加味；虚热证，选方两地汤合二至丸加四乌贼骨一蘆茹丸；血瘀证，选方逐瘀止血汤加减。此阶段关键是把握好止血药的运用。在上述辨证论治的基础上，运用既能止血又兼化瘀之性的止血药以缩短经期。选用具有化瘀止血的蒲黄炭、五灵脂炭、血竭、茜草、血余炭、花蕊石等药收敛止血。脾肾虚者，可加岗稔根、地稔根、旱莲草健脾补肾止血；气虚者，可加升麻、醋柴胡等升提以止血；血热者，可加生地黄、黄芩炭、生地榆、仙鹤草等药清热化瘀止血。尤适宜类型二、三行经后期的止血治疗。

中医调经法内涵丰富，临床须灵活地应用中医辨治的各种方法，首先是辨证论治，此外还有辨病、辨证、辨因论治等。张玉珍教授在对月经病的诊治方面，理论与临床紧密结合，遵古而有发扬，针对月经病各个方面的复杂情况，灵活运用调经规律，疗效肯定。这也充分体现了中医调经法的整体观和辨证论治的优势和特点。中医的调经法是妇科医生要掌握的基本技能和有待于深入研究的课题。

（廖慧慧）

第二节　崩　漏

【概述】

崩漏是指经血非时暴下不止或淋漓不尽，前者称崩中或经崩，后者称漏下或经漏。崩与漏出血情况虽不同，但二者常交替出现，故概称崩漏。这是罗元恺教授主编的5版教材《中医妇科学》确立的崩漏概念，是老一辈专家们继承传统概念的基础上紧密结合临床在5版教材定稿会议逐字逐句精准提练的科学定义。

在我主编、刘敏如教授主审的"十五""十一五""十二五"普通高等教育国家级规划教材，新世纪全国高等中医药院校规划教材《中医妇科学》中编写了崩漏这一节，我传承了5版教材"崩漏"的病名概念。

崩漏是月经的周期、经期、经量发生严重失调的常见病，也是疑难急重病证，可发生在从月经初潮后至绝经期的任何年龄，足于影响生育，危害健康。

中医对崩漏的认识和研究不断深化和发展。崩，首见于《黄素问·阴阳别论》，"阴虚阳搏谓之崩"，是泛指一切下血势急的血崩证。漏，在《神农本草经》的不少妇科用药中已提出"治女子漏下"。而对漏下的证治则首见于《金匮要略·妇人妊娠病脉证并治》，其曰："妇人宿有癥病，经断未及三月而得漏下不止……桂枝茯苓丸主之。"并在同篇另一条经文指出："妇人有漏下者，有半产后因续下血都不绝者，有妊娠下血者，假令妊娠腹中痛，为胞阻，胶艾汤主之。"提出了妇科三种出血证的初步鉴别，均可异病同治，用胶艾汤主之。这些经典概念和证治为后世研究崩漏奠定了基础。隋代《诸病源候论》首列"漏下候""崩中候"，简述了崩中和漏下的病名含义，提出"冲任二脉虚损，不能制约经血"为主要病机。宋代《妇人大全良方·调经门》中多处合称"崩漏"，显然，陈自明已把崩漏列入月经病的范畴。明代医家对崩漏的认识较深刻而全面。如方约之在《丹溪心法附余》中提出"塞流""澄源""复旧"的治崩三法。尤其是《景岳全书·妇人规》明确指出"崩漏不止，经乱之甚者也"，已把崩漏定为严重的月经病。对病因病机提出"先损脾胃，次及冲任"，"穷必及肾"，并出具了各证型的方药，特别提及独参汤回阳救逆防脱抢救出血过多致血脱气竭的崩漏。此外还观察到"过期阻隔，便有决崩之兆"崩闭交替的发病特点，在临床颇有指导价值。清代《傅青主女科》的"固本止崩汤"和"逐瘀止血汤"至今常用。历代关于崩漏的病名概念和实践为我们积累了丰富的资料。

崩漏是本学科关注的重点课题，西医功能失调性子宫出血中的无排卵性功血属崩漏范畴。以往全国学术交流会都有关于崩漏的大量文章，尤其是20世纪70年代编写第4版教材《中医妇科学》时，编者推选南京孙宁铨老专家为组长组织全国八省一市的教材编者进行"功血"专题研究，经过三年结题取得成果。全国老中医专家先后总结经验发表或在全国第一、二届妇科师资班中讲座。例如1983年刘敏如在广州第二届全国师资班讲座上做了"对崩漏有关问题的讨论"：崩漏病名概念的商榷、崩漏发病机理的探讨、崩漏的诊断及鉴别诊断问题、崩漏的辨证依据及论治讨论等。对崩漏病的理论与临床的深度和广度的讲述很受学员的称赞。1986年10月在成都中医学院编写的《中医妇产科学》中刘敏如又编写"崩漏"。特别是刘敏如、谭万信主编的巨著《中医妇产科学》第1、2版的"崩漏"均是刘敏如教授为主编写的。由此可见，刘敏如教授对崩漏的重视，并全面深刻地总结了她对崩漏的学术理论及临床经验。已在妇科学术界广泛传承。本人有幸经历了以上的学习，收获很大。目前，本学科对崩漏的病名概念大多传承罗元恺主编5版的《中医妇科学》中崩漏的病名概念。

【病因病机】

崩漏的发病是肾-天癸-冲任-胞宫轴的严重失调。其主要病机是冲任损伤，不能制约经血，使子宫藏泻失常。导致崩漏的常见病因病机有脾虚、肾虚、血热和血瘀，概括为虚、热、瘀。

1.脾虚

素体脾虚，或劳倦思虑、饮食不节损伤脾气。脾虚血失统摄，甚则虚而下陷，冲任不固，不能制约经血，发为崩漏。如《妇科玉尺》云："思虑伤脾，不能摄血，致令妄行。"

2.肾虚

先天肾气不足；或少女肾气未盛，天癸未充；或房劳多产损伤肾气；或久病大病穷必及肾，或七七之年肾气渐衰，天癸渐竭；肾气虚则封藏失司，冲任不固，不能制约经血，子宫藏泻失常发为崩漏。亦有素体阳虚，命门火衰，或久崩久漏，阴损及阳，阳不摄阴，封藏失职，冲任不固，不能制约经血而成崩漏。或素体肾阴亏虚，或多产房劳耗伤真阴，阴虚失守，虚火动血，迫血妄行，子宫藏泻无度，遂致崩漏。如《素问·阴阳别论》曰："阴虚阳搏谓之崩。"

3.血热

素体阳盛血热或阴虚内热；或七情内伤，肝郁化热；或内蕴湿热之邪，热伤冲任，迫血妄行，发为崩漏。

4.血瘀

七情内伤，气滞血瘀；或热灼、寒凝、虚滞致瘀；或经期、产后余血未净而合阴阳，内生瘀血；或崩漏日久，离经之血为瘀。瘀阻冲任、子宫，血不归经而妄行，遂成崩漏。

综上所述，崩漏为病，虽与所有血证一样，可概括为虚、热、瘀的机理，但由于脏腑相生相克，脏腑、气血、经络密切相关。故崩漏的发生和发展常气血同病、多脏受累、因果相干。无论病起何脏，"四脏相移，必归脾肾"，"五脏之伤，穷必及肾"，以致肾脏受病。肾有肾气、肾阳、肾阴之分。如阴虚阳搏成崩，病本在肾水阴虚，由此不能济心涵木，以致如《女科正宗》所云"心火亢盛，肝肾之相火夹心火之势亦从而相煽"，而成为心、肝、肾同病之崩漏证。又无论何因导致崩漏日久，由于失血耗气伤阴，离经之血为瘀，均可不同程度的存在气阴虚夹瘀的病机。此外，久崩、久漏，阴损及阳，或崩漏日久，易感邪毒，均可影响病情的变化。又病程日久，而容易复发，故崩漏的病机错综复杂。然其病本在肾，病位在冲任胞宫，变化在气血，表现为子宫藏泻无度，可归结为肾-天癸-冲任-胞宫轴的严重失调。

【辨证论治】

崩漏的治疗除应急处理外，大多情况是分出血期和止血后辨证论治和其他治疗。

1.出血期的辨证论治（以塞流、澄源为主）

（1）脾虚证

主要证候：经血非时暴下不止，或淋漓不尽，血色淡，质清稀；面色㿠白，神疲气短，或面浮肢肿，小腹空坠，四肢不温，纳呆便溏；舌质淡胖，边有齿印，苔白，脉沉细弱。

治法：补气摄血，固冲止血。

方药：固本止崩汤（《傅青主女科》）。

人参　黄芪　白术　熟地黄　当归　黑姜

方中人参、黄芪补气摄血，升阳固本。白术健脾资血之源又统血归经。熟地黄滋阴养血，"于补阴之中行止崩之法"。暴下不止或崩漏日久阴损及阳耗气，"气不足便是寒"，佐黑姜既可引血归经，更有补火温阳收敛之妙。且黄芪配当归含有"当归补血汤"之意，功能补血，熟地配当归一阴一阳补血和血。全方气血两补，使气壮固本以摄血，血生配气能涵阳。气充而血沛，阳生而阴长，冲任得固，血崩自止。

（2）肾虚证（分肾气虚、肾阳虚、肾阴虚证）

①肾气虚证

主要证候：多见青春期少女或经断前后妇女出现经乱无期，出血量多势急如崩，或淋漓日久不净，或由崩而漏，由漏而崩反复发作，色淡红或淡暗，质清稀；面色晦暗，眼眶暗，小腹空坠，腰膝酸软，舌淡暗，苔白润，脉沉弱。

治法：补肾益气，化瘀止血。

方药：寿胎丸合失笑散加味。

菟丝子　川续断　桑寄生　阿胶　五灵脂　蒲黄　黄芪

寿胎丸为补益肾气之名方，合失笑散化瘀止血，黄芪补气摄血。

②肾阳虚证

主要证候：经乱无期，出血量多或淋漓不尽，或停经数月后又暴下不止，血色淡红或淡暗质稀；面色晦暗，肢冷畏寒，腰膝酸软，小便清长，夜尿多；眼眶暗，舌淡暗，苔白润，脉沉细无力。

治法：温肾益气，固冲止血。

方药：右归丸（《景岳全书》）去当归加党参、黄芪、三七。

制附子　肉桂　熟地黄　山药　山萸肉　枸杞　菟丝子　鹿角胶　杜仲　党参　黄芪　三七

肾为水火之脏，阴阳互根，元阳不足当以水中求之。方中熟地黄甘温滋肾养血、填精益髓，配山萸肉、山药，取六味地黄丸中"三补"以生水；附子、肉桂温肾壮阳，补益命门温阳止崩，又使水火互济；鹿角胶为血肉有情之品，补命火，温督脉，固冲任；菟丝子、杜仲温养肾气；枸杞养血柔肝益冲任；加党参、黄芪补气摄血；寒凝则血瘀，加三七化瘀止血。全方温肾益气，固冲化瘀止血。

③肾阴虚证

主要证候：经乱无期，出血量少淋漓累月不止，或停闭数月后又突然暴崩下血，经色鲜红，质稍稠；头晕耳鸣，腰膝酸软，五心烦热，夜寐不宁；舌红，少苔或有裂纹，脉细数。

治法：滋肾益阴，固冲止血。

方药：左归丸合生脉散、三七末，或滋阴固气汤（罗元恺经验方）。

a.左归丸（《景岳全书》）合生脉散、三七末。

熟地黄　山药　枸杞　山萸肉　菟丝子　鹿角胶　龟甲胶　川牛膝　党参　麦冬　五味子　三七末

方中熟地黄、山萸肉、山药滋补肝肾，配龟甲胶、鹿角胶调补肾中阴阳，在补阴之中配伍补阳药取"阳中求阴"之意，且龟甲胶补任脉之虚又能化瘀，鹿角胶补肾督脉之弱均为血肉有情之品，峻补精髓；枸杞子、菟丝子补肝肾，益冲任；川牛膝补肝肾，兼能活血，引血下行，可去之而改用白芍养血柔肝，敛阴止血。加生脉散益气养阴，宁心止血，加三七末化瘀止血。全方为壮水填精、补益冲任督之剂，使肾阴足，奇经固，经血自止。

b.滋阴固气汤（《罗元恺论医集》）

（3）血热证

①虚热证

主要证候：经来无期，量多势急，或量少淋漓不尽，血色鲜红；面颊潮红，烦热少寐，咽干口燥，便结，舌红，少苔，脉细数。

治法：养阴清热，固冲止血。

方药：上下相资汤（《石室秘录·燥证门》）。

人参　沙参　玄参　麦冬　玉竹　五味子　熟地黄　山萸肉　车前子

方中熟地黄、山萸肉滋肾养阴为君；人参、沙参益气润肺为臣；玄参、麦冬、玉竹增液滋水降火；《名医别录》谓车前子"养肺强阴益精"；方内含增液汤滋水，更有生脉散益气养阴止血，清心除烦安神。全方滋肾为主，而佐以润肺之药，上润肺阴，下滋肾水，子母相资，上下兼润，庶使精生液长，血生津还，共奏养阴清热、固冲止血之功。

出血淋漓不止，久漏必有瘀，选加失笑散、三七、益母草之类化瘀止血。

②实热证

主要证候：经来无期，经血突然暴崩如注，或淋漓日久难止，血色深红，有血块，质稠；口渴烦热，便秘溺黄；舌红，苔黄，脉滑数。

治法：清热凉血，固冲止血。

方药：清热固经汤（《简明中医妇科学》）。

黄芩　焦栀子　生地黄　地骨皮　地榆　生藕节　阿胶　陈棕炭　龟甲　牡蛎　生甘草

方中黄芩、山栀清热泻火；生地黄、地榆、藕节清热凉血、固冲止血；地骨皮、龟甲、牡蛎育阴潜阳，龟甲又能补任脉之虚，化瘀生新；阿胶补血止血；陈棕炭收涩止血；生甘草调和诸药。诸药各司其职，集清热、泻火、凉血、育阴、祛瘀、胶固、炭涩、镇潜、补任、固冲多种止血法于一方之中，能收清热凉血、固冲止血之功。

若兼见心烦而怒，胸胁胀痛，口干苦，脉弦数，为肝郁化热，治宜清肝泻火止血，以丹栀逍遥散加减。

（4）血瘀证

主要证候：经血非时而下，量时多时少，时出时止，或淋漓不断，或停闭数月又突然崩中，继之漏下，经色暗有血块；舌质紫暗或尖边有瘀点，脉弦细或涩。

治法：活血化瘀，固冲止血。

方药：逐瘀止血汤《傅青主女科》。

生地黄　大黄　赤芍　丹皮　当归尾　枳壳　龟甲　桃仁

本方从桃红四物汤合桃仁承气汤加减化裁而成，生地黄重用，清热凉血，当归尾、桃仁、赤芍祛瘀止血止痛；丹皮凉血泻火；大黄凉血逐瘀下滞，配枳壳下气，加强涤荡瘀滞之功；妙用龟甲养阴化瘀。朱丹溪《本草衍义补遗》云龟甲"主阴血不足，去瘀血"。李士材《本草图解》亦云龟甲"去瘀血，生新血"。蔡松汀治疗难产时配龟甲下死胎治难产。可知龟甲一药，既能养阴以生新，又能化瘀，独具化瘀生新之效。临证中常加三七、益母草加强化瘀止血之功。

2. 止血后的辨证论治及其他治疗

止血后以复旧为主，结合澄源。

崩漏止血后治疗，是以"复旧"为主，结合澄源求因，是治愈崩漏减少复发的关键。但临证中应根据不同年龄的要求给以个体化治疗。对青春期患者，有两个治疗目标：一是调整月经周期，建立排卵功能以防复发；二是调整月经周期，一般不提倡使用西药促排卵药物，不强调有排卵，因青春期非生殖最佳年龄，可让机体在康复状态下肾气逐渐充盛，生机勃勃，多可自然恢复；对生育期患者，多因崩漏而导致不孕，故治疗要肾、肝、脾同调，恢复肾-天癸-冲任-胞宫轴的功能，以解决调经种子的问题；对于更年期患者，主要是解决因崩漏导致的体虚贫血和防止复发及预防和排除恶性病变。止血后临床常用的治疗方法有如下几种：

（1）辨证论治

寒热虚实均可导致崩漏，针对病因病机进行辨证论治澄源以复旧。可参照出血期各证型辨证论治，但应去除各方中的止血药，并配合补血养血以纠正贫血。由于"经本于肾"，"经水出诸肾"，月经病的治疗原则重在补肾治本以调经。故对青春期和生育期患者的复旧目标，主要是调整月经周期或同时建立排卵功能；有生育要求者达到经调子嗣而病愈；对围绝经期崩漏患者排除器质性和恶性病变后，选人参养荣汤加减以健脾养血善其后为主。

（2）按盈虚消长规律论治

根据月经的产生是肾阴阳转化，气血盈虚变化的规律，经后冲任血海空虚，多从止血后开始以滋肾填精，养血调经为主，常选左归丸或归肾丸，肾肝脾三经同调，或定经汤等先调补3周左右，第4周在子宫蓄经渐盈的基础上改用活血化瘀通经，多选桃红四物汤加香附、枳壳、益母草、川牛膝。这是传统的三补一攻调经法。同样可达到调整月经周期或促进排卵的治疗目的。

（3）手术治疗

对生育期尤其是多囊卵巢综合征排卵障碍顽固性崩漏或更年期久治不愈的崩漏，应行诊断性刮宫，一般既可止血，更可排除有无恶性病变。病情需要时可手术切除子宫。

【临证思路】

1.首先要明确诊断。妇科血证范围很广，先询问病史及现在临床表现，是否符合崩漏的病名概念，做出中医诊断。后初步鉴别如崩似漏的其他出血性疾病，做出西医的诊断，先辨病后辨证，病证结合明确诊断。

2.其次分清崩漏是出血期的"崩中""漏下"，还是止血后的调经，给以分阶段的辨证思路。分别予以塞流、澄源、复旧的治疗。

3.再次给予病人医嘱，包括注意事项及复诊要求，是否要应急处理，需要住院否，使出血危急重症的患者有信任感和安全感，增强信心，使医患关系和谐，有利于治疗。

【经验体会】

1.规范崩漏的病名概念。中医对崩漏的研究有两千多年历史，源远流长，病名概念曾经有含混不清，极大地影响了对本病的研究。本人曾下功夫认真钻研历代对崩漏研究文献，同时广泛学习前辈的经验，才逐渐明确了崩漏规范的病名概念。

2.对病因病机的研究极为重要。由于崩漏是月经的周期、经期、经量的严重失调，必须从月经产生的机理来认识：崩漏的发病是肾－天癸－冲任－胞宫轴的严重失调，其主要病机是冲任损伤，不能制约经血，使子宫藏泻失常。认识了病因病机，就能"谨守病机"，给治疗指明方向。

3.临床辨证既要有规范的证型，又要重视在崩漏发病中病机转化的动态辨证。例如脾虚血失统摄，冲任不固，不能制约经血，是规范的传统脾虚辨证。但由于崩漏日久失血伤阴，会导致气阴两虚；又由于脾肾脏腑相关，多脏受累；还因离经之血为瘀血，因此常在脾虚证中转化为气阴两虚兼血瘀或脾肾两虚兼血瘀。由此需要灵活动态辨证。在复杂的崩漏病证中掌握病机及其转化才能够指导治疗。本人常用生脉散合失笑散加龟板、山萸肉、阿胶、益母草、卷柏等益气养阴，化瘀止血（自称止血1方）。若素体脾阳虚，必兼肾阳不足，又崩漏日久，阴损及阳，可成为血崩化寒之崩漏，又当温阳止崩。本人常用举元煎合失笑散加鹿角胶（或鹿角霜）补骨脂、川续断、熟附子、炮姜、艾叶之类补气温阳，化瘀止血（自称止血2方）。

故在几十年的临床中我深有体会："崩漏无单独一脏为病，常多脏受累。""崩漏各证型在出血期中必兼血瘀，要配伍化瘀才能止血。""补气化瘀止血法是出血期崩漏的主要治法，而补气又要辨阴阳，止血后要滋肾补肾，尤其是调治肾肝脾、冲任，以达到调控肾－天癸－冲任－胞宫轴的正常功能才能根治青春期尤其是生育期崩漏。"

4.本人发表了"岭南妇科名医罗元恺教授论治崩漏特色"一文，传承师傅罗元恺经验，辛温助动是止血之忌，出血期止血一般不用当归、川芎辛温助动，走而不守，更符合岭南人的体质。

5.在本人主编的教材中创新编写了"止血后的治疗"。历代医家及历版教材重视崩漏止血的治疗，而少有或无止血后如何分别治疗。本教材完善了崩漏治疗有应急处理、出血期辨证论治和止血后的治疗。全面传承和创新崩漏的治疗，体现了实用性强受到好评。

（张玉珍）

第三节　闭　经

【概述】

女子年逾16周岁，月经尚未来潮，或月经周期已建立后又中断6个月以上者，称闭经。前者称原发性闭经，后者称继发性闭经。对于青春期前、妊娠期、哺乳期、绝经前后的停经，或月经初潮后1年内月经不行，又无其他不适者，为生理性闭经。

闭经首见于《黄帝内经》。《素问·阴阳别论》中有"二阳之病发心脾，有不得隐曲，女子不月"的记载，文中指出闭经与脾胃功能和精神情志有关，即与心、肝、脾三脏有关。这也是对闭经病因病机的最早认识，同时《黄帝内经》也提出了治疗血枯经闭的方——四乌鲗骨一藘茹丸。《金匮要略·妇人杂病脉证并治》认为"因虚、积冷、结气"是闭经的重要因素，《诸病源候论》在此基础上提出劳损、血气、风寒损伤冲任而致本病。到宋金时代对闭经的病因病机已有了充分认识，认为闭经之病因有寒、热、虚、实四大类。如《仁斋直指方·妇人论》指出："经脉不行，其候有三：一则血气盛实、经络遏闭……一则形体憔悴、经脉涸竭……一则风冷内伤，七情内贼，以致经络痹滞。"这些观点至今符合妇科临床实际。《陈素庵妇科补解·调经门》特别提出痰滞、肾虚、津液耗伤引起闭经的论述则发展和完善了闭经的病因病机。《脉经》曰："少阳脉革，少阴脉细……妇人则经水不通。"此论述为后世进一步研究闭经提供脉象理论基础。《校注妇人大全良方·调经门》对脏腑病变导致闭经的论述为以脏腑辨证来治疗闭经，提出了重要的参考价值。尤其《傅青主女科》提出"经水出诸肾"的观点，为从肾治虚证闭经提供理论基础。

【病因病机】

月经的产生是脏腑、天癸、气血、冲任协调作用于胞宫的生理现象，是血海由满而溢的结果。其中肾、天癸、冲任、胞宫是产生月经的主要环节，任何一个环节发生功能失调都可导致血海不能满溢，从而导致月经停闭，其原因不外虚实两端。虚者，多因肾气不足，冲任虚弱；或肝肾亏损，精血不足；或脾胃虚弱，气血乏源；或阴虚血燥等，导致精亏血少，冲任血海空虚，源断其流，无血可下。实者，多为气血阻滞，或痰湿流注下焦，使血流不畅，冲任受阻，血海阻隔，经血不得下行。临床常见有气血虚弱、肾气亏虚、阴虚血燥、气滞血瘀、痰湿阻滞或虚实错杂的复合病机。

1. 气血虚弱

素体气血不足或思虑、劳倦、饮食损伤脾胃，生化不足，营血亏虚，或产后大出血、久病大病，或虫积噬血，耗伤气血，以致气虚血少，冲任不充，血海空虚，不能满而溢，无血可下而致闭经。《兰室秘藏》云："妇人脾胃久虚，或形羸，气血俱衰，而致经水断绝不行。"

2. 肾气亏虚

月经的产生是以肾为主导，若先天禀赋不足、精气未充、天癸匮乏不能应时泌至则冲脉不盛、任脉不通而闭经；或房事不节，日久伤及肾气，使冲任亏损；或体质虚弱，产育过多，肾气亏损，精血匮乏，源断其流，冲任失养，血海不足而致闭经。

3. 阴虚血燥

素体阴血不足，或失血伤阴，或久病大病致营阴亏耗，虚火上炎，火逼水涸，津液不生。月经乃血脉津液所化，津液既绝，血海枯竭而闭经。《兰室秘藏》曰："夫经者，血脉津液所化，津液既绝，为热所烁，肌肉消瘦，时见渴燥，血海枯竭，病名曰血枯经绝。"

4. 气滞血瘀

七情所伤，肝失疏泄，气行则血行，气结则血滞，瘀血阻于脉道，血不得下。或经行之际，感受寒邪，血受寒则凝，瘀阻冲任，血不得下，血海不能满溢而致闭经。《万氏妇人科》云："忧愁思虑，恼怒怨恨，气郁血滞而经不行。"

5. 痰湿阻滞

素体脾虚或饮食不节伤脾，脾虚运化失司，聚湿生痰，或痰湿之体，痰湿阻滞冲任二脉，或结块，使血不得下行而致闭经。《女科切要》云："肥白妇人，经闭而不通者，必是湿痰与脂膜壅塞之故也。"

【辨证论治】

对闭经辨证应以全身症状为依据，结合病史及舌脉，分清虚实。一般而论，年逾

16岁尚未行经，或月经初潮偏迟，虽已行经而月经逐渐稀发，经量少，色淡质薄，渐致停经。一般身体发育欠佳，尤其是第二性征发育不良，或体质纤弱，久病大病后，有失血史、手术史及伴腰酸腿软、头昏眼花、面色萎黄、五心烦热或畏寒肢冷，舌淡脉弱者，多属虚证；若平素月经尚正常而骤然月经停闭，伴情志不舒，或经期冒雨涉水，过食生冷之品，或形体肥胖，胸胁胀痛，满闷，脉弦有力者，多属实证。

闭经的治疗原则应根据病证，虚者补而通之，实者泻而通之，虚实夹杂者当补中有通，攻中有养。切不可不分虚实概以活血理气通之。特别是虚者因血海空虚、源断无血可泻，若一概泻而通之必会伤及脏腑、气血、经络，适得其反。只有通过补益之法，使气血恢复，脏腑平衡，血海充盛，则经自行。同时需注意用药时不可过用辛温香燥之剂，以免劫津伤阴。用补药应使其补而不腻，应补中有行，以利气血化生。

1. 气血虚弱证

主要证候：月经周期延迟、量少、色淡红、质薄，渐至经闭不行；神疲肢倦，头晕眼花，心悸气短，面色萎黄；舌淡，苔薄，脉沉缓或细弱。

治法：益气养血调经。

方药：人参养荣汤（《太平惠民和剂局方》）。

人参　黄芪　白术　茯苓　陈皮　甘草　熟地黄　当归　白芍　五味子　远志　肉桂

方中人参大补元气，健脾和胃，为君药；配黄芪、白术、茯苓、炙甘草，补中益气，以益气血生化之源；当归、熟地黄、白芍，补血和营调经为臣；陈皮理气行滞；远志、五味子宁心安神；肉桂温阳和营，振奋阳气，诸药合奏气血双补，气充血旺，血海充盈则月经通行。

若除气血虚弱之症外，还伴有性欲淡漠，全身毛发脱落，阴道干涩，白带量少，甚无白带，生殖器官萎缩，此为精血不足，营血亏损，冲任虚衰，加紫河车、鹿角霜、鹿茸等血肉有情之品。若见畏寒肢冷，加仙茅、炮姜。若见食欲不振，脘腹胀闷，大便溏薄，面色淡黄，舌淡伴有齿痕，苔白腻，脉缓弱。宜健脾益气，养血调经，方用参苓白术散（方见经行腹泻）加当归、川牛膝。若见营阴暗耗，心火偏亢，兼见心悸失眠，多梦宜养心阴和血脉，方用柏子仁丸（《妇人大全良方》）。

2. 肾气亏损证

主要证候：年逾16岁尚未行经，或月经初潮偏迟，时有月经停闭，或月经周期建立后，由月经周期延后、经量减少渐至月经停闭；或体质虚弱，全身发育欠佳，第二性征发育不良，或腰腿酸软，头晕耳鸣，倦怠乏力，夜尿频多；舌淡暗，苔薄白，脉沉细。

治法：补肾益气，调理冲任。

方药：加减苁蓉菟丝子丸（《中医妇科治疗学》）加淫羊藿、紫河车。

熟地　肉苁蓉　覆盆子　当归　枸杞子　桑寄生　菟丝子　焦艾叶

加减苁蓉菟丝子丸原治肾虚之不孕。方中肉苁蓉、淫羊藿温补肾气；菟丝子补阳益阴，与上药合用，既能补肾填精，又能补肾气助阳；紫河车、覆盆子补精养血；枸杞子、熟地黄养血滋阴、补精益髓；当归养血活血调经；桑寄生、焦艾叶补肾通络。诸药合用既温肾助阳，又益肾填精，使冲任得养，血海渐盈，经行如常。

若见畏寒肢冷，腰痛如折，面色晦暗，大便溏薄或性欲淡漠，宜加巴戟天、仙茅、补骨脂以温肾壮阳调冲；若夜寐多梦，加夜交藤、五味子。若见面色萎黄，带下量少，头晕目眩，或阴道干涩，毛发脱落，或手足心热，舌红，苔少，脉细数无力或细涩，为肝肾不足，治宜补肾养肝调经，方用归肾丸（《景岳全书》）加何首乌、川牛膝、鸡血藤。

3.阴虚血燥证

主要证候：月经周期延后、经量少、色红质稠，渐至月经停闭不行；五心烦热，颧红唇干，盗汗甚至骨蒸劳热，干咳或咳嗽唾血；舌红，苔少，脉细数。

治法：养阴清热调经。

方药：加减一阴煎（《景岳全书》）加丹参、黄精、女贞子、制香附。

生地黄　熟地黄　白芍　麦冬　知母　地骨皮　炙甘草

加减一阴煎原治肾水真阴虚损，水亏火胜之证。方中生地黄、熟地黄并用滋养肾阴，清解血热；麦冬养阴清热；地骨皮、知母养阴除骨蒸劳热，与前药相配有壮水制火之功；白芍、女贞子、黄精，滋补精血；丹参活血调经；制香附理气活血调经；炙甘草健脾和中，调和诸药，全方既能滋肾阴，又能降泄虚火使肾水足，虚火降，冲任调畅，月经可通。

若出汗多加沙参、浮小麦、煅龙骨、牡蛎；心烦心悸加柏子仁、珍珠母；失眠加五味子、夜交藤。

4.气滞血瘀证

主要证候：月经停闭不行，胸胁，乳房胀痛，精神抑郁，少腹胀痛拒按，烦躁易怒；舌紫暗，有瘀点，脉沉弦而涩。

治法：理气活血，祛瘀通经。

方药：血府逐瘀汤（《医林改错》）。

桃仁　红花　当归　生地黄　川芎　赤芍　牛膝　桔梗　柴胡　枳壳　甘草

原方治胸中血府血瘀所致之证。方中当归、川芎、生地黄、赤芍、桃仁、红花为桃红四物汤，桃仁、红花活血化瘀，使血行通畅，冲任瘀阻消除而经行；四物汤养血调经；配柴胡、赤芍、枳壳、甘草（四逆散）疏肝理气解郁，使气行则血行；桔梗开胸膈之结气；牛膝导瘀血下行。诸药合用既有活血化瘀养血之功，又有理气解郁之效，使气血流畅，冲任瘀血消散，经闭得通，诸症自除。

5.痰湿阻滞证

主要证候：月经延后，经量少，色淡质黏腻，渐至月经停闭；伴形体肥胖，胸闷泛恶，神疲倦怠，纳少痰多或带下量多，色白；苔腻，脉滑。

治法：燥湿化痰，活血调经。

方药：苍附导痰丸合佛手散。

苍附导痰丸燥湿健脾，行气消痰，原治因痰湿阻滞之闭经。当归、川芎养血活血以通调经脉。诸药合用以达化痰燥湿，行气活血调经之效。使痰消湿除，经脉通畅，经血可行。

【临证思路】

闭经的诊断关键是明确病位。原发性闭经多为生殖器官先天发育异常，继发性闭经大多为功能失调。诊断时需排除生理性闭经，生育年龄有性生活的妇女停经需排除妊娠。诊断时应详细了解有无诱因如精神刺激、学习紧张、环境改变、药物、近期分娩、宫腔手术及疾病史，停经时间，停经后出现症状，初步除外器质性病变，再根据闭经的诊断步骤进行详细的诊断。

【经验体会】

闭经的病因责之肝、脾、肾三脏，但以肾虚为本病主因。肾在月经的产生中起主导作用，闭经的治疗也应主要从肾论治。闭经治疗目的不是单纯月经来潮，见经行即停药，而是恢复或建立规律性月经周期，一般应以三个正常月经周期为准。闭经虚证多，实证少，即使实证也多为虚中夹实，因此治疗以补虚为主，在辨证论治的前提下结合中药周期疗法，根据月经的不同时期的特点进行辨证治疗，经后期以滋肾填精为主，经间期在补肾阴的基础上佐以温阳活血，促进阴阳的转化，经前期以活血通经为主。

（史云）

第四节　痛　经

【概述】

凡在经期或经行前后，出现周期性小腹疼痛，或痛引腰骶，甚至剧痛晕厥者，称为"痛经"，亦称"经行腹痛"。

早在汉代《金匮要略》中记载的一些内容如"妇人腹中血气刺痛""妇人腹中诸

疾痛"及"妇人腹中痛"类似痛经，但尚未明确提出是行经期的腹痛。隋代《诸病源候论》首次明确提出了"妇人月水来腹痛"这一病名。《丹溪心法》根据痛经的时期不同而将其分成三类：经后作痛，属虚热；经前作痛，属血实；经行疼痛乃是郁滞，有瘀血。初具辨证论治之形，且为后人辨治痛经确立了范式，后世医家大多依据痛经的时期进行辨证。《景岳全书·妇人规》中分类更简要，以痛于未行之前而拒揉拒按，经通痛自减者为实，痛于既行之后而可揉可按，血去痛益甚者为虚。清代《傅青主女科》认为痛经有肝郁、寒湿、肾虚等不同证类，当分别治以宣郁通经汤、温脐化湿汤、调肝汤。吴谦等著的《医宗金鉴·妇科心法要诀·调经门》归纳痛经机制为"腹痛经后气血弱，痛在经前气血凝"，治法为"经后腹痛当归建，经前胀痛气为殃，加味乌药汤乌缩，延草木香香附槟，血凝碍气疼过胀，本事琥珀散最良，棱丹桂延乌药，寄奴当归芍地黄"。

【病因病机】

痛经的病因，分为外因和内因。内因与经期前后特殊的生理变化及患者本身或虚，或瘀，或寒的体质因素密切相关；外因则指外邪，主要与饮食起居不慎，感受风寒湿有关。发病机制主要是在如上致病因素下，或导致冲任胞宫经血运行不畅，"不通则痛"；或冲任胞宫气血不足，失于温煦濡养，"不荣则痛"。其所以随月经周期发作，与经期冲任气血变化有关，非行经期，冲任气血平和，邪气内伏或精血虽亏尚不至濡养不足，故不发生疼痛；而在经期前后，由于血海由满而溢，气血变化急骤，外感内伏之邪气或精血素亏的情况乘时而作，便可发生痛经。常见的分型有肾气亏损、气血虚弱、气滞血瘀、寒凝血瘀和湿热蕴结。

1.气滞血瘀

素性抑郁，或忿怒伤肝，肝郁气滞，气滞血瘀，或经期产后，余血内留，蓄而成瘀，瘀滞冲任，血行不畅，经前经时气血下注冲任，胞脉气血更加壅滞，"不通则痛"，故使痛经。

2.寒凝胞中

多因冒雨、涉水、游泳、吹冷，或过食寒凉生冷，或久居寒湿之地，从而感受寒邪，寒气客于冲任，与血搏结，以致气血凝滞不畅，经前经时气血下注冲任，胞脉气血更加壅滞，"不通则痛"，故使痛经。或素禀阳虚，胞宫失于温煦或胞脉气血运行不畅而致痛经。

3.气血虚弱

素体虚弱，气血不足，或大病久病，耗伤气血，或脾胃虚弱，化源不足，气虚血少，经行血泄，冲任气血更虚，胞脉失于濡养，"不荣则痛"，故使痛经。

4.肝肾虚损

先天肾气不足，或房劳多产，或久病虚损，伤及肾气，肾虚则精亏血少，冲任不足，经行血泄，胞脉愈虚，失于濡养，"不荣则痛"，故使痛经。

5.湿热蕴结

素有湿热内蕴，或经期产后，感受湿热之邪，与血搏结，稽留于冲任、胞宫，以致气血凝滞不畅，经行之际，气血下注冲任，胞脉气血更加壅滞，"不通则痛"，故使痛经。

【辨证论治】

本病以伴随月经来潮而周期性小腹疼痛作为辨证要点，根据其疼痛发生的时间、部位、性质、喜按或拒按，结合月经的量、色、质及兼证、舌脉等不同情况，明辨其虚实寒热，在气在血。一般痛在经前、经期，多属实；痛在经后，多属虚。痛胀俱甚、拒按，多属实；隐隐作痛、喜揉喜按，多属虚。得热痛减多为寒，得热痛甚多为热。痛甚于胀多为血瘀，胀甚于痛多为气滞。痛在两侧少腹病多在肝，痛连腰际病多在肾。其治疗大法以通调气血为主。

1.气滞血瘀证

主要证候：经前或经期小腹胀痛拒按，胸胁、乳房胀痛，经行不畅，经色紫暗有块，块下痛减，舌紫暗，或有瘀点，脉弦或弦涩有力。

治法：行气活血，祛瘀止痛。

方药：膈下逐瘀汤（《医林改错》）。

五灵脂　当归　川芎　桃仁　丹皮　赤芍　乌药　延胡索　甘草　香附　红花　枳壳

方中川芎、桃仁、丹皮、赤芍、红花活血化瘀；枳壳、乌药、香附调肝理气；当归养血和血；五灵脂、延胡索化瘀止痛；甘草缓急调和诸药。

若痛经剧烈伴有恶心呕吐者，酌加吴茱萸、半夏、莪术；若兼小腹胀坠或痛连肛门者，酌加姜黄、川楝子；兼寒者小腹冷痛，酌加艾叶、小茴香；夹热者，口渴，舌红，脉数，宜酌加栀子、连翘、黄柏。

2.寒凝胞中证

（1）阳虚内寒证

主要证候：经前或经期小腹冷痛，喜按，得热则舒，经量少，色暗淡，质稀薄；伴腰膝酸软，小便清长或大便稀溏；舌淡苔白润，脉沉。

治法：扶阳温经，暖宫止痛。

方药：温经汤（《金匮要略》）加附子、艾叶、小茴香。

吴茱萸 当归 芍药 川芎 人参 生姜 麦冬 半夏 牡丹皮 阿胶 甘草 桂枝

方中吴茱萸、桂枝温经散寒，兼通血脉以止痛；当归、川芎养血活血调经；麦冬、阿胶合当归以养血益阴；牡丹皮化瘀行血；芍药、甘草缓急止痛；人参益气；生姜、半夏和中；加附子、艾叶、小茴香以增强温肾暖宫、散寒止痛之效。

若手足不温，面色青白，舌质淡嫩，宜去麦冬、阿胶，以其阴柔碍阳滞血。

（2）寒湿凝滞证

主要证候：经前或经期小腹冷痛拒按，得热则痛减，经血量少，色暗有块，畏寒肢冷，面色青白；舌暗，苔白，脉沉紧。

治法：散寒除湿，化瘀止痛。

方药：少腹逐瘀汤（《医林改错》）加苍术、茯苓。

小茴香 干姜 延胡索 没药 当归 川芎 肉桂 赤芍 蒲黄 五灵脂

方中肉桂、小茴香、干姜温经散寒除湿；当归、川芎、赤芍养血活血行瘀；延胡索、没药、蒲黄、五灵脂化瘀止痛；加苍术燥湿化浊，茯苓健脾渗湿。

若痛甚而厥，症见手足不温或冷汗淋漓，为寒邪凝闭阳气之象，宜于方中加附子，以温壮阳气而助运血行。

3.气血虚弱证

主要证候：经期或经后小腹隐隐作痛，或小腹及阴部空坠，喜揉按，月经量少，色淡质稀，神疲乏力，头晕心悸，失眠多梦，面色苍白；舌淡，苔薄，脉细弱。

治法：补气养血，和中止痛。

方药：圣愈汤（《兰室秘藏》）加香附、延胡索。

人参 黄芪 川芎 当归 熟地黄 白芍

方中人参、黄芪补气；四物养血调血；加香附、延胡索以调血止痛。

若血虚肝郁，症见胁痛、乳胀、少腹，上方加川楝子、柴胡、小茴香、台乌药；血虚甚，症见头晕、心悸、眠差者，加鸡血藤、大枣、酸枣仁；兼肾虚，症见腰腿酸软者，加菟丝子、续断、桑寄生。

4.肝肾虚损证

主要证候：经期或经后小腹隐隐作痛，喜按，月经量少，色淡质稀，头晕耳鸣，腰酸腿软，小便清长，面色晦暗；舌淡，苔薄，脉沉细。

治法：补肾填精，养血止痛。

方药：调肝汤（《傅青主女科》）。

当归 白芍 山茱萸 巴戟天 甘草 山药 阿胶

方中巴戟天、山茱萸补肾气，填肾精；当归、白芍、阿胶养血缓急止痛；山药、甘草补脾肾、生精血。全方共奏补肾填精养血、缓急止痛之功。

若腰骶酸痛剧者，酌加杜仲、续断、狗脊；兼少腹两侧或两胁胀痛，乃夹肝郁所致，宜佐以调气，上方加川楝子、延胡索，或小茴香、橘核、郁金等；若经量少者，酌加鹿角胶、熟地黄、枸杞子。

5.湿热蕴结证

主要证候：经前或经期小腹灼痛拒按，痛连腰骶，或平时小腹痛，至经前疼痛加剧，经量多或经期长，经色紫红，质稠或有血块，平素带下量多，黄稠臭秽，或伴低热，小便黄赤；舌红，苔黄腻，脉滑数或濡数。

治法：清热除湿，化瘀止痛。

方药：清热调血汤(《古今医鉴》)加红藤、败酱草、薏苡仁。

牡丹皮　黄连　生地　当归　白芍　川芎　红花　桃仁　莪术　香附　延胡索

方中黄连、薏苡仁清热除湿；红藤、败酱草清热解毒；当归、川芎、桃仁、红花、牡丹皮活血祛瘀通经；莪术、香附、延胡索行气活血止痛；生地黄、白芍凉血清热，缓急止痛。全方共奏清热除湿、化瘀止痛之效。

若月经过多或经期延长者，酌加槐花、地榆、马齿苋；带下量多者，酌加黄柏、樗根白皮。

【临证思路】

1.中医的诊断多是症状性诊断，痛经即是针对"伴随月经周期而出现的周期性下腹痛"确立的病名，主要包括了西医学的原发性痛经、子宫内膜异位症和腺肌病的范畴，部分涉及先天子宫发育不良、畸形的因素。临床对于非间断发作，尤其进行性加重的患者，注意借助影像学检查及体格检查，排除器质性病变。对于发现有器质性病变的患者参考相关疾病治疗，不应局限于中医药治疗。

2.对于痛经的中医辨证首先当识别疼痛发生的时间、部位、性质以及疼痛的程度。

3.痛经的治疗以调理冲任气血为原则。又须根据不同的证候，或行气，或活血，或散寒，或清热，或补虚，或泻实。或兼而施之。

4.痛经的中医治疗需循期施治。月经期调血止痛以治标，平时辨证求因而治本，又宜结合素体情况，或调肝，或益肾，或扶脾，使得气血和顺，冲任流通，经血畅行则痛可愈。

【经验体会】

1.痛经离不开寒和瘀。临床中寒凝血瘀最为多见，次之为气滞血瘀。治痛经，着重温通活血止痛。

2.痛经治疗分两阶段

（1）平时辨证求因以治本，参照上述辨证论治，常选用金匮温经汤、良方温经汤或当归芍药散等；

（2）经期重在调血止痛以治标，及时控制、缓解疼痛，经前一周选方少腹逐瘀汤或自拟调经止痛方。调经止痛方药物如下：当归、赤芍、白芍、三七、丹参、三棱、莪术、桃仁、香附、乌药、延胡索等。

3.为方便患者，可于平时辨证选择中成药或膏方，改善患者寒热虚实的体质，经期以中药汤剂缓解疼痛，或三七痛经胶囊、散结镇痛胶囊等。

（张玉珍）

第五节　绝经前后诸证

【概述】

绝经前后诸证是指妇女在绝经期前后，围绕月经紊乱或绝经出现不适证候，如烘热汗出、烦躁易怒、潮热面红、眩晕耳鸣、心悸失眠、腰背酸楚、面浮肢肿、皮肤蚁行感、情志不宁等症状，亦称为"经断前后诸证"。这些证候轻重不一，持续时间短则数月，长者迁延数年，甚至可影响生活和工作。古代医籍对本病无单独记载，散见于"脏躁""百合病""年老血崩"等病证中。《素问·上古天真论》中记载："女子……七七任脉虚，太冲脉衰少，天癸竭，地道不通，故形坏而无子也。"这一论点指出任脉亏虚、气血失调、冲脉衰少导致月经闭止。汉代《金匮要略·妇人杂病脉证并治》曰："妇人脏躁，喜悲伤欲哭，象如神灵所作，数欠伸。"明代《景岳全书·妇人规》曰："妇人于四旬外，经期将断之年，多有渐见阻隔，经期不至者。当此之际，最宜防察。若果气血和平，素无他疾，此固渐止而然，无足虑也。若素多忧郁不调之患，而见此过期阻隔，便有崩决之兆。若隔之浅者，其崩尚轻；隔之久者，其崩必甚。此因隔而崩者也。"这段话论述了经期将断之时，如素有忧郁，月经愆期有血崩之虑。

绝经开始的年龄一般为45~55岁，持续时间一般为1~12年，个体差异较大。绝经因肾气衰退，此乃机体生理之必然趋势，这种衰变不能被任何治法方药所改变或截断，因此绝经期是妇女人生历程的必经之路，20%~30%的女性会出现明显的症状。随着人类寿命的延长，女性遭受绝经伴发症状的比例会增多，严重影响日常生活质量，造成极大痛苦。

自20世纪60年代，在中医妇科教材中已有关于本病的讨论。1974年由湖北中医学院主编的《妇产科学》，专篇论述"绝经期前后诸证"，分"肾阴虚"和"肾阳虚"论治。现代妇科专著《哈荔田妇科医案医话选》《裘笑梅妇科临床经验选》《百灵妇科》等均有专篇论述。

西医称本病为"更年期综合征""围绝经期综合征""绝经综合征"。1976年第一届国际绝经学术会议上提出"更年期综合征"的定义，1994年世界卫生组织（WHO）人类生殖特别规划委员在日内瓦会议中认为"更年期"的定义表达绝经的特征不确切，并推荐使用绝经前期、绝经、绝经后期、绝经过渡期和围绝经期等与绝经有关的名词。在谢幸、苟文丽主编的"十二五"普通高等教育国家级规划教材《妇产科学》（第8版）称为"绝经综合征"。

【病因病机】

《素问·上古天真论》曰："女子七岁肾气盛，齿更发长；二七而天癸至，任脉通，太冲脉盛，月事以时下，故有子……七七任脉虚，太冲脉衰少，天癸竭，地道不通，故形坏而无子也。"女子在步入40岁以后，机体由阴阳均衡向衰退的老年过渡，随着肾气日衰，天癸将竭，冲任二脉逐渐亏虚，精血日趋不足，这是女性生长衰老的自然规律。多数女性通过脏腑之间的调节，能顺利度过这段时期。部分妇女由于体质因素，以及产育、疾病、营养、劳逸、社会环境、精神等因素的影响，使得阴阳平衡失调，而出现一系列脏腑功能紊乱。

因妇女一生经、孕、产、乳，数伤于血，易处于"阴常不足，阳常有余"的状态，而且经断前后，肾气虚衰，天癸先竭，所以临床以肾阴虚居多。由于体质或阴阳转化等因素，亦可表现为偏肾阳虚，或阴阳两虚，并由于诸种因素，经断前后常可兼夹气郁、瘀血、痰湿等复杂病机。"肾为先天之本"，又"五脏相移，穷必及肾"，故肾之阴阳失调，每易波及其他脏腑，而其他脏腑病变，久则必累及于肾，故本病之本在肾，肾的阴阳平衡失调，影响到心、肝、脾脏，从而发生一系列的病理变化，出现诸多证候。女子以血为本，其衰老是从"五七阳明脉衰"开始的，肾气衰竭，脾胃之气亦逐渐衰退，化源不足，冲任二脉失养。肾与脾先后天互相充养，脾阳赖肾阳以温煦，肾虚阳衰，火不暖土，又导致脾肾阳虚，而易出现水湿、痰浊等兼夹证。

《丹溪心法》云："心之所藏，在内者为血，发外者为汗，盖汗乃心之液。"心火动则汗液外泄，心气虚则汗液亦能外溢。肾水不足，水亏不能制火，心火偏亢，扰动心神，血脉失和；或心气不足，心液外泄，出现潮热。叶天士《临证指南医案》云："女子以肝为先天。"肝藏血，女子以血为本，绝经前后妇女阴血亏虚，更易出现肝阴不足的表现，如情绪多变、心烦急躁、失眠多梦、月经紊乱等，加之绝经前后，肾气衰退，肾阴亏虚，癸水不足，精亏不能化血，水不涵木，肝失所养，肝阳上亢；情志怫郁，肝气郁结，郁久化火，耗伤阴血，而易出现瘀血、气郁等兼证。

综上所述，妇女在绝经前后，肾气渐衰，天癸渐竭，冲任二脉虚衰，月经将断而至绝经，生殖能力降低而至消失，乃是妇女正常的生理衰退变化。但由于各种原因导致肾虚天癸竭的过程加剧或加深，难以较迅速地适应这一阶段的过渡，使阴阳失去平衡，脏腑气血不相协调，因而围绕绝经前后出现诸多的证候。

1.肾阴虚

"七七"之年，肾阴不足，天癸渐竭，若素体阴虚，或多产房劳者，数脱于血，肝肾同居于下焦，乙癸同源。复加忧思失眠，营阴暗耗，肾阴益亏，脏腑失养遂发经断前后诸证。若肾水不足以涵养肝木，易致肝肾阴虚或肝阳上亢。若肾水不足，不能上济于心，心火独亢，热扰心神，神明不安，出现心肾不交；肾阴虚，精亏血少，不能上荣脑，出现脑髓失养等。

2.肾阳虚

绝经之年，肾气渐衰，若素体阳虚，或过用寒凉及过度贪凉，可致肾阳虚惫。若命门火衰而不能温煦脾阳，出现脾肾阳虚；若脾肾阳虚，水湿内停，湿聚成痰，易酿成痰湿；或阳气虚弱，无力行血为瘀，出现肾虚血瘀。

3.肾阴阳俱虚

肾藏元阴而寓元阳，阴损及阳，或阳损及阴，真阴真阳不足，不能濡养、温煦脏腑或激发、推动机体的正常生理活动而致诸症丛生。

本病以肾虚为本，肾的阴阳平衡失调，影响到心、肝、脾脏，从而发生一系列的病理变化，出现诸多证候。因妇女一生经、孕、产、乳，数伤于血，易处于"阴常不足，阳常有余"的状态，而且经断前后，肾气虚衰，天癸先竭，所以临床以肾阴虚居多。由于体质或阴阳转化等因素，亦可表现为偏肾阳虚，或阴阳两虚，并由于诸多因素，经断前后常可兼夹气郁、瘀血、痰湿等复杂病机。

【辨证论治】

绝经前后诸证以肾虚为本，治疗上应注重平调肾中阴阳，清热不宜过于苦寒，祛寒不宜过于辛热，更不可妄用克伐，以免犯虚虚之戒。并注意有无水湿、痰浊、瘀血之兼夹证而综合施治。

1.肾阴虚证

主要证候：绝经前后，月经紊乱，月经提前量少或量多，或崩或漏，经色鲜红，头目晕眩，耳鸣，头部面颊阵发性烘热，汗出，五心烦热，腰膝酸疼，足跟疼痛，或皮肤干燥、瘙痒，口干便结，尿少色黄；舌红少苔，脉细数。

治法：滋养肾阴，佐以潜阳。

方药：左归丸(《景岳全书》)合二至丸(《医方集解》)。

熟地黄　山药　山茱萸　枸杞　川牛膝　鹿角胶　龟板胶　菟丝子　女贞子　旱莲草

方中熟地黄、山药、山茱萸滋补肝肾；配龟甲胶、鹿角胶调补肾中阴阳，龟、鹿二胶，为血肉有情之品，峻补精髓，龟甲胶补任脉，偏于补阴，鹿角胶补督脉，偏于补阳，在补阴之中配伍补阳药，取"阳中求阴"之义；枸杞子、菟丝子、二至丸补肝肾，益冲任；川牛膝补肝肾，又能活血祛瘀。全方共奏滋肾养阴、填精益髓之功。

若出现双目干涩等肝肾阴虚证时，宜滋肾养肝，平肝潜阳，以杞菊地黄丸或滋水清肝饮加减；若头痛、眩晕较甚者，加天麻、钩藤、珍珠母以增平肝息风镇潜之效；若头晕目眩、耳鸣严重，加何首乌、黄精、肉苁蓉滋肾填精益髓。

2. 肾阳虚证

主要证候：经断前后，经行量多，经色淡暗，或崩中漏下，精神萎靡，面色晦暗，腰背冷痛，小便清长，夜尿频数，或面浮肢肿；舌淡，或胖嫩边有齿印，苔薄白，脉沉细弱。

治法：温肾扶阳。

方药：右归丸（《景岳全书》）加减。

制附子　肉桂　熟地黄　山药　山茱萸　枸杞　鹿角胶　菟丝子　杜仲　当归

方中以附子、肉桂、鹿角胶，温补肾阳，填精补髓；熟地黄、枸杞子、山茱萸、山药滋阴益肾，养肝补脾；佐以菟丝子、杜仲补益肝肾，固精缩尿；当归养血和血，助鹿角胶以补养精血。诸药配合，共奏温补肾阳、填精益髓之功。

若月经量多或崩中漏下者，加赤石脂、补骨脂，以增温肾固冲止崩之功效；若腰背冷痛明显者，加川椒、鹿角片，以增补肾扶阳，温补督脉之效；若胸闷痰多，加瓜蒌、丹参、法半夏以化痰祛瘀；肌肤面目浮肿，酌加茯苓、泽泻、冬瓜皮。

3. 肾阴阳俱虚证

主要证候：经断前后，月经紊乱，量少或多；乍寒乍热，烘热汗出，头晕耳鸣，健忘，腰背冷痛；舌淡，苔薄，脉沉弱。

治法：阴阳双补。

方药：二仙汤（《中医方剂临床手册》）合二至丸（《医方集解》）加菟丝子、何首乌、龙骨、牡蛎。

二仙汤

仙茅　淫羊藿　巴戟天　当归　盐知母　盐黄柏

二至丸

女贞子　旱莲草

方中仙茅、淫羊藿、巴戟天、菟丝子温补肾阳，旱莲草、女贞子、制首乌补肾育阴，龙骨、牡蛎滋阴潜阳敛汗，知母、黄柏滋肾坚阴，当归养血和血。

若便溏者，去润肠之当归，加茯苓、炒白术以健脾止泻。

【临证思路】

绝经经断前后诸证的病因病机，但以肾气亏虚为本，有肾阴虚、肾阳虚之别，肾阴阳俱虚之分。阴虚则热，阳虚则寒，根据偏寒偏热，可分为如下三种：①热多寒少，重在阴虚，心肝火偏旺，兼有轻度肾阳虚寒，可见月经愆期或闭止，烘热出汗频作，烦躁失眠，胸闷心悸，口渴咽干，但又伴有怕冷，小腹作胀有冷感等，故滋阴清热法中应兼顾温补肾阳；②热少寒多，重在脾肾阳虚，多以脾肾阳虚，气化不利，水湿潴留或泛滥的症状较为明显，可见浮肿尿少，经闭形寒，而烘热出汗较轻，头昏烦躁，寐差，神疲等，治疗当以温阳利水兼清心安神；阳虚寒凝，兼有血瘀者，可见经行腹痛，血暗黑多块或有膜样物，腰酸小腹冷感等；③寒热参半，阴阳失调，乃是阴阳俱虚，潮热汗出恶风，不耐寒热，治疗滋阴温肾兼施，阴阳双补。

《素问·至真要大论》言："谨察阴阳所在而调之，以平为期。"绝经期肾气衰退，肾精亏乏，在治疗上应以平衡阴阳、调和营卫为出发点，使阴平阳秘，气血调和，用药须柔润不宜刚燥，应顾及脏腑阴阳的协调。

本病的辨证与论治，原则上以滋肾养阴为主，同时重视脾胃、心、肝。肾虚为本，适时调理脾胃，可使先天肾气得后天脾胃水谷精微之气滋养；心肝火旺为标，泻火应兼顾理气化痰，灵活运用清心泻火、宁心安神、滋水涵木等治法。同时，应重视对精神情绪方面的治疗，如辨证属补肾同时注重调脾，肝气郁结者，可疏肝开郁，用逍遥散随证加减；悲伤欲哭，烘热者，常用逍遥散合甘麦大枣汤加减以疏肝理气，缓急开郁。

【经验体会】

1.绝经前后诸证乃妇女由生育期向老年过渡阶段，因肾气渐虚，天癸竭，冲任二脉衰少所出现的一系列症状。以肾虚为本，肾的阴阳平衡失调导致肝肾阴虚、脾肾阳虚、心肾不交等一系列的病理变化，出现诸多证候。临床以烘热汗出、烦躁失眠、阴道干涩等肾阴虚为主，以心、肝火旺最常见。临证治以滋肾养阴，益气安神。拟方：左归饮（丸）、百合地黄汤合生脉散加减。药物如下：菟丝子、山萸肉、熟地黄、百合、白芍、党参、麦冬、丹参、枸杞、茯苓、女贞子等。

2.本病持续时间长短不一，短则几个月或2~3年，严重者可长达5~10年，该阶段若对肾气衰退，天癸渐竭，未能足够的重视，或因长期失治及误治等易发生情志异常、心悸、心痛、贫血、骨质疏松症等疾患。

（蔡平平）

第六节　卵巢早衰

【概述】

卵巢早衰是指40岁之前月经停闭，伴见围绝经期症候群，具有高促性腺激素和低雌激素特征的一种妇科疑难病。卵巢早衰给患者身心和家庭带来巨大的痛苦，成为当今生殖医学和生殖健康研究的热点和难点之一。

中医对卵巢早衰虽早有相似论述，但多归属于月经过少、血枯经闭、"年未老而经水断"、不孕等病证中。几千年的中医学宝库蕴藏着丰富的抗早衰的理、法、方、药。早在2000多年前的中医典籍《黄帝内经》中就已经记载了早衰病名。《素问·阴阳应象大论》指出："帝曰：调此二者奈何？岐伯曰：能知七损八益，则二者可调，不知用此，则早衰之节也。年四十而阴气自半也，起居衰也。""二者"，王冰注为血气、精气。张景岳认为指阴阳偏胜。"阴气自半"，是指肾气精气，四十之时，出现升阳之气和降阴之气各半，阳胜阴则强，阴胜阳则衰，阴阳各半，早衰已现。在这里明确提出了早衰，并以四十为界，阴气自半为病因病机。

《素问·上古天真论》曰："女子七岁，肾气盛，齿更发长；二七而天癸至，任脉通，太冲脉盛，月事以时下，故有子……七七任脉虚，太冲脉衰少，天癸竭，地道不通，故形坏而无子也。"阐明了月经的产生与调节以肾为主导，并界定"七七"49岁为绝经年龄。《黄帝内经》对妇科病证的论述以经闭最多，可见对其重视。如在《素问·腹中论》曰："病名血枯，得之年少时，有所大脱血，若醉入房中，气竭肝伤，故月事衰少不来也。"并出现了妇科历史上第一首方"四乌贼骨一藘茹丸"治疗血枯经闭，病名及该方为后世至今所常用。

宋代对经水早断已有认识，《圣济总论·妇人血气门》曰："治妇人经脉三年不通，牛膝大黄散方。"《妇人大全良方·卷之一》曰："若经候微少，渐渐不通，手足骨肉烦疼，日渐羸瘦，渐生潮热，其脉微数，此由阴虚血弱，当养血益阴等脉证并治。"颇符合卵巢早衰的发病经过及肝肾阴虚血弱的因证辨治。尤其是《陈素庵妇科补解·经水不当绝而绝方论》明确指出："天癸七七数尽则绝。《经》云：冲脉衰，天癸绝，地道不通，故形坏而无子也。若四十左右先期而断绝，非血虚即血滞，不可作血枯、血闭治之。"并提出相应方药。至清代《傅青主女科·年未老经水断》曰："《经》云：'女子七七而天癸绝。有年未至七七而经水先断者，人以为血枯经闭也，谁知是心肝脾之气郁乎……且经原非血也，乃天一之水，出自肾中……然则经水早断，似乎肾水衰涸……盖以肾水之生，原不由于心肝脾；而肾水之化，实有关于心肝脾。倘心肝脾有一经之郁，则其气不能入于肾中，肾之气即郁而不宣矣……肾气本虚，又何能盈满而化经水外泄耶……治法必须散心肝脾之郁，而大补其肾水，乃大补其心肝脾之气，则精溢而经水自通矣，方用益经汤。"傅青主此论，是继承《黄帝内经》学术理论基础上的创新，对中医药治疗卵巢早衰颇有指导价值。综上所述，《黄帝内经》指的"早衰""年四十而阴气自半"，陈素庵所说的"经水不当绝而绝""四十左右先期断绝"和傅青主提出的"年未老而经水断""经水早断"，不但与西医卵巢早衰的病名实质相一致，而且阐发了主要病因病机，出具了有研究价值的方药。

【病因病机】

月经是脏腑、天癸、气血、经络协调作用于胞宫的生理现象。在脏腑中，尤与肾肝脾关系最为密切，其中肾在月经产生中起主导作用。《傅青主女科》指出"经水出诸肾"，《妇人大全良方》又指出"妇人以血为基本"。早衰的病机源于《黄帝内经》，后世不断发展，主要为"亏虚说"和"瘀滞说"，而以亏虚说为主流，它包括了阴阳虚衰、脏腑亏虚、精气神亏耗，属虚劳范畴。常见病因病机有肝肾阴虚血瘀、脾肾阳虚血瘀、肾虚肝郁血瘀和血枯瘀阻。

1.肝肾阴虚血瘀

先天肝肾不足，或房劳多产伤肾耗精，或久病及肾，肝肾乙癸同源，精血互生，肝肾亏虚则精血匮乏，经血乏源，虚则无有不滞而为血瘀，肾虚与血瘀互为因果，肾水日以涸竭，导致冲任亏虚，天癸早竭则经水早断。如《医学正传》曰："月经全借肾水施化，肾水既乏，则经血日以干涸。"

2.脾肾阳虚血瘀

脾肾阳气素虚，或房劳多产伤肾，饮食失宜，劳倦思虑过度伤脾，脾肾阳虚生化失期或气化失常，则气血生化乏源，虚滞不通，或气血失于温煦，血行滞涩而为血瘀，脾肾阳虚血瘀，先后天不足导致经血匮乏，冲任亏虚，则天癸早竭，胞宫失养则经水早断。如《兰室秘藏》曰："妇人脾胃久虚，或形羸，气血俱衰，而致经水断绝不行。"

3.肝郁肾虚血瘀

素性忧郁或七情内伤而致肝郁疏泄失常，气血不和而为瘀；又肝为肾之子，子病及母而致肾虚，肝郁肾虚血瘀，冲任失调，天癸匮乏无以充养胞宫而致经闭；或肝郁克脾，脾虚气血生化不足，肾肝脾三经同病导致经水早断。卵巢早衰（POF）患者遭遇较多生活波折和较大的生活事件压力。

4.血枯瘀阻

素体阴血不足，或产时产后亡血；或久病大病伤阴，阴血涸竭。又因久虚成瘀，血枯瘀阻，任虚冲衰，天癸早竭，胞宫失养则经水早断。《兰室秘藏》曰："夫经者，血脉津液所化，津液既绝……血海枯竭，病名曰血枯经绝。"

上述病机各不相同，但由于病多虚损，日久难复，阴损及阳，阳损及阴，脏腑相生相克，脏腑、气血、经络互相联系又互相影响。同时，患者未老先衰，尤其是未婚未育者更是痛苦万分，长此以往，身心受伤，从而产生悲观、抑郁、焦虑、恐惧、情绪低落、对生活失去信心，而多兼肝郁表现。总之，卵巢早衰病因病机错综复杂，往往是脏腑、气血津精、天癸、冲任、胞宫先后受病，互为因果，其病机本质是肾脾亏虚、肝郁血瘀，引起肾-天癸-冲任-胞宫生殖轴的功能早衰。

【辨证论治】

1.肝肾阴虚血瘀证

临床表现：经来涩少点滴即净，经色暗红或鲜红，或月经推后，或停闭数月不行，或月经紊乱渐至经断，或突然经断，或婚久不孕，亦有多次人流或一次人流后月经停闭者，偶发或频发潮热汗出，失眠多梦，头晕心悸，腰酸背痛膝软，足跟或关节疼痛。白带少，甚或阴中干涩，性欲减退，性交痛或困难，或尿道灼热。日久渐见神疲健忘，形容憔悴，发始白活脱发；舌质稍红，苔少，脉细数或略数。

治法：滋养肝肾，养血活血。

方药：加减归肾丸，即归肾丸（方见"月经过少"）合大补元煎（《景岳全书》）合益经汤（《傅青主女科》）加丹参饮随证加减重组处方。

大补元煎

人参　山药　熟地黄　杜仲　白芍　山萸肉　枸杞　炙甘草

益经汤

熟地黄　白术　山药　当归　白芍　生枣仁　丹皮　沙参　柴胡　杜仲　人参

归肾丸为张景岳治肾水真阴不足，精衰血少，腰酸脚软，形容憔悴，遗泄阳衰等，全方补肾兼顾肝脾，重在滋养天癸，益精养血。

大补元煎治气血大坏，精神失守等，为回天赞化，救本培元第一要方。

益经汤为傅青主治疗"年未老经水断"之方。傅青主谓"此方心、肝、脾、肾四经同治药也，妙在补而通之，散以开之"。卵巢早衰是多脏失调，肾肝脾同调，气血同治，补肾养肝健脾，调冲任益天癸，滋其化源以通经。

肾虚腰膝酸痛，头晕耳鸣，性欲减退，可选加骨碎补、肉苁蓉、巴戟天、淫羊藿补肾益精壮骨；抑郁、情绪低落或烦躁易怒，选加郁金、合欢花、百合、香附，疏肝解郁；神疲乏力，心悸不眠，选加党参、麦冬、何首乌、女贞子、黄芪健脾养血；在服药后有经兆者，可试服桃红四物汤活血通经以观后效。中成药可选用滋肾育胎丸合六味地黄丸。

2.脾肾阳虚血瘀证

临床表现：月经稀发或稀少，色淡暗，质清稀，或月经推后，或停闭数月不来，或突然经断，或婚久不孕，或反复流产后停经；面目虚浮，时有烘热汗出，或形寒怕冷。面色晦黄，眼眶暗，环唇淡暗；舌质淡胖，有齿印，脉沉细。

治法：补肾健脾，养血活血。

方药：肾气丸（《金匮要略》）合八珍汤。

中成药可选用滋肾育胎丸合补中益气颗粒。

3.肝郁肾虚血瘀证

临床表现：情绪低落，郁闷不乐，或心烦焦虑，月经推后数月不行，或月经过少渐至经闭，婚久不孕，亦有七情内伤后突然停经者。神疲乏力，头晕失眠多梦，或形容憔悴，脱发或枯黄，皮肤干，时有烘热汗出，关节酸痛；舌暗红或边尖有瘀斑，苔白。

治法：疏肝益肾，养血活血。

方药：定经汤（《傅青主女科》）合肾气丸（《金匮要略》）加减，并配合心理疏导。中成药可选滋肾育胎丸合逍遥丸。

4.血枯瘀阻证

临床表现：月经数月不行或突然停闭不来，或产后、大病失血后、反复人工流产后突然经断；面色萎黄，形容憔悴，神疲乏力，头晕心悸，脱发或枯黄，四肢酸楚，关节痛，皮肤干燥感觉异常；舌淡苔白，脉沉细涩。

治法：滋阴养血，活血调经。

方药：人参鳖甲汤（《妇人大全良方·产后褥劳》）加紫河车。

人参、桂心、当归、桑寄生、白茯苓、白芍药、桃仁、熟地黄、甘草、麦冬、川续断、牛膝、鳖甲、黄芪。

原方治产后褥劳。全方滋阴养血、填精益髓、大补元气，佐以活血通经。陈自明在该方中说"晚食前温服，此药神妙"。

上述各证以肝肾阴虚血瘀最为多见。卵巢早衰以虚证或虚中夹实者为主。故不论病程长短，均要以补为通，因势利导。治疗卵巢早衰常以3个月为1个疗程。大多可先见绝经症状的改善，当潮热和阴道干涩症状消除时常可来月经。对于有生育要求的患者，来经后加强调经促排卵治疗和B超监测卵泡发育，或复查内分泌改善情况，把握可能怀孕的时机，以期获得妊娠。

【临证思路】

卵巢早衰一旦发生，无论中医西医治疗都是相当困难的。卵巢早衰大多有高危因素和先兆存在，发病过程缓慢，可治可防，防重于治，必须重视未病先防、病后防变、愈后防复的"三级预防"。要预防卵巢早衰，须重视月经改变，当临床出现年龄在40岁以前月经稀发、过少，或频发紊乱，或停闭数月，甚至突然经断，要警惕卵巢早衰的可能，及早进行性激素及人抗苗勒管激素（AMH）检测，一旦发现卵巢储备功能减退则及早处理，病从浅治，尽快逆转，防止卵巢功能进一步衰退而发展为卵巢早衰；此外，重视中年保健，再振根基，中年是事业上升期和生理功能下降的交汇时期，中年应重视固本培根，调和肾中阴阳，节欲以防衰。

【经验体会】

治疗方案应根据患者年龄、生育状况和生育要求、病因、卵巢内有无发育中的卵泡及经济状况等情况，强调个体化治疗。卵巢早衰的治疗目的参照郎景和院士针对三类不同的人群所提出的三个不同的目的：消除绝经期症状；改善性功能，防止阴道萎缩，促进子宫发育，消除阴道干涩；期望生育者，可用女性性激素负反馈作用，抑制FSH和LH，同时可减少卵母细胞耗损，增强卵泡对性激素的敏感性。

卵巢早衰临床上肝肾阴虚血瘀证较常见，所以临床上可用归肾丸、大补元煎、益经汤、丹参饮合方辨证选药组方以补肝肾滋天癸、疏肝活血以调控肾–天癸–冲任–胞宫轴功能调经治本。也可以以本方做成中药膏方长期服用。同时，要重视饮食调补，根据不同的体质，阴阳之偏颇，补肾益精的血肉有情之品，如人参、鹿茸、雪蛤均可根据各人的病情适当选用。治疗过程中，若卵巢早衰好转或治愈后，仍然要防止复发，强调维持治疗的重要性，可维持治疗至45岁左右方可停药。

（张玉珍、史云）

第七章　带下病

带下病是指带下量明显增多或减少，色、质、气味发生异常，或伴全身或局部症状者。带下明显增多者称为带下过多，带下明显减少者称为带下过少。在某些生理性情况下也可出现带下量增多或减少，如妇女在月经期前后、排卵期、妊娠期其带下量增多而无其他不适者，为生理性带下；绝经前后白带减少而无明显不适者，也为生理现象，均不作病论。

带下一词首见于《素问·骨空论》，其曰："任脉为病……女子带下瘕聚。"带下有广义和狭义之分。广义带下病泛指经、带、胎、产、杂等多种妇科疾病。因其多发生在带脉以下，故古人称妇产科医生为带下医。狭义带下又有生理与病理之分。生理性带下属于妇女体内的一种阴液，为胞宫渗润于阴户的白色或透明，无特殊气味的黏液，其量不多。是在"肾气盛，天癸至，任脉通，太冲脉盛"的情况下开始产生，由脾脏运化、肾脏闭藏、任脉所司、带脉约束，布露于阴窍。此即《沈氏女科辑要笺正》引王孟英所说："带下，女子生而即有，津津常润，本非病也。"狭义带下病作为一个独立的病，在《诸病源候论》始有记载。《沈氏女科辑要笺正·带下》对其表现做了较为具体的论述："如其太多，或五色稠杂及腥秽者，斯为病候。"本章所讨论的是狭义的带下病。

带下病是妇产科的常见病、多发病，常常合并有月经不调、闭经、阴痒、阴痛、不孕、癥瘕等。

第一节　带下过多

【概述】

带下过多是指带下量明显增多，色、质、气味异常，或伴有局部及全身症状者。古代有"白沃""赤沃""赤白沃""白沥""赤沥""赤白沥""下白物"等名称。

西医学的各类阴道炎、宫颈炎、盆腔炎、内分泌功能失调（尤其是雌激素水平偏高）等疾病引起的阴道分泌物异常与中医学带下过多的临床表现相类似时，可参考本节论治。

汉代《金匮要略·妇人杂病脉证并治》最早记载经、带合病，其曰："妇人经水不利……下白物，矾石丸主之。"隋代《诸病源候论·妇人杂病诸候·带下候》明确提出了"带下病"之名，并分"带下五色俱下候"。金元时期，刘完素在《素问玄机原病式·附带下》中云:"故下部任脉湿热甚者,津液溢而为带下。"《丹溪心法》认为带下过多与湿痰有关,主张燥湿为先,佐以升提。明《万氏妇人科》指出了带下过多与白浊、白淫的鉴别。《女科撮要》提出带下过多乃由脾胃亏损、阳气下陷所致,主张健脾升阳止带。《景岳全书·妇人规·带浊梦遗类》则强调"心旌之摇""多欲之滑""房室之逆""虚寒不固"等伤肾而致带下过多,治法除药物外,尚宜节欲。清代的《傅青主女科·带下》将带下病列为该书首卷,分别以白、黄、赤、青、黑五色带下论述其病机、证象、治法,认为"带下俱是湿证",所创完带汤、易黄汤至今仍为临床所推崇。历代医家所论虽各有侧重,但多认识到带下过多当责之脾肾之虚或湿热内侵阴器、胞宫,累及任带,使任脉失固、带脉失约所致。

【病因病机】

本病的主要病机是湿邪伤及任带二脉,使任脉不固,带脉失约。湿邪是导致本病的主要原因,有内外之别,脾肾肝三脏功能失调是产生内湿之因:脾虚失运,水湿内生;肾阳虚衰,气化失常,水湿内停;肝郁侮脾,肝火夹脾湿下注。外湿多因久居湿地,或涉水淋雨,或不洁性交等,以致感受湿邪。

1.脾虚

素体脾虚,或饮食所伤,或劳倦过度,或忧思气结,损伤脾气,脾虚运化失司,水谷之精微不能上输以化血,反聚而成湿,流注下焦,伤及任带而为带下过多。如《女科经纶·带下门》引缪仲淳云:"白带多是脾虚……脾伤则湿土之气下陷,是脾精不守,不能输为精血而下白滑之物矣。"

2.肾阳虚

禀赋阳虚,或房劳多产,或年老体虚,或久病伤肾,肾阳虚,命门火衰,气化失常,水湿下注,任带失约,致带下过多;或因肾气不固,封藏失职,精液滑脱而下,致带下过多。《万氏妇人科》曰:"白带者,时常流出清冷稠黏,此下元虚损证也。"

3.阴虚夹湿

素体阴虚,或年老真阴渐亏,或久病失养,暗耗阴津,相火偏旺,阴虚失守,复感湿邪,伤及任带而致带下过多。

4.湿热下注

经行产后,胞脉空虚,摄生不洁,或淋雨涉水,或久居湿地,感受湿邪,蕴而化热,伤及任带而致。或脾虚生湿,湿蕴化热酿成。或因肝郁化热,肝气乘脾,脾虚失运,肝火夹脾湿流注下焦,损伤任带二脉而致带下过多。《傅青主女科·黄带下》曰:妇人有带下而色黄者,宛如黄茶浓汁,其气腥秽,所谓黄带是也。夫黄带乃任脉之湿热也。

5.热毒蕴结

摄生不慎，或阴部手术消毒不严，或经期、产后胞脉空虚，忽视卫生，湿毒乘虚直犯阴器、胞宫。或因热甚化火成毒，或湿热遏久成毒，热毒损伤任带二脉而为带下过多。

带下日久，阴液耗损，可致虚实错杂，或虚者更虚，或影响经孕，故应及早防治。

【辨证论治】

带下过多的辨证要点主要是根据带下的量、色、质、气味的异常。一般而论，带下色淡、质稀者为虚寒；色黄、质稠、有秽臭者为实热。临证时，结合全身症状、舌脉、病史等进行分析。本病治疗以除湿为主。一般治脾宜升、宜燥；治肾宜补、宜涩；湿热和热毒宜清、宜利；阴虚夹湿证应补清兼施；虚实夹杂证及实证治疗还需配合外治法。

1.脾虚证

主要证候：带下量多，色白或淡黄，质稀薄，或如涕如唾，绵绵不断，无臭；面色㿠白或萎黄，四肢倦怠，脘胁不舒，纳少便溏，或四肢浮肿；舌淡胖，苔白或腻，脉细缓。

治法：健脾益气，升阳除湿。

方药：完带汤（《傅青主女科》）。

人参　白术　白芍　怀山药　苍术　陈皮　柴胡　黑荆芥　车前子　甘草

原方治"终年累月下流白物，如涕如唾，不能禁止，甚则臭秽者，所谓白带也"。

方中人参、白术、怀山药、甘草益气健脾；苍术、陈皮燥湿健脾，行气和胃；白芍、柴胡疏肝解郁，升阳除湿；黑荆芥入血分，祛风胜湿；车前子利水渗湿。本方为脾胃肝三经同治之方，寓补于散之内，寄消于升之中，补虚而不滞邪，以达健脾益气，升阳除湿止带之效。

若气虚重者加黄芪；兼肾虚腰酸者加杜仲、续断、菟丝子；寒凝腹痛者加香附、艾叶；纳呆加砂仁、厚朴；带多日久，滑脱不止者加固涩止带药，如金樱子、芡实、乌贼骨、白果之类。

若脾虚湿蕴化热，症见带下量多、色黄、黏稠，有臭味者，治宜健脾祛湿，清热止带，方用易黄汤（《傅青主女科》）。

山药　芡实　黄柏　车前子　白果

方中山药、芡实健脾化湿；白果固涩止带；车前子利水渗湿；黄柏清热燥湿，使热去湿化，则带自止。

2.肾阳虚证

主要证候：带下量多，绵绵不断，质清稀如水；腰酸如折，畏寒肢冷，小腹冷感，面色晦暗,小便清长,或夜尿多,大便溏薄;舌质淡,苔白润,脉沉迟。

治法:温肾培元,固涩止带。

方药:内补丸(《女科切要》)。

鹿茸 肉苁蓉 菟丝子 潼蒺藜 肉桂 制附子 黄芪 桑螵蛸 白蒺藜 紫菀茸

原方治命门火衰,肾气虚弱,失于温煦,不能封藏,任带失调,津液滑脱之重证。

方中鹿茸、肉苁蓉补肾阳益精血;菟丝子补肝肾,固任脉;潼蒺藜温肾止腰痛;肉桂、制附子补火壮阳,温养命门;黄芪补气助阳;桑螵蛸收涩固精;白蒺藜疏肝泄风;紫菀茸温肺益肾。全方共奏温肾培元、固涩止带之功。

若便溏者去肉苁蓉,加补骨脂、肉豆蔻;小便清长或夜尿频多者加益智仁、覆盆子;若带下如崩,加鹿角霜、莲子、金樱子加强补肾固涩止带之功。

3. 阴虚夹湿证

主要证候:带下量多,色黄或赤白相兼,质稠,有气味,阴部灼热感,或阴部瘙痒,腰酸腿软,头晕耳鸣,五心烦热,咽干口燥,或烘热汗出,失眠多梦;舌质红,苔少或黄腻,脉细数。

治法:滋肾益阴,清热利湿。

方药:知柏地黄汤(方见经行口糜)。

方中熟地滋阴补肾,益精生血;山茱萸温补肝肾,收涩精气;山药健脾滋肾,涩精止泻;泽泻清泻肾火;丹皮清肝泻火;茯苓健脾利湿;知母、黄柏清热泻火滋阴。

若失眠多梦者加柏子仁、酸枣仁;咽干口燥甚者加沙参、麦冬;五心烦热甚者,加地骨皮、银柴胡;头晕目眩者加女贞子、旱莲草、白菊花、钩藤;舌苔厚腻者,加薏苡仁、扁豆、车前草。

4. 湿热下注证

主要证候:带下量多,色黄或呈脓性,质黏稠,有臭气,或带下色白质黏,呈豆渣样,外阴瘙痒,小腹作痛,口苦口腻,胸闷纳呆,小便短赤;舌红,苔黄腻,脉滑数。

治法:清利湿热,佐以解毒杀虫。

方药:止带方(《世补斋·不谢方》)。

猪苓 茯苓 车前子 泽泻 茵陈 赤芍 丹皮 黄柏 栀子 牛膝

原方专用于止带。

方中猪苓、茯苓、车前子、泽泻利水渗湿止带;赤芍、丹皮清热,凉血活血;黄柏、栀子、茵陈泻热解毒,燥湿止带;牛膝利水通淋,引诸药下行,使热清湿除则带自止。

若腹痛加川楝子、延胡；若带下有臭味者加土茯苓、苦参。

若肝经湿热下注，症见带下量多色黄或黄绿，质黏稠，或呈泡沫状，有臭气，阴痒，烦躁易怒，口苦咽干，头晕头痛，舌边红，苔黄腻，脉弦滑，治宜清肝利湿止带，方用龙胆泻肝汤（《医宗金鉴》）。

龙胆草 黄芩 栀子 当归 柴胡 生地 木通 车前子 泽泻 甘草

方中龙胆草泻肝胆实火，清下焦湿热；黄芩、栀子清热泻火；当归、柴胡、生地疏肝活血，凉血养阴；木通、车前子、泽泻利水渗湿；甘草调和诸药，清热解毒。诸药合用，共奏泻肝胆实火、清下焦湿热之功。

若湿浊偏甚，症见带下量多，色白，如豆渣状或凝乳状，阴部瘙痒，脘闷纳差，舌红，苔黄腻，脉滑数。治宜清热利湿，疏风化浊，方用萆薢渗湿汤（《疡科心得集》）加苍术、藿香。

萆薢 薏苡仁 黄柏 赤茯苓 丹皮 泽泻 通草 滑石

本证多配合外治法，以提高疗效。

5.热毒蕴结证

主要证候：带下量多，黄绿如脓，或赤白相兼，或五色杂下，质黏腻，臭秽难闻，小腹疼痛，腰骶酸痛，烦热头晕，口苦咽干，小便短赤，大便干结；舌红，苔黄或黄腻，脉滑数。

治法：清热解毒。

方药：五味消毒饮（《医宗金鉴》）加土茯苓、败酱草、鱼腥草、薏苡仁。

蒲公英 金银花 野菊花 紫花地丁 青天葵

原方"疗诸疔"。

方中蒲公英、金银花、野菊花、紫花地丁、青天葵均为清热解毒之品。加败酱草、土茯苓、鱼腥草、薏苡仁以清热解毒，利水除湿。

若腰骶酸痛，带下恶臭难闻者，加半枝莲、穿心莲、蛇舌草、椿根白皮以清热解毒除秽。

【临证思路】

带下过多是许多疾病的一种症状，以带下增多，色、质、味的异常为临床特征，常伴有外阴、阴道瘙痒、灼痛等症。可见于西医之阴道炎、宫颈炎、盆腔炎性疾病、妇科肿瘤、内分泌失调等多种疾病。诊治时应首先明确带下异常的原因，特别对于赤带、赤白带、五色杂下，气味秽臭者，必须排除恶性病变。

"带下俱是湿证"。湿邪为患，伤及任带两脉，涉及肝脾肾三脏。临证时须根据带下的色、质、气味特点，结合全身症状与舌脉，分辨虚、实、寒、热，治疗以利湿为主。因脾、肾之虚所致者当健脾、温肾以化湿，以内治为主，且中医治疗效果较好；

而湿热、湿毒之实证当以清热解毒祛湿为法，辅以熏洗、纳药或物理治疗，内外并治。而"诸湿肿满皆属于脾"，故健脾利湿之法应贯穿带下病各个证型之中。

生殖道炎症所致的带下病多属实证、湿热证。诊治之时，应通过实验室检查确定病原体，在辨证论治之余，可针对病原体选择药物（包括中药和西药）以提高疗效。湿热带下迁延日久，或反复发作，可损伤正气，呈现虚实夹杂、本虚标实之证，需标本兼顾，扶正以祛邪。湿毒为患，邪毒炽盛，往往是生殖道急性炎症或生殖器官肿瘤合并感染，需要中西医结合治疗，以免贻误病情。阴痒或涩痛者，应内外合治。局部病变明显，药物治疗效果不显，可行局部物理治疗。

治疗期间，应注意外阴、阴道清洁，避免盆浴、游泳，防止交叉感染。

带下过多经过及时治疗多可好转或痊愈，故预后良好。若治不及时或治不彻底，或病程迁延日久，致使邪毒上客胞宫、胞脉，可导致月经异常、癥瘕和不孕症等病证。若带下病日久不愈，且五色带下秽臭伴癥瘕或形瘦者，要注意排除恶证，预后差。

【经验体会】

带下病有虚实两证，非炎性带下多属虚证，由脏腑功能失调所致，而炎性带下多属实证，多由湿蕴化热，或感染湿热毒邪。带下病俱是湿证，治以祛湿为主，但此病耗伤阴液，如一味祛湿利湿，恐有进一步耗伤阴液之嫌，因此应灵活地掌握祛湿方法，并注意补益不宜过于滋腻，以碍祛湿。带下病重在预防与保健，保持外阴清洁，特别在经行、产后、手术后尤其如此，提倡淋浴，注意性生活卫生，同时注意饮食调护。对于炎性带下要注意配合局部用药，如外阴熏洗、阴道冲洗、阴道纳药、热熨法等。外治法主要是清热解毒、杀虫止痒。

阴道炎以带下量增多，色、质、气味异常，伴阴痒为其临床特征，属"带下病"的范畴。临证强调辨证与辨病相结合，应进行妇科检查及白带常规检查，明确病位及病因。若见赤带、赤白带、黄色带或臭秽带下，尤其是更年期或绝经后妇女出现上述症状时，要警惕宫颈癌、子宫内膜癌等，应及早诊治。其中细菌性阴道病、滴虫性阴道炎、外阴阴道假丝酵母菌病均以湿热下注、湿浊热毒蕴结为多见；老年性阴道炎则以肝肾阴虚夹湿热为主，治疗以补肝肾、清湿热。对各种原因引起的阴道炎，应注意内外同治，整体与局部治疗相结合，才能达到较好的疗效，同时可针对病原菌选择西药口服或外用，以提高疗效。

宫颈炎亦可引起带下异常，属于中医"带下病"范畴。其临床证型多为湿热下注，需内外同治方能取得较好疗效。内治时应首先辨别带下的量、色、质、气味，结合全身症状、舌脉等进行全面分析，急性宫颈炎阶段以内服清热解毒利湿之剂为主；慢性宫颈炎以除湿止带为主，并结合局部对症外治，特别是带下量多色黄味臭等临床症状明显者更为重要。对于急性宫颈炎的西医治疗主要选择抗生素治疗，包括经验性和针对病原体的抗生素治疗，对于有炎症表现的糜烂样改变及子宫颈息肉以局部治疗为主，但在治疗前应行相关检查排除子宫颈上皮内瘤变和子宫颈癌。同时应结合患者的临床症状、年龄，及有无生育要求等方面综合考虑是否选用物理疗法。

【附】舒乐宁洗剂

舒乐宁洗剂是广州中医药大学第一附属医院的院内制剂，是由张玉珍教授研发，距今已有20年历史。该洗剂主要由苦参、百部、黄柏、大飞扬等9味药组成的中药制剂，具清热燥湿、杀虫止痒的功效。该药适用于湿热型带下、阴痒病证。症见阴部瘙痒，外阴皮肤黏膜潮红或湿疹样变；或带下量多，色黄如脓，或呈泡沫米泔样，或如凝乳，味腥臭或酸臭；小便黄；舌黄腻，脉弦数。若寒湿、阴虚证者不适合使用。临床上常用来辅助治疗霉菌性、滴虫性、细菌性阴道炎以及淋病等各类外阴阴道炎。亦可用于化疗后引起皮肤瘙痒、小儿热痱。

舒乐宁洗剂的使用方法是：①阴道冲洗：按温水：原液为10∶1比例配置，将稀释后的洗剂，置入一次性阴道冲洗器冲洗阴道，每日一次；②坐盆：按温水：原液为10∶1比例配置，将稀释后的洗剂约1500mL，放入盆中坐洗，每日一次，每次15分钟；③外阴或皮肤涂抹：原液直接涂抹外阴或皮肤，每日1~3次；④小儿热痱：按温水：原液为10∶1比例配置，用来洗浴。

第二节　带下过少

【概述】

带下过少是指带下量明显减少，导致阴中干涩痒痛，甚至阴部萎缩者。

本病与西医学的卵巢功能早衰、卵巢功能下降、手术切除卵巢后、盆腔放疗后、严重卵巢炎及席汉氏综合征、长期服用某些药物抑制卵巢功能等导致雌激素水平低落而引起的阴道分泌物减少相类似。

带下过少在前人文献中缺乏专论，仅散见于绝经前后诸证、闭经、不孕、阴痒、阴冷、阴萎、阴痛等病证中。本病可影响妇女的生活质量，甚至影响夫妻性生活的和谐及家庭稳定，故此列为专病论述。

【病因病机】

本病的主要病机是阴液不足，不能润泽阴户。肝肾亏损、血枯瘀阻是导致带下过少的主要原因。

1.肝肾亏损

先天禀赋不足，肝肾阴虚，或房劳多产，大病久病，耗伤精血，或年老体弱，肾精亏损，或七情内伤，肝肾阴血暗耗，肝肾亏损，血少精亏，阴液不充，任带失养，不能润泽阴窍，发为带下过少。

2.血枯瘀阻

素体脾胃虚弱，化源不足；或堕胎多产，大病久病，暗耗营血；或产后大出血，血不归经；或经产感寒，余血内留，新血不生，均可致精亏血枯，瘀血内停，瘀阻血脉，精血不足且不循常道，阴津不得敷布阴窍，发为带下过少。

【辨证论治】

带下过少的根本是阴血不足，治疗重在滋补肝肾之精，佐以养血、化瘀等。用药不可肆意攻伐，过用辛燥苦寒之品，以免耗津伤阴，犯虚虚之戒。

1.肝肾亏损证

主要证候：带下过少，甚至全无，阴部干涩灼痛，或伴阴痒，阴部萎缩，性交疼痛，头晕耳鸣，腰膝酸软，烘热汗出，烦热胸闷，夜寐不安，小便黄，大便干结；舌红少苔，脉细数或沉弦细。

治法：滋补肝肾，养精益津。

方药：左归丸（《景岳全书》）加知母、紫河车、麦冬。

方中熟地黄、山茱萸、山药、枸杞子益肝肾，补精血；菟丝子补肾气；鹿角胶、龟板胶滋补精血，补益冲任；川牛膝引药下行。加紫河车大补精血；麦冬养阴润燥；知母养阴清热。全方共奏滋补肝肾、养精益津之功。

如阴虚阳亢，头痛甚者，加天麻、钩藤、石决明；心火偏盛者，加黄连、炒酸枣仁、青龙齿；皮肤瘙痒者，加蝉蜕、防风、白蒺藜；大便干结者，加生地黄、玄参、何首乌。

2.血枯瘀阻证

主要证候：带下过少，甚至全无，阴中干涩，阴痒，或面色无华，头晕眼花，心悸失眠，神疲乏力，或经行腹痛，经色紫暗，有血块，肌肤甲错，或下腹有包块；舌质暗，边有瘀点瘀斑，脉细涩。

治法：补血益精，活血化瘀。

方药：小营煎（《景岳全书》）加丹参、桃仁、牛膝。

当归 白芍 熟地 山药 杞子 炙甘草

原治血少阴虚。

方中当归、白芍养血润燥；熟地黄、杞子滋阴养血填精；山药健脾滋肾；炙甘草益气健脾。加丹参、桃仁活血祛瘀；牛膝引药下行。全方补血益精，活血行瘀。

大便干结者，加胡麻仁、何首乌；小腹疼痛明显者，加五灵脂、延胡索；下腹有包块者，加鸡血藤、三棱、莪术。

【临证思路】

带下过少可能是某些疾病如卵巢功能减退、卵巢早衰的征兆，需予以重视，尽量做到早期诊断，早期治疗可能致卵巢功能降低的原发病。其病机以阴精亏损为主，中医治疗重在滋养肝肾，填精补血。一般需连续治疗3~6个月，方可见效。可辅以饮食疗法，通过食补以滋阴养血。对于情志抑郁者，还需予以心理辅导。

激素替代疗法收效较快，但可能增加子宫内膜癌和乳腺癌的风险，使用前需进行评估，以权衡利弊。因带下过少而影响性生活质量者，可使用阴道润滑剂。

带下过少，若病程较短，并经过及时、适当治疗，一般可好转。若迁延日久，未及时治疗，可出现月经过少、月经稀发，甚至闭经和不孕症等病证。若因手术切除卵巢或盆腔放射治疗引起的带下过少，则疗效较差。

【经验体会】

带下过少，其根本是精血不足，主要病机是肝肾阴虚。由于肾精亏损，精亏血少，阴液不足，不能润泽于阴道，则带下过少。治疗主要是纠正阴虚，重在滋补肝肾阴精，佐以养血、化瘀。用药以滋润生津为主，不可肆意攻伐，或过用辛燥苦寒之品，以免伤阴，而犯虚虚之戒。

（赵颖）

第八章　妊娠病

第一节　恶　阻

【概述】

妊娠早期出现恶心呕吐，头晕倦怠，甚或食入即吐者，称为"恶阻"。亦称之"子病""病儿""阻病"。正如《胎产心法》云："恶阻者，谓有胎气，恶心阻其饮食也。"若妊娠早期仅有恶心择食，头晕，或晨起偶有呕吐，为早孕反应，一般对生活和工作影响不大，不属病态，一般三个月后逐渐消失。若症状严重，则影响孕妇的身体健康，甚至威胁生命，故需及时治疗，正如《万氏妇人科》云："轻者不服药无妨，乃常病也。重者需药调之，恐伤胎也。"

西医学的妊娠剧吐可参照本病辨治。

有关恶阻的记载，最早见于汉代《金匮要略·妇人妊娠脉证并治》，其曰："妇人得平脉，阴脉小弱，其人渴（《金匮要略心典》解释此处'渴'作'呕'），不能食，无寒热，名妊娠，桂枝汤主之。"又提出干姜人参半夏丸治疗妊娠呕吐不止。隋代巢元方《诸病源候论·恶阻候》首提恶阻病名，云"恶阻病者，心中愦闷，头眩，四肢烦痛，懈惰不欲执作，恶闻食气，欲食咸酸果实，多睡少起"，这是对恶阻总的症状总结，切合临床。对其病因也论述详尽，并指出"此由妇人元本虚羸，血气不足，肾气又弱，兼当风饮冷太过，心下有痰水挟之而有娠也"。明确提出素体不足，又感受风冷兼之有孕系本病的主要原因。宋代《妇人大全良方》谓："妊娠呕吐恶食，体倦嗜卧，此胃气虚而恶阻也。"《景岳全书》又指出："凡恶阻多由脾虚气滞。然亦有素本不虚，而忽受妊娠，则冲任上壅气不下行，故致呕逆等证。"清代《傅青主女科》认为"肝血太燥"，"肝急则火动而逆也"，"故于平肝补血之中，加以健脾开胃之品……宜用顺肝益气汤"，对恶阻的病因及治疗增添了新意。

【病因病机】

恶阻的发生，主要是冲气上逆，胃失和降所致。临床常见的原因为脾胃虚弱、肝胃不和和气阴两虚。

1. 脾胃虚弱

素体脾胃虚弱，受孕后，血聚胞以养胎，胞宫内实，冲脉之气较盛，冲脉起于胞宫隶于阳明，冲气循经上逆犯胃，胃失和降，反随冲气上逆而发为恶阻。若脾虚痰饮内停者，痰饮亦随之上泛而呕恶。

2.肝胃不和

素性抑郁，或恚怒伤肝，肝气郁结，郁而化热，孕后血聚养胎，肝血益虚，肝火愈旺，火性炎上，上逆犯胃，胃失和降，遂致恶阻。如《女科经纶》说："妊娠呕吐属肝挟冲脉之火冲上。"

呕则伤气，吐则伤阴，呕吐日久，浆水不入，气阴两虚。无阴则呕吐更剧。胃阴伤不能下润大肠，便秘日益，腑气不通，加重呕吐；肾阴伤则肝气急，肝气急，则呕吐愈甚，如此因果相干，恶性循环，出现精亏气散之恶阻重证。

【辨证论治】

本病以孕后反复呕吐或食入即吐为特征。根据病史及有关检查，确定是否妊娠，并排除葡萄胎、妊娠合并急性胃肠炎、肝炎等疾病引起剧吐的可能。

对恶阻的辨证，主要以呕吐物的性状和患者的口感作为辨证要点，结合全身情况、舌脉综合分析，辨其虚实。呕吐食糜，口淡，多为脾胃虚弱；若呕吐清涎，多为脾胃虚寒；口中淡腻、呕吐痰涎，多为脾虚痰湿；口苦，呕吐酸水或苦水，多为肝胃不和；干呕或呕吐血性物，多为气阴两虚。

恶阻的治疗以调气和中，降逆止呕为主。服药方法，以少量多次呷服为主。并应注意饮食和情志的调节。

脾胃虚弱证

主要证候：妊娠早期，恶心呕吐不食，甚则食入即吐，口淡，呕吐食糜或清涎；头晕体倦，脘痞腹胀；舌淡，苔白，脉缓滑无力。

治法：健脾和胃，降逆止呕。

方药：香砂六君子汤（《名医方论》）。

人参　白术　茯苓　甘草　半夏　陈皮　木香　砂仁　生姜

原方治气虚肿胀，痰饮结聚，脾胃不和，变生诸症者。

方中四君子汤健脾胃，和中气为君；砂仁、半夏醒脾和胃，降逆止呕，木香、陈皮理气和中为臣；生姜温胃止呕为佐使。全方补脾胃，降逆气，使呕吐得止。

若脾胃虚寒，症见呕吐清涎，形寒肢冷，面色苍白，酌加丁香、白豆蔻以增强温中降逆之力。

若脾虚挟痰浊，症见胸闷泛恶，呕吐痰涎，舌淡苔厚腻，脉缓滑，原方加苏叶、橘红易陈皮以宽胸理气化痰止呕，或用小半夏加茯苓汤（《金匮要略》）加白术、砂仁、陈皮。

小半夏加茯苓汤

制半夏　生姜　茯苓

若素有堕胎、小产、滑胎病史，或症见腰酸腹痛，或阴中下血者，宜去半夏，加杜仲、菟丝子、桑寄生等固肾安胎；若呕吐甚伤阴，症见口干便秘，去砂仁、茯苓、木香等温燥或淡渗之品，加玉竹、麦冬、石斛、胡麻仁等养阴和胃。

2.肝胃不和证

主要证候：妊娠早期，恶心呕吐酸水或苦水，恶闻油腻；烦渴口干口苦，头胀而晕，胸满胁痛，嗳气叹息；舌淡红，苔微黄，脉弦滑。

治法：清肝和胃，降逆止呕。

方药：橘皮竹茹汤(《金匮要略》)加姜半夏、竹茹、乌梅。

橘皮　竹茹　大枣　人参　生姜　甘草

原方治胃虚有热，气逆上冲之哕逆。

方中橘皮理气和胃，降逆止呕，竹茹清热安中共为君；人参补益中气，与橘皮合用，行中有补，生姜和胃止呕，与竹茹配合则清中有温均为臣；甘草、大枣益气和胃为之佐使。全方使肝胃得和，肝热自除，则呕吐自平。常加枇杷叶、白芍、柿蒂增强清肝、柔肝、和胃，降逆止呕之功。

上述二证，经治未愈，呕吐剧烈，持续日久，甚则干呕或呕吐苦黄水或血水；精神萎靡，形体消瘦，眼眶下陷，双目无神，四肢乏力，或发热口渴，尿少便秘，唇舌干燥；舌质红，苔薄黄而干或光剥，脉细滑数无力，为气阴两虚之象。治宜益气养阴，和胃止呕。方用生脉散(方见崩漏)合增液汤(《温病条辨》)。

【临证思路】

1.恶阻症状严重者，应注意排除葡萄胎，监测血 β-HCG定量和B超。

2.妊娠恶阻的治疗以"治病与安胎并举"为原则，治宜"调气和中，降逆止呕"为主，佐以安胎。用药应避免升散、重坠之品，恐有堕胎之虞。若病情严重，食入即吐而成气阴两亏之严重证候，则应采取中西医结合治疗，每日静脉补充葡萄糖液及葡萄糖盐水，加入氯化钾、维生素C及维生素B_6，必要时静脉滴注碳酸氢钠溶液以纠正电解质及酸碱平衡紊乱。并结合血气分析及电解质测定进行调整。一般经治疗后病情多能迅速好转，对于恶阻重证若经系统治疗后，病情仍不见好转，体温增高，心率增快，或出现黄疸时，则应考虑终止妊娠，"下胎益母"。

【经验体会】

1.恶阻发生发展往往与精神紧张、饮食不节等因素相关，治疗时应配合情志疏导，解除患者思想顾虑，重视中医心理调护。饮食宜清淡，营养均衡，容易消化，少量多餐，避免甘肥厚腻、辛辣刺激之品。

2.治疗需兼顾健脾、调肝。妊娠之后，血聚以养胎，血虚则肝木失其濡养，肝体阴而用阳，肝血不足其用反而有余，犯于胃则见呕恶，厌食。张山雷说："妊娠皆肝气上逆，纵无怒气激动，其病也本于肝。"木旺乘土，脾胃虚弱证常见脾气虚弱与肝气横逆并存，肝气犯脾，而肝胃不和证则见肝气犯胃，肝气横逆与胃失和降的病变同时存在。故不管是何证型，治疗均需兼顾健脾、调肝。用药应平和，选用轻清芳香之品，醒脾以助运化，平肝以降逆气，使胃气和降，呕逆得解。

3.中药宜浓煎，少量缓缓呷服，或在药液中滴加少量生姜汁。若脾胃虚寒者，药液不宜热服，可温服，以防格拒。

4.若呕吐频频，甚则饮入、食入即吐，暂时无法服药，可先予针刺、拔罐治疗，症状缓解后再进服中药。

（赵颖）

第二节　胎漏、胎动不安、滑胎

【概述】

妊娠期间阴道少量流血，时出时止，或淋漓不断，而无腰酸、腹痛，小腹下坠者，称为"胎漏"，亦称"胞漏"或"漏胎"。

妊娠期间出现腰酸、腹痛、小腹下坠，或伴有少量阴道流血者，称为"胎动不安"。

胎漏、胎动不安是堕胎、小产的先兆，多发生在妊娠早期，西医称之为先兆流产。流产是一个动态变化的过程。在先兆流产阶段，若胎元正常，并经及早妥当的安胎，大多可继续妊娠，分娩正常胎儿。若病情发展，或胎元不正或治疗不当，可发展为"难免流产""不全流产""完全流产"或"稽留流产"。

凡堕胎、小产连续发生3次或以上者，称为"滑胎"，亦称"数堕胎""屡孕屡堕"。西医称之为"习惯性流产"。近几年来，有学者将连续两次以上流产者称为"复发性自然流产"。每次流产常发生在同一妊娠月份，虽然病因较复杂，其流产过程和防治与一般流产基本相同，故一并讨论。

历代医家重视妊娠病，尤其重视对胎漏、胎动不安、滑胎的病因病机的研究和诊治。最早在《素问·六元正纪大论》中指出："湿令行，阴凝太虚，埃昏郊野，民乃惨凄，寒风以至，反者孕乃死，故岁宜苦以燥之温之，必折其郁气，先资其化源。"明确指出寒湿伤脾的机理和用苦以燥之温之，先资其化源以防胎死的安胎原则。在汉代《金匮要略·妇人妊娠病脉证并治》提出安胎养胎的当归散和白术散，代表了一寒一热的安胎方；提出了妇人发生阴道出血的三种情况即妇人有漏下者，有半产后因续下血而不绝者，有妊娠下血者的鉴别诊断和用胶艾汤异病同治；首创妊娠宿有癥病下血证用桂枝茯苓丸活血化瘀安胎法。《黄帝内经》《金匮要略》提出的中医安胎思路和方药是后世安胎理、法、方、药之源头。晋代《脉经》首载"胎漏",隋代《诸病源候论》首载"胎动不安",分列病源,提出了母病、胎病原因及分治原则。宋代《女科百问》首先提出曾有胎动不安之苦者,可预服杜仲丸(即杜仲、续断为丸),首先提出补肾安胎预防流产的方药,这两味药至今常用于肾虚安胎。元代朱丹溪对源出《金匮要略》当归散加以发挥,提出"黄芩、白术乃安胎圣药"之说,对后世影响较大。明代张景岳《景岳全书·妇人规》较全面地论述辨证论治安胎,首先提出动态观察,"腹痛、下血、腰酸、下坠"胎动不安四大症状的轻重变化,预测胚胎存活与否,以决定安胎抑或下胎,完善了"治病与安胎并举"和"下胎"两大治则。此外对数堕胎指出了病因病机及"预培其损"的治则,创制胎元饮、泰山磐石散治疗此疾。清代王清任继承仲景活血化瘀安胎。叶天士提出"保胎以绝欲为第一要策"。张锡纯在《医学衷中参西录》中创制了寿胎丸补肾固胎治疗滑胎和预防流产,流传甚广,成为中医安胎的基础方。

【病因病机】

导致胎漏、胎动不安、滑胎的主要病机是冲任损伤、胎元不固。妊娠是胚胎、胎儿在母体子宫内生长发育和成熟的过程。母胎必须互相适应,中医把母、胎之间的微妙关系以"胎元"来涵盖。胎元包括胎气、胎儿、胎盘三个方面含义。《简明中医辞典》解释胎气为"胎儿在母体内所受精气"。胎气、胎儿、胎盘任何一方有问题,均可发生胎漏、胎动不安、滑胎。引起冲任损伤、胎元不固的常见病因病机有肾虚、肾脾虚弱、血热、气血虚弱和血瘀。

1.肾虚

父母先天禀赋不足,或房劳多产,大病久病穷必及肾;或孕后房事不节伤肾耗精,肾虚冲任损伤,胎元不固发为胎漏、胎动不安。如《女科经纶·引女科集略》说:"女之肾脉系于胎,是母之真气,子之所赖也。"

2.肾脾虚弱

多因父母先天肾脾虚弱,或七情内伤,或高龄年力衰残,孕后胎元不正或气脉亏损导致屡孕屡堕。如《景岳全书·妇人规》说:"凡妊娠之数见堕胎者,必以气脉亏损而然。而亏损之由,有禀质之素弱者,有年力之衰残者,有忧怒劳苦而困其精力者,有色欲不慎而盗损其生气者。此外,如跌仆、饮食之类皆能伤其气脉,而气脉有伤而胎可无恙者?"对于滑胎者必须结合西医的相关检查,尽量查出病因病位。《诸病源候论》早就提出了"其母有疾以动胎"和"胎有不牢固以病母"两类病因。

3.血热

素体阳盛血热或阴虚内热,或孕后过食辛热,或感受热邪,热伤冲任,扰动胎元,致胎元不固。《景岳全书·妇人规》曰:"凡胎热者,血易动,血动者,胎不安。"

4.气血虚弱

母体气血素虚，或久病大病耗伤气血，或素体脾虚孕后思虑过度，或湿邪劳倦或伤脾，气血生化不足，气血虚弱，冲任匮乏，不能固摄滋养胎元，致胎元不固。《素问·六元正纪大论》曰："湿令行，阴凝太虚……寒风以至，反者孕乃死。"《格致余论·胎自堕论》："血气虚损，不足荣养，其胎自堕。"

5.血瘀

宿有癥瘕瘀血占踞子宫，或孕后不慎跌仆闪挫，或孕期手术创伤，均可致气血不和，瘀阻子宫、冲任，使胎元失养而不固，发为胎漏、胎动不安、滑胎。《金匮要略·妊娠病脉证并治》指出："妇人宿有癥病，经断未及三月而得漏下不止，胎动在脐上者，为癥痼害。"《医林改错·少腹逐瘀汤说》："子宫内先有瘀血占其地……今又怀胎至两个月前后，将此方服三五付，或七八付，将子宫内瘀血化净……断不致再小产。"

【辨证论治】

胎漏、胎动不安、滑胎辨证要点主要抓住阴道出血、腰酸、腹痛、下坠四大症状的性质、轻重程度及全身脉证，以辨其虚、热、瘀及转归。四大症较轻而妊娠滑脉明显，检查尿妊娠试验阳性或B超胚胎存活者，治疗以补肾安胎为大法。根据不同的证型施以补肾安胎或补肾健脾、清热凉血、益气养血或活血化瘀，补肾安胎。当病情发展，四大症加重而滑脉不明显，血β-HCG持续不升或下降，出现胎停或胎堕难留时，又当下胎益母。

1.肾虚证

主要证候：妊娠期阴道少量流血，色淡暗，腰酸、腹痛、下坠，或曾堕胎。头晕耳鸣，夜尿多，眼眶暗黑或有面部暗斑；舌淡暗，苔白，脉沉细滑尺脉弱。

治法：补肾固胎，益气养血。

方药：

（1）寿胎丸《医学衷中参西录》加党参、白术。

菟丝子　桑寄生　续断　阿胶

方中菟丝子补肾益精，固摄冲任，肾旺自能荫胎，故重用菟丝子为君；桑寄生、续断补益肝肾，养血安胎为臣；阿胶补血止血为佐使。四药合用，共奏补肾养血、固摄安胎之效。加党参、白术健脾益气，是以后天养先天，生化气血以化精，先后天同补，加强健固胎元安胎之功。

若腰痛明显，小便频数或夜尿多，加山萸肉、地榆固冲止血；若大便秘结，选加肉苁蓉、熟地黄、桑椹子滋肾增液润肠。

临证时结合肾之阴阳的偏虚，选加温肾（如杜仲、补骨脂、鹿角霜）或滋阴（如山黄肉、怀山药、二至丸）滋肾安胎之品。

（2）滋肾育胎丸（《罗元恺女科述要》）。每次5g，1~2次/日，温开水或淡盐水或蜂蜜水送服。

2.肾脾虚弱证

主要证候：孕早期腰酸膝软，下腹坠痛，或阴道少量流血，色暗，纳呆便溏，头晕耳鸣，夜尿多，或屡孕屡堕病史；眼眶暗，面色晦黄有暗斑；唇及舌质淡暗、胖有齿印，苔白，脉沉细滑尺脉弱。

治法：补肾健脾，健固胎元。

方药：

（1）安奠二天汤《傅青主女科》加菟丝子、续断。

党参　熟地黄　白术　怀山药　山萸肉　炙甘草　杜仲　扁豆

方中党参、菟丝子、续断、熟地黄大补肾脾为君；以杜仲、山萸肉、枸杞补肝肾，益精血为臣，山药、扁豆，炙甘草健脾束带。全方共奏补肾健脾、养血安胎之功。正如《傅青主女科》曰："补先后二天之脾与肾，正所以固胞胎之气与血。"若中气下陷者，可重用黄芪30~60g升举脾阳健脾安胎。

（2）滋肾育胎丸。（同上服法）

3.血热证

主要证候：妊娠期阴道少量流血，色鲜红或深红，质稠，或腰酸，口苦咽干，心烦不安，便结溺黄；舌质红，苔黄，脉滑数。

治法：清热凉血，养血安胎。

方药：保阴煎（《景岳全书》）去黄柏加二至丸。

生地黄　熟地黄　黄芩　黄柏　白芍　山药　续断　甘草

方中生地清热凉血止血；熟地黄、白芍养血敛阴；黄芩、黄柏清热泻火；山药、续断补肝肾、固冲任；甘草调和诸药。

本人认为黄柏苦寒伤阴化燥，多去之加白术，配方中黄芩健脾除湿坚阴，清热安胎，加女贞子，旱莲草滋养肝肾，清热止血。共奏清热凉血、养血安胎之功。

4.气血虚弱证

主要证候：妊娠期少量阴道流血，色淡红，质清稀，或小腹空坠而痛、腰酸，或有反复流产史，面色㿠白，心悸气短，神疲肢倦；舌质淡，苔薄白，脉细弱略滑。

治法：补气养血，固肾安胎。

方药：胎元饮（《景岳全书·妇人规》）。

人参　白术　炙甘草　当归　白芍　熟地黄　杜仲　陈皮

方中人参、白术、炙甘草甘温益气、健脾调中，以助生化之源，使气旺以载胎；当归、熟地黄、白芍补血养血安胎；杜仲补肾安胎，陈皮行气健胃。胎元饮实为八珍汤去茯苓、川芎加杜仲、陈皮，取其双补气血兼补肾。若高龄年力衰残，反复流产者，气虚明显，小腹下坠，加黄芪、升麻益气升提，固摄胎元，或加服高丽参6~10g另炖服，每周1~2次，连服1~2周以大补元气；若腰酸明显，或有堕胎史，亦可与寿胎丸合用，加强补肾安胎之功。

5.血瘀证

主要证候：宿有癥积，孕后常有腰酸腹痛下坠，阴道不时流血，色暗红，或妊娠期跌仆闪挫，继之腹痛或少量阴道流血；舌暗红，或有瘀斑，脉弦滑。

治法：活血化瘀，补肾安胎。

方药：桂枝茯苓丸《（金匮要略）》合寿胎丸加减。

桂枝　茯苓　芍药　丹皮　桃仁　菟丝子　桑寄生　续断　阿胶

原方治宿有癥病，孕后癥瘤害胎，漏下不止。

方中桂枝温经通阳，以促血脉运行而散瘀为君；白芍养肝和营，缓急止痛，或用赤芍活血化瘀消癥为臣；桃仁、丹皮活血化瘀为佐；茯苓健脾益气，宁心安神，与桂枝同用，通阳开结，伐邪安胎为使，诸药合用，共奏活血化瘀、消癥散结之效。合寿胎丸补肾安胎，攻补兼施，邪去胎安。

若妊娠期不慎跌仆伤胎，是气血失和或瘀滞为新病。治宜调气和血安胎，选圣愈汤（《兰室秘藏》）。

若虽无癥瘕，但B超检查宫腔内有积血，阴道流血淋漓不止，色暗，胚胎存活，可在补肾安胎方中加活血化瘀止血的失笑散、三七。定期检查胚胎发育。

【临证思路】

安胎是一个系统工程，包括孕前、孕后的思路。

1.流产防重于治。尤对于已有复发性自然流产的患者，必须查明原因，排除非药物所能奏效的因素，夫妇双方应在下次孕前全面检查。避孕半年至1年，"预防其损"，未病先防。待夫妇双方身体及情绪最佳状态下怀孕。

2.尽早明确诊断。因胎漏、胎动不安的临床表现与未破损的宫外孕相似，滑胎患者常在月经刚过期，便有少量阴道流血，于经、孕疑似之间，因此必须及早查血β-HCG，孕酮、B超以明确诊断。

3.确定宫内妊娠后，以补肾安胎为大法。因肾主生殖，如胎元正常，中医安胎有特色与优势，要有自信。

4.安胎以禁房事为第一要策，尤其对滑胎患者，孕期以禁性生活为妥，要对病人夫妇讲明道理。

【经验体会】

1.钻研中医安胎源流，研制滋肾育胎丸

我自1976年9月16日始成为罗元恺助手跟师学习后，逐渐发现师傅对胎漏、胎动不安、滑胎有丰富的经验，深受患者的称赞，我便开始钻研中医安胎的源流和与西医安胎对比，从中看到中医，尤其是罗老对安胎颇有特色和优势，便向单位提出要开发补肾固冲丸（即滋肾育胎丸）。得到罗老的赞成和学院科研科的支持，联系广州中药一厂提供药物。罗老带领我们进行研究。我先把近几年罗老在门诊和查病房安胎的病案总结了110例，产下111例（一例双胎男）胎儿，全部发育正常，作为申报课题的资料，然后与省、市中医院妇科、市妇幼保健院合作进行临床研究，定期交流。我写出了"罗元恺教授经验方滋肾育胎丸临床总结（附150例疗效分析）"。于1983年1月12日通过技术鉴定，并于1983年获卫生部乙级科技成果奖。滋肾育胎丸研制成功，对我也是很大的鼓励，我继续在临床广泛应用。多年后我发表了"临床应用滋肾育胎丸异病同治的体会"一文，在文中创新地提出了"滋肾育胎丸是一个具有调周、种子、安胎多种疗效的妇科良药"。并于1998年再次获国家教委科技进步三等奖。滋肾育胎丸开发至今，30多年来，尤其是近几年来，广州地区的生殖中心也在广泛应用。

2.重视研究胎漏、胎动不安、滑胎的病因病机

《素问·至真要大论》曰："谨守病机，各司其属。"中医的病机学说，是研究疾病发生发展和变化的机理，揭示其规律的基础理论。《金匮要略》已有癥瘕害胎，用桂枝茯苓丸主之的论述，我在临床用之有效。但《中医妇科学》历版教材均无血瘀病机和证治，不符合临床。我在临床中体会很有必要引经据典的补充血瘀的病因病机及证治，因此在2001年1月我主编的《新编中医妇科学》（人民军医出版社）和我从2002年开始主编的"十五""十一五""十二五"普通高等教育国家规划教材，新世纪全国高等中医药院校规划教材《中医妇科学》率先编写了胎漏、胎动不安、滑胎中血瘀的病机和证治，并得到业内的认可。这也是我学经典、用经方，传经验的创新和体会。

3.对复发性流产，应坚持病证结合

在下次孕前做夫妇遗传因素、生殖器官解剖因素、免疫因素、内分泌因素、致畸和感染因素、男方精液分析等检查以辨病。我们在研究滋肾育胎丸时已尽量做了筛查。

4.调查安胎子代的体格发育和智商

我们利用2个暑假对经罗老安胎产下的子代100多人，由子代的父母带回学院来做体格和智商测定均属正常，这是我们和学院教育研究室老师合作做的研究结果，坚定了我们对中医安胎的信心和决心。

5.作为主要研究人员参加了"肾脾虚弱型自然流产的系列研究"

几年的研究，获得了省部级科研成果奖，科研也指导了我的临床，对各种流产的广度和深度都积累了丰富的经验。

6.对疑难病案，敢于担当

我经治的疑难罕见的安胎案例几十年不忘。

例1：廖某，女，16岁，20世纪70年代初诊，因下腹包块由她父亲带给我看，收入院手术，发现其双阴道，一侧阴道的处女膜闭锁宫腔积血（我参加了手术），此后他依从我调经助孕。婚后自然流产1次，再孕发现他双阴道、双宫颈、双子宫各孕一个胚胎，出现先兆流产，我给予中药安胎。但孕8个月时突然早产一女（住中山医科大学附一院）几天夭折。另一男胎未发生流产，其父亲就要求我开中药安住这胎，经安胎至9个月后分娩男婴，健康成长。我后查资料知道这是世界罕见的病例，我经历了整个过程。

例2、例3是20世纪80年代，恶性病合并先兆流产从印度尼西亚来诊，第一例是白血病合并先兆流产，由印尼朋友介绍来找我安胎，我请陈志雄教授合作，住院止血后带中药回国继续治疗，足月生下一女健康，当地主管医生专程来采访过。第二例是卵巢癌手术合并孕5个月先兆流产，当地手术医生告知她只有3个月寿命，胎儿也不保。病人夫妇万分痛苦，由前面那位病人介绍她来找我安胎，收入院安胎至足月，带她到省人民医院剖腹产一女婴，健康，母女平安回印尼。以上二例表明，只要胎儿正常，虽在恶性病的母体中，经中药治病与安胎并举，胎儿均顽强地生长发育，健康成长。

例4：杨某，女，36岁，英德人，继发不孕5年，我给她治愈怀孕了。但刚停经便出现先兆流产，给她开了"电话方"止血了。（末次月经1997年6月24日）孕2个月又出现先兆流产，住当地县人民医院妇产科安胎未效。7/9病人丈夫要求我出诊。刻诊，病人卧床，精神紧张，神疲乏力，阴道流血略少于月经，色淡红质清稀，腰膝酸软，小腹下坠，纳呆便溏，夜尿多，眼眶暗，面色晦黄；舌淡胖苔白，脉沉细滑尺弱，左大于右。B超宫内妊娠符合孕月，活胎。治以补肾健脾，益气养血安胎，以寿胎丸加味。菟丝子、桑寄生、续断、阿胶、党参、白术、杜仲、益智仁、山萸肉、怀山药、何首乌。1日1剂，连服1周。滋肾育胎丸6g，日2次。丽参注射液静脉点滴，1日1次，连用1周。

10月7日，二诊，药后仍流血淋漓不止，前后已流血2个月。虽精神好转，但一直腰痛，小腹下坠明显，便溏，舌淡胖齿印，苔白，脉沉细滑。考虑肾虚，脾气下陷，治宜补肾固胎，益气升阳，改投寿胎丸合举元煎。重用黄芪60g，党参30g、菟丝子30g，白术15g，升麻9g，炙甘草9g，桑寄生15g，续断15g，阿胶15g（烊化）、山萸肉15g，血余炭10g。3剂，每日1剂，复煎。第2天病人丈夫来电高兴地告诉我，2个多月的阴道出血服上方1剂后，终于止住了。我当时想，这样顽固的阴道流血，有无前置胎盘早期表现值得观察。

正月初一病人怀孕7个月突然出现无痛性阴道流血，量较前多，再入院，经B超检查诊断为中央性前置胎盘。我正放年假休息没法联系。医院按我开的原方服，又止血了，病人继续住院。科里研究病情稳定，计划在预产期前2周行剖宫产。3月5

日上午剖宫产中发现中央性前置胎盘并植入，子宫表面血管怒张如榕树根。工作几十年的产科主任主刀，她说从来没有见过如此严重的病例，简直无从下手，切开子宫如喷射状出血，病人出血性休克。抢救中输新鲜血3000mL，娩出一男婴7斤多，身体健康。

病人产后高烧不退，急请中山医产科、血液科会诊，院内会诊，诊为产褥热、肺积水，已用头孢、甲硝唑抗感染，病情危急，产后第3天，病家邀我出诊，病人呈重病容，双目无神，昏沉，面色苍白无华，气促，胸闷痰涌。见到我能认出，低声说"张医生，快救救我"，我安慰了她。检查体温39.8℃，额头冰袋敷，下腹胀痛，恶露色暗，量少，有臭气，舌淡白胖，苔厚，脉细数无力。诊为产后发热，感染邪毒证，正虚邪盛，治宜清热解毒，豁痰开窍，急投安宫牛黄丸（北京同仁堂出产）。我先用半粒，白开水磨研后，从嘴角慢慢灌服，病人很配合。我在床边细心观察了1小时多。病人诉说，服药后顿觉头脑清醒，热从头部渐渐向四肢退出，痰涌气促缓解，要求取去头部冰袋，至深夜10时，我返回家。嘱隔4小时服完余下半粒安宫牛黄丸。我从英德回到家后电话了解病情，值班医护人员、科主任、病人丈夫争先与我通话，高兴极了，说太神奇了，服完半粒安宫牛黄丸开始渐退热，再服半粒已全退热。院长说真是灵丹妙药。他们在内科抢救用，妇产科也可用来抢救，他不知道。退热后又大汗出，每日换几件衣服，我已开好了中药黄芪汤加减善其后，病人渐康复。小孩成长，现已在香港读大学。20年了，治疗此病人的情景历历在目。

例5：曾某，女，35岁，2003年8月26日初诊，婚后5年不孕。因子宫大肌瘤12.5cm×11.0cm×8.6cm，西医院均建议她手术，但她坚决不做手术。要求中药治疗，经我治疗几个月后无效。我请肿瘤科陈锐深教授诊治，他用桂枝茯苓丸加味，经治3个月便怀孕了。但很快又出现先兆流产，我佩服陈教授超人的技术，但又担心病人孕后大肌瘤变性。还是读经典，用经方，我按治病与安胎并举。选桂枝茯苓丸合寿胎丸加减，虽然病情反复多次，最终足月剖腹一女婴七斤重，母女平安。

经我治愈的疑难、罕见、急重的安胎病例，几十年不会忘。

安胎先安心。几十年的临床，我治疗了无数各类胎漏、胎动不安、滑胎的安胎病人，她们的共同心态就是担心保不了胎，尤其是屡孕屡堕者，身心均受伤，病人及家人心情紧张。医生要有仁心仁术，要常与病人及家人沟通诊治方案，孕前检查调理，"预培其损"。尤其注重孕后安胎先安心，医生首先对中药安胎要有信心和医术，这是我最重要的经验体会。

（张玉珍）

第三节　子　肿

【概述】

妊娠中晚期，孕妇出现肢体面目肿胀者称"子肿"。亦称"妊娠肿胀"。古人根据肿胀的部位、性质和程度不同，又有子肿、子气、皱脚、脆脚等名称。《医宗金鉴·妇科心法要诀》云："头面遍身浮肿，小水短少者，属水气为病，故名曰子肿。自膝至足肿，小水长者，属湿气为病，故名曰子气。遍身俱肿，腹胀而喘，在6~7个月时者，名曰子满。但两脚肿而肤厚者，属湿，名曰皱脚；皮薄者属水，名曰脆脚。"如在妊娠7~8月以后，只是脚部浮肿，休息后常能自消，无其他不适者，为妊娠晚期常见现象，可不必治疗。

早在《金匮要略·妇人妊娠病脉证并治》篇就有"妊娠有水气，身重，小便不利"用葵子茯苓散治之的记载。唐代《经效产宝·卷三上》明确指出"脏气本弱，因产重虚，土不克水"的发病机理。明代李梴《医学入门·卷之五》提出了"子肿"的病名沿用至今。《沈氏女科辑要》认为妊娠肿胀"不外有形之水病，与无形之气病而已"。对该病的病因与治疗做了探讨。

【病因病机】

肺通调水道，脾运化水湿，肾化气行水，人体水液代谢赖此三脏。肺、脾、肾任何一脏发生病变，均可引起水液代谢障碍而发生肿胀，尤其是脾，"诸湿肿满皆属于脾"。水湿为病，其制在脾。妊娠肿胀的发生与妊娠期特殊生理有密切的关系。此病多发生在妊娠5~6月以后，此时胎体逐步长大，升降之机括为之不利，若脏器本虚，胎碍脏腑，因孕重虚。因此脾肾阳虚、水湿不化，或气滞湿停为妊娠肿胀的主要机理，脾肾两脏功能失常往往互相影响或相继出现。

1.脾虚

脾气素虚，因孕重虚，或过食生冷，内伤脾阳，或忧思劳倦伤脾，脾虚不能敷布津液反聚为湿，水湿停聚，流于四末，泛于肌肤，遂发水肿。

2.肾虚

肾气素虚，孕后精血下聚养胎，有碍肾阳敷布，不能化气行水，且肾为胃之关，肾阳不布，关门不利，膀胱气化失司，水聚而从其类，泛溢而为水肿。

3.气滞

素多忧郁，气机不畅，孕后胎体渐长，有碍气机升降，两因相感，气滞湿停，浊阴下滞，溢于肌肤，遂发子肿。

【辨证论治】

肿胀有水病和气病之分。病在有形之水，皮薄，色白而光亮，按之凹陷即时难起；病在无形之气，皮厚而色不变，随按随起。水肿的病变有在脾、在肾之别。病在脾者，四肢面目浮肿，皮薄而光亮，伴脾虚证；病在肾者，面浮肢肿，下肢尤甚，伴肾虚证。妊娠肿胀的治疗应本着治病与安胎并举的原则，以运化水湿为主，适当加入养血安胎之品，慎用温燥、寒凉、峻下、滑利之品，以免伤胎。

1.脾虚证

主要证候：妊娠数月，面目四肢浮肿，或遍及全身，皮薄光亮，按之凹陷不起，面色㿠白无华，神疲气短懒言，口淡而腻，脘腹胀满，食欲不振，小便短少，大便溏薄；舌淡体胖，边有齿痕，舌苔白润或腻，脉缓滑。

治法：健脾利水。

方药：白术散（《全生指迷方》）加黄芪、砂仁。

白术（蜜炙）茯苓　大腹皮　生姜皮　橘红

方中重用白术、黄芪，意在补气补脾利湿，白术健脾燥湿为君，白术宜用蜜炙，使其燥湿而不伤阴血；茯苓健脾利中焦湿邪；砂仁、生姜温中理气；大腹皮下气宽中行水；橘红调气和中。全方具有补气健脾除湿、利水消肿之功。

2.肾虚证

主要证候：妊娠数月，面浮肢肿，下肢尤甚，按之如泥，腰酸乏力，下肢逆冷，小便不利；舌淡，苔白润，脉沉迟

治法：补肾温阳，化气行水。

方药：真武汤（《伤寒论》）。

附子　生姜　茯苓　白术　白芍

方中附子大辛大热，温阳化气行水为君，病势急重，非此莫属，因其有毒，用时必须遵循以下两点：①用量不宜太重，一般6~9g；②入药先煎、久煎。一般病情可易桂枝通阳化气行水。生姜、白术、茯苓健脾燥湿，白芍开阴结，与阳药同用，引阳入阴，以消阴翳。

3.气滞证

主要证候：妊娠三四月后，肢体肿胀，始于两足，渐延于腿，皮色不变，随按随起，胸闷胁胀，头晕胀痛；苔薄腻，脉弦滑。

治法：理气行滞，除湿消肿。

方药：天仙藤散（《校注妇人大全良方》）。

天仙藤　香附　陈皮　甘草　乌药　生姜　紫苏叶　木瓜

天仙藤行气祛风消肿为君，配疏肝理气之香附、乌药，宣肺行水之紫苏叶，理脾

和胃之橘皮、木瓜、甘草，使三焦气顺，水调湿除而肿自消。

【临证思路】

1.临证时注意追溯原发病症，如孕早期感染致畸病毒、严重贫血、原发性高血压、慢性肾炎、糖尿病等合并妊娠；多胎妊娠等，应结合针对原发病症进行治疗。

2.子肿是妊娠高血压疾病的早期症状之一，为中医药治疗该病的有效时期。

3.子肿往往是子痫早期症状之一，早期发现，早期治疗，对控制病情发展、防止向子痫转化有重要意义。

【经验体会】

此病多发生在妊娠中期以后，此时胎体逐步长大，升降之机括为之不利，若脏器本虚，胎碍脏腑，因孕重虚。因此脾肾阳虚、水湿不化，或气滞湿停为妊娠肿胀的主要机理，脾肾两脏功能失常往往互相影响或相继出现。"诸湿肿满皆属于脾"。水湿为病，其制在脾。因此该病的治疗尤其是要注意健脾，脾若健运，湿邪自消，同时注意补肾养血安胎。

发病后予低盐饮食，控制饮水量，禁生冷油腻之品。浮肿严重者应休息，抬高双下肢，注意保暖。

（陈丽霞）

第四节　胎萎不长

【概述】

妊娠四五个月后，孕妇腹形与宫体增大明显小于正常妊娠月份，胎儿存活而生长迟缓者称为"胎萎不长"。亦有称"妊娠胎萎燥""妊娠胎不长"。

西医学的"胎儿生长受限"与本病类同，可互参。

《诸病源候论·妊娠胎萎燥候》中曰："胎之在胞，血气资养。若血气虚损，胞脏冷者，胎则翳燥萎伏不长。其状，儿在胎都不转动，日月虽满，亦不能生，是其候也。而胎在内痿燥，其胎多死。"指出本病的病理、证候、转归。陈自明《妇人大全良方》中对导致血气虚损的原因，有了进一步的认识，认为"夫妊妇不长者，因有宿疾，或因失调，以致脏腑衰损，气血虚弱而胎不长也。"《陈素庵妇科补解》中提出孕妇情怀不畅亦可致病，曰："妊娠忧郁不解以及阴血衰耗，胎燥而萎。"《外台秘要》中记载："鲤鱼长一尺者，水渍没，纳盐如枣，煮令熟，取汁稍稍饮之……十余日辄一作此，令胎长大。"表明在唐以前已有通过长期饮食调补助气血生化以养胎的方法。张景岳认为病因不同，治疗上应随机应之，提出了"宜补、宜固、宜清"等不同治法。《张氏医通》继承《诸病源候论》中"妊娠胎萎燥候"和"妊娠过年久不产候"的学术观点，指出："胎之在胞，以气血滋养……若冷热失宜，气血损弱，则胎萎燥而不育，或过年久而不产。"本病属高危妊娠之一，如不及时治疗，可致堕胎或过期不产，胎死腹中，其死亡率为正常儿的4~6倍，不仅影响胎儿的发育，且可影响日后的体能与智能发育。临床应引起重视。

【病因病机】

本病的主要机理是气血不足以荣养其胎而致胎儿生长迟缓。主要病因有气血虚弱、脾肾不足、血寒宫冷。

1.气血虚弱

气血乃长养胎元之本，若素体气血不足，或久患宿疾，气血暗损；或因胎漏下血日久，胎失所养，以致胎不长养。如《景岳全书·妇人规》曰："妊娠胎气本乎血气，胎不长者，亦惟血气之不足耳。"

2.脾肾不足

素体禀赋脾肾不足，或孕后房事不节，伤及肾气，或劳倦过度，损伤脾气，以致精血化源不足，胎失所养，以致胎萎不长。《景岳全书·妇人规》曰："妇人多脾胃病者有之，仓廪薄则化源亏而冲任穷也。"

3.血寒宫冷

素体阳气不足，或孕后过食寒凉生冷之品，戕伐阳气，或大病久病，损伤肾阳，寒自内生，生化之机被遏，致血寒宫冷，胎失温养，以致胎萎不长。如《胎产心法》曰："血气寒而不长，阳气衰生气少者。"

【辨证论治】

本病辨证以虚证为多。主要是气血虚弱、脾肾不足和血寒宫冷。

本病的治疗原则，当求因治本，去其所病，重在补脾肾、养气血，使其精充血足，则胎有所养。在治疗过程中，动态观察胎儿长养的情况，若发现畸胎、死胎，则应从速下胎益母，以防变生他病。

1.气血虚弱证

主要证候：妊娠四五个月后，腹形和宫体增大明显小于妊娠月份，胎儿存活，面色萎黄或㿠白，身体羸弱，头晕心悸，少气懒言；舌质淡嫩，苔少，脉稍滑细弱无力。

治法：补气益血养胎。

方药：胎元饮（方见胎漏、胎动不安）。

若血虚甚者，重用当归，酌加枸杞、何首乌养血安胎；兼气滞，加苏梗、砂仁理气行滞；

伴大便秘结，加玄参、肉苁蓉润肠通便。亦可选八珍汤加减，双补气血以养胎育胎。

2.脾肾不足证

主要证候：妊娠腹形明显小于妊娠月份，胎儿存活，腰膝酸软，纳少便溏，或形寒畏冷，手足不温；舌质淡，苔白，脉沉迟。

治法：补益脾肾，养胎长胎。

方药：寿胎丸（方见胎漏、胎动不安）合四君子汤。

寿胎丸固肾安胎，四君子汤健脾益气，以益气血生化之源，使胎有所养。

3.血寒宫冷证

主要证候：妊娠腹形明显小于妊娠月份，胎儿存活，形寒怕冷，腰腹冷痛，四肢不温；舌淡苔白，脉沉迟滑。

治法：温肾扶阳，养血育胎。

方药：长胎白术散（《叶氏女科证治》）加巴戟天、艾叶。

炙白术　川芎　川椒　干地黄　炒阿胶　黄芪　当归　牡蛎　茯苓

方用白术、茯苓、黄芪健脾和胃，助气血生化，使胎元得养；阿胶、地黄、当归、川芎养血益阴以濡养胞胎；川椒、巴戟天、艾叶温肾扶阳以温煦胞宫；牡蛎咸寒以引诸药入肾而养胎元，并有补钙长胎之功。

若肾阳虚，腰腹冷痛明显者可加杜仲、鹿角片以增强温阳育胎之力。

【临证思路】

1.妊娠3~4个月，腹部不见隆起，且伴有胎漏、胎动不安病史，或有妊娠高血压综合征、慢性肝炎、慢性高血压、心脏病、贫血、营养不良或其他慢性消耗性疾病，或有烟酒嗜好、偏食史等。应引起足够重视，及时治疗。

2.妊娠四五个月后，腹形与子宫明显小于正常妊娠月份，若未及早诊治或调治不当，则会影响胎儿生长发育，可导致过期不产，甚至胎死腹中。本病直接影响新生儿质量。

3.定期产前检查，及早发现，及早治疗。若发现胎儿畸形应及早终止妊娠。

【经验体会】

胎萎不长属高危妊娠病之一。本病的主要机理是气血精不足以荣养其胎，而致胎儿生长迟缓。本病辨证以虚证为多，主要是气血虚弱、脾肾不足和血寒宫冷。本病的治疗，重在补脾肾、养气血，使其精充血足，则胎有所养。本病早起治疗，效果较好。在治疗过程中，动态观察胎儿长养的情况，若发现畸胎、死胎，则应从速下胎益母。

（陈丽霞）

第五节 子 满

【概述】

妊娠5~6个月后出现腹大异常，胸膈满闷，甚则遍身俱肿，喘息不得卧者，称"子满"。又称"胎水肿满"。本病最早见于隋代《诸病源候论》，与西医"羊水过多"相似。

在古代文献中多将子满与子气、子肿一并论述。如《诸病源候论·妊娠胎间水气子满体肿候》曰："胎间水气子满体肿者，此由脾胃虚弱，脏腑之间有停水，而挟以妊娠故也。"《叶氏女科证治·卷二》云："妊娠五六月间，腹大异常，胸膈胀满，小水不通，遍身浮肿，名曰子满。此胞中蓄水也，若不早治，生子手足必然软短，形体残疾，或水下而死。"对病因病机、主要证候、转归预后做了论述。

【病因病机】

子满多由脾胃虚弱，土不制水，水渍胞中所致，或因胎元缺陷，发展为畸胎。

【辨证论治】

本病为本虚标实证，治宜标本兼顾，本着治病与安胎并举的治则，健脾消水而不伤胎。

主要证候：妊娠中期后，腹部增大异常，胸膈满闷，呼吸短促，神疲体倦，四肢不温，小便短少，甚则喘不得卧；舌淡胖，苔白，脉沉滑无力。

治法：健脾利水，养血安胎。

方药：鲤鱼汤加黄芪、桑白皮。

鲤鱼汤（《备急千金要方》）

鲤鱼 白术 白芍 当归 茯苓 生姜 橘红

原方治妊娠腹大、胎间有水气。

方中鲤鱼行水消肿为君，又适合食疗，对妊娠者颇有裨益，白术、茯苓、生姜、橘红健脾理气燥湿以行水；当归、白芍养血安胎，使水去而不伤胎；黄芪补气，桑白皮平喘下气利水。

若喘甚不得卧加杏仁、苏叶宣肺平喘；尿少甚至尿闭者加车前子、泽泻利尿消肿；兼肾阳虚者加桂枝温阳化气行水，配以桑寄生、续断养血补肾安胎。

【临证思路】

1.临证时注意追溯是否有早孕病毒感染史或孕妇糖尿病史，或有畸胎、双胎史等，应结合病史进行治疗。

2.本病一部分是由胎儿畸形所致，若确诊为胎儿畸形，应及早引产终止妊娠。

【经验体会】

孕后禁辛辣、生冷、暴饮暴食。饮食宜清淡，注意调理脾胃，发病后低盐饮食，治宜标本兼顾，治病与安胎并举，健脾消水而不伤胎。千金鲤鱼汤是有效方。

（陈丽霞）

第九章 产后病

第一节 产后发热

【概述】

产后发热是指产褥期内，出现发热持续不退，或突然寒战，并伴有其症状者。感染邪毒型产后发热是导致孕产妇死亡的四大病因之一，如处理不及时，危及生命，应高度重视。产后24小时内，产妇分娩耗气，阴血骤虚，营卫失调，轻微发热，不超过38度，不伴随其他症状，一般可自行退热，不属病态。产后3~4天泌乳间有低热，为"蒸乳"，无伴随症状者，不属病态。

古籍对产后发热论述散在"产后发热""产后恶露不绝""产后腹痛"等病证中。中医文献首见于《素问·通评虚实论》："帝曰：乳子而病热，脉悬小者何如？岐伯曰：手足温则生，寒则死。"张仲景《金匮要略·妇人产后病脉证治》中记载实热瘀结发热、太阳中风表虚发热，分别以大承气汤、竹叶汤、阳旦汤治疗。《景岳全书·妇人规》概述了产后发热的病因有：风寒外感、邪火内盛、水亏阴虚、气虚、血虚，并详细列出治疗方药，并提出产后发热有元气虚或阴血虚，不可误治，投以苦寒之剂；书中还提出："产后乍寒乍热总由血气虚损，阴阳不和而然。"《医宗金鉴·妇科心法要诀》曰："产后发热不一端，内伤饮食外风寒，瘀血血虚与劳力，三朝蒸乳亦当然，阴虚血脱阳外散，攻补温凉细细添。"指出本病可由外感、瘀血、血虚等多种原因所致。傅青主在《傅青主女科·产前后方证宜忌》中记载："产后寒热，凡新产后，荣卫俱虚，易发寒热，身痛腹块，决不可妄投发散之剂，当用生化汤为主，稍佐发散之药。"

【病因病机】

依据产后多虚多瘀的特点，本病的病因有邪毒感染、外感、血瘀、血虚。

1.邪毒感染

产后胞脉空虚，血室开放，易感外邪。若接生不慎、房事不节，或护理不洁，邪毒乘虚直中胞宫，正邪交争剧烈可致高热；产后余血未净，邪毒炽盛，正虚无力相搏，热入营血，传变迅速，甚者逆传心包，出现危重症。

2.外感

产时露体用力，耗气失血，元气受损，卫外不固，腠理疏松，易感外邪，营卫不和，或邪入少阳，或正值暑令，卒中暑邪，亦可致发热。

3. 血瘀

产时脉络损伤瘀血停滞于内，瘀血阻滞胞脉，阻碍气机运行，营卫失调，郁而发热。《灵枢·痈疽》指出营卫稽留于经脉胞中，则血注而不行，不行则卫气从之而不通，壅遏不得行，故热。

4. 血虚

产时大汗淋漓，阴津耗伤，血室大开，阴血骤虚，阳无所依，虚阳外越而发热。

【辨证论治】

产后发热的辨证必不可忘其产后多虚多瘀的病理特点，勿拘于产后，勿忘于产后。当出现感染邪毒病情危重时，当中西医结合治疗，防治其传变迅速。

感染邪毒证

主要证候：产后高热寒战，热势不退，小腹疼痛拒按，恶露或气味臭秽，色紫暗，心烦，口渴，尿少色黄，大便燥结；舌红苔黄，脉数有力。

治法：清热解毒，凉血化瘀。

方药：五味消毒饮《医宗金鉴》合失笑散《太平惠民和剂局方》加丹皮、赤芍、鱼腥草、益母草。

五味消毒饮

野菊花　金银花　蒲公英　紫花地丁　紫背天葵

失笑散

蒲黄　五灵脂

方中野菊花、金银花、蒲公英、紫花地丁、紫背天葵清热解毒，蒲黄、五灵脂、益母草活血化瘀，鱼腥草解毒排脓，丹皮、赤芍凉血活血。全方共奏清热解毒、凉血化瘀之效。

如出现高热不退，大汗，心烦，口渴，脉虚大而数者，属热盛津伤。治宜清热除烦，益气生津；方用白虎加人参汤《伤寒论》。

若持续高热，小腹疼痛，大便燥结不通，此为热毒与瘀血相结，腑气不通，治宜清热逐瘀通腑，使邪毒从下而出，方用大黄牡丹皮汤《金匮要略》加败酱草、红藤、益母草。

若产后发热后出现"股白肿"，主要表现为下肢肿胀发硬、皮肤发白，疼痛等，此为血栓性静脉炎。其为邪毒、瘀血留滞于经脉所致，治疗以清热解毒、活血化瘀、通络为主，可选用《金匮要略》抵当汤合《验方新编》四妙勇安汤加减。

若产妇体质较弱，邪毒炽盛，则传变迅速，如出现邪毒入血，甚则逆传心包，出现热深厥脱危重之症，需积极进行中西医急救治疗。

外感证

主要证候：产后发热恶寒，鼻塞流涕，头痛身疼，汗多或无汗；舌淡苔白，脉浮。

治法：养血祛风解表。

方药：荆穗四物汤《医宗金鉴》加防风、苏叶。

方中四物汤养血活血，荆芥、防风、苏叶疏风散寒解表，全方养血祛风解表而散热。

如产后发热，微恶风寒，咳嗽，口干咽痛；舌红苔薄黄，脉浮数。此为感受风热为主，治宜辛凉解表，疏风清热，方用银翘散《温病条辨》。

金银花　连翘　竹叶　荆芥穗　薄荷　牛蒡子　桔梗　淡豆豉　甘草　芦根

方中连翘、金银花为君药，辛凉解表，清热解毒；薄荷、牛蒡子疏散风热，清利头目，且可解毒利咽；荆芥穗、淡豆豉有发散解表之功，若无汗者，可以加大用量，助君药发散表邪，透热外出，竹叶、芦根清热除烦生津，桔梗可宣肺止咳，甘草和诸药。

小柴胡汤《伤寒论》亦为产后发热常用方剂，若邪入少阳，症见寒热往来、口苦、咽干、目眩、默默不欲食，脉弦，治宜和解少阳。

血虚证

主要证候：产后微热缠绵，下腹隐痛，喜按，恶露色淡质稀，自汗，头晕眼花，心悸；舌淡苔白，脉沉细。

治法：养血益气，和营退热。

方药：补中益气汤《脾胃论》加地骨皮。

黄芪　人参　白术　炙甘草　当归　陈皮　升麻　柴胡

方中黄芪补中益气为君；人参、白术、甘草甘温益气，补益脾胃为臣；陈皮调理气机，当归补血和营为佐；升麻、柴胡协同参、芪升举清阳为使；补中益气汤甘温除热，加地骨皮甘寒清热。全方补血益气，和营退热。

4.血瘀证

主要证候：产后乍寒乍热，小腹疼痛拒按，恶露淋漓不净，色暗有血块；舌暗有瘀点，脉弦涩。

治法：活血化瘀，和营退热。

方药：生化汤《傅青主女科》加丹参、丹皮、益母草。

当归　川芎　桃仁　黑姜　炙甘草

方中重用当归补血活血，为君药；川芎活血行气，桃仁活血祛瘀，共为臣药；炮姜温经散寒止痛；黄酒温散以助药力，为佐药。炙甘草既可益气健脾以资化源，又能调和药性，诸药配合，寓补血于行血之中，生新于化瘀之内，使生新不致留瘀，化瘀不致损营，加丹参、丹皮、益母草加强凉血清热之功。全方活血化瘀，和营退热。

【临证思路】

1.产后发热临证时要找准病因，了解产妇的分娩方式，在分娩过程中产程长短，有无难产、产后出血，胎盘的娩出情况，根据发热的特点，结合乳汁排出是否通畅，乳房有无红肿，硬块，有无腹痛，是否有尿频、尿急、尿痛，恶露情况等伴随症状，明确诊断。

2.对于蒸乳及剖宫产术后的吸收热只需观察，不用特殊治疗。

3.辨清疾病虚实，对壮热不退，起病即高热，恶露异味的患者要足够的重视，尽早明确诊断。若是感染邪毒型则病情危重，演变迅速，需诊治及时，阻止传变，必要时中西结合治疗。

【经验体会】

产后发热中感染邪毒为重要证型，此型变化多端，若体虚则病情多凶险，可通过妇科检查及B超明确有无导致感染的确切病因如胎盘残留等，治疗要彻底，否则可能导致盆腔炎等后遗症。若高热持续不退，病情危重，必要时加用抗生素抗感染治疗。而外感型产后发热，多有恶寒发热、鼻塞等表证，因产后多虚，易传变，由表入里，为半表半里证，纯表证少，多为恶寒发热，寒热往来，故小柴胡汤多用，而血虚证、血瘀证症状较轻，对症治疗，疗效满意。

（骆世存）

第二节　产后身痛

【概述】

产后身痛是指产妇在产褥期内，出现肢体或关节酸痛、麻木、重着。

古籍记载最早见于《经效产宝》之"产后中风，身体疼痛，四肢瘫弱不遂"。《景岳全书·妇人规》中提出用人参养荣汤治疗去血过多，内热短气，头痛闷乱，骨节作痛。清代名医傅青主言："产后百节开张，血脉流散，气弱则经络多阻滞，累日不散，则筋牵脉引，骨节不利。"妇人产后血虚血瘀等血分的异常是导致产后身痛的常见原因。《沈氏女科辑要笺正》中阐明治疗禁忌之法："此证多血虚，宜滋养，或有风寒湿三气杂至之痹，则养血为主，稍参宣络，不可峻投风药。"傅青主亦言："若误作伤寒，发表出汗，则筋脉动荡，手足发冷，变症出焉。"

【病因病机】

产后身痛的发生与产后多虚多瘀病理特点密切相关，其主要病机于产后百脉空虚，气血不足，肾气更虚，筋脉关节失于濡养，不荣则痛。气血亏虚，营卫失和，腠理不密，风寒湿邪乘虚而入，气血凝滞，筋脉瘀滞不畅，不通则痛。导致产后身痛常见的病因有：血虚、风寒、血瘀、肾虚。

1.血虚

平素血虚，产时产后失血过多，气血虚弱，精血不能濡养筋骨；或产后汗出过多，耗伤津液，经脉失养，而致产后肢体酸楚、麻木、疼痛。

2.血瘀

产后余血浊液、胞衣残留，瘀血阻于经络、筋骨之间，使气血运行受阻，不通则痛。

3.风寒

产后气血亏虚，营卫不和，腠理不密，风寒湿乘虚而入，稽留关节、经络，使气血瘀滞，经脉不通而痛。

4.肾虚

素体肾虚，又因产后劳伤肾气，肾精溢泻，腰为肾之府，肾经循行别入跟中，以上腨内，出腘内廉，上股内后廉，贯脊属肾。肾气亏虚，不能濡养脏腑经脉，则出现腰痛，腿脚乏力，足跟痛。

【辨证论治】

1.血虚证

主要证候：产后遍身关节酸楚、疼痛，肢体麻木；面色萎黄，头晕心悸；舌淡苔薄，脉细弱。

治法：养血益气，温经通络。

方药：黄芪桂枝五物汤（《金匮要略》）加当归、秦艽、丹参、鸡血藤。

黄芪　芍药　桂枝　生姜　大枣

方中黄芪益气固表为君；桂枝温经通络，芍药和营通络同为臣；当归、秦艽、丹参、鸡血藤加强养血通络之功，生姜辛温疏散风邪，大枣甘温养血益气为使。全方共奏益气养血、温经通络之效。

2.风寒证

主要证候：产后肢体关节疼痛，屈伸不利，或痛无定处，或冷痛剧烈，宛如针刺，得热则舒，或关节肿胀，麻木，重着，伴恶寒怕风；舌苔薄白腻，脉濡细。

治法：养血祛风，散寒祛湿。

方药：独活寄生汤（《备急千金要方》）。

独活　桑寄生　杜仲　牛膝　细辛　秦艽　茯苓　肉桂心　防风　川芎　人

参　甘草　当归　芍药　干地黄

方中用独活、桑寄生祛风除湿通络，养血和营通痹为君；川芎、当归、芍药补血活血；牛膝、熟地黄、杜仲补益肝肾，强壮筋骨为辅；人参、茯苓、甘草益气健脾扶正为佐药；细辛、肉桂祛寒搜风，秦艽、防风祛风寒胜湿。各药合用为养血祛风，扶正祛邪之剂。

3.血瘀证

主要证候：产后身痛，肢体疼痛麻木、肿胀、屈伸不利，恶露色紫暗有血块，小腹疼痛，拒按；舌暗，苔白，脉弦涩。

治法：养血活血，化瘀祛湿。

方药：身痛逐瘀汤或生化汤加桂枝、鸡血藤、没药、秦艽、牛膝。

方中川芎、当归、桃仁、红花养血活血祛瘀；牛膝、地龙、五灵脂、秦艽、羌活祛风除湿，通络止痛；香附行气活血；甘草调和诸药。共奏养血活血、化瘀除湿之功。

4.肾虚证

主要证候：产后腰膝、足跟疼痛，头晕耳鸣，夜尿多；舌淡暗，脉沉细。

治法：补肾养血，强腰壮骨。

方药：养荣壮肾汤(《叶氏女科证治》)加秦艽、熟地黄。

当归　独活　桂心　川芎　杜仲　续断　防风　桑寄生　生姜

方中杜仲、续断、桑寄生补肾强腰壮筋骨为君；当归、川芎、熟地黄养血活血；独活、防风、生姜、秦艽温经散寒、祛风胜湿通络。全方共奏补肾养血、强腰壮骨之效。

【临证思路】

本病多发于冬春季，但由于生活水平提高后空调的广泛使用，夏季发病率亦呈明显上升趋势。本病与痹证同中有异，若失治误治，经久未愈，则可发展为痹证。

【经验体会】

产后身痛为中医治疗效果较好的一种疾病，病情轻重差异极大。黄芪桂枝五物汤是基础方，各个证型可在此方上加减，抓住产后多虚多瘀的特点，虚证黄芪补气固表止汗可用30~60g，桂枝10g通阳，芍药可养肝柔筋，但因其偏寒用量不宜多。若新产后常有瘀血留滞，不通则痛，多与生化汤合用。腰为肾之府，精血同源，肾精不充则血脉亦虚，治疗产后身痛，在大补气血基础上，亦宜补肾精以助血的化生，方中补肾壮腰药物不能少，可用杜仲、骨碎补。产后身痛患者除了口服汤药外，另嘱其可用中药的第三煎泡洗双脚，用毛巾或棉布包药渣局部热敷，从而温经散寒，改善血液循环，缓解肌肉痉挛，还可使药物通过局部吸收，达到直达病所的目的，以减轻症状，这也充分地利用了药物的有效成分，并将药物的作用最大化。产后多汗，汗出当风，阳气被抑，着衣不慎，保暖不足，易下肢受凉，产妇要注意下半身保暖。

（骆世存）

第三节　产后缺乳

【概述】

产后缺乳是指产后哺乳期内，产妇乳汁甚少或无乳可下。又称为"产后乳少""产后乳汁不行"。

缺乳病名始于隋代《诸病源候论》，其中列有"产后乳无汁候"认为本病因为精液暴亡，气血不足所致。宋代陈无择《三因极—病证方论》分虚实论治缺乳。而张子和《儒门事亲》记载悲怒郁结，气机不利，导致乳脉不行。《景岳全书·妇人规》上记载："肥胖妇人痰气壅盛，乳滞不来。"《傅青主女科》指出："妇人产后绝无点滴之乳，人以为乳管之闭也，谁知是气与血之两涸乎？"强调气血在乳汁生成排出的重要性。

【病因病机】

缺乳病因主要为气血虚弱生化乏源，或乳络不通两方面。

1.气血虚弱

患者素体气血虚弱，或脾胃素虚，气血生化乏源，又因分娩耗气伤血，致气血虚少，乳汁生化无源，出现乳汁少或无乳可下。

2.肝郁气滞

产妇情志不遂，郁闷所遏，肝失调达，气机不畅，至经脉阻滞，乳汁运行受阻而缺乳。

3.痰浊阻滞

产妇过食肥甘厚味，伤及脾胃，脾失健运，痰浊内生，阻滞乳络经脉，出现乳少。

【辨证论治】

缺乳有虚有实，乳汁清稀，乳房柔软，无胀痛为虚；乳汁稠少，乳房胀痛，有硬结为实。

1.气血虚弱证

主要证候：产后乳汁少或全无，乳汁质稀薄，乳房柔软无胀感；面色无华，倦怠乏力；舌淡苔薄白，脉细弱。

治法：补气养血，通乳。

方药：通乳丹（《傅青主女科》）。

人参　黄芪　当归　麦冬　木通　桔梗　猪蹄

166

人参、黄芪补气，当归、麦冬养血滋阴，桔梗、木通理气通络，猪蹄补血通乳，全方补气养血，舒经通络，气血充足，乳汁自生。猪蹄为血肉有情之品，可先煮水，取汁与药同煎服或用纱布包裹诸药，与猪蹄同煮，喝汤吃猪蹄。木通恐伤肾，多用通草易之。

2.肝郁气滞证

主要证候：产后乳汁少，或突然减少或全无，乳房胀痛，乳汁质稠；伴胸闷、胁胀痛，情志抑郁，食欲不振；舌质红，苔薄白或黄，脉弦。

治法：疏肝解郁，通络下乳。

方药：下乳涌泉散（清太医院配方）。

当归 川芎 天花粉 白芍药 生地黄 柴胡 青皮 漏芦 桔梗 木通 白芷 通草 穿山甲 王不留行 甘草

方中柴胡、青皮疏肝解郁；当归、川芎、生地黄、白芍、天花粉滋阴养血活血；穿山甲、王不留行、漏芦活络下乳；桔梗、通草宣络通乳；白芷入阳明，散风通窍；甘草调和诸药。全方共奏疏肝解郁、通络下乳之效。

3.痰浊阻滞证

主要证候：产后乳汁少，或无乳可下，乳房丰满但无胀痛感，乳汁质稀；体型肥胖，胸闷痰多，纳少便溏，或食多乳少；舌淡胖，苔腻，脉沉细。

治法:健脾化痰，通乳。

方药：苍附导痰汤（《叶天士女科诊治秘方》）合漏芦散（《济阴纲目》）。

茯苓 法半夏 陈皮 甘草 苍术 香附 胆南星 枳壳 生姜 神曲 漏芦 蛇蜕 瓜蒌

苍附导痰丸原治形盛多痰，方中二陈汤化痰燥湿，和胃健脾，苍术燥湿健脾，香附、枳壳理气行滞，胆南星燥湿化痰，神曲、生姜健脾和胃，温中化痰。漏芦苦寒可下乳汁、消热毒、排脓、舒经通脉，蛇蜕祛风解毒，瓜蒌化痰，散结。全方健脾化痰，生乳如常，舒经通络，乳汁排出通畅。

【临证思路】

产后缺乳临证中要详细了解分娩史，有无产后大出血，是否产程延长，以及产后情志变化。勿忘检查乳房。首辨虚实，乳房柔软，乳汁清稀者，多为化源不足为虚；乳房胀硬而痛，乳汁浓稠者，多为瘀滞不行为实。如有乳房红肿热痛，注意与乳痈相鉴别。而乳头内陷，婴儿无法正常吸吮，亦会导致乳汁分泌减少。

【经验体会】

产后缺乳中气血虚弱证常见，亦勿峻补气血，以免壅滞脾胃，阻碍乳汁化生，疏通乳络，亦别疏泄太过，因气血足乳汁自出，非利窍而通乳。肝郁气滞型产后缺乳，它可能本来乳汁是足够的，突然的情志刺激，肝失疏泄，乳络不通，乳汁明显减少，临证时加丝瓜络、橘络、香附理气通络；若乳房胀痛明显，有块者，加蒲公英、夏枯草、赤芍亦清热散结，用吸奶器吸奶，将乳汁排空，以防发生乳痈。痰湿阻滞型的产后缺乳治疗效果较差，恐其母体痰湿阻滞乳络，或乳腺发育不佳，脾失健运，药物食物均难以吸收化为乳汁，还需孕前孕中控制体重，减少痰湿累积，使产后能正常生化乳汁。

婴儿吸吮是刺激乳汁分泌的有效方法，坚持早接触、早吸吮、早开奶和按需哺乳，不因为孩子哭闹，乳少，而放弃母乳喂养。药膳食疗对于缺乳的治疗也是不可或缺的，例如：猪脚姜醋、八爪鱼汤、木瓜汤、黄芪当归炖猪蹄等，产妇饮食中汤水的充足以及保证产妇的休息亦是乳汁足够的重要保证。此外，治疗时间在产后3周内效果较好，若3周后乳腺复旧则影响疗效。

（骆世存）

第四节　产后恶露不绝

【概述】

产后血性恶露持续10天以上，仍淋漓不尽者，称"产后恶露不绝"。又称"恶露不尽""恶露不止"。

西医学产后子宫复旧不全、晚期产后出血与本病可互参。子宫在胎盘娩出后逐渐恢复至未孕前状态的过程称为子宫复旧，需6~8周时间。而血性恶露一般持续3~4天，若血性恶露持续延长至7~10天，为产后子宫复旧不全最突出的症状。

本病证《金匮要略·妇人产后病脉证并治》中称之为"恶露不尽"。隋代《诸病源候论》首列"产后血露不尽候"，认为是"新产而取风凉，皆令风冷搏于血，致使血不宣消，蓄积在内，则有时血露淋沥下不尽"的病机。又列"产后崩中恶露不尽候"云"产伤于经血，其后虚损未平复，或劳役损伤而血暴崩下……若小腹急满，为内有瘀血，不可断之，断之终不断"。归纳本病可由"风冷搏于血""虚损""内有瘀血"所致，明确了本病的病因病机，尤对血瘀提出"不可断之，断之终不断"的观点，颇有临床指导价值。唐代《备急千金要方》载有治疗恶露不尽的方剂25首。唐代《外台秘要·妇人下》更名为"产后恶露不绝"采用至今。宋代《妇人大全良方》更有病机及治法方药的详细记载，如"夫产后恶露不绝者，由产后伤于经血，虚损不足。或分解之时，恶血不尽，在于腹中，而脏腑夹于宿冷，致气血不调，故令恶露淋沥不绝也"。提出用牡蛎散、独圣汤（贯众一个）等方药以治之。明代《景岳全书·妇人规》指出产后恶露不止有因血热、伤冲任之络、肝脾气虚、气血俱虚、肝火、风热所致，并出具方药。清代《胎产心法》又指出"产后恶露不止……由于产时损其气血，虚损不足。

不能收摄，或恶血不尽，则好血难安，相并而下，日久不止"，或"火动变热"。综上结合临床可归纳为气虚、血瘀、血热三个方面而突出多虚多瘀的病机。对于治疗又指出"不可轻而用固涩之剂，造成败血聚内，后患无穷"。西医学继承恶露不绝的传统理法方药，并加以发挥，多以补虚化瘀的生化汤为基础创制了中成药治疗恶露不绝，对中期妊娠引产、人工流产、药物流产后导致的子宫出血均取得了新的经验。

【病因病机】

本病的主要病机是冲任胞宫为病，气血运行失常，因恶露为血所化，而血源于脏腑，注于冲任，若脏腑功能失调，冲任为病，则胞宫藏泻失常，可导致恶露不绝。常见的病机有气虚、血瘀和血热。

1.气虚

素体气虚，正气不足，复因分娩失血耗气，或产后操劳过早。劳倦伤脾，气虚下陷，冲任不固，不能摄血，以致恶露不绝。

2.血瘀

产后胞脉空虚，寒邪乘虚入胞，血为寒凝，或因七情所伤，血为气滞；或因产留瘀，胞衣胎膜残留为瘀，瘀阻冲任胞宫，新血难安，不得归经，以致恶露不净。

3.血热

素体阴虚，复因产时伤血，阴液更亏，阴虚内热，或产后过食辛热温燥之品，或感受热邪。或肝郁化热，热扰冲任胞宫，迫血下行，导致恶露不绝。

【辨证论治】

本病首在根据恶露的量、色、质、臭气等辨其寒、热、虚、实。如量多、色淡红，质稀，无臭气者多为气虚；色紫暗、有血块，小腹痛者为血瘀；色红或深红、质黏稠或臭秽者多为血热。治疗应虚者补之，瘀者化之，热者清之。并随证选加相应强效宫缩止血药标本同治。

1.气虚证

主要证候：恶露过期不尽，量多，色淡，质稀，无臭气；面色㿠白，神疲懒言，四肢无力，小腹空坠；舌淡苔薄白，脉细弱。

治法：补气摄血固冲。

方药：补中益气汤（方见月经先期）加艾叶、阿胶、益母草。

方中补中益气汤补益中气，固冲摄血，加艾叶、阿胶温经养血止血，益母草祛瘀加强宫缩止血。全方共奏补气摄血固冲之效。

2.血瘀证

主要证候：恶露过期不绝，量时少或时多，色暗有块，小腹疼痛拒按；舌紫暗或边有瘀点，脉沉涩。

治法：活血化瘀止血。

方药：生化汤（方见产后发热）加益母草、炒蒲黄。

全方补虚化瘀，瘀祛则血归经，加炒蒲黄、益母草以增祛瘀止血之效。

若气虚明显，伴小腹空坠者，加党参、黄芪补气摄血；若瘀久化热，恶露臭秽，兼口干咽燥，加紫草、贯众、蒲公英增强清热化瘀之功。如B超提示宫内有胎盘、胎膜残留，一般应做清宫术，或先服上方加三棱、莪术、重楼，加强活血化瘀以观后效。

血热证

主要证候：产后恶露过期不止，量较多，色紫红，质黏稠，有臭秽气；面色潮红，口燥咽干，舌质红，脉细数。

治法：养阴清热止血。

方药：保阴煎（方见月经过多）加益母草、七叶一枝花、贯众。

若肝郁化热，症见恶露量多或少，色深红有块，两胁胀痛，心烦，口苦咽干，舌红苔黄，脉弦数者。治宜疏肝解郁，清热凉血。方用丹栀逍遥散（方见月经先期）加生地黄、旱莲草、茜草清热凉血止血。

【临证思路】

产后恶露不绝是产后常见病，主要病机是冲任不固，胞宫藏泻失常。要从恶露的量、色、质、气味辨其寒热、虚、实。多数疗效高，预后好。

临床首诊时应注意妇科检查和B超检查盆腔，注意宫腔有无残留胎盘、胎膜和积血，血分析有无贫血或感染，必要时诊刮术。

对于久治未愈的病人，要注意排除妊娠滋养细胞肿瘤。据西医全国高等学校教材《妇产科学》8年制和7年制第2版报道"妊娠滋养细胞肿瘤60%继发于葡萄胎"，30%继发于流产，10%继发于足月妊娠或异位妊娠（362页），不要轻心。

【经验体会】

1.产后恶露不绝虽有虚、热、瘀三种不同病机之分。但我在临床中根据产后病"多虚多瘀"的病机特点，以补虚化瘀治法为主，用生化汤为基础方，加党参、黄芪补气摄血，加活血化瘀的益母草、贯众、重楼等强效宫缩止血药多能奏效。如果B超诊断有少量组织残留，可加入三棱、莪术、三七片、枳壳治疗观察3~7天。必要时可诊刮。

2.对于明确有胎盘植入或部分植入，病人因瘢痕子宫又不适合当时手术，允许保守观察时，我主张首选生化汤加黄芪重用30~60g补虚，加入三棱、莪术、益母草、贯众、枳壳活血化瘀，加强宫缩是有效的，而且是越早治疗，效果越快越好。

3.对于久治不愈的产后恶露不绝，不能掉以轻心，的确要注意妊娠滋养细胞肿瘤的可能发生，进行相关检查。几年前，有一例从东莞农村来找我治疗的正常分娩几个月仍恶露不绝的病人，经检查确诊为"绒癌"。我把她转入中山医肿瘤医院妇科。后来我在编写教材或上课时会记得告诉学生，在扬中医之长治疗时，也要补中医之短，扬长补短，才能更好地发展中医，为病人健康服务。

（张玉珍）

第五节 产后抑郁

【概述】

产后抑郁是以产妇在分娩后出现情绪低落、精神抑郁为主要症状的病证。通常在产褥期内发病，可在3~6月内自行恢复，严重病证可持续1~2年。本病若治疗不及时，产妇可出现自杀，甚至伤害婴儿，应引起重视，尽早发现，及时治疗。

中医古籍中虽无产后抑郁专论，但历代医家对产后情志改变多有论述。《妇人大全良方》中列有"产后癫狂、产后不语、产后乍见鬼神"等方论。《陈素庵妇科补解》中记载"产后发狂"原因有血虚、血瘀和惊恐，分别予辰砂石菖蒲散、蒲黄黑荆芥散、枣仁温胆汤治疗。

张玉珍主编教材《中医妇科学》首次将"产后抑郁"予专篇论述。

【病因病机】

孕育分娩耗气伤血，产后妇女脏气虚弱，易受邪气侵袭，本病的发生与产后多虚多瘀的病理状态相关。

1.肝郁气结

平素忧郁，胆怯心虚，产后情志不畅，或突受惊恐，心神失守，出现产后抑郁。

2.心脾两虚

产时失血过多或思虑过度，耗伤心脾，生化乏源，无以养心，心神失养而致产后抑郁。

3.瘀血内阻

产时耗气伤血，血滞成瘀，或胎物残留，瘀血留滞，上攻心神，神明失常而抑郁。

【辨证论治】

本病分虚实两端，当辨明在气在血，分而论之。

1.肝气郁结证

主要证候：产后心情抑郁，心神不安，夜不能寐，或多恶梦，惊恐易醒；胸闷乳胀，常叹息；恶露或有血块；舌质红，苔薄白，脉弦。

治法：疏肝解郁，镇静安神。

方药：逍遥散（《太平惠民和剂局方》）加夜交藤、合欢皮、磁石、柏子仁。

柴胡　当归　白芍　白术　茯苓　炙甘草　薄荷　生姜

本方柴胡疏肝解郁，调达肝气，为君药；当归养血和血，白芍养血敛阴、柔肝缓急，为臣药；白术、茯苓健脾祛湿，使运化有权，气血生化有源，炙甘草益气补中，缓肝之急，为佐药。薄荷少用疏散郁遏之气，透达肝经郁热；生姜温胃和中。加夜交藤、合欢皮、磁石、柏子仁镇静养心安神。共奏疏肝解郁、镇静安神之功。

2.心脾两虚证

主要证候：产后焦虑，忧郁，心神不宁，常悲伤欲哭，情绪低落，失眠多梦，健忘，精神萎靡；伴神疲乏力，面色萎黄，纳少便溏，脘闷腹胀；恶露量少，色淡；舌淡，苔薄白，脉细弱。

治法：健脾益气，养心安神。

方药：归脾汤（《济生方》）。

人参　黄芪　白术　甘草　当归　龙眼肉　茯神　酸枣仁　远志　木香　生姜　大枣

方中以人参、黄芪、白术、甘草甘温之品补脾益气以生血，气旺而血生；当归、龙眼肉补血养心；茯神、酸枣仁、远志宁心安神；木香辛香而散，理气醒脾；姜、枣调和脾胃，以资化源。全方健脾益气，养心安神。

3.瘀血内阻证

主要证候：产后抑郁寡欢，沉默不语，失眠多梦，神志恍惚；恶露淋漓不净，色暗红有血块；舌暗红有瘀点，苔白，脉弦涩。

治法：活血化瘀，镇静安神。

方药：调经散（《太平惠民和剂局方》）。

当归　肉桂　没药　琥珀　赤芍　白芍　细辛　麝香

方中琥珀镇心安神、活血化瘀为君；赤芍、没药活血化瘀，温通经脉；当归、白芍养血活血；细辛、麝香辛香走窜，芳香开窍。共奏活血化瘀、镇静安神之功。

【临证思路】

本病临证中要了解产妇平素禀性，耐心倾听，尤对其产理不顺，或生男生女不顺其心意者，尽早地发现其抑郁倾向而给予充分的重视，药物治疗和心理疏导相结合。

【经验体会】

近年来本病发生率升高，因其可能伤及自身安全及婴儿生命，对家庭危害极大。产后抑郁重在预防及早发现。本病发生有一个过程，产后早期若有情志改变，及早发现疏解，加强沟通，提醒家属注意，防微杜渐。对可能加重病情的因素要尽早地干预，如产后缺乳，孩子哭闹，日夜难安，加重病情。药物治疗和心理疏导对本病治疗同样重要。

（骆世存）

第十章 杂 病

第一节 癥 瘕

【概述】

妇人下腹结块，伴有或胀，或痛，或满，或异常出血者，称为癥瘕。癥者有形可征，固定不移，痛有定处；瘕者假聚成形，聚散无常，推之可移，痛无定处。一般以癥属血病，瘕属气病，但临床常难以划分，故并称癥瘕。《灵枢·水胀》论述了肠覃、石瘕发生的病因病机及临床特点，应属妇科癥瘕的范畴。癥瘕病名首见于《神农本草经》及《金匮要略·疟病篇》。《诸病源候论》较全面地阐述了癥瘕的病因病机及临床证候特点，病因多责于脏腑虚弱，寒温不调，饮食生冷不洁，并依据病因、病形分别命名为"七癥""八瘕"。《备急千金要方》《外台秘要》皆遵巢氏所论治疗癥瘕。明清医家不再将癥瘕分为七癥八瘕。肠覃、石瘕、七癥八瘕，不过是古人的一种辨证分类方法，今人不必拘泥。

西医学的子宫肌瘤、卵巢肿瘤、盆腔炎性包块、子宫内膜异位症结节包块，及陈旧性宫外孕包块等，选取中医药治疗有一定优势的良性肿瘤在非手术治疗时，可参考本病的因证辨治。

【病因病机】

癥瘕的发生，主要是由于机体正气不足，风寒湿热之邪内侵，或情志因素、房室所伤，饮食失宜，导致脏腑功能失常，气机阻滞，瘀血、痰饮、湿浊等有形之邪凝结不散，停聚下腹胞宫，日月相积，逐渐而成。由于病程日久，正气虚弱，气、血、痰、湿互相影响，故多互相兼夹而有所偏重，正如《医林改错》说："气无形不能结块，结块者必有形之血也。"临床极少有单纯的气滞、血瘀或痰湿。主要病因病机归纳为气滞血瘀、痰湿瘀结、湿热瘀阻和肾虚血瘀。

1.气滞血瘀

素性忧郁或情志内伤，肝气郁结，冲任阻滞，血行受阻，气聚血凝，积而成块，或经行产后，血室正开，风寒侵袭，血脉凝涩不行，邪气与余血相搏结，积聚成块，逐渐增大而成癥瘕。

2.痰湿瘀结

素体脾虚，脾阳不振，或饮食不节，脾失健运，水湿不化，凝聚为痰，痰浊与气血相搏，凝滞气血，导致痰湿瘀结冲任、胞宫，积聚不散，日久渐生癥瘕。

3.湿热瘀阻

经期产后，血室正开，胞脉空虚，正气不足，湿热之邪内侵，与余血相结，滞留于冲任胞宫，湿热瘀阻不化，久而渐生癥瘕。

4.肾虚血瘀

肾藏精，主生殖，妇人以血为本，气血之根在于肾，若先天肾气不足或后天伤肾，肾虚则气血瘀滞而为肾虚血瘀，或瘀血久积，化精乏源。亦可成肾虚血瘀，阻滞冲任胞宫，日久渐成癥瘕。

综上病因病机可知，癥瘕的病位在冲任、胞宫、胞脉、胞络，与肾、肝、脾功能失常，气血水失调密切相关。

【辨证论治】

中医药治疗癥瘕，首先应先辨病，因为中医的癥瘕包括了多种西医疾病，最常见的是子宫肌瘤、卵巢囊肿、盆腔炎性包块、子宫内膜异位症包块、陈旧性宫外孕包块等，明确诊断后才能确定病位、病性、病程和治疗的目的要求。气滞血瘀证，治以行气活血，化瘀消癥；痰湿瘀结证，治以化痰除湿，化瘀消癥；湿热瘀阻证，治以清热利湿，化瘀消癥；肾虚血瘀证，治以补肾活血，消癥散结。临证新病多实，宜攻宜破。久病或癥瘕术后防复发，治宜攻补兼施，注意调脾胃。正如《医学入门·妇人门》指出："善治癥瘕者，调其气而破其血，消其食而豁其痰，衰其大半而止，不可猛攻峻施，以伤元气。宁扶脾胃正气，待其自化。"

1.气滞血瘀证

主要证候：下腹部结块，触之有形，按之痛或无痛，小腹胀满，月经先后不定，经血量多有块，经行难净，经色暗；精神抑郁，胸闷不舒，面色晦暗，肌肤甲错；舌质紫暗，或有瘀斑，脉沉弦涩。

治法：行气活血，化瘀消癥。

方药：香棱丸(《济生方》)合桂枝茯苓丸(《金匮要略》)。

香棱丸

木香　丁香　京三棱　枳壳　青皮　川楝子　茴香　莪术

方中木香、丁香、茴香温经理气，疏通络脉气机；青皮、枳壳疏肝解郁，行气消胀；川楝子行气止痛，除下焦郁结，佐三棱破血中之滞，莪术逐气分之血瘀，加强行气导滞之功。全方以行气散结止痛见长。

桂枝茯苓丸（方见胎漏、胎动不安、滑胎）

本方原治妇人宿有癥瘕，致妊娠胎动不安或漏下不止之证。证由瘀阻胞宫致胎元不固。方中桂枝辛甘而温，温通血脉，以行瘀滞为君药；桃仁味苦甘平，活血祛瘀，助君药以化瘀消癥，用之为臣。丹皮、芍药味苦而微寒，既可活血以散瘀，又能凉血退瘀久所化之热，芍药并能缓急止痛；茯苓甘淡平，渗湿祛痰，以助消癥之功，健脾益胃，扶助正气，均为佐药。丸以白蜜，甘缓而润，以缓诸药破泄之力，是以为使。诸药合用，共奏活血化瘀、缓消癥块诸证皆愈。

桂枝茯苓丸临床应用广泛，是血瘀证癥瘕的经典有效方，与香棱丸合用，对于气滞血瘀证癥瘕屡用屡验。

2.痰湿瘀结证

主要证候：下腹结块，触之不坚，固定难移，经行量多，淋漓难净，经间带下增多；胸脘痞闷，腰腹疼痛；舌体胖大，紫暗，有瘀斑、瘀点，苔白厚腻，脉弦滑或沉涩。

治法：化痰除湿，活血消癥。

方药：苍附导痰丸（方见闭经）合桂枝茯苓丸。

以苍附导痰丸化痰除湿健脾，桂枝茯苓丸活血化瘀，二方相合，祛痰湿，化瘀血，通经络，行滞气，则癥瘕可除。

若脾胃虚弱，正气不足，加党参、白术、黄芪；胸脘痞闷食少加鸡内金、神曲；腰痛加乌药、杜仲、续断。

3.湿热瘀阻证

主要证候：下腹部肿块，热痛起伏，触之痛剧，痛连腰骶，经行量多，经期延长，带下量多，色黄如脓，或赤白兼杂；兼见身热口渴，心烦不宁，大便秘结，小便黄赤；舌暗红，有瘀斑，苔黄，脉弦滑数。

治法：清热利湿，化瘀消癥。

方药：大黄牡丹汤（方见产后发热）加木通、茯苓。

4.肾虚血瘀证

主要证候：下腹部结块，触痛，月经量多或少，经行腹痛较剧，经色紫暗有块，婚久不孕或曾反复流产；腰酸膝软，头晕耳鸣；舌暗，脉弦细。

治法：补肾活血，消癥散结。

方药：补肾活血方（张玉珍经验方）。

菟丝子　枸杞子　覆盆子　车前子　五味子　当归　赤、白芍（或三七片）熟地黄　丹参　香附

若偏阳虚加淫羊藿、仙茅；偏阴虚加龟甲、山萸肉；气虚加党参、北芪；子宫内膜异位症包块，加三棱、莪术、鳖甲、九香虫（或土鳖虫）。

【临证思路】

中医癥瘕，包括了西医良、恶性肿痛的许多疾病。故临证时要把握思路。

1.明确诊断

首先应根据中西医相应的诊断标准确立疾病的诊断。

2.排除恶性肿瘤

一般来说，妇科恶性肿瘤，西医是以手术为主，后续还有可能放化疗等追踪。本节主要是选取中医药辨治具有一定优势的良性肿块。

3.辨证与西医辨病结合

如卵巢囊肿、子宫肌瘤、炎性包块、子宫内膜异位症包块，各有不同的辨证思路和各不相同的治疗要求，如为调经、为安胎、为助孕，或仅为调理身体，平安渡过更年期。

4.要分期治疗

平时以消癥散结，活血化瘀治本为主；经时则针对月经异常给以合理治疗以治标，使邪有出路，或标本兼顾。

5.重视不同年龄治癥瘕

根据未生育或求2胎，或无生育治疗目的的不同，施以不同的治法方药。

【经验体会】

中医治疗癥瘕有一定的优势和特色，颇受患者的欢迎，在某个角度上为减少病人手术的痛苦积累了经验。

1.深刻钻研癥瘕病机和证治

中医药治疗癥瘕，我经历了半信半疑的初期临床阶段。我在读书时的妇科教材是2版。癥瘕明确定义是指腹内有结块，或满，或胀，或痛的一种病证。癥者真也，有形可征。瘕者假也，假者无形。病因病机和证型是"血瘀"和"气滞"。我按教材知识在临床上进行应用疗效不明显。1972我在广东省人民医院妇产科进修，用中药治愈了一个当时因高血压暂缓手术的有直径9cm卵巢囊肿的患者。对中药治疗癥瘕从半信半疑到深信不疑。后来我在主编教材"十五""十一五""十二五"《中医妇科学》时发展了癥瘕的定义："妇人下腹结块，伴有或胀，或痛，或满，或异常出血者，称为癥瘕。癥者有形可征，固定不移，痛有定处；瘕者假聚成形，聚散无常，推之可移，痛无定处。"对于癥瘕的病因病机，扩宽了深度和广度。在教材中进一步提出："由于病程日久，正气虚弱，气、血、痰、湿互相影响，故多互相兼夹而有所偏重，极少存在单纯的气滞、血瘀或痰湿。主要病因病机可归纳为气滞血瘀、痰湿瘀结、湿热瘀阻和肾虚血瘀。"论治时，遵循《黄帝内经》"谨守病机，各司其属"，收到很实用的临床疗效。

2."消癥散结方"是我治癥瘕经验方

几十年临床中，我用桂枝茯苓丸合香棱丸加减治愈了许多良性癥瘕，使部分患者免除了手术之苦。这方面也经常请教我尊敬的先生本院肿瘤科陈锐深教授，他与我发表了"谈中医药治疗妇科肿瘤的特点及优势"（《中药材》23卷第4期2000年4月）一文。他还发表了"桂枝茯苓丸治疗妇科肿瘤临证体会"一文，并在台湾讲学。对我的弟子们做过讲座。他对常用的岭南中草药很熟悉，经常带我的徒弟们及他的研究生上白云山采药认药，很受欢迎。这也从一个角度帮助支持我的教学和临床。

消癥散结方基础方：桂枝10g，丹皮15g，赤芍15g，三棱10g，莪术10g，猫爪草15~30g，鸡内金10g，香附10g。

子宫肌瘤加鳖甲30g，三七片10g；卵巢囊肿加瞿麦30g，海藻15g或天冬15g；气虚加黄芪30g，党参30g；血虚加何首乌20g，黄精15g或乌豆衣15g；月经过多或崩漏不止加阿胶15g（烊化），川断15g，或五灵脂10g，蒲黄10g。

（张玉珍）

第二节　多囊卵巢综合征

【概述】

多囊卵巢综合征（PCOS）是以稀发排卵或无排卵、高雄激素或胰岛素抵抗、多囊卵巢为特征的内分泌紊乱的症候群，也是妇科常见病。近些年来研究发现此病临床特征是雄激素过多和持续无排卵。本病的发生原因尚未完全明了。目前认为多囊卵巢综合征病因可能与高雄素血症和胰岛素抵抗有关。

中医文献中无"多囊卵巢综合征"的病名记载。根据其临床表现可归属中医学的"闭经""月经后期""癥瘕""不孕"等范畴。

【病因病机】

多囊卵巢综合征的主要病因病机是肾肝脾功能失常，气血水失调，导致痰瘀闭阻胞宫。

1.脾肾虚痰湿

肾为先天之本，元气之根。先天肾气不足，或后天伤肾，肾阳虚不能化气行水，水聚成痰，痰湿下注，或脾胃素虚，或饮食劳倦伤脾，脾阳虚不能运化水湿，聚湿成痰，痰湿闭阻胞宫，则胞宫失养，不能主行月经或不能摄精成孕。

2.肾虚肝郁

先天肾气不足，或后天伤肾，肾为月经之本。肝藏血主疏泄，性喜条达，恶抑郁。肝肾同源为子母之脏，若肾虚可加重肝郁，使其疏泄失常；如肝郁不能"为肾行气"，又能影响肾藏精的功能。肾虚肝郁，冲任匮乏，血海蓄溢无常，胞宫失常，则月事不调，或经闭或难以受孕。

3.肝经郁火

素性忧郁或七情内伤，肝气郁结化火，气机阻滞经隧，胞宫热灼壅塞，经水不行，故致月经后期，或闭经，或经来如崩似漏，或不孕。肝郁木火炽盛，蕴于肌肤，故颜面痤疮。

【辨证论治】

张玉珍教授临床几十年，重视结合望形体辨证分肥胖、瘦型、正常三种。《难经·六十一难》曰："经言望而知之谓之神。"辨证要点为抓住肾肝脾的寒热虚实，兼顾气血水失调和胞宫病位分清主次。治法为通过调理肾肝脾和气血水的功能，根据"肥人多痰"，"瘦人多火"，或调控肾-天癸-冲任-胞宫轴，令其各司其职，使胞宫能主行月经和种子育胎。

1.脾肾虚痰湿型

主要证候：月经量少，色淡，经期延后或闭经，形体肥胖多痰，腰酸，胸闷泛恶，神疲乏力，或带下量多，婚久不孕;舌淡胖有齿痕、苔薄白或厚腻，脉沉细或细弱。

治法：健脾温肾，燥湿化痰。

方药：苍附导痰汤(《叶天士女科诊治秘方》)加黄芪、淫羊藿合佛手散(《普济本事方》)或合苓桂术甘汤(《伤寒论》)。

苍术　香附　法半夏　茯苓　陈皮　胆南星　黄芪　神曲　淫羊藿　石菖蒲　当归　川芎

方中二陈汤燥湿化痰，健脾和胃，以杜生痰之源；苍术芳香燥湿健脾；胆南星燥湿化痰，合苍术助二陈汤祛湿痰；香附疏肝理气行血，为气中血药；黄芪补气健脾利水；淫羊藿补肾壮阳除湿，增强性腺轴功能；加佛手散养血活血调经；配合香附疏解肝郁，行气导滞，通阳达郁，气行则痰消。苓桂术甘汤治疗脾虚水停痰湿。诸药相合，标本同治，燥湿除痰，理气行水活血，气、血、水同调，使痰湿祛，气血运行通畅，胞宫得养，则月事以时下。

常用药对石菖蒲、金礞石以通窍开闭，软坚化痰散结。

2.肾虚肝郁型

主要证候：月经量少，经期先后不定或延后，形体适中，不肥不瘦，腰酸，胸闷，便干，经前乳胀或经闭，或带下量多、黏稠，婚后不孕；舌偏红，苔薄白，脉弦细。

治法：疏肝益肾，养血调经。

方药：定经汤(《傅青主女科》)加减。

菟丝子　熟地　当归　白芍　柴胡　山药　茯苓　女贞子　巴戟天　香附　郁金　丹参(或丹皮)

方中菟丝子、熟地黄、女贞子、巴戟天补肾气，益精血，养冲任；当归、白芍养血柔肝调经；柴胡、香附、郁金疏肝解郁；山药、茯苓健脾和中；佐丹参（或丹皮）活血调经。全方疏肝肾之郁气，补肝肾之精血，肝气舒而肾精旺，气血调和，冲任得养，血海蓄溢正常，则经水自能定期而潮。

此型常见，以平调肾肝脾功能为主。根据偏肾虚或肝郁，或月经周期阴阳转化和气血盈亏的变化规律加减用药，疗效较佳。

3.肝经郁火型

主要证候：月经稀发或月经紊乱，形体偏瘦，婚久不孕，毛发浓密，颜面痤疮，经前乳房胀痛，烦躁易怒，溺黄，便结，舌尖边红，苔薄黄，脉弦或弦数。

治法：疏肝泻火，凉血调经。

方药：龙胆泻肝汤（《医宗金鉴》）加减。

龙胆草 当归 生地 黄芩 山栀子 柴胡 丹皮 泽泻 夏枯草 车前子

方中龙胆草泻肝经火热；黄芩、山栀子、夏枯草助龙胆草清泻肝火；肝经有热，易耗伤阴血，佐生地黄、当归入肝肾，养阴血；柴胡疏畅肝胆之气；丹皮凉血活血；车前子、泽泻清利湿热。诸药合用，共奏清泻肝火、养血活血之功。

此型以青壮年女子多见，形体偏瘦。根据经前痤疮多选加白鲜皮、土茯苓、生薏苡仁、徐长卿；大便干结或便秘，数日不解者，改用大柴胡汤调理枢机；经后加强养血益阴，减轻苦寒药。

【临证思路】

临床表现多态性，在长时间的病程中，临床证型会有变化，但总离不开肾肝脾的寒热虚实。在发病的某个阶段，上述三个证型可兼夹出现，但以偏重于肾肝脾三脏哪一脏为主，抓住主证，兼顾兼证，临床须仔细辨识。

针对不同年龄、病情、生育要求、激素水平，临证时考虑选择不同的治疗方案。

1.优先考虑使用中医治疗

青春期月经稀发的PCOS患者；偶发排卵，暂无生育要求的PCOS患者；原来月经正常，后来由于某种原因发病的患者。

2.选择中医为主、西医为辅治疗

闭经、子宫内膜无明显增厚且伴有高雄激素血症、高促黄体生成素血症；单纯中药治疗效果不佳的PCOS。

3.选择西医为主、中医为辅治疗

有迫切生育要求的育龄期妇女；PCOS并发代谢综合征、生殖器肿瘤等疾病；预行IVF-ET的中医调治；PCOS不孕患者药物治疗疗效不佳或无效，予腹腔镜治疗，术后辅助中医治疗。

青春期多囊卵巢综合征临床表现多见痤疮明显，针对月经不调辨证治疗的同时，有时须先注重对标症痤疮的治疗，待痤疮好转，再整体论治。

【经验体会】

多囊卵巢综合征病情复杂，病程长，治疗时间长，望形体有助于辨证分型。中药周期治疗方面，通常分两个阶段进行治疗。月经后内膜脱落，血海空虚，在上述辨证分型基础上加以补肾填精，充养血海，以促卵泡发育，加女贞子、菟丝子、巴戟天等；先治疗3周，根据患者病情变化，是否有来经之兆，可适当延长用药时间。待月经前期血海满盈，则因势利导，治以活血化瘀通经，使脏腑和顺，气血调和，可选用当归芍药散、桃红四物汤等。并强调患者要"管住嘴，迈开腿"配合治疗。

中西医结合治疗中，PCOS闭经患者中医药治疗后观察疗效，若排卵功能仍不理想，输卵管造影检查正常，内分泌E_2水平在正常值，可酌情配合克罗米芬促排卵。经中西医保守治疗无效时，亦可腹腔镜微创手术。最后还可选择辅助生殖技术。孕前、孕后再配合中药调治。对于青春期多囊卵巢综合征患者必要时配合西医人工周期让其自然恢复排卵功能，不主张用克罗米芬过早去促排卵。

（廖慧慧）

第三节　子宫内膜异位症与子宫腺肌病

【概述】

子宫内膜异位症是指子宫内膜在子宫体腔以外的部位出现、生长、浸润，引发反复出血或者疼痛、不孕不育及结节包块等。因其大多数病变出现在盆腔内生殖器和邻近器官的腹膜面，故临床常称盆腔子宫内膜异位症。

本病多发于30~40岁的妇女，青春期发病者较为罕见。绝经后异位内膜可随之萎缩吸收，妊娠可使症状得到暂时或永久性的缓解。子宫内膜异位症的发病率目前虽无确切统计数据，但现有资料表明较过去相比有明显上升趋势。

中医学古文献中无"子宫内膜异位症"病名记载，但据主要临床表现，可归属在痛经、癥瘕、月经不调、不孕等病之中。《妇人大全良方》记载："夫妇人癥瘕之病者，由饮食不节，寒温不调，气血劳伤，脏腑虚弱，受于风冷，冷入腹内，与血相结所生"。

【病因病机】

子宫内膜异位症以"瘀血阻滞胞宫、冲任"为基本病机。常见的病因病机如下：

1.气滞血瘀

素性抑郁，或恚怒伤肝，木失条达，气机不畅，血行迟滞，瘀血内阻胞宫、冲任，发为子宫内膜异位症。

2.寒凝血瘀

经期、产后胞脉空虚，摄生不慎或感受寒邪或冒雨涉水或久居阴冷之地，或为生冷所伤，寒凝血瘀，阻滞胞宫、冲任为病。

3.肾虚血瘀

禀赋不足或因房劳多产或为人流手术所伤，肾气亏损，阳气不足，温煦失职，血行迟滞，瘀血阻滞胞宫、冲任而致本病。

4.气虚血瘀

素体脾虚或因饮食劳倦、忧愁思虑所伤，或大病久病耗伤气血，气虚运血无力，血行迟滞致瘀，瘀阻胞宫、冲任；或脾虚失运，水湿内生，湿聚成痰，痰湿与瘀血相结，蕴积胞宫、冲任，发生子宫内膜异位症。

5.热灼血瘀

阳盛之躯，或肝郁化热，或外感热邪，或因过食辛辣椒姜或过服温热药物而生热，热灼营血，质稠致瘀，瘀阻胞宫、冲任，发生子宫内膜异位症。

瘀血阻滞胞宫、冲任，瘀积日久，又能影响脏腑、气血功能而致气滞、痰湿内生，呈现瘀血、气滞、痰湿胶结，渐成癥瘕的病理改变。

【辨证论治】

1.气滞血瘀证

主要证候：经行下腹坠胀疼痛，拒按，甚或前后阴坠胀欲便；经血或多或少，经色暗夹血块；盆腔有结节、包块，胸闷乳胀，口干便结，或不孕；舌紫暗或有瘀斑，脉弦或涩。

治法：理气行滞，化瘀止痛。

方药：膈下逐瘀汤(《医林改错》)。

当归 川芎 赤芍 桃仁 枳壳 延胡索 五灵脂 丹皮 乌药 香附 甘草

方中香附、乌药、枳壳理气行滞；当归、川芎、赤芍、桃仁活血化瘀；五灵脂、延胡索化瘀定痛；丹皮凉血活血；甘草缓急止痛，调和诸药。

2.寒凝血瘀证

主要证候：经前或经期小腹绞痛、冷痛、坠胀痛，拒按，得热痛减；经量少，色暗红，经血淋漓难净，或见月经愆期，或不孕；畏寒肢冷，或大便不实；舌质淡胖而紫暗，苔白，脉沉弦或紧。

治法：温经散寒，活血化瘀。

方药：少腹逐瘀汤(《医林改错》)。

小茴香　干姜　延胡索　没药　当归　川芎　官桂　赤芍　蒲黄　五灵脂

方中官桂、干姜、小茴香温经散寒；当归、川芎、赤芍养血活血；蒲黄、五灵脂、没药、延胡索化瘀止痛。

3.肾虚血瘀证

主要证候：经行腹痛，腰脊酸软；月经先后无定，经量或多或少，或不孕；神疲体倦，头晕耳鸣，面色晦暗，性欲减退；盆腔有结节包块，或不孕；舌暗淡，苔白，脉沉细。

治法：补肾益气，活血化瘀。

方药：五子衍宗丸（《摄生众妙方》）合四物汤（《太平惠民和剂局方》）。

五子衍宗丸

菟丝子　枸杞子　覆盆子　五味子　车前子

四物汤

当归　熟地黄　川芎　白芍

方中菟丝子、枸杞子、覆盆子、五味子、车前子皆为植物种仁，味厚质润，以补肾益精；当归、熟地黄、川芎、白芍以养血活血。

4.气虚血瘀证

主要证候：经行腹痛；量或多或少，色暗淡、质稀或有血块，肛门坠胀不适；面色无华，神疲乏力，纳差便溏，或见盆腔结节包块，或不孕；舌淡胖边尖有瘀点，苔白或白腻，脉细或细涩。

治法：益气温阳，活血化瘀。

方药：举元煎（《景岳全书》）合桃红四物汤（《医宗金鉴》）。

举元煎

人参　黄芪　白术　升麻　炙甘草

方中人参、黄芪、白术、炙甘草补中益气；升麻助黄芪升阳举陷。全方共奏补气升阳之效。

桃红四物汤

桃仁　红花　当归　川芎　熟地黄　白芍

桃仁、红花、川芎活血祛瘀；当归养血活血止痛；熟地补血滋阴；白芍养肝柔肝止痛；全方有活血化瘀、养血调经之效。

5.热灼血瘀证

主要证候：经前或经行发热，小腹灼热疼痛拒按；月经提前、量多、色红质稠有块或淋漓不净；烦躁易怒，溲黄便结，盆腔结节包块触痛明显，或不孕；舌红有瘀点，苔黄，脉弦数。

治法：清热凉血，活血化瘀。

方药：小柴胡汤（《伤寒论》）合桃核承气汤（《伤寒论》）。

小柴胡汤

柴胡 黄芩 人参 半夏 生姜 大枣 甘草

桃核承气汤

桃仁 桂枝 大黄 芒硝 甘草

方中柴胡行气解郁，疏散退热；黄芩苦寒泄热；人参、甘草、大枣补中扶正；半夏、生姜和胃降逆；桃仁活血祛瘀；桂枝温经通脉；大黄、芒硝清热泻火、泻下软坚以荡涤热积、破坚积块。两方合用共奏清热凉血、化瘀散结之功。

【临证思路】

对于子宫内膜异位症所致的月经失调，可参考月经病篇。对于子宫内膜异位症合并不孕的患者，在首选腹腔镜手术治疗后，术后及时用药达到进一步促进异位内膜的萎缩、及时助孕显得尤为重要。在腹腔镜手术治疗卵巢子宫内膜异位症不孕患者时，若手术剥除卵巢巧克力囊肿时不可避免会损伤正常卵巢组织以致影响卵巢功能。目前对于子宫内膜异位症不孕者手术后使用西药治疗其长远的复发率、受孕率还存在争议。建议子宫内膜异位症不孕患者术后选择中医药治疗，改善卵巢功能，促其尽快受孕。

【经验体会】

不少医家认为肾虚血瘀是子宫内膜异位症的主要病机，采用补肾活血法治疗子宫内膜异位症，能有效改善临床症状，提高生育质量，促进受孕。张玉珍主编教材《中医妇科学·痛经附：子宫内膜异位症》中指出："子宫内膜异位症以瘀血阻滞胞宫、冲任为基本病机。"肾主生殖，与胞宫胞脉相系，子宫内膜异位症手术不可避免会损伤肾气；故张教授总结认为子宫内膜异位症不孕患者术后其病因病机离不开肾虚血瘀，肾虚为本、血瘀为标。临床观察中发现少部分子宫内膜异位症不孕患者术后使用GnRH-a类药物，停药后患者发生卵巢早衰，不但达不到助孕目的，还给患者带来更严重的伤害。张教授运用补肾活血法自拟五子衍宗丸合四物汤加减方治疗子宫内膜异位症不孕患者，抓住术后用药时机，改善卵巢功能，促进患者尽快受孕，临床取得较好疗效，值得进一步研究。

附：子宫腺肌病

对于子宫腺肌病引起的痛经，常因瘀久成癥，平时重在活血消癥散结。张教授拟消癥散结汤（经验方），由桂枝茯苓丸合香棱丸加减而来。药物组成：桂枝、茯苓、牡丹、桃仁、赤芍、三棱、莪术、香附、鸡内金、猫爪草。桂枝茯苓丸见于《金匮要略》，原文："妇人宿有癥病，经断未及三月，而得漏下不止。胎动在脐上者，为癥痼害。妊娠六月动者，前三月经水利时，胎也；下血者，后断三月，衃也。所以血不止者，其癥不去故也，当下其癥，桂枝茯苓丸主之。"其组成：桂枝、茯苓、牡丹（去心）、桃仁（去皮尖，熬）、芍药各等分。香棱丸见于《济生方》，原方治疗五积，破痰癖，消癥块，及冷热积聚。其组成为木香、丁香、三棱、莪术、小茴香、枳壳、川楝子、青皮。妇科疾病部位多为肝经所过，香附辛，微甘苦，平，归肝、脾、三焦经。木香、丁香、小茴香均辛温，主要归脾胃经，行胃肠之气。癥瘕需较长时间服药，恐辛温走窜伤气。《本草纲目》说："香附乃气病之总司，妇科之主帅也。"所以选择平和，具疏肝理气、调经止痛的香附取代三香。方中的三棱、莪术，具破血消癥、消食化积之功，莪术还有抗癌作用。取鸡内金和猫爪草消食化痰散结。尤其鸡内金味酸性微温，金石皆能消化，其善化瘀积可知。故鸡内金不但能消脾胃之积，无论脏腑何处有积，皆能消之，是以男子玄癖、女子癥瘕，久久服之皆能治愈。又因癥瘕服药时间长影响脾胃运化功能，莪术合鸡内金，是消食化痰散结的药对，对脾胃功能无后顾之忧。

经期重在化瘀止痛以治标。经前一周及经期常拟调经止痛方（张教授经验方）。

对于子宫腺肌病不孕患者的处理，目前缺乏确切和可靠的资料为依据形成较为清晰的指导临床的原则和处理路径，仍更多地依赖临床医生的经验。张教授指出由于子宫腺肌病的处理复杂，不孕的治疗需要更长的时间，对明确诊断的患者临证时予核磁共振检查，据报告分为两型：弥漫型和局限型。若弥漫型，建议直接行辅助生育技术。局限型则采用中医药治疗。具体方案如下：排卵前选用活血消癥散结之消癥散结汤，排卵后选用补肾活血之五子衍宗丸合四物汤加减方，经治疗半年后而未孕者，再选择辅助生育技术。

（廖慧慧）

第四节　盆腔炎性疾病

【概述】

盆腔炎性疾病（PID）是指女性上生殖道其周围组织的炎症，是妇科常见病，多见于育龄期女性。主要有子宫内膜炎、输卵管炎、输卵管卵巢炎、输卵管卵巢脓肿或囊肿、盆腔腹膜炎等，其中以输卵管炎、输卵管卵巢炎最常见。炎症可局限于一个部位，也可同时累及几个部位。盆腔炎性疾病缓解后遗留的组织破坏、广泛粘连、增生及瘢痕形成，称为盆腔炎性疾病后遗症（sequelae of PID）。在机体抵抗力低下和高危因素存在时，盆腔炎性疾病后遗症可急性发作。

以往将PID分为急性和慢性两类。慢性盆腔炎大致相当于急性PID后遗症。

中医古籍无盆腔炎性疾病及盆腔炎性疾病后遗症病名记载。在"热入血室""带下病""产后发热""癥瘕""不孕"等病证的论述中，对其临床特征有所描述。《金匮要略·妇人杂病脉证并治》云："妇人中风，七八日续来寒热，发作有时，经水适断，此为热入血室，其血必结，故使如疟状，发作有时。"为描述盆腔炎性疾病发病过程与症状的最早记载。其后《景岳全书·妇人规·癥瘕类》曰："瘀血留滞作癥，唯妇人有之，其证则或由经期，或由产后，凡内伤生冷，或外受风寒，或恚怒伤肝，气逆而血留……总由血动之时，余血未净，而一有所逆，则留滞日积，而渐以成癥矣。"此论述与盆腔炎性疾病后遗症过程相似。1983年《中国医学百科全书·中医妇科学》首次编入"盆腔炎"。

1.急性盆腔炎

【病因病机】

急性盆腔炎多为邪毒在产后、流产后、宫腔内手术处置后，或经期卫生保健不当之际，乘虚侵袭，稽留于冲任及胞宫脉络，与气血相搏结，邪正交争，而发热疼痛，邪毒炽盛则腐肉酿脓，甚至泛发为急性腹膜炎、感染性休克。病变部位在胞宫、胞脉。常见病因为热毒炽盛和湿热瘀结。

（1）热毒炽盛

经期、产后、流产后，手术损伤，血室正开，体弱胞虚，气血不足，若摄生不慎，房室不节，则邪毒内侵，客于胞宫，滞于冲任，化热酿毒甚或成脓，而高热腹痛不宁。

（2）湿热瘀结

经行产后，余血未净，湿热内侵，与余血相搏，阻滞冲任脉络，瘀血与湿热内结于胞宫、胞脉，或滞于少腹，则腹痛，发热等。

【辨证论治】

急性盆腔炎发病急，病情重，传变快，病势凶险。病因以热毒为主，兼有湿、瘀。治疗以清热解毒为主，祛湿化瘀为辅。治疗需及时、彻底，以免病势加重，危及生命；或转为后遗症，反复发作，从而导致不孕、异位妊娠等。

（1）热毒炽盛证

主要证候：高热、腹痛，恶寒或寒战，下腹部疼痛拒按，咽干口苦，大便秘结，小便短赤，带下量多，色黄，或赤白兼杂，质黏稠，如脓血，臭秽，月经量多或淋漓不净；舌红，苔黄厚，脉滑数。

治法：清热解毒，利湿排脓。

方药：五味消毒饮（《医宗金鉴》）合大黄牡丹汤（《金匮要略》）。

蒲公英　金银花　野菊花　紫花地丁　天葵子　大黄　牡丹皮　桃仁　冬瓜

仁 芒硝

方中以大黄合五味消毒饮，重在清热解毒，桃仁、牡丹皮凉血祛瘀，芒硝通泻肠胃，使热毒从大便而解，冬瓜仁排脓祛湿。全方有清热解毒、利湿排脓、缓急止痛之功。

若腹痛甚者，加延胡索、川楝子以行气活血止痛；身热不退，加柴胡、青蒿、生甘草以退热；带下臭秽，加黄柏、茵陈以清热利湿止带；腹胀满，加厚朴、枳实行气除满；里急后重，加槟榔、枳壳行气通腑；月经量多或经行不止，加地榆、马齿苋清热凉血止血；盆腔形成脓肿者，加红藤、皂角刺、白芷解毒破瘀消肿，或配合切开排脓。

若病在阳明，身热面红，恶热汗出，口渴，脉洪数，可选白虎汤（《伤寒论》）加清热解毒之品。

石膏 知母 粳米 甘草

若热毒已入营血，高热神昏，烦躁谵语，下腹痛不减，斑疹隐隐，舌红绛，苔黄燥，脉弦细数，宜选清营汤（《温病条辨》）加减。

犀角① 生地 元参 竹叶心 麦冬 丹参 黄连 金银花 连翘

（2）湿热瘀结证

主要证候：下腹部疼痛拒按，或胀满不适，热势起伏，寒热往来，带下量多、色黄、质稠、臭秽，经量增多，经期延长，淋漓不止；大便溏或燥结，小便短赤；舌红有瘀点，苔黄厚，脉弦滑。

治法：清热利湿，化瘀止痛。

方药：仙方活命饮（《校注妇人大全良方》）加薏苡仁、冬瓜仁。

金银花 甘草 当归 赤芍 穿山甲 天花粉 贝母 防风 白芷 陈皮 乳香 没药

方以金银花、甘草清热解毒，防风、白芷发散湿邪，贝母、天花粉清化热痰，当归、赤芍、乳香、没药活血化瘀以止痛，陈皮理气行滞，穿山甲、皂角刺引经入络，直达病所。加薏苡仁、冬瓜仁加强清湿热解毒之功。全方清热利湿，化瘀消肿止痛。湿热去，瘀血行，则热退痛缓，疾病可愈。

药物加减可参照热毒炽盛证。

【临证思路】

急性盆腔炎发病急，病原体复杂，常为混合感染。病理过程邪毒炽盛，正邪交争，或邪毒直中胞宫，酿脓结块，甚至热入营血、热陷心包，危及生命。临床表现可因炎症轻重及范围大小而有不同的表现。轻者可无明显症状或症状轻，常见症状为下腹痛和阴道分泌物多。若病情严重可出现下腹剧痛、发热，甚至高热寒战、头痛、纳呆，

---

① 犀角：现为禁用品，以水牛角代，下同。

或可伴消化系统和泌尿系统感染症状。由于本病体征差异较大，临床正确诊断比较困难。在诊断时可参考2010年美国疾病控制中心推荐的盆腔炎性疾病的诊断标准，做出准确诊断。该诊断标准的最低标准为：宫颈举痛或子宫压痛或附件区压痛。附加标准为：体温超过38.3℃（口温），宫颈或阴道异常黏液脓性分泌物；阴道分泌物湿片出现大量白细胞；红细胞沉降率升高；血C-反应蛋白升高；实验室的宫颈淋病奈瑟菌或衣原体阳性。特异标准为：子宫内膜活检组织学证实子宫内膜炎；阴道超声或磁共振检查显示输卵管增粗，输卵管积液，伴或不伴有盆腔积液，输卵管或卵巢肿块；或腹腔镜检查发现盆腔炎性疾病征象。

做出诊断后，需进一步明确病原体。治疗以西医为主，以抗感染治疗为主，必要时手术治疗。根据宫颈分泌物及后穹隆穿刺液的涂片病原体培养和药敏试验、药物过敏史和肝肾功能等综合分析，合理选用抗生素。抗感染治疗原则为广谱、及时、足量及个体化。根病情严重者应联合用药，补充足量的液体。可根据如脓肿已形成，应切开排脓，并保持引流通畅。同时使用中药治疗，以清热解毒贯穿始终，佐以利湿、活血、排脓，可明显提高临床疗效；停用抗生素后还需继续中药治疗，可显著减少后遗症的发生。

【经验体会】

盆腔炎性疾病的预后取决于邪毒的强弱、正气的盛衰以及治疗是否及时有效、彻底。若邪毒炽盛，正气虚弱，或失治误治，病势加重，可引起并发展为弥漫性腹膜炎、败血症、脓毒血症，感染性休克，甚至死亡。若迁延治疗，可遗留盆腔炎性疾病后遗症，影响生育和生活质量。

故治疗急性盆腔炎要以抗生素药物治疗结合中医药清热解毒，活血化瘀为主的治疗。必要时手术治疗。抗生素具体选用原则为经验性、广谱、及时、个体化。用药根据药效选用广谱抗生素及联合用药较合理。要用足量，疗程够。根据病情可在门诊或住院治疗。张玉珍教授多选用莫西沙量（拜复乐）400mg，每日1次，连用14日。并要随访和复查病原体及性伴侣的诊查治疗。与此同时，应结合中医药清热解毒，活血化瘀为主的治疗。张教授多选用五味消毒饮（《医宗金鉴·外科心法要诀》金银花、野菊花、蒲公英、紫花地丁、紫背天葵）合大黄牡丹皮汤（《金匮要略》大黄、牡丹皮、桃仁、冬瓜仁、芒硝）加鱼腥草、白花蛇舌草、三七。五味清毒饮原方疗诸疗，用于毒性不尽，憎寒壮热仍作者。大黄牡丹皮汤泄热逐瘀，排脓散结，畅通阳明腑道，有使瘀热脓毒排出之功。必要时加服安宫牛黄丸《温病条辨》加强清热解毒、开窍醒脑之效。

急性盆腔炎大多可治愈，但也常不彻底而留下后遗症。

2. 盆腔炎性疾病后遗症

盆腔炎性疾病后遗症是盆腔炎性疾病的遗留病变，反复迁延日久，以往称为"慢性盆腔炎"。可造成输卵管阻塞、积水，盆腔粘连、输卵管卵巢囊肿，导致慢性盆腔疼痛、不孕症等。

中医原无此病名，古籍归在带下病、癥瘕、妇人腹痛、经病疼痛、不孕症中。但自1981年《中国医学百科全书·中医妇科学》（上海科技出版社，1981年9月出版）已开始通用西医"盆腔炎"病名了。

《素问·玉机真脏论》曰："任脉为病，女子带下瘕聚。"又曰："脾传于肾，病名曰疝瘕，少腹冤热而痛，出白，一名曰蛊。"马莳注释"冤热"为"烦冤作热"，即热极而烦闷。张教授认为本经文可理解为中医对"盆腔炎性疾病"的最早记载。《金匮要略·妇人杂病脉证并治》又指出："妇人腹中诸疾痛，当归芍药散主之。"《济阴纲目·论经痛疼痛》曰："经水来而腹痛者，经水不来而腹亦痛者，皆血之不调故也。"从上述经文分析，《素问》所述症状，似是急性盆腔炎，后二条引文则似指盆腔炎性疾病后遗症。

【病因病机】

正气未复，余邪未尽，风寒湿热、虫毒之邪乘虚内侵，与冲任气血相搏结，致气机不畅，瘀血阻滞，蕴结胞宫、胞脉，反复进退，耗伤气血，虚实错杂，缠绵难愈。

（1）湿热瘀结

素体湿热内蕴，卫生不洁，尤经行、产后血室正开，湿热之邪内侵与瘀血互结，阻滞冲任、胞宫而发病。

（2）肝脾失调

素性肝郁，或七情内伤，气机不畅，气滞则血瘀。或素体脾虚湿盛，肝脾不和，而致气、血、水失调而发病。

（3）气虚（脾肾）血瘀

脾肾虚，正不胜邪，劳则外邪入侵，气血运行不畅，血瘀内结，阻滞冲任胞宫而发病。

【辨证论治】

本病多为邪热余毒残留，与冲任之气血相搏结，凝聚不去，日久难愈，耗伤气血，虚实错杂。本病以中医药辨证论治为主，结合综合治疗。治法以活血化瘀为主，或清热利湿，或行气化瘀，或补气化瘀。注重内外合治，顾及正气，心身调和，避免复感外邪。

（1）湿热瘀结证

主要证候：下腹或少腹隐痛，或疼痛拒按，痛连腰骶。可有低热起伏，经行或劳累尤以房事后加重；带下量多，色黄，质稠，有异味。胸闷纳呆，口干便溏或秘结，小便黄；舌淡红略胖暗，苔黄腻，脉弦数或滑数。

治法：清热利湿，化瘀止痛。

方药：①银甲丸（《王渭川妇科经验选》）。

金银花　连翘　升麻　红藤　蒲公英　生鳖甲　紫花地丁　生蒲黄　椿根皮　大青叶　茵陈　琥珀末　桔梗

方以银花、连翘、蒲公英、紫花地丁、大青叶、红藤、升麻等药清热解毒，以茵陈、椿根皮清热除湿，鳖甲、蒲黄、琥珀活血化瘀、软坚散结，桔梗辛散排毒。全方共奏清热除湿、化瘀行滞之效。临证时根据湿热瘀邪之偏颇及正气虚损随证加减。

②慢盆汤（张玉珍经验方）

丹参20g　毛冬青30g　赤芍15g　蒲公英20g　白花蛇舌草20g　香附10g　野木瓜20g　忍冬藤15g　延胡索15g　乌药15g　黄芪30g　甘草6g

方中重用丹参、毛冬青清热解毒，活血化瘀为君；赤芍活血化瘀止痛，蒲公英、白花蛇舌草清热解毒、祛湿散结为臣，助君加强清热化瘀止痛之力。佐以野木瓜活血通经止痛，延胡索、乌药活血化瘀，行气止痛，忍冬藤清热通络，黄芪补气通络，升阳除湿，香附理气解郁，调经止痛；以甘草调和诸药为使。全方合用，共奏活血化瘀、清热祛湿、理气止痛之功。

若低热起伏，加败酱草、黄柏、土茯苓以清热祛湿；湿重者加茵陈、萆薢、泽泻；腹泻、便溏，加怀山药、白术、藿香以健脾燥湿；腹痛较甚，提示血瘀较重，加三七片、王不留行、路路通加强活血祛瘀，通络止痛之力；压痛明显，以救必应代延胡索，止痛兼清热利湿。

（2）肝脾失调证

主要证候：下腹或少腹反复疼痛，面唇少华，胸胁胀，烦躁易怒，纳呆便溏，白带量多，色黄白黏稠；舌质淡红，苔薄白，脉弦细。

治法：疏肝理脾，气血水同调。

方药：当归芍药散（《金匮要略》）加黄芪（或五爪龙）、丹参、毛冬青、黑老虎（或救必应）、甘草。

当归　川芎　白芍　白术　茯苓　泽泻

方用当归芍药散养血活血，柔痉止痛，黄芪或五爪龙益气补虚，丹参、毛冬青、黑老虎或救必应疏肝理气，化瘀止痛，甘草调和诸药。全方养血调肝与健脾利湿、行气化瘀止痛并用，补中寓行，补而不滞，攻补兼施。

本方亦为张玉珍教授临床上治疗妇人诸种腹痛的良方，凡腹痛绵绵不断，痛不剧烈而时间较长，苔薄白脉弦等均可用之。用治盆腔炎性疾病后遗症、子宫内膜异位症、妊娠腹痛等，或不明原因腹痛（排除器质性病变），均有较好疗效。

气虚甚，重用党参、五爪龙益气扶正；寒凝腹痛甚，可选加三七片、小茴香、吴茱萸等温经止痛；双侧附件增粗或有包块，可加三棱、莪术活血散结消癥；兼有湿热，可加毛冬青、败酱草、蒲公英清热解毒祛湿；腰酸痛，可选加续断、桑寄生、杜仲、牛膝补肾强腰；腹胀明显者，加郁金、茵陈、枳实、厚朴等。

（3）气虚血瘀证

主要证候：下腹疼痛或结块，痛连腰骶；精神疲乏，劳则复发，经行或房事后加重；白带清稀量多无阴痒；四肢不温，食少纳呆；舌质暗红，苔薄白，脉弦细无力。

治法：益气健脾（或补肾），化瘀散结止痛。

方药：理冲汤（《医学衷中参西录》）。

黄芪　党参　白术　山药　天花粉　知母　三棱　莪术　鸡内金

方中黄芪、党参、白术、山药健脾益气，扶正培元；鸡内金、三棱、莪术破瘀散结；天花粉、知母清热生津。全方攻补兼施，对脾虚血瘀证为佳。

若腹痛不减加白芍、延胡索以活血止痛；腹泻去知母，重用白术健脾除湿；虚热未清加生地黄、天冬以养阴清热；无结块者去三棱、莪术。若久病及肾，加川续断、金狗脊、杜仲、石楠藤补肾壮腰。

【临证思路】

盆腔炎性疾病后遗症属本虚标实，病因离不开湿、热、瘀、虚，其中湿和瘀既是病理产物又是病因，致正气受损，气血失和，气机不畅，瘀血阻冲任、胞宫、胞脉而为本病。从病机来看，总有血瘀和气滞，故治疗大法为行气活血化瘀为主，或清热利湿，或补气化瘀，或散寒除湿。因此时正气已虚而余邪未尽，故治疗宜有攻有守，攻守结合，祛邪而不伤正，扶正而不留邪。

盆腔炎性疾病后遗症缠绵难愈，或反复发作，宜结合病人的情况综合治疗，以中医药治疗为主，可内外合治，酌情选用中药煎剂灌肠、理疗、针灸、离子透入等法。内服以活血化瘀为主；外治可采用中药保留灌肠、外敷、针灸治疗、穴位注射及肛门纳药等。要加强锻炼，增强体质，配合生活饮食调摄，扶正祛邪。无生育要求者应注意避孕，减少宫腔操作，避免复感外邪。

盆腔炎性疾病后遗症经积极、有效的治疗，可好转或治愈。但若病程长，缠绵不愈，可导致月经不调、慢性盆腔痛、不孕或异位妊娠，或盆腔炎性疾病反复发作等。

【经验体会】

张玉珍教授认为盆腔炎性疾病后遗症病程长，正虚与邪实胶着，容易反复。正盛则邪退，正虚则邪进。"变化者，进退之象也"（《易·系辞》）。除常规辨证外，更抓住当下主要矛盾，根据病机转化，执简驭繁，提出在辨证的基础上根据正邪消长情况论治，判断邪正进退的要点在于腹痛及妇检子宫附件压痛轻重程度。

腹痛是盆腔炎性疾病后遗症的主要表现，张玉珍教授认为，主证轻重可反映邪正消长。辨证应以腹痛的性质及部位为辨证要点，结合全身与局部症状、体质情况和舌脉进行辨证，结合妇检结果来判断疾病正邪消长情况，把握扶正或祛邪的分寸。若腹痛明显，妇检压痛亦明显，提示湿热邪气较盛，正气尚可，湿热瘀阻较重，阻于胞宫、胞脉，正邪冲突较为激烈。治以行气活血、化瘀止痛为主，清热利湿为辅，以自拟慢盆汤加减治疗。用药时要注意大便情况。若大便秘结，提示热结于里，可用虎杖泻火通便。大便一通，热证亦易解。唯应中病即止，免过寒凉用伤脾阳。若腹泻，则去白花蛇舌草，加怀山药、白术、茯苓等以健脾祛湿。若患者自觉腹痛，但压痛不明显，提示邪气不盛，由肝脾失调、气滞血瘀引起，故以当归芍药散加减治疗。兼寒湿、兼气虚者均可在当归芍药散基础上加减治疗，调理气血，调治冲任、胞宫，兼顾祛邪。临床用药既合乎法度，又视病情而变通，疗效卓著。

盆腔炎性疾病后遗症时多由邪热余毒残留，与冲任之气血相搏结，凝聚不去，日久难愈，虚实错杂。除辨证内服有关方药外，还常常以中药外敷、保留灌肠，内外合治。下腹热敷法采用医院制剂双柏油膏（由黄柏、侧柏叶、大黄、泽兰、薄荷组成），温热后，敷于患处，每次每部位1帖，每天1次，每次2-4小时。保留灌肠法采用本院制的20%复方毛冬青液（由毛冬青、丹参、败酱草等组成）温热灌入直肠，每次100mL，每天1次，保留30~60分钟。上述外治法在月经期停用，月经干净后3天开始，每月连用14天为1疗程。

由于疾病反复发作，久治不愈，盆腔炎性疾病后遗症患者尤其是有生育要求者常见抑郁、烦躁、焦虑等情志不畅表现，气机不畅致气血不和，容易加重疾病。故张教授接诊时既治病，又治心，既告知患者该病难以治愈，且确实有反复发作的特点，治疗需要持之以恒，又指出该病经系统治疗后疗效理想，配合生活调摄、适当锻炼病情稳定可不再发病，鼓励患者增强信心，以积极乐观的态度配合治疗，持之以恒，以利康复。

附：盆炎康合剂的研发

张玉珍教授认为盆腔炎性疾病后遗症综合病机是湿、热、瘀、虚，治以清热祛湿，活血化瘀，补气益精，由此创制了经验方"慢盆汤"，后以此为基础加减即为盆炎康合剂。盆炎康合剂已于1997年献方给医院，做成院内制剂，主治盆腔炎性疾病后遗症。使用至今超过20年，有较好的临床疗效。

方药组成为：毛冬青、丹参、赤芍、金刚头、蒲公英、败酱草、苍术、黄芪、黄精、台乌、香附、薄荷。功能活血化瘀，清热祛湿。主治附件炎、盆腔炎、盆腔炎性包块及盆腔淤血症。方中毛冬青、丹参活血化瘀，清热解毒为君；金刚头、赤芍、蒲公英、败酱草活血化瘀，清热解毒助君为臣；苍术健脾燥湿；黄芪、黄精补气益精，又具广谱抗菌作用为之佐；乌药、香附、薄荷疏肝理气止痛为之使。全方共奏清热祛湿、活血化瘀、补气益精、扶正祛邪攻补兼施之效。

（赵颖）

3.中医药在辅助生育技术中的应用

辅助生育技术（ART）主要是运用医学技术和方法对配子、合子和胚胎进行人工操作，以达到受孕目的的技术，包括人工授精（IUI）、体外受精与胚胎移植（IVF-ET）、配子输卵管内移植（GIFT）、精子卵细胞浆注射（ICSI）及在此基础上衍生的各种新技术，其中体外受精–胚胎移植目前应用广泛，是辅助生育技术的重要组成部分。IVF-ET近年来取得了较大的进展，但与此同时，也越来越多地暴露出了其缺点，如自然流产率较高、卵巢过度刺激综合征、过度促卵导致卵巢储备功能减退甚至卵巢早衰等，所以越来越多的患者在进行人工助孕的同时求助于中医药辅助治疗，旨在提高人工助孕的着床率，降低自然流产的发生率以及防治其并发症等。

（1）辅助生育技术带来的问题及中医病因病机

①肾精亏虚：肾为先天之本，元气之根，主藏精气。肾中精气的盛衰主宰着人体的生长发育及生殖功能。《黄帝内经》云："女子七岁，肾气盛，齿更发长；二七而天癸至，任脉通，太冲脉盛，月事以时下，故有子；三七肾气平均，故真牙生而长极；四七筋骨坚，发长极，身体盛壮；五七阳明脉衰，面始焦，发始堕；六七三阳脉衰于上，面皆焦，发始白；七七任脉虚，太冲脉衰少，天癸竭，地道不通，故形坏而无子也。"肾气的盛衰主宰天癸的至与竭，肾气盛则天癸至，肾气衰，天癸竭。肾所藏之精和后天之精。肾所藏先天之精是构成胎孕的重要条件，《灵枢·决气》指出："两神相搏，合而成形，常先身生，是谓精。"受孕是精卵的结合，所以卵泡相当于先天之精，亦即生殖之精，其生长发育及成熟为肾所主。长期不孕症患者以肾虚为本，冲任不足，而且许多是高龄35岁以上，即"五七""六七"左右，加上IVF时超促排卵方案的使用致使大量的卵泡短期内快速发育，消耗了大量的肾精，致使肾虚进一步加重，冲任失养，导致肾–天癸–冲任–胞宫轴失调。《黄帝内经》云："阴平阳秘，精神乃治；阴阳离绝，精气乃绝。"IVF时大量激素的使用干扰了体内的内分泌，使机体阴阳失于平衡协调，也易发生卵巢储备力下降、卵巢早衰或孕后流产等。

②肝郁血瘀：妇女常处于有气有余血不足的生理状态，如《灵枢·五音五味》指出："妇人之生，有余于气，不足气血，以其数脱血也。"肝体阴而用阳，肝阴血不足易致阳气偏盛，气有余则易生郁滞，肝气易郁。此外，传宗接代的传统思想在中国根深蒂固，受这种思想的影响，不孕症患者面临着较重的社会压力，一些不孕患者得不到来自家庭的理解，甚至要承受自己的配偶及其父母对自己的指责所带来的压力。她们的婚姻、家庭关系也会出现不同程度的危机。有学者通过研究发现：体外受精胚胎移植患者在躯体化因子、强迫因子、人际关系因子、焦虑因子、抑郁因子、敌对因子、恐怖因子、偏执因子方面均高于正常模型得分。所以，肝气郁结的病机在IVF-ET的妇女中占有重要的地位。"气为血帅""气行血行"，气滞不能行血则瘀血内停。此外，接受试管婴儿术的夫妇，大多是由于女方输卵管炎症、输卵管阻塞、子宫内膜异位症等，这类患者体内已存在瘀滞的病理状态得以加重，故肝郁血瘀是IVF-ET失败患者的重要病机。

③脾虚湿聚：脾为后天之本，脾主运化，主升清，行IVF-ET的不孕症患者肾虚久

可累及后天脾土，加上肝气郁结，木郁克土，所以脾气虚弱也是IVF-ET患者的潜在病机的特点。当采用超促排卵时，由于大量激素的使用，干扰了体内阴阳的平衡协调，严重时可发生卵巢过度刺激综合征，使体内大量的阴液外渗，气随液脱，脾主运化失衡，脾气亏虚进一步加重，不能运化水湿，水湿内停，可出现腹水。因"津血同源"，津液外渗则血容量减少，血液浓缩，血液不畅，严重者可出现酸中毒等。湿性趋下，聚于下焦，阻碍气机则出现下腹胀、腹痛，故通过B超检查可发现盆腹腔积液，积于局部则发为卵巢胀大，B超下可见卵巢内多个液体暗区，水湿盛极可伴见胸水。正如《黄帝内经》所云："诸湿肿满，皆属于脾。"脾虚失运，水湿内停是IVF时并发卵巢过度刺激综合征之主要病机。

（2）中医药在辅助生育技术中的应用

①首先清理盆腔内环境：对临床中如未做宫腹腔镜则做IVF-ET失败者，我认为有必要先做宫腹腔镜。因为盆腔粘连、积水会影响IVF-ET的成功。我带研究生做过专题研究，表明做宫腹镜全面检查后，尽早应用疏肝理气，活血化瘀，防止再粘连清盆腔内环境1~2个月怀孕，是发挥中医药优势的最佳选择。腹腔镜手术可发现术前未发现的疾病，如"子宫内膜异位症"等。分离盆腔粘连后，我常用通管方〔组成：柴胡、赤芍（或三七片）、王不留行、路路通、丹参、香附、台乌药、黄芪、穿破石、牛膝、枳壳〕或用当归芍药散加减调理肝脾、气血，对于输卵管积水不主张一律切除，切除积水的输卵管有利有弊。可以分离粘连，处理积水后尽快给以疏肝理气，活血通络防粘连，这是针对病机和病位的有效中医药治疗的时机和方法，让部分患者有机会能自然怀孕，如果经过治疗2~3个月仍然没有怀孕，再做IVF-ET。

②整体治疗，结合胞宫、奇经辨证论治：中医妇科学的内治法着重是脏腑辨证和气血辨证的整体治疗。但近20年来，越来越多的辅助生育技术的应用，为中医妇科学提出了新问题。古代中医无"卵巢"名称，而IVF-ET受损最大的病位是卵巢及其功能。我在2001年主编的《新编中医妇科学》和后主编的"十五""十一五""十二五"国家级教材《中学妇科学》中，不断完善和创新的内容集中表现在对胞宫、子宫、奇经和生殖轴的论述方面。就是在补肾和"调养胞宫"的治法中反映对卵巢功能的调节，使治疗更针对病机、病位。

a.卵泡发育不良。肾主生殖，补肾当可促卵泡发育。但卵巢为肝经所过，经脉所过，疾病所生。我虽不十分认可"女子以肝为先天"的学术观点，但也确实承认肝承担了肾不能承担的重要作用。所以在卵泡的发育和排卵除补肾益精外一定离不开肝的藏血和主疏泄功能。胞宫，是女性特有的内生殖器官的概称，胞宫的功能涵盖内生殖器官子宫、卵巢和输卵管。督脉为阳脉之海，上系脑、下系肾，任督二脉一行于身前，一行于身后，沟通阴阳，调节气血。带脉下系胞宫。故对于卵泡发育不良的患者在月经干净后的阴长期应滋肾补肾，疏肝养肝，调养胞宫、奇经辨证论治，我常用傅青主定经汤加龟板、山萸肉、紫河车、巴戟天等。或选左归丸合二至丸（或五子衍宗丸）加柴胡、香附，会比单纯补肾疗效好。

b.提高子宫内膜容受性。子宫内膜容受性，是指子宫内膜对胚胎的接受能力，即子宫内膜处于一种允许囊胚定位、黏附、穿透并植入而使胚胎顺利着床的综合状态，这段时间称为"着床窗"，一般在排卵后的6~10天，即正常月经周期的20~24天。有数据表明约2/3的1VF-ET着床失败是由于子宫内膜容受性不足所致。

中医对子宫内膜容受性的认识，可见于《傅青主女科·身瘦不孕·养精种玉汤》条下"此方之用，不特补血而纯于填精。精满则子宫易于摄精，血足则子宫易于容物，皆有子之道也"。又在"腰酸腹胀不孕中说"治法必须"先去其癥瘕之病，而补其任督之脉，则提挈天地，把握阴阳，呼吸精气，包裹成形，力足以胜任而无虞矣。外无所障，内有所容，安有不能生育之理，方用升带汤"。傅青主所指的"子宫"容物和"内有所容"与"子宫内膜容受性"，我认为是相似的或基本是一致的。

提高子宫内膜容受性应辨证论治，对薄型子宫内膜，辨证为脾肾虚者，拟毓麟珠选加龟板、紫河车、巴戟天、黄精、怀山药。在月经干净后尽早服20剂中药，或配合服滋肾育胎丸或院内制剂"助孕丸"以助孕，有利胚胎着床种植。对于身瘦亏虚者，选养精种玉汤加二至丸、龟板、知母、黄精、丹皮、地骨皮、桑椹子；对于肾虚血瘀证，选五子衍宗丸合四物汤补肾活血加强子宫易容纳胚胎的功能。

近年来有学者采用中药与IVF-ET相组合，在胚胎移植前对母体进行干预，取得了良好的效果。如朱文杰等对实施体外受精胚胎移植的患者予取卵当日起在绒毛膜促性腺激素健黄体的基础上加服滋肾育胎丸，结果显示，加服中药组血清黄体酮水平、胚胎种植率和临床妊娠率均显著高于对照组，推测滋肾育胎丸可能通过改善子宫内膜的内环境，提高了子宫内膜的容受性，使移植的胚胎与之更相容，从而提高了胚胎的种植率。这方面正受到重视并取得满意的疗效。

③IVF-ET反复失败者，坚持中医药调理3~6个月：现在临床中要求服中药为IVF-ET保驾护航者越来越多。但也有过度促排导致卵巢功能差，甚至出现卵巢早衰。故我认为不能急于求成，都要辨证论治3个月至半年，最好选择"天时、地利、人和"较好状态时进行。治疗中应重视调治胞宫和奇经。

④孕后安胎，防治自然流产：IVF-ET失败的主要原因是自然流产率较高，IVF-ET中的高流产率明显地影响了IVF-ET的活产率，Simonc报道的早期自然流产率为72.4%。由于IVF-ET超促排卵方案的使用，多数患者伴有黄体功能不足，所以胚胎植入后的黄体支持疗法尤为重要。补肾健脾法治疗自然流产的确切疗效早已得到临床和实验的证实，补肾健脾中药能够增加黄体功能，如用于防治流产的中成药滋肾育胎丸、助孕3号丸等。所以，既孕之后应在补肾健脾的基础上根据孕妇阴阳之盛虚、寒热之不同加减调治，或养血益气，或清热凉血或兼祛瘀安胎。在临床上，如有机会，我会在她移植

后提早给以安胎，不一定14天后确诊早孕再安胎，是中医"治未病"在防治IVF着床失败方面的体现。

⑤卵巢过度刺激综合征的中医药治疗：卵巢过度刺激综合征是辅助生殖技术中运用促卵药物而引起的常见并发症，由于卵巢组织对促排卵药物反应过度，从而导致多个卵泡发育，产生大量的雌激素，导致毛细血管通透性增加，液体渗出形成腹水，引起血容量减少、血液浓缩、酸中毒等。临床常常表现为体重增加，腹痛，腹胀，严重者血容量减少，电解质紊乱，肝肾功能损害，甚至危及生命。妊娠会加重卵巢过度刺激综合征的症状而易导致流产。在IVF-ET过程中，大概有8.4%~23.3%的患者并发卵巢过度刺激综合征（OHSS），其中有0.1~0.2%的严重者可危及生命。

卵巢过度刺激综合征大致属于中医之"腹痛""水肿""癥瘕"范畴，合并妊娠有中医学之"子肿""子满"的临床表现。病因病机主要有以下几个方面：a.脾虚失运，水湿内停。因脾主运化，主升清，脾虚则不能运化水湿而导致水湿内停，湿性趋下，聚于下焦，阻碍气机则出现下腹胀、腹痛，故通过B超检查可发现盆腹腔积液，积于局部则发为卵巢胀大，B超下可见卵巢内多个液性暗区，水湿盛极可伴见胸水、腹水。正如《黄帝内经》所云"诸湿肿满，皆属于脾"；b.瘀血阻滞。津血同源，水湿下聚，血脉中津液外渗，血脉津枯，则出现血行涩滞，或因水湿阻滞气机，而致瘀血内停，故患者呈现血容量减少，血液浓缩的病理变化，通过血分析检查可发现红细胞比积下降。同时，血不利则为水，瘀血与水湿可互为因果，互相影响，形成恶性循环；c.气阴两竭。由于大量阴液外渗，气随液脱，气阴两亏，严重者导致气阴衰竭之危象。

治疗时应谨遵《黄帝内经》"谨守病机"，以及"盛者泻之，虚者补之"的原则，主要治疗方法有：健脾益气、补肾温阳、利水渗湿、理气疏肝、活血化瘀等，以泻其有余，补不足。

我常常采用当归芍药散治疗卵巢刺激综合征。当归芍药散中芍药酸泻肝木以安脾土，柔肝缓急；白术、茯苓健脾助运，茯苓、泽泻利水渗湿；当归、川芎活血化瘀，以疏其血气，令其调达，从而改善血液浓缩的病理状态。纵观全方，本方集健脾、疏肝、活血、利水于一体，扶正兼能祛邪，标本兼治，切中了本病之病机，并在临床应用时常常合并使用全生白术散以加强健脾利水之功效，并且可根据患者的不同病情变化，适当加用丹参以助活血化瘀，桂枝温阳利水，黄芪健脾益气以助行水，兼有肾虚的患者可合并寿胎丸加减。

随着辅助生育技术肯定不断发展，在中医药临床上总会出现新的问题。我们应该取于担当，不断继承和创新，为人类的生殖健康做出更大的贡献。

（张玉珍）

4.中医药对不孕症的"三级预防"理论与经验

女子婚后夫妇同居2年以上，配偶生殖功能正常，未避孕而不受孕者；或曾孕育过，未避孕又2年以上不再受孕者，称为不孕症。前者为原发性不孕，古称"全不产"；后者为继发性不孕，古称"断续"。

不孕症是世界性共同关注的疑难病。它关系到家庭的幸福和社会的稳定。女性不孕并不是一个独立的疾病，而是许多妇产科疾病的一种后遗症或结果。近几年来，不孕症的发病率呈上升的趋势，发病率占10%~15%。妇科门诊出现了人工流产和治疗不孕的两条长龙，令人担忧！自古以来中医妇产科学以研究生殖健康为中心，所以防治不孕症，要改变重治轻防的现状，必须努力发掘和整理中医对不孕症的未病先防、病中防变和病后防复的"三级预防"理论与经验，为实现21世纪"人人享有卫生保健"的战略目标而努力做好本职工作。

【病因病机】

西医认为女性不孕的主要因素：一是卵巢不能正常排卵；二是输卵管因素；三是子宫因素。亦有宫颈因素、阴道因素、免疫因素等，还有原因不明的不孕症。中医认为肾主生殖，肾–天癸–冲任–胞宫轴是女性生殖轴。张玉珍教授认为：由肾虚导致生殖轴功能失调是反映了不孕症原发病因病机或病机本质。而肝气郁结、瘀滞胞中和痰湿内阻多是不孕症的继发病因病机。

【预防要点】

早在《黄帝内经》中就提出了"治未病"，防患于未然，历代不断发展了预防和养生保健的理论和方法。不孕症大多是可以预防发生的，及早防治可以或可能导致不孕症的妇产科病，就是不孕症的预防要点。

1.防患于未然

（1）遵循求嗣之道：中医典籍蕴藏着宝贵的求嗣文化遗产，归纳要点如下：

①选择婚配：《晋语》指出："同姓不婚，惧不殖也。"《左传》也说："男女同姓，其生不蕃。"古代聚族而居，同姓常是同一氏族，具有亲密的血缘关系，近亲结婚影响优生优育。元代朱丹溪不但指出了子宫的正常形态，而且在《格致余论·受胎论》中指出女不可为母，有真两性阴阳人和假两性阴阳人。尤其明代肾命学说的发展，对女性先天性生殖器畸形和发育不良可通过望诊以察肾气强弱来进行择配，是"有诸于内，必形诸外"的观点，如万全《广嗣纪要·择配篇》指出"五不女""五不男"不能婚配。《景岳全书·妇人规》在子嗣类中指出"子嗣之谋，必先求母"，列有女子12种不堪配，大多具有优生学的意义，也可知当时已具有相当的妇查水平，提倡婚前检查，以减少婚后不孕的发生。不孕症与社会因素密切相关。在现实生活中，尤须重视双方的情感基础和社会地位，古人对妊娠机理强调要"两情醅畅"，要有情感基础。

②选择婚龄：过早或过迟结婚均可发生不孕。《妇人大全良方》引褚氏曰："合男女必当其年，男虽十六而精通，必三十而娶；女虽十四而天癸至，必二十而嫁，皆欲

阴阳完实，然后交合，则交而孕，孕而育，育而为子坚壮强寿。今未笄之女，天癸始至，已近男色，阴气早泄，未完而伤，未实而动，是以交而不孕，孕而不育，育而子脆不寿。"但太迟结婚亦可不孕。因为女子"五七"35岁以后，肾气渐虚，故婚龄要适时。正如《济生方·求子》说："男女婚姻，贵乎及时，夫妇贵乎强壮，则易于受形也。"

③聚精养血：防治不孕须聚精养血。如《万氏妇人科·种子》云："故种子者，男则清心寡欲以养其精，女则平心定气以养其血……此清心寡欲，为男子第一紧要也……此平心定气，为女子第一紧要也。"因为男精女血，"两精相搏，合而或形"是为人之始。

④交合有时：《黄帝内经》指出当女子月事以时下，男子精气溢泻之时，阴阳和，故能有子。何时阴阳和？《证治准绳·女科·求子》中引袁了凡说："凡妇女一月经行一度，必有一日氤氲之候，于一时辰间……此的候也……顺而施之，则成胎矣。""的候""氤氲之时"，即西医所称之排卵期，卵子存活仅是24小时内，正是受孕良机。

⑤交合有节：节是有节度，性生活过频过少均可影响了精子的受精能力，不利受孕。经期产后余血未净即合阴阳者，常导致生殖器炎症、子宫内膜异位症、免疫性不孕症等。除经期禁房事外，从临床看，作者认为月经前后3天亦不宜房事，此时月经将潮，或经后余血未净。

（2）调治劳伤痼疾：《妇人大全良方·求嗣门》引陈无择说："凡欲求子，当先察夫妇有无劳伤痼害之属，依方调治，使内外和平，则妇人乐有子矣。"《诸病源候论·卷三十九》把不孕分为"月水不利""月水不通""子脏冷""带下""结积"五种，其中调经、治带、消癥尤为重要。

①种子必先调经：朱丹溪说："求子之道，莫如调经。"《万氏妇人科》更明确指出："女子无子，多因经候不调，药饵之辅，尤不可缓。若不调其经候而与之治，徒用力于无用之地，此调经为女子种子紧要也。"临床不孕症大多有月经病。

②治带防治不孕：有学者报道，盆腔炎占不孕原因的43.3%。调治带下病防治生殖系统的炎症是防治不孕的重要措施。

③消癥散结助孕：盆腔的癥瘕积聚也是导致不孕的常见病，主要是癥瘕影响了气血调和改变了输卵管及宫腔的形态，造成受精和着床的困难，孕后亦容易流产。故必须防治癥瘕，以消除由此导致的不孕。

（3）调节饮食：妇科尤须注意饮食的合理调节，过食生冷，肥甘厚味损伤脾胃，发生痛经、闭经、崩漏诸疾。现代时兴的节食减肥，会伤害身体，发生闭经、不孕。古人反对孕前和孕期饮酒，现代研究烟酒都能损害生殖细胞，尤烈性酒更不宜。有些食物和药物吃后易导致不孕者，早在《山海经》已有一些记载。

（4）舒畅情志：情志与不孕的关系尤大。《景岳全书·妇人规》指出："产育由于血气，血气由于情怀，情怀不畅则冲任不充，冲任不充则胎孕不受"。叶天士也指出："求子心愈切，得之愈难。"如若精神紧张，情怀不畅，百想经心，内伤五脏，外损姿颜，容易干扰甚或抑制排卵，导致不孕。相反有时久治无效的情志所伤的不孕症，给以心理治疗后又如灵丹妙药，终于开花结子；或当她领养小孩，放下思想包袱，又能怀孕。

（5）防治反复流产：流产包括自然流产和人工流产，均可以损伤冲任、气血、脏腑、子宫，发生继发不孕。近几年来，有学者统计，全世界每年人工流产数达3000万~5000万之多，且年龄趋向年轻化。唐氏报道，人工流产引起不孕症占继发不孕的65.6%，邹氏报道168例继发不孕中，曾人工流产者66.6%。如此惊人的数字，足以引起重视，一要提高人的素质和道德修养，二要提高人流技术，三是及时预防和治疗流产合并症。因此防治反复流产是不孕症防患于未然的最重要措施。

2.防病中变化

不孕症的治疗较为复杂。张景岳在《景岳全书·妇人规》中指出："种子之法，本无定轨，因人而药，各有所宜。"不孕症防病中变化，分述如下：

（1）及早诊断、及早治疗：治疗不孕的成功率与年龄及病程的长短关系密切。年龄越轻，病程越短，治愈率越高。因此对不孕症早诊断、早治疗很重要。尤其对子宫发育不良更要及早治疗。对晚婚者求嗣，更要着眼于一个"早"字。

（2）医无定方、因人而药：依据国家中医药管理局发布的《中医病证诊断疗效标准》，把不孕症分为5个证型。

①肾阳亏虚：治宜温肾培源，养血暖宫，调补冲任。方选右归丸（《景岳全书》）、毓麟珠（《景岳全书》）或温胞饮（《傅青主女科》）加减。

②肾阴亏虚：治宜滋肾养血，调补冲任。方选左归丸（《景岳全书》），或养精种玉汤（《傅青主女科》）合五子衍宗丸（《摄生众妙方》），或苁蓉菟丝子丸（《医宗金鉴》），或刘奉五四二五合方（《刘奉五妇科经验》）。

③肝气郁结：治宜舒肝解郁，理血调经，方选逍遥散（《太平惠民和剂局方》）；若兼肾虚者，或肾虚肝郁者，多选定经汤（《傅青主女科》）加减；亦可选用"百灵调肝汤"（《百灵妇科》）。心病还要心药医，此型必须配合心理疏导才能提高疗效。

④瘀滞胞中：治宜活血化瘀，调经助孕，方药可根据血瘀的偏寒、偏热、偏气滞的不同，选用王清任《医林改错》的少腹逐瘀汤、血府逐瘀汤、膈下逐瘀汤随证加减，或选用张仲景桂枝茯苓丸、大黄甘遂汤、当归芍药散加减。

如瘀滞胞中癥瘕积聚者，可配合中药外敷下腹部或中药保留灌肠以助消癥通络，常可起到内服药不能起的作用。

⑤痰湿内阻：治宜燥湿化痰，理气调经。方选苍附导痰丸（《叶天士女科诊治秘方》），或启宫丸（《经验方》），或开郁二陈汤（《万氏妇人科》）。

因脾为生痰之源，肾主生殖，肾能温脾，此型实为本虚标实。故临证时往往标本兼顾，选加温补脾肾的补骨脂、淫羊藿、仙茅、黄芪、党参和化痰开窍的石菖蒲、白芥子、法半夏、陈皮之类。

肾、肝、脾、气血、经络在调经种子中虽各司其职，但人是一个整体，脏腑之间相生相克，脏腑、气血、经络协调作用如同一个大的网络系统。不孕症极少因单纯一脏发病，常是多脏受病虚实错杂。故常要抓住肾虚这个主要矛盾，兼顾次要矛盾，医无定方，因人而药，以达最佳疗效。

（3）辨证辨病，各有所宜：女性不孕症的病因病位复杂多样。除按传统的辨病基础上的辨证论治外，常要根据西医的相关检查找出不孕的病位和导致不孕的疾病，常见有排卵功能障碍、输卵管阻塞、子宫内膜异位症、高催乳素血症、多囊卵巢综合征和免疫因素等导致的不孕症，常用辨证辨病结合，中西医结合扬长补短加强治疗的针对性，提高疗效。

3.防病后复发

临床上由于继发不孕者不少，故亦须防病后复发。

（1）孕后调治：不孕患者孕早期仍需调治，尤其是肾虚排卵功能障碍者，早孕后黄体不健自然流产较多，故除孕后首忌交合外，还须补肾养胎为主；若输卵管阻塞治愈后怀孕，要观察异位妊娠的可能发生。并注意孕期保健，确保母子平安。

（2）产后调护：重视产后调护，防止产后病尤其是产后发热中感染邪毒的发生和发展，保护生殖器官及其功能的健全，以防继发不孕。

（3）计划生育：纵然允许再生育，亦应有计划，否则房劳不节，反复人工流产，同样可发生继发不孕。

女性不孕症，病程日久，又多脏腑、气血、经络同病。不孕症常是许多妇产科疾病的一种结果。特别要引起全社会重视的是：现在婚前妊娠、性病、反复人工流产（含药物流产）以及生殖系统的炎症增多，导致婚后自然流产、宫外孕、继发不孕症的发病率则呈上升的趋势。如同孙思邈在《备急千金要方》中指出的那样："犯时微若秋毫，感病广于嵩岱。"一旦发生不孕，不但耗金花时诊治，而且承受莫大的心理压力。"早知今日，何必当初。"不孕患者中常有此后悔莫及之伤感。中医历来强调"不治已病治未病"，以预防为主。尤其对错综复杂的不孕症，更要努力发掘中医的"三级预防"的宝贵理论和经验，纠正重治轻防的现状，突出预防为主，防治结合"治未病"的研究方向，造福于人类。

（张玉珍）

第十一章　常用方

辨证论治是中医学的特色与精华，方是中医理、法、方、药体系的重要组成部分。辨证论治是一个由分析问题到解决问题的连续过程，辨证的目的在于确定病机，论治的关键在于确立治法。方药是体现和完成治法的主要手段。故中医强调"方从法出，法从证立"。

中医妇科学是中医临床医学的重要组成部分，是高等中医药院校主干课程之一。中医妇科学研究的疾病分类是月经病、带下病、妊娠病、产后病、杂病。本书精选了规范教材的传统常用方，同时介绍罗元恺教授和其学术继承人张玉珍教授的部分经验方。

第一节　月经病类

一、四乌贼骨一藘茹丸（《素问·腹中论》）

组成：乌贼骨　藘茹（茜草）　雀卵为丸　鲍鱼煎汤送服。

功用：补肾活血，通补奇经。

主治：原方谓治疗血枯经闭，实为妇科饮食调补第一方，也是妇科第一方。然临床仅能开出乌贼骨、茜草两味，合于其他方药之中治疗崩漏、带下等收效甚佳。

应用：

1.出血性月经病。崩漏、月经过多、经期延长病中加入。如《医学衷中参西录》中的安冲汤、固冲汤中配用此二药。

2.胎漏、胎动不安。B超检查宫腔有积血时，在补肾健脾安胎的基础上常加入此二药以止血。

3.赤白带。多在辨证选方完带汤或易黄汤中加入此二药。

方中乌贼骨（海螵蛸）味咸涩，性微温，归肝、肾经，功可补肾固精，收敛止血止带，善治妇人崩漏带下、血枯经闭等症，《神农本草经》谓其"主女子漏下赤白经汁，血闭"，《药性论》谓"止妇人漏血"，方中重用为君药。臣以藘茹（茜草），味苦性寒，主入肝经，《名医别录》载其"止血，内崩下血"，善于凉血化瘀止血。二药配伍，"大能固涩下焦"（《医学衷中参西录》上册），且涩中寓通，止血不留瘀。共奏补肾活血、止血止带、通补奇经之效。现代药理学研究发现两药均有明显的促进血液凝固作用。

二、清经散(《傅青主女科》)

组成：丹皮　地骨皮　白芍　熟地黄　青蒿　黄柏　茯苓。

功能：清热凉血调经。

主治：原方治月经先期量多。

应用：阳盛血热所致月经先期、量多。

方解：牡丹皮"苦寒除血热，入血分，凉血热之要药"(《本草经疏》)，于方中清热泻火凉血，使热清血宁，用为君药。黄柏苦寒清热泻火，《神农本草经》载其"主五脏肠胃中结热……女子漏下赤白"；青蒿苦寒，入肝走血，清热凉血除蒸，两药助牡丹皮清热泻火凉血之功，共为臣药。血热伤阴加之出血，故伍以白芍、熟地黄养血敛阴，滋阴生津，复其已损之阴血；地骨皮甘寒入血分，一则清热凉血，助君臣解血分之热，二可养阴生津；茯苓行水泻热，益气扶正，以上共为佐药。全方清热凉血与养血益阴并行，俾热清血安则经自调，且热去而阴血不伤，"方中虽是清火之品，然仍是滋水之味，火泻而水不与之俱泻，则两不损而两有益也"(《傅青主女科》)。

三、两地汤(《傅青主女科》)

组成：生地黄　地骨皮　玄参　麦冬　阿胶　白芍。

功用：养阴清热调经。

主治：原方治月经先期量少，火热而水不足者。

应用：阴虚内热，热扰冲任，月经提前。又阴血不足，经血匮乏而量少。

方解：本方为阴虚内热所致月经先期量少而设。治当养阴清热调经。方中生地黄甘寒养阴、苦寒泄热，善于滋阴养血、清热降火，《珍珠囊》谓其"凉血，生血，补肾水真阴"；玄参甘苦咸寒，清热凉血泻火、生津滋阴润燥，两药重用为君。麦冬甘寒，养阴清热，同生地黄相合，凡"女人经水枯，乳不下，皆宜用之"(《药品化义》)；地骨皮甘寒，于清泄肝肾虚热之中，尚可生津清虚热，两药共为臣药。佐以阿胶血肉有情之品，补血养阴滋肾水；白芍苦酸微寒，养血敛阴。全方滋阴养血、清热降火并进，重在滋阴养血培本，既取滋水制火，水足则火自平之意，又补阴血之不足，阴复而阳自秘，则经行如期，经量正常。

四、清热固经汤(《简明中医妇科学》)

组成：黄芩　焦栀子　生地黄　地骨皮　地榆　生藕节　阿胶　陈棕炭　龟甲　牡蛎　生甘草。

功用：清热凉血，固冲止血。

主治：月经过多、崩漏属血热者。

应用：由于本方配伍清热止血法面面俱到，故临床辨证属实热或阴虚血热导致的出血均可应用。

方解：方中龟甲咸甘性平，益肾滋阴降火，且能"主漏下赤白"（《神农本草经》），为君药。生地黄、地骨皮甘寒入血分，清热养阴、凉血止血；阿胶味甘质黏，滋阴养血止血，共为臣药。佐以黄芩、焦山栀苦寒，清热泻火、凉血止血；地榆长于泄热而凉血止血，又为酸涩之品，可收涩止血；陈棕炭味苦而涩，收涩止血；牡蛎咸寒质重，益阴潜阳，且"涩以收脱，治遗精崩带"（《本草备要》）；藕节味涩收敛止血，又能化瘀，防血止留瘀之弊，共为佐药。生甘草清热，和药，为佐使药。全方集清热、凉血、育阴、胶固、炭涩、镇潜诸法于一方，清热凉血以澄本，止血以塞流，标本并治；清热凉血之中寓以滋阴养血，祛邪不伤正；止血之中寓以化瘀，止血不留瘀，可视为血热证之代表方。

五、四物汤（《仙授理伤续断秘方》）

组成：当归　川芎　芍药　熟地黄。

功用：补血养血和血。

主治：统治一切血证。

应用：本方由《金匮要略》胶艾汤化裁而来，即胶艾汤去阿胶、艾叶、甘草。自宋以来，补血、活血、调血之方，大多由四物汤而化。后世八珍汤、十全大补汤、桃红四物汤、芩连四物汤等方皆取四物之意而用之。由于妇人以血为基本，经、孕、产、乳均以血为用，故四物汤是妇科常用方。临床有的放矢，因证制宜。

方解：本方是补血调经之基本方。方中熟地黄甘温味厚质润，长于滋阴养血，补肾填精，"补血虚之不足"（《医学启源》），为君药。当归甘辛温，《本草正》谓其"补中有动，行中有补，诚血中之气药，亦血中之圣药也"，于方中一则补血以助熟地黄之功，二则活血调经助孕，为臣药。白芍养血益阴，与地、归相合，滋阴养血之功著，又可缓急止痛；川芎活血行气，与当归相伍，活血之力增，且使补中有行，补血而不滞血。四药配伍，共奏补血调经之效。

本方的配伍特点以熟地黄、白芍阴柔补血之品，与辛香之当归、川芎相配，阴阳动静相宜。但对脾虚妇女常致纳呆便溏，需注意配伍以制其弊，如加用陈皮、砂仁等。

六、四逆散（《伤寒论》）

组成：柴胡　芍药　枳实　甘草。

功用：透邪解郁，疏肝理脾。

主治：阳郁厥逆证。由肝郁气滞，阳气内郁不达四肢。

应用：为调理肝脾祖方，妇科常用的逍遥散、柴胡疏肝散均为由此方化裁而来。

用于月经不调、痛经、输卵管阻塞。本人经验方"通管方"是由四逆散加味而成。

方解：方中柴胡苦辛微寒，入肝胆经，升发阳气，疏肝解郁，透达外邪，为君药。白芍苦酸微寒，敛阴养血柔肝，为臣药。二药一疏一补，为调肝之常用组合。佐以枳实理气解郁、泄热破结，与柴胡相伍，一升一降，加强疏畅气机、调和肝脾之效；与芍药相合，一气一血，以调理气血、缓急止痛。甘草调和诸药，益脾和中，为佐使药。四药共奏透邪解郁、疏肝理脾之效，使邪去郁解，气血调畅，阳伸肢温，四逆自愈。

七、逍遥散（《太平惠民和剂局方》）

组成：当归 茯苓 白芍 白术 柴胡 煨姜 薄荷少许。

功用：疏肝解郁，养血健脾。

主治：肝郁血虚脾弱诸证。

应用：月经不调，月经前后或经断前后肝郁脾虚证以及痛证、不孕症。

方解：逍遥散基本是据四逆散之立法化裁而成，为四逆散去枳实，加茯苓、白术、当归、煨姜、薄荷而成，亦以调理肝脾为主，适用于肝郁血虚脾弱者。木郁达之，方以柴胡疏肝解郁，畅达肝气，助肝用，为君药。当归养血和血，芍药养血敛阴，柔肝缓急。两药合用，补血以治血虚，与柴胡同用，补肝体助肝用，防止柴胡劫散肝阴，共为臣药。木郁不达致脾虚不运，故佐以白术、茯苓、甘草健脾益气，既可扶土抑木，又助气血生化之源，加强归、芍养血之功。"肝欲散，急食辛以散之"，煎加薄荷、煨姜少许以辛散达郁，助柴胡疏肝之效，且煨姜温中助运，亦为佐药。甘草调和诸药，兼以为使。诸药合用，疏补结合，肝脾同调，气血兼顾，使肝郁得疏，血虚得养，脾弱得复。立法周全，组方严谨，为调肝养血之名方，亦为妇科调经之常用方剂。

附方：

1.丹栀逍遥散（《校注妇人大全良方》）

逍遥散创立之后，不断创新发展。逍遥散加入丹皮、炒山栀即丹栀逍遥散，又名加味逍遥散，凡肝郁化热者用之较适合。

2.宣郁通经汤（《傅青主女科》）

本方是逍遥散去苓、术加香附、黄芩、郁金、白芥子，用治肝火炽盛，瘀热内郁以致经水未来而腹先痛者。本人在临床常用于经前一周左右予服，防治结合治疗肝火瘀热互结的痛经，连用3个月至半年可治愈较严重的痛经。

3.黑逍遥散（《妇科指要》）

本方是逍遥散加地黄治肝郁血虚肾虚之证。无热者用熟地黄，有热者用生地黄。

4.定经汤（《傅青主女科》）

本方是黑逍遥散基础上加山药，去白术，以炒荆芥易煨姜、薄荷，再加菟丝子，名定经汤。方中重用菟丝子、熟地黄滋肾补肾，当归补血，茯苓、炒荆芥、柴胡轻用，从药量轻重，可知定经汤是于疏肝、健脾、滋肾、养血之中，比较着重于滋肾养血。傅氏认为"经水出诸肾"，而肝为肾之子，肝郁则肾亦郁矣。"故定经汤从肾肝脾兼顾以治月经失调"，是比较全面而以肾为重点的。参考《罗元恺论医集》。

八、加味定经汤（罗元恺经验方）

组成：菟丝子　熟地　当归　白芍　怀山药　女贞子　柴胡　茯苓。

功用：滋肾补肾，疏肝健脾，调经种子。

主治：肾虚肝郁型月经后期、月经先后无定期、不孕。

应用：主要用于治疗上述诸证。临床应用治疗肾虚肝郁型黄体不健和高泌乳素血症。

我申报了广东省中医管理局课题进行多年的研究，并培养了多名硕士研究生。详见论文《罗氏调经种子丸治疗肾虚肝郁型黄体不健的临床研究》（广州中医药大学学报，2016，16）

方解："经水出诸肾"（《傅青主女科》），熟地甘温，"气味纯静，故能补五脏之真阴……诸经之阴血虚者，非熟地不可"（《本草正》），方中用以滋补肾阴；菟丝子辛甘平，补助肾阳之中又可益精养血，二药相合，补肾滋肾之力著，使肾精充盛，血海满盈，则月经按期而至，共为君药。当归、白芍养血和血，柴胡疏肝解郁，三药疏养结合，养肝调肝，共为臣药。女贞子乃清凉平补之品，滋补肝肾以助君臣补肾养肝之效；怀山药、茯苓健脾益气，"使脾胃健而生精自易"，共为佐药。全方共奏滋肾补肾、健脾疏肝之功，肾肝脾三经同调，以达调经种子之效。

九、温经汤（《金匮要略》）

组成：人参　吴茱萸　桂枝　当归　川芎　丹皮　阿胶　白芍　麦冬　半夏　生姜　甘草。

功用：补气摄血，温经散寒，养血祛瘀。

主治：气不摄血，漏下不止，月经过多，月经至期不来，宫寒不孕。

应用：历代医家认为《金匮要略》温经汤是调经祖方。经全面理解经文结合临床，本人认为《金匮要略》温经汤是调经种子的祖方。临床广泛用于寒热虚实错杂的更年期崩漏下血不止、月经过多、月经后期、痛经、宫寒不孕。归纳为：①出血性月经病如崩漏不止、月经过多、经期延长；②冲任虚寒，血海匮乏的月经至期不来或经来量少；③宫寒不孕。

方解：方中人参甘温，益气健脾，俾脾气健旺则统摄有权，脾气健旺则气血生化有源，冲任满盈；吴茱萸辛苦而热，入肝肾走冲任，暖胃暖肝散寒，行气止痛，共为君药。臣以桂枝辛甘温，温通血脉，与吴茱萸相合，温经散寒、通利血脉之力增。当归养血活血、调经止痛；川芎活血祛瘀、行气止痛；阿胶味甘质黏，"固漏，养血"（《本草正》）；丹皮辛行苦泄，凉血活血祛瘀，四味血药相合，养血以补虚，活血以祛瘀，亦为臣药。麦冬甘寒，养胃阴，生津液，既助阿胶、当归养血之力，又与丹皮相合清虚热，并制吴茱萸、桂枝之温燥；半夏、生姜通降胃气，以助通冲任，散瘀结，共主阳明，三药为佐。甘草助人参益脾和中，并调和诸药，为佐使。全方温、补、消、清各有专功，却是同心协力主重阳明，以针对主要矛盾。本人理解中医治疗出血证，补气健脾摄血之源头在《金匮要略》温经汤。既可振奋中气，又能滋养胃阴，益气养血之中，尚兼化瘀之效，故补气化瘀是止血第一法。本人在温经汤的启发下总结了经验方益气养阴，化瘀止血以生脉散合失笑散为主的"止血1方"和益气温阳，化瘀止血以举元煎合失笑散为主的"止血2方"用于血证效果好，于止血之后再行复旧之法。

十、肾气丸（《金匮要略》）

组成：六味地黄丸加熟附子、桂枝。

功用：是益肾、温阳，化气行水通用方。

主治：肾阳虚所致各科病证。

应用：肾为先天之本，主生长发育与生殖。①先天子宫发育不良、闭经、月经过少；②月经后期、月经先后不定期以肾虚肝郁为多，而肾虚者阴阳辨之；③经行浮肿、子肿属肾阳虚或脾肾阳虚者；④宫寒不孕；⑤妊娠小便不通（转胞）。

方解：方中附子大辛大热，"乃命门主药"（《本草汇言》），为温阳诸药之首，桂枝辛甘温，乃温通阳气要药，二药合用，补助肾阳之虚，共为君药。然肾为水火之脏，肾阴与肾阳相互为用，阳气生于阴精，所谓"善补阳者，必于阴中求阳，则阳得阴助而生化无穷"（《类经》），故重用地黄、山萸肉、山药"三补"之品，补肾阴而益精血，为臣药。君臣相合，意在微微生火，鼓舞肾中阳气，取"少火生气"之义，且阳药得阴药阴柔，温而不燥，阴药得阳药温通，滋而不腻。佐以泽泻、茯苓渗利水湿，丹皮清降相火，三药寓泻于补。诸药合用，助阳之弱以化水，滋阴之虚以生气，使肾阳振奋，气化复常，诸症自除。

十一、当归芍药散（《金匮要略》）

组成：当归　川芎　芍药　茯苓　白术　泽泻。

功用：调理肝脾。

主治：肝脾不和的妊娠腹痛和各种腹痛。

应用：肝主气主血，脾主运化水湿，气血水失调，可导致经、带、胎、产、杂病。故当归芍药散在妇科临床广泛应用。月经病中痛经可以之为基本方，随证加减。月经后期、月经过少、经期延长。带下过多属脾虚肝郁证。妊娠腹痛、胎动不安、滑胎、妊娠高血压疾病、胎位不正、产后腹痛以及慢性盆腔炎性疾病后遗症、多囊卵巢综合征、子宫内膜异位症、盆腔淤血综合征、不孕症均可随证加减。

方解：当归芍药汤所治腹痛由肝郁血瘀，脾虚湿滞引起。治宜养肝活血，健脾祛湿。方中重用芍药为君，酸苦微寒，《神农本草经》载其"主邪气腹痛……止痛"，《本草备要》谓"补血……治血虚之腹痛"，于方中敛养肝血，缓急止痛。川芎辛温，"下调经水，中开郁结"（《本草汇言》），为妇科要药，活血祛瘀，行气止痛；当归补血活血，既助芍药以补养肝血，又合川芎以祛瘀调经，共为臣药。君臣相合重在调肝治血。白术、云苓益气健脾除湿，泽泻渗利水湿，三药合以治脾祛湿，共为佐药。诸药相合，肝脾同调，气血水同治，使肝血足则气条达，脾健运则湿邪除，随证加减，常获佳效。

十二、滋阴固气汤（罗元恺经验方）

组成：菟丝子　山萸肉　党参　黄芪　白术　炙甘草　阿胶　鹿角霜　制首乌　白芍　续断。

功用：滋阴补气止血。

主治：因冲任不固，气不摄血为主要病机所致崩漏。罗老认为在大出血期间，应着重补气以摄血，兼顾其热或瘀。因下血量多，热随血去，气随血泄，即使为阴虚血热而致崩漏者，经大量出血后，一般都有不同程度的气虚表现，故止血必先固气。

应用：出血性月经病如崩漏、月经过多属气阴两虚者，或胎动、胎漏不安出血时。

方解：山萸肉补肝肾，固冲任，收涩止血；黄芪补脾益气，助中焦健运统摄之功，又能升阳，"善治流产崩滞（《医学衷中参西录》)"，共为君药。菟丝子益精血、补肾阳，加强山萸肉之功；人参、白术益气健脾，助黄芪之力；阿胶补血止血，以上四药为臣。佐以鹿角霜涩精止血；制首乌、白芍养血柔肝敛阴。炙甘草益气健脾，调和诸药，为使药。方中各药相合，肝脾肾兼顾，气阴（血）双补，补涩并行，具有较好止血效果。

十三、二稔汤（罗元恺经验方）

组成：岗稔根50g　地稔根30g　续断15g　制何首乌30g　党参30g　白术15g　熟地黄15g　棕榈炭12g　炙甘草9g　桑寄生30g　赤石脂20g

功用：补脾益气摄血，固肾养血安胎。

应用：月经过多、崩漏，胎漏属脾肾虚证。以两次煎取混合，分2次温服。

方解：岗稔根、地稔根为岭南常用草药。岗稔根补脾止血，地稔根补肾止血，二药重用，补脾固肾摄血，为君药。制何首乌、桑寄生补益肝肾、调理冲任；党参益气健脾，俾脾气健旺，则统摄有权，气血生化有源；赤石脂、棕榈炭固涩止血，为臣药。熟地黄滋阴养血、填精益髓；白术益气健脾；续断补益肝肾、止血安胎，共为佐药。炙甘草益气健脾、调和诸药，为使药。诸药同用，共奏补脾固肾、益气养血、摄血止血之功。

十四、大补元煎（《景岳全书》）

组成：人参　山药　熟地黄　杜仲　当归　山萸肉　枸杞　炙甘草。

功用：救本培元，大补气血。

主治：男妇气血大坏，精神失守危剧等证。

应用：妇女急性出血，如经、产大出血，气随血脱，气血大坏，面色苍白，头晕目眩，神疲力倦，精神失守。

方解：人参甘温，大补元气，生津固脱；熟地黄"大补血虚不足，通血脉，益气力"（《珍珠囊》），于方中补血养阴，填精益髓，两药相合，补气养血，滋阴生津，使阴平阳秘，精神乃治，实寓景岳"两仪膏"之意。山药"益肾气，健脾胃"（《本草纲目》），为气阴双补之品；山萸肉平补肝肾，秘涩精气，为臣药。当归、枸杞子滋阴养血，补益肝肾，且当归功能活血，使诸药补而不滞；杜仲温肾助阳，与人参相合益气温阳，共为佐药。炙甘草益气健脾，调和药物，为使药。诸药相伍，大补真元，益气养血，用于气血大亏，精神失守等危证，故被景岳誉为"救本培元第一要方"。

十五、归肾丸（《景岳全书》）

组成：熟地黄　山药　山萸肉　茯苓　当归　枸杞　杜仲　菟丝子。

功用：治肾水真阴不足，精衰血少。

主治：肾水真阴不足，精衰血少所致腰酸腿软，形容憔悴。临床表现月经过少、闭经、卵巢功能早衰或卵巢功能减退、不孕。

应用："经水出诸肾"，肾为天癸之源。肾水真阴不足不能充养天癸，冲任亏虚，血海不能满盈，月经量过少，甚则经闭不行，用归肾丸治疗。罗元恺教授调治虚证闭经，常选归肾丸加减化裁为第一方，连续服用22天左右，继用《新方八阵·因阵》之调经饮加丹参、川芎行气疏导，引血下行，此方作为第二方，接上方连服7天左右，停药数天后仍未来潮者，可重复以上两方继续调治，这种先补后攻的治法一般要反复三四次，才易收效，因虚证闭经往往迁延日久，非短时可以取效也。（见《罗元恺论医集》）

方解：熟地甘温质润，善滋补肾阴，填精益髓，景岳谓"补精补阴，以此为主"，用为君药。山萸肉、枸杞子滋阴补血，滋肾养肝，山萸肉尚可秘涩精气；当归养血补肝调经，共为臣药。君臣相合，滋肾养肝，补益精血之功著。菟丝子平补肾之阴阳、固肾涩精；杜仲温助肾阳，与诸滋补肾阴之品相合乃寓"阳中求阴"之效；山药、茯苓健脾和中，俾气血生化有源，则肝血肾精得充，共为佐药。全方滋阴补肾，兼顾肝脾，重在滋肾水、益精血，张景岳云"此左归、右归之次者也"。

十六、人参养荣汤（《三因极一病证方论》）

组成：人参 白术 茯苓 炙甘草 黄芪 当归 白芍 熟地黄 桂心 五味子 远志 橘皮 生姜 大枣。

功用：补益气血，养心安神，荣养周身。

主治：主治心脾气血两虚，倦怠无力，食少无味，形体消瘦，皮肤干燥。

应用：气血不足所致月经过少、闭经。也常用于妇科出血后，如更年期崩漏血止后，调养脾胃气血以"复旧"康复身体。

方解：方中人参大补元气，"补五脏"（《神农本草经》），《本草汇言》载其"补气生血，助精养神之药也"；白芍养血补虚，敛阴和营，两药相合，益气养血，共为君药。黄芪、白术、茯苓助人参以补气；当归、熟地黄助白芍以养血；肉桂鼓舞气血生长，均为臣药。远志、五味子宁心安神；陈皮理气醒脾和胃，使诸药补而不滞，为佐药。炙甘草益气，和药，为使药。兼加生姜、大枣以调和脾胃，鼓舞生化。全方共奏补益气血、宁心安神、荣养周身之功，故名为"养荣"。

十七、柏子仁丸（《妇人大全良方》）

组成：柏子仁 熟地 卷柏 泽兰 牛膝 续断。

功用：补心养血，交通心肾以通经。

主治：心肾不交之经闭。

应用：本方为室女经闭成瘵而设。论曰："夫人之生，以气血为本，人之病未有不先伤气血者。若室女童男积想在心，思虑过度，多致劳损，男子则神色消散，女子则月水先闭。盖忧愁思虑则伤心而血逆竭……自能改易心志，用药扶持，庶可保生。切不可用青蒿、虻虫等凉血行血，宜用柏子仁丸、泽兰汤益阴血，制阴火。"

方解：柏子仁甘平，入心肾经，"养心气，润肾燥，益智宁神"（《本草纲目》），方中用之养血补心，滋补阴液，安神益智，为君药。火位之下，水气承之，故臣以熟地黄滋补肾水，使上济于心，心肾交通。续断、牛膝滋补肝肾，通利血脉；卷柏、泽兰活血通经，俱为佐药。全方共奏补心养血、交通心肾、活血通经之功。

十八、血府逐瘀汤、膈下逐瘀汤、少腹逐瘀汤（《医林改错》）

王清任的这三个方均以活血化瘀为主，为妇科常用方。但导致瘀的原因不相同，血府逐瘀汤证为瘀热；膈下逐瘀汤证为气滞血瘀；少腹逐瘀汤证为寒凝血瘀。临床必须辨证清楚致瘀的病因病机，审因论治。（不详列）

十九、固本止崩汤（《傅青主女科》）

组成：人参 黄芪 白术 熟地黄 当归 黑姜。

功用：补气摄血，固本止崩。

主治：崩中突然昏厥，或漏下日久不尽。《难经·八难》说："气者，人之根本也。"治宜补气摄血，或于补阴之中行止崩之法。

应用：突然血崩昏厥，或头晕目眩，汗出肢冷，甚则不省人事，或经血淋漓日久不止。

方解：人参、黄芪大补脾气，以气旺摄血，黄芪兼能升气，使血随气升而不下溢，为君药。白术益气健脾，助君药益气统血之力；失血之证，多阴血耗损，以熟地黄补阴养血，补受损之阴血，"于补阴之中行止崩之法"，两药为臣。当归养血活血，与熟地黄伍用，动静结合，补血而不滞血；与黄芪相配，使有形之血生于无形之气，取当归补血汤补气生血寓意；黑姜温经止血，又能引血归经，为佐药。全方共奏补气摄血、固本止崩之效。

二十、益经汤（《傅青主女科》）

组成：熟地黄　白术　山药　当归　白芍　生酸枣仁　丹皮　沙参　柴胡　杜仲　人参。

功用：补肾健脾，养血柔肝开郁，养心安神，肾脾心肝同治，"有补以通之，散以开之"之功。

主治：年未老经水断（经水早断）。

应用：经水早断是一个渐进的发病过程，月经过少、月经后期常是主要线索。应及早地借助相关性激素检查，往往是卵巢功能减退甚或已是卵巢早衰。可应用此方加减治疗。

方解：《素问·上古天真论》首先提出了女子生长发育与生殖的"七七"理论："女子七岁，肾气盛，齿更发长；二七而天癸至，任脉通，太冲脉盛，月事以时下，故有子……七七任脉虚，太冲脉衰少，天癸竭，地道不通，故形坏而无子也。"傅青主据此提出了"经水出诸肾""经本于肾"的观点。方中熟地黄大补肾水，养血填精，意在肾精充盛，血海满盈，经水自通，为君药。人参、白术、山药补气健脾，补后天以化生气血，使肝血肾精得充，血海充盈，为臣药。柴胡疏肝行气开郁；当归、白芍养血补肝；丹皮清热凉血活血，当归、丹皮二药活血通经，与柴胡配伍，行气活血，使补中寓通，补而不滞；沙参养阴生津；酸枣仁补血养肝、宁心安神；杜仲补肝肾、固冲任，共为佐药。全方"妙在补以通之，散以开之"，使肾精益而滋养天癸，经水自通，故名"益经汤"。

二十一、滋癸益经汤（或加减归肾丸）（张玉珍经验方）

组成：菟丝子　熟地黄（或肉苁蓉）　党参　当归　枸杞子　淫羊藿　巴戟天　柴

胡　白芍　玉竹　丹参　女贞子。

功用：大补气血精，滋养天癸，振衰起废。

主治：经水早断，诊为卵巢早衰或卵巢储备功能不足以及由此而致的月经过少、不孕症。

应用：本人临床钻研卵巢早衰从1971年开始至今几十年，有梦想就有动力有目标。不断从历代古籍和临床中积累经验。从2005年始在国内首先带博士研究生史云开始了临床与实验研究卵巢早衰，取得可喜的结果，其后又有三个博士从不同的角度进行了研究。初步探索了在传承创新中有所发展。

2016年，本人的学术继承人赵颖、廖慧慧在结业前，本人与史云为主编，赵颖、廖慧慧为副主编，联合相关博士共同协力编写了《卵巢早衰的中医药防治》，国医大师刘敏如、全国著名的妇科专家罗颂平分别给该书作序，给我们很高的评价和鼓励。而且刘敏如教授建议首先要确定一个中医病名，与西医的卵巢早衰相对应，如称之为"天癸早竭"。我认为这个病名反映了卵巢早衰的病机本质，较傅青主的"经水早断"有创新，学术界在条件成熟时可公认。我们感到天癸早竭发病率在上升及年轻化，严重影响了妇女的生殖健康，我们把这本专著及使用的常用方献给同道，共同研究这个世界性疑难病证。

方解：卵巢早衰的病因病机相当复杂，往往是脏腑、气血精津，天癸、冲任、胞宫先后受病，互为因果。其病机本质是肾脾亏虚，肝郁血瘀，是肾-天癸-冲任-胞宫轴的功能早衰，进而累及形体早衰。治宜大补气血精，补肾健脾，疏肝活血，调控肾-天癸-冲任-胞宫轴以振衰起废。

方中菟丝子甘平，补肾阳，益精血，"久服明目，轻身延年"（《神农本草经》）；熟地黄为滋补肾阴、填精益髓之要药，二药相辅相成，温肾益精之力甚，为君药。枸杞子、女贞子滋补肝肾之阴，淫羊藿、巴戟天补助肾阳之虚；当归养血补肝；人参大补元气，助气血生化之源，与熟地黄、枸杞子、当归等相合乃寓有补气生精养血，阳生阴长之意，以上六药共为臣药。柴胡、白芍养血疏肝，以养肝体助肝用；丹参养血活血祛瘀，与柴胡相合行气活血，使诸药补而不滞，共为佐药。方中诸药相合，肾肝脾三脏兼顾，气血阴阳并补，以调补冲任，充养天癸，振衰起废，调控肾-天癸-冲任-胞宫轴以治疗天癸早竭，经水早断。

临证中气亏虚明显，可另炖人参，或人参合阿胶共炖2小时，继服几日。同时注意食疗、调情志及锻炼身体。

对于病愈要防复发，本人多用滋癸益经膏量身定做维持治疗，详见《卵巢早衰的中医药防治》。

二十二、更年安（张玉珍经验方）

组成：熟地　山萸肉　枸杞　山药　茯苓　百合　知母　党参　麦冬　女贞

子　酸枣仁　珍珠母。

功用：滋益肾阴，养心安神。

主治：更年期综合征、妇人脏躁、百合病。或卵巢早衰出现的阴虚阳亢烘热汗出、阴道干涩诸证。

应用：更年期综合征，现多称围绝经期综合征。中医称"经断前后诸症"。其病机主要是"七七"之年，肾阴不足，天癸渐竭。若素体肾阴不足，肾阴益亏，不能上济于心，心火独亢，热扰心神，烦躁失眠。肾水不足以涵养肝木，而致肝阳上亢，烘热汗出。这是最为多见的临床表现。

方解：本方为左归饮合百合地黄汤、百合知母汤、酸枣仁汤、生脉散加珍珠母组成。左归饮（熟地黄、山药、山茱萸、枸杞子、茯苓、炙甘草）以纯甘壮水之品，滋补肝肾，填精益髓。百合、生地黄乃寓《金匮要略》百合地黄汤之意，养阴清热，补益心肺；百合、知母则含《金匮要略》百合知母汤之方义，善清热补虚，养阴润燥；酸枣仁、知母、茯苓、甘草实为《伤寒论》酸枣仁汤去川芎，功可养肝血，宁心神，除虚烦。三方俱为仲景治疗虚烦不得眠经方，再合镇心安神之珍珠母，则清热安神之效尤甚。生脉散（党参、麦冬，以女贞子易五味子）益气养阴生津。全方滋阴补肾，宁心安神，清热除烦，对于治疗肾阴亏虚为主的更年期诸证以及卵巢早衰之潮热汗出，虚烦不得眠有很好的疗效。有时我用滋癸益经汤、更年安交替服用，或做成膏方，患者亦反映疗效不错。

（张玉珍）

第二节　带下病类

一、完带汤（《傅青主女科》）

组成：党参　白术　苍术　白芍　山药　陈皮　柴胡　黑荆芥　车前子　甘草。

功用：健脾益气，升阳除湿。

主治：脾虚带下病。原方治"终年累月下流白物，如涕如唾，不能禁止，甚则臭秽者，所谓带下也"。

应用：傅青主认为"带下俱是湿证"。临证分虚实。完带汤治疗脾虚带下证。临床表现带下量多，色白清稀，四肢倦怠，舌淡苔白，脉细缓。白带检查多为阴性。

方解：方中白术健脾燥湿；山药益气健脾，补肾固带，两药相合，补脾祛湿浊，补肾固带脉，则带下可止，重用为君药。人参补气健脾，增君药补脾之力；苍术燥湿运脾，增君药祛湿之功；白芍柔肝缓急，肝木条达而脾土自强，共为臣药。车前子利水渗湿，使湿浊下行，邪有出路；轻用柴胡、黑荆芥，辛散疏肝解郁，质轻升阳除湿；

陈皮理气燥湿，使气化湿化，并使君药补而不滞，均为佐药。甘草益气健脾，调和诸药，为使药。综观全方，重在治湿，补、散、升、消都是为湿邪开路；肝脾同调，重在治脾，共收健脾益气疏肝、升阳除湿止带之效。

临床多用于治疗虚证无菌性带下病阴道炎。对于久治无效的非淋菌性阴道炎耐药者，也可治疗后复查转为阴性者，是扶正祛邪，改变了阴道的生态环境也。

二、止带方（《世补斋不谢方》）

组成：黄柏　栀子　茵陈　猪苓　茯苓　车前子　泽泻　赤芍　丹皮　牛膝。

功用：清热利湿止带。

应用：本方用治实证湿热带下病。临床表现带下量多，色黄或脓性，质稠，阴痒。口苦口干，小便短赤，舌红苔黄，脉滑数。白带检查可发现念珠菌、滴虫或支原体、衣原体阳性，BV试验阳性，或有盆腔炎。

方解：黄柏、栀子苦寒，清泻下焦湿热，共为君药。猪苓、茯苓、茵陈、车前子、泽泻助君清利湿热，湿去带止，为臣药。作用赤芍、丹皮清热凉血，防止湿热蕴结致瘀，留瘀为患，且赤芍尚可"止痛，利小便"（《神农本草经》）；牛膝利水通淋，活血祛瘀，善"引气血下注，是以用药欲其下行者，恒以之为引经"（《医学衷中参西录》），为佐使药。本方集多味清热燥湿（或利湿）药于一方，共奏清热利湿止带之效，名之止带方。

对于各种阴道炎可配合专用阴道用药，用药前用院内舒乐宁洗剂坐浴或冲洗阴道后再放药，疗效更好。

三、舒乐宁洗剂（张玉珍经验方）

组成：蛇床子　苦参　百部　黄柏　地肤子　白鲜皮　银花藤　大飞扬　冰片。

功用：清热燥湿，杀虫止痒。

主治：湿热带下阴痒病证，各种特异性阴道炎。如霉菌性、滴虫性、淋菌性、非淋菌性、细菌性阴道炎；湿疹，小儿热痱等。

应用：本方是1996年3月25日献给广州中医药大学第一附属医院做院内制剂的经验方，使用20多年，颇受欢迎。广泛用于妇科阴痒诸证及皮肤科湿热皮疹。

方解：本方为《金匮要略·妇人杂病脉证并治》蛇床子散加味外洗经验方。方中苦参苦寒，清热燥湿，杀虫止痒；蛇床子辛苦温，散寒燥湿，杀虫止痒，两药寒热并用，燥湿杀虫止痒力强，共为君药。黄柏苦寒，长于清泻下焦湿热；地肤子辛苦寒，清热利湿止痒，导湿热下行，"妇人湿热带下用之良"（《滇南本草》）；白鲜皮苦寒，清热燥湿，祛风止痒；大飞扬苦平涩，能去湿毒，杀虫止痒，四药相合，助君清热杀虫止痒，为臣药。银花藤甘寒，清热解毒；百部甘苦微温，善于杀虫；冰片（不入煎剂）外用，清热解毒，防腐生肌，共为佐药。全方共奏清热燥湿、杀虫止痒之效。

曾于1997年敬请微生物学实验室梁文若教授等为本方做了抗菌作用药效学实验，结果提示："舒乐宁系列对所试菌种，主要是泌尿生殖道感染的常见病原菌和条件致病菌均有不同程度的抗菌作用，抗菌谱较广。舒乐宁各个剂型的抗菌作用，均是对淋球菌、乙型溶血性链珠菌的作用较强。"

四、盆炎康合剂（张玉珍经验方）

组成：毛冬青　丹参　金刚头　蒲公英　赤芍　败酱草　苍术　黄芪　黄精　香附　台乌　薄荷。

功用：清热祛湿，活血化瘀，补气益精。

主治：本人经验方，1997年5月30日献给一附院做院内制剂至今使用20多年，疗效较好。主要用于治疗附件炎、盆腔炎。科内许丽绵主任的2位在职研究生李莉和卢如玲做过硕士课题，发表了论文。

应用：慢性盆腔炎的病因病机本人认为主要是湿、热、瘀、虚的虚实兼夹以实为主。但多反复发作，劳则复发，缠绵难根治而总结了经验方。

方解：方中毛冬青、丹参清热解毒，活血化瘀，共为君药。蒲公英清热解毒，清利湿热；败酱草清热解毒，破血行瘀；赤芍药清热凉血，散瘀止痛；金刚头清热解毒利湿，四药相合，既助君药清热化瘀之功，又可清利湿热，为臣药。苍术燥湿健脾；香附、薄荷、台乌药疏肝理气止痛，俾气机通畅，利于瘀祛、湿化、热清，且香附、乌药性温，并制方中诸药寒凉之性；黄芪、黄精补气益精，使清热化瘀利湿不伤正，以上共为佐药。全方清热祛湿，活血化瘀，补气益精，体现邪正兼顾，寒热并用之配伍特点，但以寒凉清热为主，以清热化瘀利湿祛邪为主，正对慢性盆腔炎湿、热、瘀、虚互见，虚实兼夹以实为主的病机特点。

第三节　妊娠病类

一、香砂六君子汤（《太平惠民和剂局方》）

组成：人参　白术　茯苓　炙甘草　橘皮　制半夏　木香　砂仁。

功用：益气健脾，行气化痰。

应用：本方临床各科均常用，因其调脾胃，和胃止呕见长。对体弱纳呆者，也是有效的调补良剂。

妇科常用于脾胃虚弱的妊娠恶阻，不思饮食，食入即吐，脘腹胀痛。或经行呕吐。或脾胃虚弱，中运不健，消瘦体弱的月经过少，月经后期闭经。

方解：此方乃益气健脾，行气化痰之方。脾胃为后天之本，气血生化之源，脾主运化，胃主受纳，脾升而胃降。脾胃亏虚，纳运乏力，则不思饮食；中运失司，湿浊内生，生痰留饮，阻滞中焦，气机不畅，胃失和降，则脘腹满闷，恶心呕吐。方中人参甘温，补气健脾为君药。白术、茯苓健脾祛湿，杜生痰之源；法半夏燥湿化痰，和胃降逆；陈皮理气燥湿，醒脾和胃，使气顺痰消，且使诸药补而不滞，共为臣药。佐用木香、砂仁理气醒脾和胃。甘草益气健脾，调和诸药，为使药。全方共奏益气健脾、行气化痰之效。

临床妊娠呕吐能否用半夏历来有争论。本人认为法半夏为止呕圣药。《金匮要略·妊娠病脉证并治》用治恶阻重症时曰："妊娠呕吐不止，干姜人参半夏丸主之。"是守《黄帝内经》"有效无殒"之意，是可以用半夏的，且临床常用。但对于体弱，反复自然流产者，应慎重，本人临证一般不选用。

二、寿胎丸(《医学衷中参西录》)

组成：菟丝子　桑寄生　续断　阿胶。

功用：补肾固胎。

主治：防治胎漏，胎动不安，滑胎。

应用：张锡纯曰："保胎所用之药，当注重于胎，以变化胎之性情气质，使之善吸其母之气化以自养，自无流产之虞……或流产，或不流产，不尽关于妊妇身体之强弱，实兼视所受之胎善吸其血之气化否也，由斯而论，愚于千百味药中，得一最善治流产之药，乃菟丝子是也。"菟丝子补肾益精，肾旺自能荫胎，健固胎元，为君药。桑寄生"能令胎牢固，主怀妊漏血不止"(《药性论》)，川续断"补肝，强筋骨……安胎"(《滇南本草》)，两药补益肝肾，调理冲任，固本安胎，为臣药。妇人有孕，全赖血以养之，佐以阿胶补血止血，安固胎元。全方补肾养血，安胎保胎，意在胎元，而不在母体，正是张锡纯本方之义。临床中要兼顾补气健脾，常加四君子汤或举元煎，效果更佳。这是罗元恺教授的宝贵经验，据此创制了配伍更为全面的"滋肾育胎丸"。

三、滋肾育胎丸(罗元恺经验方)

组成：人参　党参　菟丝子　桑寄生　续断　白术　巴戟　杜仲　艾叶　制何首乌　砂仁　熟地黄　枸杞子　鹿角霜　阿胶。

功用：补肾健脾，益气培元，养血安胎，强壮身体。

主治：主要用于脾肾两虚，胎元不固所致的胎漏、胎动不安、滑胎。同时治疗男女肾虚不孕不育以及月经过少、月经后期、闭经。

应用：防治脾肾两虚所致的胎漏，胎动不安、滑胎，按同病异治，异病同治的原则，可以治疗月经过少，月经后期以及不孕症。集调经、种子、安胎于一方之中，并有抗卵巢早衰。近10几年来，不少省市尤在广东各生殖中心，在辅助生殖技术中用于未孕调经助孕，孕后安胎取得公认的疗效。

方解：本方为罗老在寿胎丸基础上加味而成。方以寿胎丸（菟丝子、桑寄生、续断、阿胶）补肾养血，安固胎元，加杜仲、巴戟天、鹿角霜则补肾安胎之功著，加枸杞子、熟地黄、制何首乌则补血养胎之效显，伍以人参、党参、白术增益气健脾之功，气旺则胎元固摄，气血化生。艾叶、砂仁俱为安胎要药，合用安胎之力彰，且砂仁理气醒脾，使补而不滞。全方共奏补肾健脾、养血安胎、强壮胎元之效。并能先后天同治，强身健体抗早衰。现在临床高龄求二胎，卵巢功能已下降者，用之有助孕之功。

滋肾育胎丸1983年获卫生部乙级科技成果奖，为国家中药保护品种。1998年获国家教育部促进科学技术进步三等奖。

四、当归散（《金匮要略》）

组成：当归　黄芩　白芍　川芎　白术。

功用：和血脉，清胎热安胎。

主治：孕妇血虚有热而致胎动不安。

应用：妊娠是妇女的生理特点，无病不必用药。本方适用于素体阴血不足，瘦弱多火多热宜服。出血期用本方多去川芎辛温动血，走而不守，可加地榆、竺麻根凉血止血安胎。

方后载"妊娠常服即而产，胎无疾苦，产后百病悉主之"，朱丹溪从中悟出"黄芩、白术为安胎圣药"，对后世影响颇大。张景岳在《景岳全书·妇人规》中评论说："若谓白术、黄芩乃安胎圣药，执而用之，鲜不误矣。"关键是辨证论治。

五、胎元饮（《景岳全书》）

组成：人参　白术　炙甘草　当归　白芍　熟地　杜仲　陈皮。

功用：补气养血，固肾安胎。

主治：原方治妇人冲任失守，胎元不固不安者。

应用：用于气血虚弱之胎元不固。因气以载胎，血以养胎。

方解：方中人参、白术、炙甘草补气健脾，使气旺以载胎，且助气血生化之源。当归、白芍、熟地黄补血养胎。杜仲补肝肾，固冲任，安胎元。陈皮理气醒脾，使补而不滞。本方实为八珍汤去川芎、茯苓，加杜仲、陈皮而成，具有补气养血补肾，强壮胎元之效，故名胎元饮。

六、白术散（《全生指迷方》）

组成：白术　茯苓　大腹皮　生姜皮　橘红。

功用：健脾利水消肿。

主治：原方治胎水。

应用：脾虚子肿证。

方解：白术苦甘温，"补脾胃之药……土旺则能胜湿，故患痰饮者，肿满者，湿痹者，皆赖之也"（《本草通玄》），于方中健脾复其运化之功，燥湿利水以除湿邪，重用为君。茯苓甘淡，健脾利水渗湿；大腹皮辛温，下气宽中，使气化则湿化，且利水消肿，与茯苓相合，助君药健脾利水之力，共为臣药。橘红理气燥湿醒脾，生姜皮散皮间水气以消肿，为佐药。诸药相伍，共奏健脾燥湿、理气消肿之效。

临床多随证加减，重用黄芪补气健脾，安胎利水；云苓皮利水。常用治疗脾虚子肿证，以防妊娠高血压疾病的发生。

第四节　产后病类

一、生化汤（《傅青主女科》）

组成：当归　桃红　川芎　炮姜　炙甘草。

功用：补虚化瘀。

主治：产后病因病机一是亡血伤津，二是元气受损，三是瘀血内阻，四是外感六淫或饮食房劳所伤。核心病机是"多虚多瘀"，故以补虚化瘀的生化汤为主随证加减治疗产后诸证。

应用：生化汤在民间家喻户晓，常有孕妇在临产并配好三两剂备用以补虚化瘀，促进子宫复旧。但如有特殊则应随证加减，如产时产后出血较多，加党参、北芪、何首乌补气补血。如产后腹痛血块多，可按生化汤加益母草、枳壳、丹参、重楼、去瘀行滞。黄芪补气，与当归合用生化气血以补虚。如产后有发热，须在辨证中做相关检查，尤要排除有无感染邪毒发热。

生化汤还广泛用于人流、药流、引产后宫腔残留组织物或子宫复旧不良引起的阴道出血难于干净者。如有组织残留或胎盘植入又不宜当下手术时可加三棱，莪术加强化瘀之力促瘀排出，并结合补气血。而且越早治疗，效果越好，防粘连、感染和机化。

方解：方中重用甘温质润之全当归为君，补血和血，祛瘀生新。现代药理学研究表明当归具有兴奋子宫，促进子宫收缩以及促进血红蛋白、红细胞生成等作用。臣以桃仁活血祛瘀。川芎辛温行气活血止痛，炮姜温经止血止痛，共为佐药。炙甘草和中缓急，又能调和诸药，为使药。诸药相合，能生新补血化瘀血，故名之生化汤。临床多随证加减治疗产后诸证。

二、黄芪桂枝五物汤(《金匮要略》)

组成：黄芪　芍药　桂枝　生姜　大枣。

功用：原方治血痹。甘温益气，通阳行痹。是桂枝汤去甘草，倍生姜加黄芪组成。

主治：产后身痛，关节痛。

应用：产后身病多因产后气血不足，百脉空虚及筋脉失养，护理不当，风、寒、湿邪乘虚入侵机体关节，出现关节屈伸不利，甚或麻木重着不能着地行走。

方解：方中黄芪甘温，益气实卫固表，为君药。桂枝、生姜辛温，祛散风邪，温经通脉行痹，为臣药。佐以芍药养血和营，舒筋缓急止痛。大枣益气补血，合生姜以调和营卫，调和诸药，为佐使药。五药相合，温、补、通并用，共奏益气通阳、和营行痹之功。如新产后加生化汤补虚化瘀；肾虚加川断、牛膝补肾壮腰。并注意保暖。

三、黄芪汤(《济阴纲目》)

组成：黄芪　白术　防风　熟地　煅牡蛎　茯苓　麦冬　甘草　大枣。

功用：补气固表，和营止汗。

主治：产后自汗盗汗。

应用：用治产后汗症、产后亡血伤津，如多汗严重者，阴损及阳，出现亡阴亡阳可发为痉病。张仲景指出："新产血虚。多汗出，喜中风，故令病痉。"表现新产后自汗盗汗不能自止，睡中汗出湿衣，倦怠乏力，气短懒言，乳汁不充。

方解：方中重用黄芪补气实卫，固表止汗，为君药。白术、云苓益气健脾，培土生金，助黄芪益气实卫；防风疏散风邪，与黄芪相伍，补中有散，固表不留邪，共为臣药。熟地黄、麦冬滋阴生津，与芪、术、苓相合，收气阴双补之效；煅牡蛎固涩敛汗，合芪、术等以标本并治，共为佐药。大枣、甘草益气健脾，调和诸药，为佐使。本方以玉屏风散加味而成，全方补涩并行，标本并治，气阴兼顾，补中有散，共奏益气固表、和营止汗之效。

四、通乳丹(《傅青主女科》)

组成：人参　生黄芪　当归　麦冬　通草　桔梗　七孔猪蹄一只。

功用：益气补血，通络化乳。

主治：产后缺乳，甚少或全无，乳汁稀薄，乳房柔软且无胀感之气血虚弱证。

应用：产后乳汁缺乏不足以喂养婴儿。

方解：气血虚弱，经络不调为产后缺乳的主要病因之一，《三因极一病证方论》提出乳脉不行"血少气弱而不行者，虚当补之"。人参为补气健脾要药，脾气健运以助气血生化之源；当归养血和营，两药合用，补气生血，气血充盛则乳汁化源不绝，共为君药。黄芪益气和中；麦冬养血滋阴；猪蹄血肉有情，补气血，通乳汁，《随息居饮食谱》明载其"助血脉能充乳汁"，三药助君药以益气养血，为臣药。佐以木通、桔梗通利血脉，下乳汁；桔梗载药上行入乳房，兼为使药。全方补气养血，疏通经络以通乳，故名通乳丹。

产后缺乳要早治，把握治疗时间不超出产后3周，否则乳腺复旧难取效。同时配合当地的饮食疗法以催乳，注意睡眠充足。

对于乳头凹陷难以哺乳者，产前应纠正。

五、小柴胡汤（《伤寒论》）

组成：柴胡　黄芩　人参　甘草　半夏　生姜　大枣。

功用：和解少阳。

主治：经行感冒，邪入少阳证。产后发热，因外感邪入少阳者。

应用：少阳属胆，位于半表半里。伤寒邪入少阳，既不宜发汗，又不宜吐下，唯有和解最为适宜。然肝胆为表里，又可累及脾胃，症见往来寒热，胸胁苦满，默默不欲饮食，心烦喜呕，口苦、咽干、目眩，脉弦。

方解：方中柴胡苦辛微寒，入肝胆经，透泄少阳之邪，并能疏泄气机之郁滞，使少阳半表之邪得以疏散，为君药。黄芩苦寒，清泄半里之邪热，为臣药。君臣相伍，一散一清，是和解少阳的基本结构。胆气犯胃，胃失和降，用半夏、生姜和胃降逆止呕；人参、大枣益气健脾，扶正以祛邪外出，益气以御邪内传，共为佐药。炙甘草助参、枣扶正，又可调和诸药，为佐使药。诸药合用，和解少阳为主，兼和胃气；祛邪为主，兼顾正气，宜于产后体虚感寒发热者，常表现少阳证者。

六、大黄牡丹汤（《金匮要略》）

组成：大黄　牡丹皮　桃仁　冬瓜仁　芒硝。

功用：泻热破瘀，散结消肿。

主治：肠痈初起，湿热瘀滞证。妇产科多用于急性盆腔炎、产后发热感染邪毒证。

应用：急性盆腔炎，产后发热感染邪毒证。

产后发热感染邪毒证。由于产后多虚多瘀的内环境，正虚邪盛，传变迅速，热入营血，甚则逆传心包，出现危急重证，可合五味消毒饮，加强清热解毒之功，必要时加服安宫牛黄丸清热解毒，开窍醒神，或中西医结合抢救。

方解：大黄苦寒攻下，《神农本草经》载之"下瘀血，血闭，寒热，破癥瘕积聚"，用之泻热逐瘀，荡涤肠中、胞宫湿热瘀结之毒；牡丹皮苦辛微寒，可"除癥坚瘀血留舍肠胃……疗痈疮"（《神农本草经》），《滇南本草》亦载其"破血，行血，消癥瘕之疾，除血分之热"，用以清热凉血，活血散瘀。二药合用，泻热逐瘀，共为君药。芒硝咸寒，泻热导滞，软坚散结；桃仁苦平，活血破瘀，润肠通便，两药助君药泻热破瘀，为臣药。冬瓜仁甘凉，"主腹内结聚，破溃脓血，凡肠胃内壅，最为要药"（《本草述钩元》），用其排脓消肿，清利湿热，为佐药。全方泻下、清利、破瘀相合，使湿热瘀毒从肠道、胞宫而祛，共奏泻热破瘀、散结消肿之效。

第五节　杂病类

一、消癥散结汤（张玉珍经验方）

组成：桂枝　丹皮　茯苓　赤芍　桃仁　香附　三棱　莪术　鳖甲　鸡内金　白术　黄芪。

功用：活血化瘀，消癥散结，扶正祛邪。

主治：癥瘕积聚。

应用：妇科治疗子宫肌瘤、子宫腺肌病、卵巢囊肿、盆腔炎症性包块、子宫内膜异位症结节及卵巢子宫内膜异位囊肿或陈旧性宫外孕包块。表现为下腹盆腔结块，伴有或胀或痛或异常出血者。

方解：癥瘕的发生主要是机体正气不足或情志因素导致脏腑功能失常，气血不调使瘀血、痰饮、湿浊等有形之邪凝结不散，日久积于胞宫、盆腔逐渐形成。由于气、血、痰、湿相互影响，并非单一出现，又有所偏重。本人临证多用桂枝茯苓丸合香棱丸（《济生方》）加减化裁。方中桂枝茯苓丸（桂枝、茯苓、丹皮、赤芍、桃仁）活血化瘀，消癥散结为主。加鳖甲、三七、三棱、莪术、鸡内金加强活血化瘀，行气消癥之力。以香附代木香，因其疏肝见长，"乃气病之总司，女科之主帅也"，俾气行则血行，气化以湿化，气顺则痰消。加黄芪、白术意在补气健脾扶正。全方攻补兼施，以祛邪为主；气血痰湿兼顾，以活血调气为主。如为囊肿，可去三七、鳖甲加瞿麦、海藻利水消肿，化痰软坚；如为子宫肌瘤，配合服橘荔散结丸（罗元恺经验方，院内制剂）。

癥瘕要坚持治疗，一般不会速效。正如《医学入门·妇人门》指出："善治癥瘕者，调其气而破其血，消其食而豁其痰，衰其大半而止，不可猛攻峻施，以伤元气，宁扶脾正气待其自化。"

二、毓麟珠（《景岳全书》）

组成：八珍汤加菟丝子、杜仲、鹿角霜、川椒。

功用：益气养血，温养肾气，暖宫种子。

主治：又名调经毓麟丸。原方治妇人气血俱虚，经脉不调，不受孕者，唯毓麟珠随宜加减用之为最妙。

应用：临床广泛应用。表现为脾肾气血不足所致的先天性子宫发育不良，月经过少、月经后期、闭经、不孕症。

对于复发性自然流产，检查封闭抗体阴性者，下次孕前大约3个月服此方加减，或配合服滋肾育胎丸可防治流产。

方解：方中八珍汤（人参、白术、茯苓、炙甘草、熟地黄、当归、川芎、芍药）甘温质润相伍，益气补血，气血充盛则流注于奇经八脉。菟丝子补肾阳，益精血，平补肾之阴阳。杜仲补肝肾，固冲任，安胎气。鹿角霜补肾助阳。川椒辛温，"纯阳之物，其味辛而麻，其气温以热……入右肾以补火"，使下元温暖，寒湿宣散。全方益气养血，温养肾气，暖宫种子。由于方中川椒麻辣，口感不易接受，本人通常以淫羊藿壮阳，增强性功能代之；或加续断补肝肾；或巴戟天温润填精。本方既温补先天肾气以生精，又能培补后天脾胃以生血，精血充沛则天癸泌至，冲任得养，经调子嗣，确是调经种子良方。

三、苍附导痰丸（《叶天士女科证治秘方》

组成：苍术　香附　茯苓　枳壳　陈皮　甘草　胆南星　生姜　神曲。

功用：化痰燥湿，消脂减肥，调经助孕。

主治：原方治形盛气虚，多痰，数月而经始行者。

应用："肥人多痰"，"肥人气虚"。形盛气虚表明本虚标实。多见痰湿导致的月经过少、月经后期、闭经、多囊卵巢综合征、不孕症等。

方解：方中苍术苦温以燥湿，辛香能健脾，善"治湿痰留饮……脾湿下流"（《本草纲目》）；香附芳香辛行，"利三焦，解六郁，消饮食积聚，痰饮痞满"（《本草纲目》），两药燥湿理气健脾，共为君药。陈皮辛苦温燥，燥湿化痰，理气和中，助香附理气开郁，寓"治痰先治气，气顺则痰消"之意；茯苓甘淡，健脾渗湿，助苍术以杜生痰之源，体现"燥湿渗湿则不生痰"之法，两药为臣。佐用制南星祛痰除湿，且散而不守，专走经络。炙甘草益气健脾，调和诸药，为使药。姜汁、神曲为丸，开胃消痰，且姜汁制约南星毒性。全方健脾燥湿，理气化痰，对于痰湿导致的月经过少、月经后期、闭经、多囊卵巢综合征、不孕症等，有较好的调经助孕之效。

若为肥胖痰湿型多囊卵巢综合征可合以苓桂术甘汤，加强气血水同调之功。

四、左归丸（《景岳全书》）

组成：熟地　山药　枸杞　山萸肉　菟丝子　牛膝　龟板胶　鹿角胶。

功用：滋补肾阴。

主治：肝肾两虚。头晕目眩，腰膝酸软，月经过少、经闭、崩漏、更年期综合征。

应用：由于先天肾阴不足所致月经病及不孕症。

方解：本方由六味地黄丸去"三泻"（泽泻、丹皮、茯苓），加枸杞子、龟板胶、牛膝以增强滋补肾阴之力。又加菟丝子、鹿角胶温润填精以补阳益阴，阳中求阴。方用血肉有情之龟鹿二胶，龟板胶善补任脉之虚，以任主胞胎；鹿角胶善补肾脉之弱，任督相通，和调阴阳。诸药配伍，体现纯补无泻，阳中求阴之配方特点，"壮水之主，以培左肾之元阴"（《景岳全书》），故名之"左归丸"。

五、右归丸（《景岳全书》）

组成：熟地　山药　山萸肉　枸杞子　菟丝子　鹿角胶　杜仲　肉桂　当归　制附子。

功用：温补肾阳，填精益髓。

主治：肾阳不足，命门火衰证。

应用：妇科临床凡肾阳不足所致的先天子宫发育不良、月经过少、闭经、月经后期、宫寒不孕症等均可用本方治疗。

方解：方中附子、肉桂温壮元阳，鹿角胶补肾阳、益精血，三药相辅相成以培补肾中元阳，共为君药。元阳不足，当以水中求之，故臣以熟地黄、山萸肉、山药三药，滋肾益阴，填精补髓，养肝益脾。君臣相合有"阴中求阳"之功。菟丝子、杜仲补肝肾，强腰膝；当归养血以助君臣补益精血之效，活血并使全方补而不滞，俱为佐药。诸药合用，温补肾阳，填精益髓，"益火之源，以培右肾之元阳"（《景岳全书》），故名为"右归丸"

六、五子四物汤（张玉珍经验方）

组成：菟丝子　枸杞子　覆盆子　车前子　五味子　当归　熟地黄　白芍　续断　丹参　三七片　香附子。

功用：补肾活血。

主治：子宫内膜异位症不孕。

应用：子宫内膜异位症是引起妇女不孕的常见原因。发病率呈上升趋势，成为当今妇科常见病、多发病和疑难病。经研究认为腹腔镜术后半年内是受孕的"黄金时期"，为我们中医药治疗提出了时机和挑战。

五子四物汤是本人运用20多年的经验方，但以往未加总结。学术继承人廖慧慧2015年以此写成博士学位论文。"五子四物加减方用于子宫内膜异位症不孕患者腹腔镜术后的临床研究"的结论"五子四物汤加减方能增加子宫内膜异位症不孕肾虚血瘀型患者腹腔镜术后妊娠率，主要表现在Ⅲ期患者治疗组妊娠率高于对照组。很值得进一步研究。"

方解：方以五子衍宗丸合四物汤加续断、香附而成。五子衍宗丸补肾益精，方用菟丝子、枸杞子、覆盆子、五味子、车前子五味植物种子，味厚质润，又蕴含生发之气以助孕，名之"衍宗"；"妇人以血为基本"，故伍用补血调血之四物汤（熟地黄、当归、白芍、川芎）；加续断补肝肾，香附疏达肝气。全方补肾活血为主，临证适当加减，对子宫内膜异位症不孕腹腔镜术后治疗有调经助孕之效。

（张玉珍）

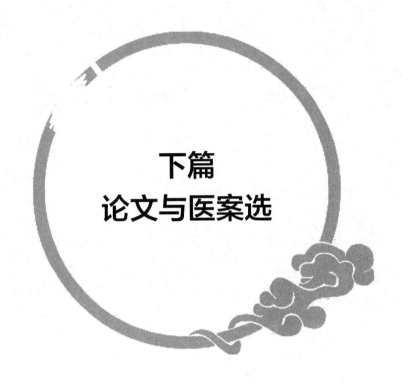

下篇
论文与医案选

第十二章　论文选

第一节　罗元恺教授临床经验传承文选

一、罗元恺教授妇科望诊经验

中医学认为"有诸内必形诸外""望而知之谓之神"。罗元恺教授积几十年之经验，根据妇科特点，对望诊有独到的经验。认为望诊在妇科至为重要，较切诊更为客观。望诊主要是观察病人的神、色、形态和望月经、带下、乳汁、恶露等变化，可测知病情。

（一）望神

神是人体生命活动的表现。望神的重点在于眼神、表情和动态。在妇科急、重症中望神尤为重要。若病人表情淡漠呆板，反应迟钝，动作失灵，要考虑为血崩、流产不全或宫外孕等大出血类的急症，并注意晕厥与休克。若病人双目无神、眼眶凹陷，表情淡漠，肌肤干燥，大肉已脱者，常是气阴两伤的重症。在望神中，神志尤为重要。

（二）望面色

观察病人面部的颜色与光泽，可了解脏腑气血的盛衰。气虚血虚或肾虚生殖功能不正常等妇科病都可有面色的改变。

1.㿠白

面色㿠白一般提示病在肺。在妇科多为气虚、血脱。长期失血如崩漏、月经过多者常见面色㿠白无华。

2.苍白

苍白是白中带青的面色。乃气血俱虚兼有肝风之象。可见于失血后的头晕、头痛，或经行头痛。

3.萎黄

萎黄是面色淡黄，枯槁无光泽。多为脾虚、血虚。可见于月经过多、闭经或漏下或孕期产后失血过多，或胎萎不长。

4.红赤

面色红赤多为实热。可见于实热导致的月经先期、月经过多、崩漏、产后发热或急性盆腔炎。

5.颧红

颧红为阴虚火旺之候。如出现阵发性烘热汗出者，是绝经前后肾阴阳失调，阴虚阳浮的表现。

6.暗晦

罗教授认为妇女之面呈暗晦，常见于生殖功能不正常的慢性病。面色晦暗或兼有面斑为脾肾两虚尤以肾虚为主。不论阳虚或阴虚都可见暗晦无华之象。须结合出现的部位来辨证。若眼眶暗黑，上下眼眶均暗黑者，多为肾虚；下眼眶黑者脾虚为多。面颊暗黑，常有面斑，多属脾肾虚。

上述暗晦面色及眼眶黑，多见于不孕症、滑胎、闭经、月经过少、崩漏或早衰者。常可因病情进展、加重而暗晦加深、范围加大；病情好转或治愈，暗斑可渐退。例如罗教授曾治一妇人，邓某，崩漏2年，面色晦暗，眼眶暗黑，颊部黑斑明显，舌色淡暗。四诊合参诊为脾肾虚损之崩漏，用健脾补肾法治愈后，上述部位的暗晦色渐退。又如治沈某，西医确诊为无排卵型功血，面色晦黄，眼眶暗。经罗教授用补肾为主治愈后，终于受孕分娩，患者面色也逐渐好转至正常。

（三）望唇色

脾开窍于口，其华在唇。在妇科诊断上，口唇色泽还与冲任有关。如唇暗，罗教授认为主脾虚，亦主冲任亏损。因冲任二脉环口唇。冲为血海，任主胞胎。月经病、不孕症、滑胎等病常见环唇暗黑，尤以上唇更为多见。多年前我请罗教授指导诊治一妇人，他通过四诊后曰：此病人环口暗黑尤以上唇为甚，是要注意的病色。临床上凡妇女环唇暗黑者，多有月经病或难于生育。大多由于肾虚或兼有血瘀。经妇检此病人宫颈有黄豆大之瘀斑，子宫直肠窝有多个痛性结节，子宫后倾，活动欠佳。诊为子宫内膜异位症、原发不孕症。

此外还常见有唇淡、唇红、唇紫和唇烂，多为虚、热、瘀及阴虚火旺之征。

（四）望舌

舌为心之苗窍，五脏六腑直接或间接通过经络与舌相联系。舌质以荣润红活为善。罗教授认为舌诊在妇科颇为重要，尤以舌质更有诊断价值。

1.舌质

若舌质淡白，为气血两虚或内有虚寒。多见于月经过多或过少、崩漏、闭经、产后血晕或宫寒不孕；舌质暗红，多为气血郁滞，运行不畅。常见于月经先后不定期、瘀热蕴结痛经或盆腔炎、癥瘕；舌质红，为血热。舌尖红赤为心火或兼肺热，或血热而致经行量多。舌边红赤为肝胆火炽，往往见于月经先期、月经过多、倒经、胎漏、产后发热、阴疮等。舌上瘀斑，多为血瘀。临床上多见于痛经、闭经、癥瘕、不孕症、产后腹痛、恶露不绝。但短期有瘀滞，不一定反映出舌有瘀斑，舌淡暗，多属脾肾虚。尤其在滑胎患者中常见。舌暗滞则以肾虚为主。全舌暗与舌尖边有瘀斑不同。前者主肾虚，后者主血瘀，均为妇科常见的一种舌象。

若唇色与舌色不一致者，应以舌色为准。因口唇外露，受外界影响较多。例如唇红舌淡以舌淡为准。

妇科病舌胖多于舌瘦。舌胖多为气虚、脾肾阳虚，见于崩漏、月经过多、经行浮肿、带下病、子肿、子宫脱垂等。舌胖湿润如水泡猪肝样者，多以湿重为主。而舌瘦多是反映慢性病的血虚、阴虚、津液不足。如舌瘦薄而色淡者多为气血两虚，舌瘦薄而色红且干者，多为阴虚内热，可出现于月经过少、崩漏、胎漏、绝经前后诸证、严重恶阻等。

2.舌苔

寒热湿邪为妇科常见病因，导致舌苔的改变较明显。如舌苔为润而厚者，内有寒湿，多见于寒凝痛经、虚证带下病或子肿等。苔黄者属热，苔薄微黄，邪热尚轻，苔厚深黄，内热炽盛。黄厚而腻，为湿热壅盛；苔厚而干，为热盛伤津。多见于热邪导致的月经过多、经间出血、湿热带下病、盆腔炎、产后发热等。舌红少苔或无苔主阴虚内热；湿邪易与其他邪气相并为病，总以苔厚或腻为多。

（五）望形态

1.全身形态

女子如年逾18岁月经不潮，身材矮小，乳房平坦，肌肉瘦削，形同幼女者，为先天肾气不足，可见闭经或月经不调，或婚后不孕。

在妇科病因中，罗教授特别强调体质因素、体质与体型有关。在妇科有两种典型的体型要注意：一是肥胖型，以阳虚阴盛，气虚痰湿为多，易疲劳，多汗。常见于月经后期、月经稀发、闭经、带下、胎动不安、子肿、宫寒不孕、阴挺等。此类体型多可受温补。另一种是消瘦型，多肝郁、多火、多阴虚，易激动、多愁善感。常见予月经先后不定期、痛经、月经前后诸证、胎漏、滑胎、子晕、子痫、肝郁不孕、癥瘕等。此型着重滋肾填精，养肝疏肝，不宜温补。

2.局部形态

（1）毛发：毛发润泽、疏密适中，为肾气旺盛，阴血充足；毛发脱落、阴毛稀疏枯黄为肾气虚惫，精血不足。可见于肾虚经闭或产后大出血之血枯经闭或宫寒不孕。若眉毛粗浓，唇口生须或乳头长毛、体毛粗长，或阴毛呈男性化分布者，多为肾虚痰湿之征。可见于闭经、崩漏、多囊卵巢综合征、不孕症等。

（2）乳房：乳头属肝，乳房属胃，肾经入乳内。月经初潮前后，乳房渐丰，乃正常生理现象。如乳房平坦、乳头细小或凹陷，乳晕色淡，多为肾虚之征。孕后乳房渐膨大、乳晕加深扩大，若其后反呈乳房松软不胀，多为胎萎不长甚成胎死腹中。孕期乳汁自出为乳泣，多为胎热，肝郁化火迫乳外出所致。产后乳房松软、乳汁清稀者，多为气血虚弱，可致缺乳。若乳房胀硬，红肿热痛，乳汁稠浓，为肝郁化热化火，可发为乳痈。若非孕期、产后，却溢乳而经闭或经不调者，为脾肾亏损，肝气逆乱，肝木乘脾或肝郁化热。乳头溢血则为衄，要注意乳癌的可能，需进一步诊察。

（3）外阴：属肝肾所主，宗筋所聚。古人所称之"五不女"多属生殖器畸形，为先天不足。若外阴平塌不荣，阴毛枯萎，是肝肾虚惫。外阴红肿热痛为肝经湿热。外阴色素减退多为寒、瘀所致。

（六）望月经

罗教授总结了以问、望月经及带下辨寒热虚实的诊断规律，主编全国教材中详加叙述，使能广泛应用于临床。经来先期量多，色深红，质稠浓或有小血块者，多为血热，热邪煎熬津血，迫血妄行。若经行先期量多但色淡质稀者，则多气虚，以脾阳不振，气虚失摄也。经行后期量少，经色紫暗或有血块，伴小腹冷痛者，多属血寒，以阳虚则寒盛，血为寒凝。经行后期量少而色淡质稀，则为血虚，以来源不足，血海空虚也。经行先后不定期，量或多或少，断续不匀，经色紫暗夹小血块，胸腹胀满不舒者，多属肝郁血滞，气血运行不畅，疏泄失调。经色紫红，量多或淋漓不断，血块甚多而腹痛难忍，血块排出后痛减者，多属血瘀，以瘀阻血行，气滞不通而痛，瘀血不去，新血难安，则经血量多或淋漓不断。

（七）望带下

带下病应通过望带下的量、色、质情况及阴部病变以辨寒热虚实。若带下量多，色白或黄白如涕如唾者，多属脾虚湿盛；若量多清稀如水，多属肾阳虚衰，失于闭藏；带下色黄或赤，淋漓不断，外阴瘙痒者，多属肝经湿热下注；若杂见五色带下如脓如血者，多为热毒或湿毒；倘兼有恶臭气者，应注意是否恶性肿瘤，宜进一步详细检查。

（八）望恶露

罗教授认为对产后病要重视望恶露的色、质。恶露色深红或紫红，质稠量多为血热；色淡质稀为气虚；色紫黑有块为血瘀，要注意有无胞衣残留宫腔。如恶露色紫暗如败酱，有臭秽气者，要警惕感染邪毒之危重症（产褥热）。

（张玉珍、罗颂平）

二、岭南妇科名医罗元恺教授论治崩漏特色

罗元恺教授是已故全国著名的中医学专家、教育家。他从事中医医疗、教学和科研60年，学术造诣精深，临床经验丰富。勤于著述，建树良多。也是现代岭南妇科名医。在他的学术思想与临床经验中既有中医学的普遍性学术精华，又融合了岭南温病学派的显著性学术特色，在岭南妇科中形成自己的学术风格。现仅从他论治崩漏病中总结学习他的特色经验。

（一）阴虚气虚是致病之本

崩漏是经血非时暴下不止或淋漓不净之谓，是妇科常见的危、急、疑、难病证。关于崩漏的病因病机，《素问·阴阳别论》中云："阴虚阳搏谓之崩。"罗教授认为所谓阴虚阳搏应理解为肾阴虚损，阴不维阳，虚是本，亢是标，指出阴阳二气失于平衡之机理。阴损可致阳亢，阳亢又可耗阴。因下血过多，热随血去，气随血泄，可致血虚和气虚。并提出了"肾阴虚、脾气虚往往是致病之本"的创新观点。这与历代医家各自着重认为"气虚统摄无权""血热迫血妄行""瘀血不去，新血不得归经"或"阳不摄阴"为崩漏的主要病因病机迥然不同，比《素问》提出的"阴虚阳搏"更具体全面。彭胜权教授主编《岭南温病研究与临床》一书中韩氏对岭南人群体质构成的特点认为"以阴虚质、湿热质为主，气虚质常见，夹痰湿之象明显。这些特色的形成，除了与先天因素有关外，与后天的地理环境、生活条件、饮食习惯等因素密切相关"。这对我们深刻理解罗教授的学术观点颇有裨益，因为辨体质是辨证论治的核心或重要组成部分。正如吴鞠通在《温病条辨》中说："医可不识人之形体以为治哉？"叶天士在《临证指南医案》中也指出："凡论病先论体质、形色、脉象，以病乃外加于身也。"岭南人多阴虚、气虚的体质特点容易导致阴虚阳亢、冲任不固和脾气虚不能统血的崩漏。而崩漏长期失血伤阴耗气，又加重病情反复；形成因果相干的恶性循环。罗教授继承传统理论，尤其重视他所在的岭南地区的"临床情况分析"，认为"肾阴虚、脾气虚往往是致病之本，血热、血瘀亦可为诱发本病的一种因素"。我们认为罗教授的这一学术观点体现了岭南医派妇科学术特色之一，与岭南地区人群的体质特点基本一致。

（二）滋阴固气是塞流之法

对崩漏的治疗，历代医家总结了丰富的经验，如明代方约之在《丹溪心法附余》中指出"治崩次第，初用止血以塞其流，中用清热凉血以澄其源，末用补血以还其旧"，这就是塞流、澄源、复旧的治崩三法，一直为后世所用。但如何理解应用？则各执己见，莫衷一是。山西傅青主独创固本止崩汤为后世推崇。药仅6味，却融益气、补火、救阴、化瘀诸法于一方之中，可称益气温阳止崩的范例。而罗教授善取诸家之长，又着力于从临床中体会"往往须用养阴益气之品，余常以自拟滋阴固气汤为基础

加减化裁，方中以菟丝子、山茱萸滋补肝肾，参、芪、术、草健脾补气，阿胶、鹿角霜固涩止血，何首乌、白芍养血和肝，续断固肾，全方兼顾了肾、肝、脾三脏，既滋肾又补气，具有较好的止血效果"。"如出现血崩如注，甚或厥脱，急宜中西结合抗休克，如输血和人参注射液，继用参附汤加黑姜炭以救逆止血。同时艾灸隐白（双）、大敦（双）、三阴交（双）"。罗教授又说："血崩当以塞流为主，但塞流仍需与澄源相结合。不能单纯以收涩止血药而止血，尤其是炭类药物，不宜大量服用，否则虽或暂时得以止血，但患者本身凝血机制得不到巩固，便又会大量地或持续地出血不止。阴虚阳搏谓之崩，故崩往往需用养阴益气之品以治其本"，罗教授的止崩法曾被某外科医生喻为"止血钳"。罗教授的滋阴固气汤与傅青主的固本止崩汤形成了古今南北两地止崩法同中有异的各自风格。我们认为也反映了罗教授岭南妇科的学术特色。

（三）辨证论治是澄源之须

澄源，现代解释为正本清源，是在大出血控制后的止血方法。罗教授说："澄源，即根据辨证原则，从病理上控制其继续出血。"对崩漏辨证他认为以阴虚血热、血瘀、脾肾虚损三种证型为多，各证型的治法方药如下。

1.阴虚血热证

治宜于凉血清热之中，行养阴之法，但不能过用苦寒，以免化燥伤阴、耗损真气，可用一阴煎（《景岳全书》）加减。

2.血瘀证

治宜化瘀止血，可用桃仁益母汤（经验方）：益母草30~40g，蒲黄9g（生炒各半），山楂、郁金、桃仁、丹参、茜草根各15g，血余炭10g，海螵蛸20g，三七末3g（冲服）。

3.脾肾虚损证

治宜健脾固肾，可用举元煎加鹿角霜、艾叶、阿胶、淫羊藿、巴戟天、杜仲、补骨脂、枸杞子等出入其间。

罗教授认为祛瘀止血法对于有瘀阻以致瘀结占据血室，而致血不归经的崩漏患者，在一定阶段虽可适当采用，但不是本病的根本治法，更不能长期采用。本病在辨证上虽或有瘀，往往是虚中有实，瘀去以后，亦须补虚，或者寓攻（去瘀）于补，以求虚实兼顾，因此，祛瘀以止血，只属于塞流或澄源的范畴，决非复旧固本的原则。

（四）辛温助动是止血之忌

崩漏以出血为主症，止血是治崩之首务，贯穿在塞流、澄源之中。罗教授善用益气养阴法以止崩，对用人参尤有独到之处。认为人参之功，随阳药则入阳分，随阴药则入阴分，欲补命门之阳，非加入人参不能收效。人参当以野生人参或东北红参为佳，如非危急重证，重用党参亦可取效。其实，汉代方药中之人参，乃山西上党地区生产之人参，即今之党参。补气之药，虽以参、芪为主，亦有素体阴虚者，参芪亦嫌其升发阳气而不适应者，可用西洋参、太子参，山药、炙甘草等益气健脾之品以缓图，较为稳妥。

崩漏为血证，在出血期间选用理血药，罗教授推崇张景岳、张山雷的观点。《女科辑要笺正·血崩》中指出："当归一药，富有脂液，气味俱厚，向来视为补血要剂，固亦未可厚非。在阳气不足之体，血行不及，得此温和流动之品，助其遒行，未尝非活血益血之良药，唯其气最雄，走而不守，苟其阴不涵阳，而为失血，则辛温助动，实为大禁。"《景岳全书》说当归"气辛而动，故欲静者当避之"。这是古人的经验之谈。罗教授对此亦颇有体会。他经治的不少崩漏患者，有些因前医叠用芎归之类动血太过，有些因自认为失血须服当归煎汤使出血增加或日久不止。每遇此类患者，罗教授用滋阴固气之剂，使血海安宁，下血渐止。罗教授认为辛温助动是止血之忌，也体现了岭南医派妇科重视药物气味的用药特色。因为罗教授认为出血时不用当归是当归"气味俱厚""气辛而动""芎之散动尤甚于归"，而选黄精、制何首乌、桑寄生、乌豆衣、花生衣、枸杞子、大枣等滋润养血之品。若止血已超过1个月而仍未见有月经来潮者，则川芎、当归仍可运用。

（五）补脾固肾是复旧之旨

在妇科理论方面，罗教授注重肾脾气血和冲任。崩漏是肾-天癸-冲任-子宫轴的严重紊乱。罗教授对崩漏止血后重视复旧治本。他认为，复旧，即从根本上调整月经周期以恢复其按期排卵的生理常态。崩漏虽有各种因素，其病机总关系到脾肾，脾主统血，肾主闭藏，脾肾功能失常，则脾不统血而肾失封藏，以致下血不止。治疗除针对其因热、因瘀之因素外，必须以补脾固肾为根本治法。先宜健脾补气，继用固肾益精，崩漏病机以冲任不固为本，冲任之本在肾，经水出诸肾，肾阴肾阳协调充盛，则月经周期可以建立而能排卵，病愈后不会反复发作。罗教授常用自拟补肾调经汤：熟地黄、菟丝子、桑寄生、黄精各25g；党参20~25g，制何首乌30g，金樱子20g，续断、白术、枸杞子、鹿角霜各15g，炙甘草10g，排卵期加入温补肾阳之品如淫羊藿、补骨脂、仙茅、巴戟天之类以促其排卵；或根据患者体质偏阴虚、阳虚的情况选用左归丸或右归丸加人参而达调理阴阳，补脾固肾复旧之力。

罗教授认为对于崩漏，古人提出塞流、澄源、复旧分阶段的几种治法，是符合本病治疗规律的，但在临床应用时，几种方法又往往互相联系。如塞流与澄源结合，澄源与复旧结合，才能收到更好的效应。罗教授诊治崩漏的理法方药，继承了传统中医学的精华，又结合岭南地区因地因人制宜的客观临床实际，充分显示了岭南医派妇科的显著特色，二者融为一体而形成了罗元恺教授的学术风格。

（张玉珍）

三、罗元恺教授调经、助孕、安胎的思路与方法

30多年来，广州中医药大学第一附属医院妇科在调经、助孕、安胎系列研究中取得了多项成果。这些成果的取得，与全国著名的妇科学家、第一代学科带头人罗元恺教授（罗老）的指导及其学术影响是分不开的。故总结罗老在治疗妇科病中，尤其在调经、助孕、安胎中的思路与方法，对促进中医妇科学的发展和学科建设是大有裨益的。

月经与妊娠是妇女最显著的生理特点，均由肾所主。《素问·上古天真论》中指出："女子七岁，肾气盛，齿更发长；二七而天癸至，任脉通，太冲脉盛，月事以时下，故有子……七七，任脉虚，太冲脉衰少，天癸竭，地道不通，故形坏而无子也。"明确指出肾气的盛与衰，天癸的至与竭，主宰着女子生长、发育、生殖与衰老的过程。历代医家继承《黄帝内经》的这一经典理论并不断发展与完善，从理论与临床实践角度，对"肾主生殖"进行了深入的研究。罗老亦认为肾虚是导致虚证月经病、妊娠病、不孕症的共同病机。

中医治病的特点是辨证论治。辨证时强调"审察病机"，论治时要"谨守病机"，故病机是确定治法的依据。肾虚是经、孕虚证疾病的共同病机，故补肾法为主是治疗虚证经、孕疾病的思路与方法。罗元恺教授率先对补肾法进行了系列研究。早在20世纪70年代初、中期，他先后发表了"补肾法的探讨和对一些常见病的运用"及"调补肾阴阳对妇科病的作用"等学术论文，在当时的中西医妇科界引起了强烈的反响，掀起了研究补肾法的热潮。又在80年代，罗教授率先提出肾－天癸－冲任－子宫构成一个轴，成为妇女性周期调节的核心。西医学则认为下丘脑－垂体－卵巢－子宫是女性性周期的一个轴，构成性周期的核心。中西医的理论，虽然名词不同，不宜简单地画等号，但可以互相渗透来理解。不久再发表了"论肾与生殖"的论文，进一步地阐发了肾与生殖的相关理论和补肾法对生殖的作用及常用方药，指导我们进行调经、助孕、安胎的系列研究。

（一）调经

罗元恺教授认为月经不调、崩漏、闭经、更年期综合征均可用补肾法治疗。

1.补肾疏肝健脾，治疗月经不调

罗元恺教授对月经不调的治疗推崇傅青主之定经汤。结合自己的经验将定经汤化裁为加味定经汤（即罗氏调经种子丸），罗老指出此方具有补肾、疏肝、健脾之功，主治月经不调、月经先后无定期或断续不净，以致难以受孕，亦治更年期综合征。其学术继承人张玉珍、罗颂平教授按此思路进行了多年研究，取得了较好的疗效，并提示对高催乳素血症亦有确切的下调作用。

2.着重补肾，兼理肝脾气血和调周治崩漏

罗元恺教授认为崩漏"主要为肾虚，其中以肾阴不足为多……虚是病变的本质，

热和瘀是病变过程中的一种兼见现象，故治法上应以补虚为主"。在出血期间，以补气健脾为主，而收固气摄血之效，有"二稔汤"和"滋阴固气汤"等验方。出血缓止后，则应着重补肾，兼理肝脾气血和调周以治本，经验方是"补肾调经汤"。

3.滋益肾阴，乃调治闭经之要

罗元恺教授认为"闭经之病机多因肾气不充，'天癸'这种无形之水不至，任脉不通，冲脉不盛，胞脉不充"，"调治之法，主要针对不同的病机，一般来说，虚证或虚实夹杂者当以调理肾肝为主，而肾阴是月经的主要化源，故滋益肾阴乃调治闭经之要着"。临证中常以归肾丸加减为第一方。罗老指导研究生进行了闭经的研究。同时，罗老重视《黄帝内经》提出的"人与天地相参，与日月相应"的天人相应观。指导罗颂平进行了"月经周期的调节及其与月相关系的探讨"。结论是："月经的周期与太阴月节律同步，按月之盈亏采用因势利导的调经方法，以促使紊乱的月经周期恢复正常，是一种有效的治疗方法。"此研究引起国内外学者的关注，并获得了国家中医药管理局科技成果二等奖。我们继承罗老调治闭经的经验，结合自己的体会，正在研究卵巢早衰这一疑难病证。

4.滋养肝肾为–主，治疗更年期综合征

罗老指导博士研究生进行了中医药治疗更年期综合征的课题研究，结论是：本病以肾虚尤以肾阴虚多见，使用左归丸合二至丸组方，治疗200多例，取得较好疗效。

（二）助孕

不孕症原因较复杂，目前认为免疫性不孕和排卵障碍性不孕症，用补肾法为主治疗具有优势和特色。

1.补肾健脾，固气养血治不孕不育

在滋肾育胎丸研究中总结了部分病例，显示其对男女肾虚不孕不育有效。在滋肾育胎丸异病同治的论文中进一步总结了相关病例。

2.益肾活血，治疗免疫性不孕不育

临床研究显示免疫性不孕主要表现为肾阴、肾阳偏虚或兼血瘀。在罗老指导下拟定的滋肾或温肾活血的助孕1号、2号丸，对消除抗精子抗体的有效率为93.5%，平均妊娠率为29%，未见副作用。动物实验证明：助孕1号、2号丸具有抑制抗体形成的作用。由罗颂平、张玉珍等承担的此研究得到妇科学术界赞许，先后获广东省中医药管理局、省科委和国家中医药管理局的科技成果一、二、三等奖。

3.补肾疏肝健脾，治疗黄体不健和高催乳素血症

罗氏调经种子丸即加味定经汤（丸），是罗老传授给我们的经验方，经多年的临床观察，发现它能治疗肾虚肝郁型黄体不健，可起到调经种子之效。黄体不健是由于黄

体发育不良或过早退化，使孕酮分泌不足，引起分泌期子宫内膜发育迟缓或停滞等，表现为月经先期、经期延长或经前期出血、不孕或反复自然流产，不利于受精卵的种植和早期发育。张玉珍主持此项课题带硕士研究生多名进行了近5年的临床研究。以本方治疗肾虚肝郁型黄体不健163例，其中治疗组134例的有效率为85.8%，肾阴虚为主的证候组疗效优于肾阳虚为主的证候组。该方并能提高卵泡期卵泡刺激素（FSH）、雌二醇（E$_2$）及黄体中期孕酮（P）的水平，降低过高的催乳素（PRL）水平，从而改善卵泡发育，促进子宫内膜增生、发育，进而有利于排卵及排卵之后的黄体功能。其可能的机理与调节排卵期黄体素（LH）峰及黄体期LH水平有关。并在研究中发现该方对高PRL患者的临床证候和PRL水平均有明显的改善。动物实验显示罗氏调经种子丸可以拮抗灭吐灵引起的高催乳素的黄体功能不全，疗效与目前首选治疗高催乳素血症的溴隐亭无差异。这为我们提出了罗氏调经种子丸治疗肾虚肝郁型高催乳素血症研究的新课题。

高催乳素血症是催乳素异常升高，干扰下丘脑-垂体-卵巢性腺轴，导致溢乳、月经紊乱、流产、不孕等损害生殖健康。根据其临床表现可归属于月经过少、闭经、经前乳房胀痛、乳泣、不孕、乳汁自出等范畴。我们从临床实践中体会到补肾疏肝为主的罗氏调经种子丸能有效治疗高催乳素血症，为了进一步临床验证并探讨其机理，骆世存、陈丽霞分别进行了研究。结果表明中药组的总有效率为91.5%，溴隐亭的总有效率为90%。提示罗氏调经种子丸治疗高催乳素血症疗效与溴隐亭无差异，且无副反应。

4.温肾为主而兼滋阴促排卵

促排卵研究是治疗无排卵性功血、闭经和无排卵性不孕症的关键。西药促排卵一直存在高排卵率和低妊娠率的问题，以及可能出现卵泡过度刺激综合征等副作用，严重者危及生命；且促排卵不适当有可能引起卵巢早衰。中医促排卵也需辨证，根据肾藏精，主生殖等理论，多数医家认为主要应该从肾论治促排卵。如罗元恺教授认为"检查如属无排卵者，多属肾阳虚为主而兼肾阴不足，治以温肾为主而兼滋阴，可于经净后服促排卵汤约12剂，以促其排卵"。罗教授的促排卵汤用于临床的确有一定的疗效。如林盈的"罗氏促排卵汤作用机理动物实验研究"表明罗氏促排卵汤能促使肾阳虚动物功能恢复正常或接近正常，具有温肾培源，滋肾养血作用，使卵泡生长、发育、成熟并促其排出。李珂以罗氏促排卵汤加减治疗无排卵性不孕症40例，其中治疗组20例，总有效率为85%，对照组（中药+西药克罗米芬）20例，总有效率为90%，经统计学处理两组总有效率无显著性差异。

（三）安胎

1.补肾健脾，固气养血安胎防治流产

中医药防治先兆流产（胎漏、胎动不安）和习惯性流产（滑胎）具有一定特色和优

势。罗元恺教授早在20世纪60年代就创制了补肾固冲丸，受到妇科学术界的推崇和患者的欢迎。1981年张玉珍在跟师中首先提出与广州中药一厂合作研制本方，再经罗老略作加减易名为"滋肾育胎丸"。广州3家医院经1年多的合作研究，临床验证124例，有效率达94.35％，1983年1月通过技术鉴定并投产。并于1983年获卫生部重大科技成果乙级奖。经推广应用，取得较好的疗效；又于1998年由张玉珍主持推广应用，获国家教委科技成果三等奖。我们还对服滋肾育胎丸安胎患者的子代（100多位儿童）进行体格检查和智商测定，表明其安胎疗效高，安全可靠。后来经北京，上海16家中西医院再观察病例469例，总有效率为91.51％，且各地总结的疗效相近。说明滋肾育胎丸是安全有效并能在临床广泛应用的安胎良药。1994年该方被批准为国家二级中药保护品种，纳入国家基本药物目录。

2.补肾健脾，治疗免疫性流产

在使用滋肾育胎丸临床研究中，发现部分患者出现燥热感而停用，这引起我们的重视。在罗教授的指导下，对滋肾育胎丸方进行简化，成为助孕3号丸，由罗颂平、梁国珍、张玉珍等立题进行临床和实验系列研究。在临床研究中先用治免疫性流产，后用此丸治疗肾脾虚弱型自然流产，并与滋肾育胎丸对照。纳入观察病例83例，有效率为89.16％。又借助现代科技手段，探讨了助孕3号丸在妊娠期调节内分泌与免疫功能的疗效机理。研究表明：助孕3号丸通过调整免疫功能，促进封闭抗体的形成而起保胎作用；首创的病证结合流产模型，适用于自然流产的研究；妊娠期肾虚造模与黄体抑制有相关性，而脾虚与黄体抑制则未见明显的相关性；研究还提示对于黄体抑制流产模型，补肾和肾脾并补均优于单纯健脾，补肾法在增进黄体功能方面起主导作用；在对妊娠大鼠孕激素及其受体的影响研究中，提示助孕3号丸一方面能促使孕激素分泌，另一方面又使子宫蜕膜的孕激素受体含量增加，从而促进黄体功能，发挥保胎效应；在助孕3号丸对大鼠子宫收缩活动影响的研究中，提示抑制子宫收缩是此方防治自然流产的机理之一。

30多年的有关肾脾虚弱型自然流产的病因病机、证候、中医药疗效机理的研究，经中西医专家鉴定认为已达国内领先水平。由罗颂平主持的"肾脾虚弱型自然流产的系列研究"获2002年广东省科技进步二等奖。

综上所述，可以看到罗元恺教授根据《黄帝内经》及相关理论，抓住"肾主生殖"的生理特点确定肾虚是导致虚证月经病、妊娠病、不孕症的关键病机，遵循《黄帝内经》"谨守病机"的宗旨，确立以补肾法为主以调经、助孕、安胎的思路与方法，进行临床研究及实验室机理探讨，取得了多项成果，培养了专科专病人才，促进了学科的建设和发展，提高了理论和实践的整体水平。经三代人的共同努力与奋斗，使广州中医药大学中医妇科成为国家级重点学科。

（张玉珍、罗颂平）

四、罗元恺教授经验方"滋肾育胎丸"临床总结——附150例疗效分析

我国实行计划生育，推行一对夫妇只生一个孩子，是一项基本国策。但也必须看到，部分妇女由于种种原因，婚后流产，甚至屡孕屡坠，或男女婚后不孕，往往造成夫妻、家庭的不和，身心深受痛苦。作为医务工作者，既要坚决执行计划生育研究优生，提高人口的质量，又要关心流产和不孕症患者，解除他们的痛苦，使每对夫妇都有一个健康聪明的后代，增添家庭幸福，两者并不矛盾，都是为人民利益服务的。

罗元恺教授运用中医学的理论，结合自己多年的经验，在20世纪60年代初就拟定了滋肾育胎丸（原名补肾固冲丸）。20多年来应用于防治流产，取得了满意的疗效，对男女肾虚不孕症也有一定的效果。为了总结和推广罗教授的宝贵经验，去年底由广州中药一厂制成丸剂，今年初分别在广州中医学院一附院妇科、省中医院妇科、广州市妇幼保健院等单位临床验证，经过一年多观察，疗效满意，已于1983年1月12日通过技术鉴定。现总结如下：

（一）滋肾育胎丸的由来及组成

1.罗教授对孕育的认识及防治流产的经验

他在《先兆流产和习惯性流产的中医疗法》一文中指出："胎之能否巩固，既然在乎父母阴精是否强健，同时亦关系到是否有人为的耗损……至于习惯性流产，更与肾气不固有关，肾失闭藏，以致屡孕屡堕，这是第一点。"气血损伤，不能滋养胎元，以致胚胎不能正常发育，往往也是导致流产的原因之一，这是第二点，此外，亦有母体素虚，妊娠以后，劳力过度，或跌仆闪挫，损伤冲任，以致冲任之脉不能维系胎元，因而造成胎漏、小产者，亦所常有，这是第三点。"并强调指出："胎孕的形成，主要在于先天之肾气，而长养胎儿，则在于母体后天脾胃所化生之气血。"根据上述的理论，提出了"补肾健脾，固气养血是防治胎漏、胎动不安、滑胎的主要原则，也是治疗男女肾虚不孕症的主要原则"，因而拟定了滋肾育胎丸。

2.本方临床效验

早在20世纪60年代初罗教授首次制成本丸治愈了1例滑胎5次的某医院妇产科护士，其后在门诊及病房不断实践，取得了较好的疗效。因此，1970年由广州中医学院编写的《中医学新编·妇科》首载此方。1974年全国中医学院统一编写及1979年重编的《妇产科学》教材，均选用了本方。罗教授在1979年第一期《新中医》中详细介绍了应用本方的体会。1980年人民卫生出版社出版的西医院校教材《妇产科学》及1980年底定稿的《医学百科全书·中医妇科分卷》亦选用了此方。由此可见，补肾固冲丸为全国中西医妇科专家所公认及推崇。但由于10年动乱，临床资料大量散失而无法全面总结。去年底，我们曾将近几年保存的采用该丸药加减治疗先兆流产及习惯性流产

的资料整理了110例病案。全部病例均有胎漏、胎动不安、滑胎的临床表现。安胎均能成功，产下了111个婴儿（其中1例为男双胎），男婴占64％，女婴占36％，除一个有先天性脊椎畸形及先天性尿道下裂（未调查其致畸原因）外，全部发育正常。罗教授在防治流产中的卓著疗效，博得了各地患者的高度评价。求医者甚众。为了总结推广罗教授的经验，我向师傅提出研究，去年下半年与广州中药一厂合作制成丸剂。罗教授根据近几年的经验，调整了原方二味药物，易名为"滋肾育胎丸"。

3.滋肾育胎丸的组成

由吉林参、党参、白术、菟丝子、桑寄生、川续断、阿胶等十多味药物组成。

（二）临床资料

1.胎漏、胎动不安、滑胎

（1）一般资料：经随访而孕期在4个月以上者共133例。本组病例年龄分布大多是30岁以下的妇女100例，占75％；30岁以上者33例，占25％；最大为38岁，最小为24岁。

病例中近半数有1~5次的自然流产病史，其中习惯性流产者7例，最多流产6次；流产2次者13例，流产1次者38例，以往无流产而本次妊娠有先兆流产者75例（新婚者居多）。

本组病例中有阴道流血或同时兼见腰酸、腹痛坠者93例，占了70％，虽无阴道流血，但出现较明显的腰酸、腹痛坠而来门诊或急诊安胎者40例，占30％。

（2）病例选择：①孕后妊娠试验阳性或HCG值正常，或经超声波诊为活胎，而见阴道流血或兼见腰酸、腹痛下坠感者；②孕后见腰酸、腹痛、胎动下坠者；③有自然流产史，而本次孕后又兼上述一项临床表观者。

（3）治疗方法：①本组病例均以滋肾育胎丸在门诊或病房治疗，日服3次，每次5g，饭前服，开水或淡盐水送服。未加用黄体酮或其他激素；②服药期间忌食萝卜、薏苡仁、绿豆等；③孕期禁房事或过度用力；④有阴道流血者，应卧床休息，如出血稍多，或有滑胎史而腰痛明显者，可另煎吉林参10g，艾叶15g送服；⑤如肝肾阴虚患者，服药后觉口干苦者，改用蜜糖水送服；⑥服药时间长短不一，有的服一二瓶取效，有的滑胎患者服药1~3个月，以服药后临床症状消除为原则，但滑胎者一般均服至孕3个月后渐停药。

（三）疗效观察

1.疗效标准

服药后临床症状消除，继续观察至足月分娩或正常妊娠4个月以上者为有效。服药后症状不能控制而流产者为无效。

2.疗效分析

经随访妊娠达4个月以上的病例均采用滋肾育胎丸剂为主治疗，服药由1~20多瓶不等，故可体现本丸剂的实际疗效。列入统计的133例中，其中7例后经检查确诊用药时已为过期流产或进行性流产，另2例失访，故统计治疗效果时予以剔除。余124例当中有7例是属先兆流产，用本法安胎失败。有一例滑胎患者早产一畸胎（致畸原因待查）。本组有效率94.35%，失败率5.65%。

由此可见，滋肾育胎丸是防治流产的一个理想的成药。

（四）不孕症

1.一般资料及病例选择

本组病例共17例，其中男性不育者10例，女性不孕者7例。年龄30~37岁者13例，29岁以下者3例。按辨证分型均属肾虚型。男方有因性功能异常，如阳痿或不能射精者，亦有性生活正常而精液不正常而不育者，但无精子症除外。女方有子宫发育不良、黄体功能欠佳或无排卵者，但输卵管阻塞者除外。

男性10例中，阳痿3例，不能射精1例，精液常规异常6例。女性7例中，子宫发育不良者2例，黄体功能欠佳及无排卵者5例。

2.治疗方法及疗效

均用滋肾育胎丸调治，以3个月为1个疗程，一般以1~3个疗程为度。从上述病例来看，女患者服药后基础体温均有不同程度的好转，有些由单相转为双相，7例均已受孕。男患者服药后性功能恢复，精液常规检查正常而能生育，同时其他临床症状均有所改善。

（五）典型病例

例一：黎某，32岁，工人，于1982年4月5日初诊。

主诉：孕3个多月，阴道间歇性出血2个多月。末次经12月14日，停经后有早孕反应，从元月28日始出现阴道少量流血，无明显腰酸腹痛，曾在外院注射黄体酮数天，血仍不止，超声波疑部分葡萄胎，要求服中药治疗。

月经史：14岁，5/30±2天，经量少，痛经（+）。

婚孕史：结婚4年多，同居，性生活正常，男方精液正常而未孕。妇查子宫发育不良：输卵管阻塞，经本院及某医院治疗好转，此为第一孕。

体查：形体矮小，发育差，眼眶暗，面晦黄，舌淡红、苔黄腻，脉弦细滑，下腹正中隆起，宫底于耻联与脐之间，与孕月相符。

妇查：外阴阴道有血污，宫颈光滑着色，宫体前倾，增大如孕3月多、软、无压痛，双附件增厚无明显压痛。

诊断：胎动不安（肾脾两虚）。

处方：滋肾育胎丸，按说明服用。

4月10日二诊：仍有间歇性出血伴腰酸，下腹坠痛，守上方，继续服药。

5月14日三诊：孕5月，宫底u-1Fb，有胎动，再守上方。最近随访，9月28日足月剖腹产一男婴，母子健康。

例二：黄某，32岁，工人，于1982年5月2日初诊。

主诉：流产5次，现怀孕3月多，腰酸，下腹痛坠。1976年人流后，连续堕胎4次，每次均用黄体酮等安胎无效。已婚7年无子。末次经1月13日，停经后有早孕反应，经常腰酸痛，下腹痛坠，近来加重。曾用西药未效，要求服中药安胎。

月经史：15岁，5~7/30天，经量中等，经色淡红，无痛经。

婚孕史：25岁结婚，婚后同居，孕6产0，人流1，自流4。末次流产1981年3月。

体查：发育一般，中等身材，眼眶暗黑，有面斑，唇暗，舌稍红、苔白，脉弦滑。

妇查：未作双合诊，脐—耻之间可扪及子宫底。

诊断：①胎动不安；②滑胎（脾肾不足）。

处方：滋肾育胎丸，按说明服。

5月17日二诊：服丸2周，腰腹痛减，纳眠均好转，守上方。

7月22日三诊：间中服食药丸，已无腰酸腹痛，胎心音正常。

随访：11月8日剖腹产一男婴，母子均健康。

（六）讨论

1.滋肾育胎丸的方义和药理作用

本方以滋补肾阴肾阳为主，佐以补气健脾养血。其中以菟丝子为主，它性味辛甘平，入肝肾经。《名医别录》谓其"治男女虚冷，添精益髓，去腰酸膝冷。"《中药临床应用》谓其能"补肾益精，明目，止泻，固胎，治肾虚胎动，先兆流产，取其有一定之补肾而安胎的作用"。人参具有强壮补益的作用。《本草纲目》谓其治胎前产后诸病，能健脾补气，对阴道流血、下腹重坠有补气摄血之效，与菟丝子并作本方的主药。全方具有补肾健脾、固气养血、止血安胎之效，又有补肾培脾，先后天同治，以达到填精益血助孕之功。药性平和，不腻不燥，一般人亦可服用。

为了研究中药对于性腺和生殖器官的作用，曾于滋肾育胎丸中选出主药，进行促雌兔性腺发育的观察，得出如下结果：

（1）给药组雌兔卵巢有较丰富的黄体，喂药21天以上的实验兔黄体细胞弥漫了卵巢的大部分，部分实验兔还可见红体、白体形成。对照组无此丰富的黄体，其黄体仅在部分区域弥漫，未见红体、白体。

（2）给药组子宫内膜腺体增多，分泌现象比较明显，并随喂药天数的递增，分泌现象有越趋明显的倾向。对照组内膜腺体较少，仅呈增殖期改变，少数兔虽有分泌现象，但不如实验兔明显。

（3）给药组卵巢、子宫血液供应明显增加，因卵巢血流的改变对卵巢的分泌功能产生一定的影响，从而促进卵巢、子宫的生长发育。

（4）给药组在实验观察期间，可见有爬跨动作的性行为。对照组则没有。

通过临床和实验室观察看来，滋肾育胎丸是安胎和治疗男女肾虚不孕症的有效验方。

2.中医药安胎安全可靠

中医药安胎是通过调整脏腑气血功能来实现的。没有中医药致畸的报道。我们在临床观察中普遍发现中药安胎有壮母益胎的双重疗效。病者普遍反映孩子均健康活泼、聪明可爱，而国内外对黄体酮的安胎作用提出了疑问并有致畸可能的报道。

3.中医药安胎着重预培其损和治未病

所谓预培其损即是对有流产的患者，主张在下次孕前加以调理、治疗因流产导致的身体损伤，使之康复再孕。治未病即强调对有流产史者孕后尽早安胎。

4.保胎以禁房事为第一要策

中医学历来重视这一观点，认为保胎以绝欲为第一要策，不少患者是因性生活后出现胎漏来诊者，故在治疗时务必强调之。

（张玉珍、刘菊芳、罗颂平）

五、田七痛经散（胶囊）治疗痛经251例临床小结

痛经是妇科最常见的痛证，也是妇科急症之一。痛剧者可致恶心呕吐，汗出，肢冷，甚至晕厥等。痛经多见于中青年妇女，不但影响学习、工作和生活，而且也在一定程度上影响孕育，给患者带来很大痛苦。

罗元恺教授对治疗痛经有丰富的经验，为了发挥中医药治疗痛证的作用，我们把罗教授多年来治疗痛经的经验方，于1982年先在门诊痛经专科使用和总结，实践证明，它不但能止痛，而且还能使部分患者痛除受孕或得到根治，深受患者欢迎。在此基础上，再与广州敬修堂药厂协作进行剂型改革，把汤剂改为散剂和胶囊两种，定名为"田七痛经散胶囊"，并于1983年分别在广州中医学院附属医院、省、市中医院和市妇幼保健院进行临床验证。现将4家医院验证的251例小结如下：

（一）临床资料

本组251例全部来自四家医院的妇科门诊。年龄最小14岁，最大51岁。其中20岁以下者34例，20~29岁者175例，30~39岁者31例，40岁以上者11例。未婚者173例，

已婚者78例，以学生及工人为多。

痛经发生于经前者17例，经期者151例，经后者3例，经前至经期者61例，经前至经后者13例，经期至经后者6例。病程最长者20年，最短者3个月。

（二）辨证分型及临床分度

罗教授把痛经分为4个主要证型：

1.气滞血瘀型

本型有气滞为主或血瘀为主的区别。偏气滞者：经前或经行小腹胀痛，胀甚于痛，经行不畅，经前或经行时胸胁、乳房胀痛，或烦躁、易怒，忧郁叹息等，舌暗红、苔薄白，脉弦。偏血瘀者：经行腹痛或剧痛，经色暗红，血块较多，或下腐肉片样物或膜样物，血块排出后痛减，常伴有面青肢冷、汗出，甚或晕厥，唇色紫暗或有瘀斑，舌有瘀斑或瘀点。西医学诊为子宫内膜异位症、膜样痛经或盆腔淤血综合征者，一般可按本型论治。

2.寒凝血滞型

经前或经行小腹冷痛或绞痛，月经常后期，经色淡暗有小血块，痛甚则面青肢冷，冷汗出，口淡，呕吐，唇舌淡或淡暗、苔白或白润或薄黄而润，脉沉弦或弦缓或弦迟。

3.瘀热壅阻型

经时小腹刺痛，经期常提前，量较多，色深红或鲜红或暗红，质稠，血块量中等或较多，口干或苦，烦热，面颊红赤，唇红，大便干结，溺黄，舌红或暗红、苔黄或黄白而略干，脉数或弦数。

4.气血虚弱型

经行或经后小腹绵绵作痛，或伴腰酸痛，头痛头晕，心悸。月经先后无定期，色淡红，量或多或少，质稀，体倦乏力，气短，面色㿠白或晦黄，唇淡，舌淡白、苔薄白，脉细弱或略弦。

本组病例基本按上述四型分类，其中以一、二型为多见。罗教授认为："痛经一证……主要由于瘀滞或寒凝。"在这种理论指导下结合临床经验，拟定田七痛经散以治疗痛经。

临床分度：参照1982年全国首届中医妇产科学术会议资料及杂志介绍，将痛经分为三度。轻度：疼痛尚可忍受，能坚持工作或学习者；中度：疼痛难忍受，难于坚持工作或学习，但全身症状不明显者；重度：疼痛难忍，不能坚持学习或工作，全身症状较重，常伴有面青、汗出、肢冷，甚至晕厥者。

临床上因痛经来诊者，大多是中、重度患者，本组病例中占90%。

（三）治法

1.田七痛经散的组成

蒲黄0.275g，醋炒五灵脂、三七末、延胡索、川芎、小茴香各0.3g，木香0.2g，冰片0.025g。每小瓶2g药粉或每克药粉分装胶囊3粒。

本方以古方"失笑散"为基础，功能活血祛瘀止痛。三七祛瘀止痛，活血止血；川芎活血祛风止痛；小茴香散寒止痛，兼治癥瘕寒疝；延胡索活血理气止痛；木香行气醒脾治腹痛；冰片芳香开窍走窜，兼强心止痛。全方配合，共奏活血化瘀、行气散寒止痛之效。主治痛经。

2.服法

按痛经程度不同，药量有轻重之别。①轻、中度：一般经前3~5天开始服用或痛经发作时服至月经来潮之1~2天，散剂1/2~1瓶/次，或胶囊3~6粒/次，2~3次/天。②重度患者平时也服用，可按上述剂量服至经前3~5天，此后加重药量，一般1瓶/次或6粒/次，2~3次/天。③禁忌证：孕妇忌服。

（四）疗效观察

1.疗效标准

参照1982年全国中医妇产科学术会议资料。治愈：疼痛消失3个月经周期，或痛除怀孕者；显效：疼痛明显好转者；好转：疼痛减轻者；无效：治后疼痛无改变者。

2.疗效观察统计

本组251例中，大多数连续服药3个月经周期以上，少数病例又服药一两个月即痛除，随访3个周期亦无痛者，也列入统计。

（1）辨证分型与疗效比较：251例中，属气滞血瘀型173例，有效159例；寒凝血滞型47例，有效42例；瘀热壅阻型16例，有效13例；气血虚弱型15例，有效10例。

上述材料符合中医学痛经以实证为多的观察，共236例，占94%，亦符合罗教授的经验，瘀滞和寒凝共220例，占87.6%。

经统计学处理，田七痛经散对不同证型的痛经疗效比较，除气滞血瘀与气血虚弱型疗效差别有显著意义（$P<0.05$）外，与其他各型比较，疗效差别无显著意义（$P>0.05$）。它对各种证型的痛经均有效，对痛经中最常见的气滞血瘀型疗效尤为显著。在目前看来，田七痛经散是治疗痛经较理想的中成药。

（2）治疗周期与疗效比较：本组病例全部治疗或随访3个月经周期以上，各周期与疗效的关系为：第1个周期治愈12例，显效41例，好转47例，无效15例；第2个周期治愈9例，显效48例，好转47例，无效16例；第3个周期治愈30例，显效71例，好转42例，无效18例。

（3）痛经程度与疗效的关系：详见表12-1。

表12-1　痛经程度与疗效表

疗效	例数	%	轻	中	重
治愈	35	13.9	3	12	20
显效	99	39.4	11	35	53
好转	90	35.9	9	28	53
无效	27	10.8	3	7	17
合计	251	100.0	26	82	143

本组病例多为较严重之痛经。251例里，轻度仅26例，中、重度共225例，占90%。虽然如此，田七痛经散的有效率仍达到89.2%，可见其止痛效果较好。现举例说明如下：

肖某，29岁，已婚，南方玉雕厂营业员。

于1983年7月25日初诊。

主诉：经期前后腹痛3年余。近3年来每逢经前两天至经后2~3天少腹胀痛，胀甚于痛，并向肛门和大腿内侧放射，伴有汗出、恶心呕吐，经色暗红，量中，质稠，有血块，经前乳房胀痛，烦躁，便溏，头晕痛。

经产史：11岁，末次月经7月12日。孕5，产1，流4。

既往史：风湿性心脏病。

妇查：外阴、阴道无异常；宫颈光滑，宫体后倾，正常大小，活动，无压痛；双附件增厚，有压痛。

诊断：中医：痛经（气滞血瘀型）。西医：①痛经；②慢性盆腔炎。

处方：田七痛经胶囊，平时每日1服，每服3粒，经前2天改为每日3服，每服5粒，至经后1天。

8月18日复诊：痛经大减，处方同前。

三诊：痛经已愈。

（五）实验室资料

为了取得田七痛经散的客观止痛指标，请本院病理教研室李宇萍主任等做有关实验，其结果简介如下：

1. 镇痛试验

（1）热板法：实验结果示给分组小白鼠疼痛反应时间比给药前延长，与对照组相比较，经统计学处理有显著差异，$P<0.05$。可以认为田七痛经散镇痛作用明显。

（2）抗催产素致痉挛性子宫收缩法：实验结果示给药组小白鼠扭体次数平均为20.01/15，对照组扭体平均次数为26.01/15，给药组与对照组比较，在统计学上差别有显著差异，$P<0.05$。说明田七痛经散对痉挛性子宫痛有镇痛作用。

（3）对大白鼠离体子宫运动的影响：实验结果示田七痛经散水提液对大白鼠离体子宫的自发活动有抑制作用，对催产素有明显拮抗作用，表现在振幅，频率和张力改变。由此推论，田七痛经散治疗痛经的镇痛效应与其解痉作用有关。

2.毒性试验

对小白鼠进行了急性毒性试验，全部存活，表明本品服用安全。

（六）讨论

1.中医学对痛经的认识

中医学认为本病的主要机理是气血运行不畅，不通则痛。导致气血运行不畅的原因各有不同。《诸病源候论》说："妇人月水来腹痛者，由劳伤气血，以致体虚，受风冷之气，客于胞络，损冲任之脉……其经血虚受风冷，故月水将下之际，血气动于风冷，风冷与血气相击，故令痛也。"指出痛经是由于冲任之脉受风寒刺激所致。《经效产宝》说："经水者，行气血，通阴阳，以荣于身者也。气血阴阳和，则形体通，气血不足，经候不行，身体先痛也。"指出痛经是由于阴阳不和、气血不足所引起。《景岳全书·妇人规》则指出痛经有寒、热、虚、实之辨。至于辨证治疗方面，强调以通调气血为主。如《沈氏女科辑要笺正》说："经前腹痛，无非厥阴气滞，络脉不疏，治以疏肝行气为主，但须选用血中气药，如香附、乌药、延胡之类，不可专主辛温香燥。"

综上所述，中医学对痛经的认识是有丰富内容的。

2.罗元恺教授治疗痛经的经验

罗教授继承了中医学关于痛经的理论，结合自己数十年的经验指出："月经的运行，关系于血气是否充沛和流畅，而病邪对血气亦有很大的影响。故痛经一证，从内因来说，主要在于气血的凝滞；从外因来说，主要由于瘀滞或寒凝，盖通则不痛，痛则不通也。"

在临证中，因痛经而来门诊或急诊者，大多是痛经较甚的实证或虚中夹实证。罗教授在治疗上主要抓住"瘀"和"寒"两方面。瘀多由气滞所致，因气为血帅，气行则血行，气滞则血滞。寒则使血涩而不行，也成瘀滞。因寒主收引，故痛。《素问·痹论》曰："痛者，寒气多也，有寒故痛也。"《素问·举痛论》曰："寒气入经而稽迟，泣而不行，客于脉外则血少，客于脉中则气不通，故卒然而痛。"在临床上掌握了瘀和寒这两个主要的病因病机，则思过半矣！

3.田七痛经散的临床价值

目前西医对痛经的治疗多采用解痉镇痛剂或内分泌治疗。前者止痛作用快而强，但较为短暂，且有一定的副作用，更重要的是难于根治，起不到预防效果；后者则通过补充雌、孕激素或抑制排卵来缓解痛经，对月经周期可有干扰，而抑制排卵更不符合妇女生理，对未孕或不孕患者不利。对严重的痛经，亦有采用手术治疗者，但不易为病人所接受。相比之下，田七痛经散有以下几个优点：①能通过调理气血，既可止痛，又有部分患者可获预防和根治，从而受孕。且未发现有明显的副作用；②对月经周期或先或后，以及经量过多者，可起调整作用；③此制剂易于服食，便于携带，且收效快，适用于平时门诊或急诊，能发挥中医治疗急症的作用；④经实验室证明有较强的止痛效果，并无毒性反应。

本品已于1983年3月由省市卫生部门、广州市医药总公司组织技术鉴定，并已通过鉴定，投入生产。欲购者，请与广州敬修堂药厂联系。

（张玉珍、罗颂平）

六、罗氏调经种子丸治疗肾虚肝郁型黄体不健的临床研究

黄体功能不健（luteal phase deficiency，LPD）是指卵巢黄体分泌孕酮不足或分泌孕酮时间缩短引起的临床综合征。西医学一般认为是由于下丘脑-垂体功能失调，使卵巢排卵后黄体分泌孕酮不足，黄体期缩短，以致子宫内膜分泌反应不良，引起月经不调；或内膜发育不良，不利于受精的种植和早期发育，而导致不孕、自然流产。本课题组应用已故著名妇科专家罗元恺教授的经验方罗氏调经种子丸对肾虚肝郁型黄体不健所致系列疾病和高催乳素血症进行了多年的研究，取得了良好的疗效，现将其中月经失调部分研究结果报道如下。

（一）临床研究

1. 资料与方法

（1）病例选择：全部病例来自1998年11月至2002年3月在广州中医药大学第一附属医院妇科就诊的月经失调患者96例，年龄最大38岁，最小23岁，平均年龄（29.86±3.65）岁；病程最长10年，最短3个月，平均（39.48±30.73）月；月经先期43例，月经后期13例，月经先后无定期19例，月经过多35例，月经过少12例，经期延长29例。诊断标准、纳入标准和排除标准符合卫生部《中药新药临床研究指导原则》有关规定。采用随机数字表法将患者随机分为罗氏调经种子丸治疗组（简称治疗组）79例和麒麟丸对照组（简称对照组）17例，两组的年龄、病程等均无显著性差异（P>0.05），具有可比性。

（2）治疗方法：治疗组给予服用罗氏调经种子丸（本院制剂，主要成分有菟丝子、白芍、当归、熟地黄、怀山药、柴胡等），温开水送服，每次6g，3次/日，连续服用3个月为1个疗程。对照组给予麒麟丸［广东汕头市中药厂生产，主要成分有何首乌、淫羊藿、菟丝子、锁阳党参等，具有补肾填精，益气养血之效。批准文号：（93）卫药准

字Z—46号]口服，每次6g，3次/日，连续服用3个月为1疗程。

（3）观察指标：①观察病人的主要临床症状、体征、舌象、脉象和基础体温，统计两组临床总疗效；②月经期第2~4天抽血测定血清卵泡刺激素（FSH）、黄体生成素（LH）、雌二醇（E_2）、睾酮（T）、催乳素（PRL），基础体温上升第7~8天测定孕酮（P），治疗前后各检测1次。

（4）疗效判定标准：根据《中华人民共和国中医药行业标准·中医病证诊断疗效标准》，有效：治疗后月经周期、经量、经期恢复正常达3个月以上，或在治疗中妊娠，其他症状消失或减轻；无效：治疗后月经情况无明显改善或加重。

（5）统计方法：采用SPSS.11.0统计软件包进行统计。

2.结果

（1）两组疗效的比较：表12-2结果显示，经3个月治疗后，两组疗效相仿（$P>0.05$）。

（2）治疗组治疗前后内分泌测定结果比较：表12-3结果显示，治疗后患者血清FSH、LH、E2、PRL、P水平及LH/FSH比值均较治疗前有显著性改善（$P<0.01$）。说明罗氏调经种子丸能够调整LH/FSH比值，升高血中E_2、P水平，进而调整内分泌。

（3）治疗组治疗前后基础体温（BBT）改善情况：表12-4结果显示，罗氏调经种子丸治疗后患者BBT在卵泡期和黄体期均有显著性改善（$P<0.01$），提示罗氏调经种子丸有促进卵泡发育和改善黄体功能的作用。

（二）机理研究

1.材料与方法

（1）实验材料

动物：健康雌性SD大鼠，清洁级，体质量200~250g，共40只，由广州中医药大学实验动物中心提供。

实验药品及仪器：灭吐灵注射液由无锡市第七制药有限公司生产，批号：001113，溴隐亭片由德国许瓦兹大药厂生产，批号：T16082A；罗氏调经种子丸由广州中医药大学第一附属医院制剂室提供，水提后制成每毫升含生药1.35g；血清E_2、P、PRL放射免疫试剂盒由天津九鼎医学生物工程公司提供；SH-695型智能放免γ测量仪由上海原子核研究所日环仪器一厂生产；DDL-5低速冷落离心机由上海安婷科学仪器厂生产；HZS-H水浴振荡器由哈尔滨市东联电子技术开发有限公司生产。

（2）实验步骤

①分组：称体质量，将大鼠随机分为4组，每组10只动物；空白组（A组）、模型组（B组）、中药组（C组）、西药组（D组）。

②将大鼠每日早晚各1次阴道涂片观察动情周期，连续2个动情周期稳定后施行以下给药方案；各组大鼠进入动情前期（即卵泡期）开始用药，空白组（A组）与模型组（B组）每100g体质量每日灌胃生理盐水1mL；中药组（C组）每日灌胃中药水提液13.5g/kg（相当于成人剂量的5.7倍）；西药组（D组）每日灌胃溴隐亭（用注射用水稀释成混悬液）1.6mg/kg，4组均持续灌胃5个性周期（20天）。除空白组外，其他各组从第2个性周期8天后1天开始皮下注射灵针吐灵针每只12.5mg，持续用药3个性周期（12天）。

表12-2 两组临床总疗效的比较

组别	例数	有效	无效
治疗前（A）	79	65（82.28）	14（17.72）
对照组（B）	17	11（64.71）	6（35.29）

表12-3 治疗组前后内分泌测定结果比较（$\bar{x} \pm s$）

	N	J_{FSH}（U/L）	J_{LH}（U/L）	CE_2（pmol/L）	C_T（nmol/L）	P prl（μg/L）	CP（nmol/L）	LH/FSH
治疗前	60	3.066 ± 1.853	5.134 ± 3.607	198.329 ± 156.497	1.380 ± 1.068	19.849 ± 11.208	19.339 ± 6.676	3.227 ± 1.869
治疗后	60	4.304 ± 1.1772	6.108 ± 1.9652	248.876 ± 147.7892	1.360 ± 1.048	14.265 ± 5.0752	48.935 ± 15.2242	1.604 ± 0.6132

统计方法：T检验，与治疗前比较：①：$P<0.05$，②：$P<0.01$。

表12-4 治疗组治疗前基础体温比较

		黄体期体温异常	
卵泡期体温异常	黄体期短	低高温移行期 >3天	黄体期温差 >0.2℃
治疗前	18	46	28	17
治疗后	6	5^2	2^2	1^2

统计方法：T检验，与治疗前比较：①：$P<0.05$，②：$P<0.01$。

③上述各组第1次给药前及最后1次给药后2天，称取大鼠体质量。眼眶取血，离心收集血清，采用放射免疫法测定P、E_2、PRL，同时处死大鼠，分离子宫、卵巢，去除周围脂肪组织，迅速称取组织（湿称）的质量，分别计算子宫、卵巢系数器官组织（湿）质量（mg）与大鼠体质量（100g）的比，并立即用体积分数为10%甲醛固定，送病理检查。

2.观察指标

（1）一般情况：毛色、纳食、体质量、大便、活动等。

（2）解剖后观察：子宫、卵巢形态和质量（湿质量），计算子宫、卵巢系数。

（3）光镜下观察子宫内膜所处时期、卵巢黄体形态、成熟卵泡数、新生黄体数、闭锁卵泡数目。

（4）放射免疫法测定血清P、E_2、PRL值。

3.统计方法

采用SPSS11.0统计软件包进行统计。

4.实验结果

（1）各组动物实验前后一般情况的变化：造模后西药组大鼠明显表现为精神倦怠嗜睡，眠多活动少，饮食减少，体质量减轻；模型组部分大鼠有倦怠表现，较西药组轻，经刺激后可有改善；中药组较其他3组活动明显增加，大便溏；空白组大鼠表现受惊吓，毛稀松，动少，大便溏或饮食减少。各组动物体质量情况详见表12-5。结果显示，模型组体质量低于空组（$P<0.05$），中药组体质量高于模型组（$P<0.01$），并超过空白组（$P<0.05$），西药组体质量与模型组相仿（$P>0.05$）

（2）各组动物子宫、卵巢系数比较：表12-6结果显示，罗氏调经种子丸可增加模型动物的子宫系数和卵巢系数（$P<0.01$），其作用与西药溴隐亭相仿（$P>0.05$）。

（3）各组动物血清E_2、P、PRL水平的比较：表12-7结果显示，中药和西药均能改善模型动物的性激素的分泌（$P<0.01$）。

（4）各组成熟卵泡数、新生黄体数、闭锁卵泡数的比较：表12-8结果显示，罗氏调经种子丸和溴隐亭均可增加模型动物的成熟卵泡数和新生黄体数（$P<0.01$）

表12-5　各组大鼠体质量的比较（$\bar{x}\pm s$）

组别	例数	造模前（m/g）	造模后（m/g）
空白组	10	222.60 ± 9.81	246.40 ± 9.63
模型组	10	223.80 ± 10.99	243.10 ± 11.69①
中药组	10	228.40 ± 7.95	255.80 ± 10.16①③⑥
西药组	10	221.40 ± 8.24	237.60 ± 7.66[1]

统计方法：T检验：与空白组比较：①：$P<0.05$，②：$P<0.01$。与模型组比较：③：$P<0.05$，④：$P<0.01$，与模型组比较：⑤：$P<0.05$，⑥：$P<0.01$。

表12-6　各组动物子宫，卵巢系统的系数的比较（$\bar{x}\pm s$）

组别	例数	子宫系数	卵巢系数
空白组	10	175.54 ± 36.43	46.93 ± 5.51
模型组	10	128.43 ± 14.31②	33.04 ± 3.51②
中药组	10	157.92 ± 19.19④	43.15 ± 2.78④
西药组	10	155.08 ± 23.96④	43.98 ± 3.13④

统计方法：T检验：与空白组比较：①：$P<0.05$，②：$P<0.01$。与模型组比较：③：$P<0.05$，④：$P<0.01$，与模型组比较：⑤：$P<0.05$，⑥：$P<0.01$。

表12-7 各组动物血清E$_2$、P、PRL水平的比较（x̄±s）

组别	例数	Cf2/（pmol/L）	Cp/（nmol/L）	ρPRL（μg/L）
空白组	10	25.84 ± 9.35	90.71 ± 35.17	8.88 ± 2.06
模型组	10	8.77 ± 4.29[②]	42.82 ± 2.50[②]	11.50 ± 1.88[②]
中药组	10	21.05 ± 8.60[④]	108.49 ± 51.01[④]	8.77 ± 2.29[④]
西药组	10	18.80 ± 6.35[④]	88.01 ± 30.81[④]	7.12 ± 1.98[④]

统计方法：T检验：与空白组比较：①：$P<0.05$，②：$P<0.01$。与模型组比较：③：$P<0.05$，④：$P<0.01$，与模型组比较：⑤：$P<0.05$，⑥：$P<0.01$。

表12-8 各组成熟卵泡数量、新生黄体、闭锁泡数的比较（x̄±s）

组别	例数	成熟卵泡数	闭锁卵泡数	新生黄体数
空白组	10	3.20 ± 1.32	21.80 ± 6.94	2.60 ± 1.17
模型组	10	1.40 ± 0.70	20.90 ± 7.39	0.70 ± 1.60
中药组	10	3.50 ± 0.85	23.10 ± 10.51	2.90 ± 1.97
西药组	10	3.70 ± 0.89	16.80 ± 4.16	2.30 ± 2.20

统计方法：T检验。

（5）罗氏调经种子丸对子宫内膜病理变化的影响

表12-9结果显示，罗氏调经种子丸能较好地将模型增殖的子宫内膜转化为分泌器的子宫内膜。

表12-9 罗氏调经种子丸对子宫的影响（g）

组别	例数	分泌期	增殖期	发育不同步
空白组	10	8	1	1
模型组	10	1	4	5
中药组	10	6	1	3
西药组	10	5	2	3

统计方法：χ^2检验。

（三）讨论

1. 肾虚肝郁是黄体不健的主要病机

对于黄体不健的中医辨证，目前尚无统一的认识，有些医家认为，黄体不健的中医辨证主要分为肾虚肝郁、肾虚宫寒、肾虚脾弱三型；亦有学者研究认为，黄体不健的中医辨证主要为肾虚肝郁型，其中偏肾阳虚者占69%~86%。本课题组根据"肾藏精""肾主生殖""经水出诸肾"及真机期（排卵期）是肾中阴阳转化，"重阴必阳"的结果，认为阴精不足则转化排卵不良，出现阴不足阳亦虚的证候，同时肾水不足以养肝柔肝亦出现肝郁之证。本研究前曾通过对46例月经失调的患者进行临床分析和内分泌测定，发现属黄体不健的有23例，占50%，说明月经不调与黄体不健关系密切。应用补肾疏肝为主的罗氏调经种子丸治疗本病取得了显著的疗效。本研究进一步证实以补肾疏肝为主的罗氏调经种子丸对黄体不健有改善作用。

2.罗氏调经种子丸是治疗肾虚肝郁型黄体不健的有效方药

全国著名中医学专家罗元恺教授在治疗妇科疾病方面具有丰富的临床经验和深厚的学术造诣，尤其擅长调经、助孕、安胎。罗元恺教授根据《傅青主女科》定经汤原方，结合多年的临床经验而拟定的加味定经丸（罗氏调经种子丸），具有补肾、舒肝、健脾、调经种子之功。主治月经不调、先后无定期、断续不净，以致难以受孕，亦治更年期综合征。他在《罗元恺论医集》论逍遥散、定经汤等的沿革及其异同中，详述了定经汤在舒肝、健脾、养血、滋肾之中，比较着重于滋肾养血；他的经水出诸肾的观点，是根据《素问·上古天真论》论述月经产生的机理而提出的。因肾精所化之气为肾气，肾气盛而后天癸至，天癸至才有月经来潮，故滋肾养血是调治月经或通或闭的重要原则。当然，月经之定期来潮，还有赖肝、脾的共同协调，但以肾水的充沛为根本，又以血为用事。故定经汤从肾、肝、脾兼顾，以肾为重点治月经失调，是比较全面和有效的。肾为阴中之阴，位居下焦，故滋肾药宜重。补可扶弱，重可镇怯而直达下焦，以收水到渠成之效。

罗氏调经种子丸（原名加味定经汤）是在定经汤的基础上，结合罗老自己的经验加减而成。方中菟丝子、熟地黄补肾益精，调补肾阴阳为君；当归、白芍、怀山药养血滋肾助君为臣，柴胡、白芍疏肝养肝。诸药合用，共奏滋肾补肾、疏肝健脾、调经种子之功。

3.罗氏调经种子丸治疗肾虚肝郁型黄体不健的机理探讨

西医学认为黄体不健是由于下丘脑－垂体－卵巢功能失调所致。本课题的实验部分采用脑内多巴胺受体的阻断剂灭吐灵造模，通过其干扰性腺轴的功能造成黄体功能不全，该方法造模引起的黄体功能不全与西医学所认为的黄体不健的机理基本符合。实验研究结果显示：罗氏调经种子丸能够增加模型大鼠的体质量；能降低过高的催乳素水平，升高过低的E_2、P水平，调整内分泌；能够增加成熟卵泡数、新生黄体数。进而表明，罗氏调经种子丸治疗肾虚肝郁型黄体不健可能是通过调节内分泌、促进卵泡发育及改善黄体功能而起作用的。

（张玉珍、史云、罗颂平、许丽锦、

张晶、曾锦蕙、黄晓燕、杜莹）

第二节　张玉珍教授临床经验传承文选

一、中医调经法及临床应用规律

妇科诸病，以月经病最为常见。且因月经病导致他病者亦不少。故历代中医医家首重调经。如宋代陈自明云："凡医妇人，先须调经。""妇人诸疾，多由经水不调，经调然后可以孕子，然后可以却疾。"明代张景岳说："妇人以血为主，血旺则经调而子嗣，身体之盛衰，无不肇端于此。故治妇人病，当以经血为先。"清代傅山也指出："妇人调经尤难。盖经调则无病，不调则百病丛生。"各医家尤其强调"种子必先调经"。中医的调经法是妇科医生要掌握的基本技能和有待于深入研究的课题。

所谓"调经"，重在"调"字。《万氏妇人科》云："大抵调治之法，热则清之，冷则温之，虚则补之，滞则行之……对症施治，以平为期。"笔者认为，从广义上来说，凡是针对月经病的病机所施治的原则和方法及相应方药，使月经产生或恢复正常的期、量、色、质，消除因经而发或因经断而出现的各种证候，均属"调经"范围。

（一）中医常用的调经法则

月经的产生和调节与肾、肝、脾、气血、冲任密切相关，月经病的病机当责之于肾、肝、脾功能失常、气血失调和冲任损伤。故遵"谨守病机"的经旨确立的，常用调经原则就是补肾、疏肝、扶脾、调理气血及调理冲任。

1.补肾

肾藏精，为天癸之源，冲任之本。"经水出诸肾"。不论是先天肾气不足，或后天伤肾，抑或他脏受病，"穷必及肾"而发生的各种肾虚月经病或由此而致的不孕症等，都须用补肾法。故补肾调经是调经的根本大法。然肾有阴阳之分，又与肝、脾、心、气血、冲任相关。肾阴是月经的主要化源，故补肾调经多以滋肾益阴、填精益血为主，佐以助阳之品。具体应用有滋肾养肝（养血）、补肾疏肝、补肾健脾、补肾活血、滋肾宁心以及调补肾阴阳。常用方有左（右）归丸（饮）、归肾丸、固阴煎、六味地黄丸、两地汤、一贯煎、柏子仁丸、二仙汤等。

近10多年来，笔者按上述理法方药调经及治疗不孕症取得了较好的疗效。全国各地对补肾调经、促排卵进行了大量的临床和实验研究，提示补肾调经的机理主要是调整了月经内分泌调节轴的功能，调节和复活性腺轴各个水平、各靶器官的自身功能而起到治疗作用。而不是西医激素的替代疗法。这正是中医药调经的优势和特点。

2.疏肝

肝藏血，主疏泄，司冲任。月经的正常与否，与肝关系密切。因经本阴血，冲脉为月经之本。冲脉又隶属于肝。故古人有"调经肝为先，疏肝经自调"的观点。有学者对黄体功能不健，伴有肝郁症状明显者，治疗前查血泌乳素（PRL）升高者占89.3%，经疏肝清热、理气通络治疗后PRL下降，为从肝论治月经病提供了实验依据。在疏肝调经中要注意肝"体阴而用阳"和"司冲任"的特点，总以柔养为本，以柔制刚，防止过用香燥劫伤阴血。又肝肾同源，一开一合，一泄一藏，肝肾协调，才能使经候如常。此外，肝气郁结又易使脾胃阻滞，影响气血生化，月经乏源。故在运用疏肝调经法时，要注意同时调治心、肾、脾。逍遥散疏肝理脾为主，肝脾和调，气血畅利，月经正常；薛己在逍遥散中加入牡丹皮、炒栀子为丹栀逍遥散，用于肝脾血虚有热或肝郁化火之证。清代傅山在丹栀逍遥散基础上化裁出宣郁通经汤，防治肝郁化火，瘀热内郁的痛经，疗效显著。尤其是在逍遥散基础上化裁出定经汤，集舒肝、健脾、滋肾、养血药于一方之中。同时经前重疏肝、经后重滋肾养血促排卵，笔者在临床中体会：定经汤确是治疗肾虚肝郁证的调经种子良方。

3.扶脾

脾为后天之本，气血生化之源。脾主中气而统血。脾与心、肝、肾关系密切。脾又与任脉交于下腹中极穴。脾功能失常可导致各种月经病。扶脾调经，主要是调治脾生血、脾主中气而统血的功能，以及调治心脾、肝脾、脾肾及冲任失调导致的各种月经病。常用方如四君子汤、举元煎、独参汤、参附汤、大补元煎、健固汤等。临证用药时要注意调护脾胃之阴阳。补脾不过于滋腻，温脾不过于辛燥，养阴不过于甘润。"健脾为调经之要也"，"健脾不在补而在运"。务使脾的健运、生血、统血、升清功能正常，月经自调。

4.调理气血

妇人以血为本，血赖气行。气血和调，经候如常。若气血失调，影响冲任为病，则出现各种月经病。调理气血，首先要分清在气在血和气与血的关系。病在气有气虚、气陷、气郁、气逆之分，治以补气、升陷、解郁、降逆之法；病在血有寒、热、虚、实之异，治以温、清、补、消之法。常用方如四君子汤、四物汤、八珍汤、生脉散、失笑散、桃红四物汤、大温经汤、小温经汤、清经散、两地汤、清热固经汤、血府逐瘀汤、膈下逐瘀汤、少腹逐瘀汤等。近代研究最多的是活血化瘀法。例如活血化瘀治疗痛经、慢性盆腔炎、癥瘕、子宫内膜异位症以及补肾活血调经促排卵都取得了突破性的进展。

5.调理冲任

《黄帝内经》首先提出任通冲盛，月事以时下之后，历代医家重视从冲任论治妇科病。因为冲任二脉的循行部位及功能与女性生殖器官的解剖与生理密切相关，作用特殊。如张锡纯指出："冲与血室相通，在女子则上承诸经之血，下应一月之信""冲与血室为受胎之处"。故调理冲任也是调经之重要法则。但亦有认为补肝肾即调冲任。常用方如四物汤、安冲汤、理冲汤等。

调经五个法则虽各不相同，但人是有机的整体，脏腑、气血、经络互相联系。月经病的发生、发展和转归又错综复杂，故临证时要分清主次，多个法则配合应用。

（二）调经法的临床应用规律

调经时要根据月经病人有因时、因年龄、因病情缓急和调经目的各个侧面之不同特点，灵活施治，掌握规律。

1. 分先病后病

《女科经纶》指出："如先因病而后经不调，当先治病，病去则经自调。若因经不调而后生病，当先调经，经调则病自除。"故调经首先要分清先病后病的规律。

2. 辨虚实补泻

月经病种类繁多，证型复杂。只要我们深刻理解了月经生理、病理以及常用的五大法则，任何一种月经病或同时兼见的几种月经病，都可以分虚、实两端辨证论治。笔者认为虚证月经病多治以滋肾扶脾兼养血，实证月经病多治以疏肝理气兼活血。虚实夹杂证的月经病，当分清虚实，攻补兼施。这是月经病虚实补泻的辨证论治规律。把握虚实两纲，就不会茫无定见。

3. 须择期调经

月经周期以月为节律，可分为月经期、经后期、经间期、经前期4期。调经要顺应各期的生理特点，如经后期血海空虚，故有"经后毋滥攻"之说。此时正是肾阴、精血开始藏而不泻的阴长期。治宜滋肾养阴，填精益髓，充养天癸，稍佐以助阳之品。假如同时有不孕症，尤须注重经后调经促排卵，指导受孕佳期。同时又要按不同的月经病选择最佳治疗时机。

4. 明标本缓急

月经病有缓急之异当按"急则治其标，缓则治其本"的规律调治。崩漏大出血期当以"塞流"救急为主，待出血减少再"澄源、复旧"；痛经在经期以止痛治标为主，非经期则辨证求因治本。

5. 按年龄调理

月经病有显著的年龄特征；不同年龄患崩漏，治法及预后也不尽相同。少年肾气未充，治疗以滋肾为主，中年治肝，老年治脾。

6. 别经、带调治

经、带同病，先治带，后治经，或经前、经时治经，经后治带，或经、带同治，或寓治带于调经之中，使带愈经调。

7. 选"中药周期"

中药周期疗法是现代创新的调经法。它以补肾调经为主，模仿西医月经周期不同的生理改变，选用不同的中医治则方药，以调整已紊乱的肾-天癸-冲任-胞宫轴的功能，从而达到调经种子的目的。临床证明，选择中药周期调经促排卵，对闭经、崩漏、不孕症等有较好的效果。

8.参月相盈亏

《黄帝内经》提出"人与天地相参，与日月相应"。现代妇科研究发现，月经周期节律与朔望月盈亏变化具同步效应。故调经参考月相，适时用药，"月生无泻，月满无补"，这有助于恢复周期，值得进一步探讨。

中医调经法内涵丰富：其调经法则是针对月经病的主要病机而确立的主要原则；调经规律则是针对月经病各个侧面的复杂情况，必须灵活参考的规律性问题。临证时如能掌握好这种原则性和灵活性，就能不断提高调经疗效，这也是充分体现了中医调经法的整体观和辨证论治的优势和特点。

（张玉珍）

二、中医安胎法的沿革

中医安胎法是中医妇科学中颇有优势和特色的治法之一。它是根据中医妇科理论，对妊娠腹痛、胎漏、胎动不安、滑胎、胎萎不长一类可安之胎实施预防和治疗，以期达到未孕先防，孕后及早安胎、养胎、长胎、保胎、直到"瓜熟蒂落""粟熟自脱"，保产无忧，足月分娩健康后代为目的的综合疗法。

中医安胎法源远流长，溯源探流，谈古论今，展望未来，将会更深刻地认识和理解中医安胎法的科学内涵，对人类生殖健康发挥更大的作用。

《黄帝内经》奠定了中医基础理论，也是临床各科之源。我们在整理《黄帝内经》有关妇产科经文时，发觉《黄帝内经》已勾勒了中医妇产科学的框架。就妊娠病而言，提出了身有病（恶阻）而无邪脉以候胎，提出了胎病（癫疾）、子喑发生的机理，以及孕期用药的原则。并在《素问·六元正大论》中说："湿令行，阴凝太虚，埃昏郊野，民乃惨凄，寒风以至，反者孕乃死。"明确指出六气的异常变化，可致胎孕死亡。如湿土在泉之气当令，阳气不能温和行令，宇宙间阴寒凝聚，人们已很凄惨。若内脾土又被非时风木所胜，使内外交困，脾气内伤，不能化生气血以养胎，乃致胎孕死于腹中。提示脾土健运，胎孕可保，安胎保胎重视运脾。这是最古老的安胎保胎法启示。

汉代《金匮要略·妊娠病脉证并治》明确提出养胎安胎的辨证论治。如当归芍药散治疗血虚气郁脾虚的妊娠腹痛，胶艾汤治疗虚寒冲任不固的妊娠下血并腹痛的胞阻，以及妇人三种阴道下血证的鉴别诊断。附子汤治阳虚寒盛的妊娠腹痛以及当归散、白术散养胎安胎。其中当归散治湿热，偏重于肝；白术散治寒湿，偏重于脾，创制了一热一寒分别调理肝脾的祛病安胎法。此外还论及心火盛伤胎刺泻劳宫及关元证治，成为后世逐月养胎法之源。张仲景强调辨证论治养胎、安胎和祛病以安胎的理、法、方、药，成为后世安胎、保胎、养胎、长胎之源头。

晋隋时代北齐徐之才《逐月养胎法》，提出妊娠十月对孕月不同胎儿的发育进行调理养胎。隋代《诸病源候论·卷四十一》设有"妊娠养胎候"，提出妊娠之人，宿有病而有妊，或有孕之后生病，导致胎不长，须服药去病以养胎。并列有"妊娠漏胞候""妊娠胎动候""妊娠腹痛候""妊娠腰痛候""妊娠数堕胎候"，指出冲任脉虚不能制约或血气虚损，不能养胎的病机。

唐代《经效产宝》继承和发展了安胎学术思想，明确指出："安胎有二法，因母病以动胎，但疗母疾，其胎自安，又缘胎有不坚，故致动以病母，但疗胎则母瘥。其理甚效，不可违也。"确立了根据母先病或胎先病分别先治原发病的安胎原则。这是很有创见的，并一直指导临床至今。《备急千金要方》在逐月养胎条中，突出强调"预服"，防重于治的预防思想，影响深远。

宋代《妇人大全良方》不仅引用《经效产宝》之论，而且广泛地论述"胎动不安""胎漏""妊娠卒然下血""数堕胎"等证治，强调冲任经虚的病机，并收集了大量安胎方药。《女科百问·卷下》尤为可贵地提出曾有胎动不安之苦者，"可预服杜仲丸（杜仲、川续断）"，首创补肾安胎法以预防和治疗胎动不安及反复自然流产。这两味中药一直是补肾防治流产的主要药物。现代药理研究证明川断含维生素E，促进子宫和胚胎发育；杜仲抑制子宫收缩，并能镇静。《陈素庵妇科补解》治疗漏胎，主张"大补气血，用十二味安胎饮（即八珍去川芎加黄芪、阿胶、麦冬、牡蛎、酸枣仁）"。

金元四大家中最有代表性的是朱丹溪，他在《丹溪心法·金匮当归散论》中说："妇人有孕则碍脾，运化迟而生湿，湿而生热，古人用白术、黄芩为安胎之圣药，盖白术补脾燥湿，黄芩清热故也，况妊娠赖血培养，此方有当归、川芎、芍药，以补血尤为备也。"仲景原意并无突出黄芩、白术为安胎圣药，但由于丹溪对当归散的理解也有一定的道理，后人有的执而用之，由此形成了使用黄芩、白术安胎的学术争鸣，对后世直到今天仍有影响。有趣的是现代朱金凤教授在对寿胎丸加味进行拆方实验研究中发现，黄芩对子宫平滑肌收缩有较强的抑制作用而安胎。

明代《景岳全书·妇人规》，广泛论述安胎的理、法、方、药。在"胎孕类"指出："盖胎气不安，必有所因……去其所病，便是安胎之法。"继承了仲景祛病以安胎的思想。在"安胎"条中说："胎气有虚而不安者，最费调停。然有先天虚者，有后天虚者，胎元攸系，尽在于此。"又在"胎漏"条中说："若父气薄弱，胎有不能全受，而血之漏者，乃以精血俱亏……凡此皆先天之由。"首先提出先后天虚和父气薄弱可导致胎动不安的机理，有的是无可为力的先天禀赋问题，创制补气养血、固肾安胎，治妇人冲任失守、胎元不固不安的胎元饮随证加减。在"妊娠卒下血"条中又指出火热、郁怒、胞宫受伤、脾肾气陷导致的妊娠卒然下血皆动血之最，指出"以上诸动血证，若去血未多，血无所积，胎未至伤而不止者，宜凉则凉，宜补则补，惟以安之、固之为主治"的辨证论治安胎法。又在"胎动欲堕"中指出"若腹痛，血多，腰酸，下坠，势有难留者，无如决津煎、五物煎助其血而落之，最为妥当"的下胎法。说明景岳抓住胎动不安的四大症状（即腹痛、下血、腰酸、下坠）的动态观察以决定安胎还是下胎，在临床很有实用价值。并指出出血过多、蓄积胞宫，欲与留之有不可得，和胎死不下者，当速去其胎以救母。完善了"治病与安胎并举"和"下胎益母"的妊娠病两大治疗原则，至今仍指导临床实践。

张景岳对于"数堕胎"（滑胎）的病因病机认为是禀质素弱、年力衰残、忧怒劳苦、色欲不慎而盗损生气，跌仆、饮食伤其气脉所致。并指出"况妇人肾以系胞，而腰为肾之府，故胎妊之妇，最虑腰疼，痛甚则坠，不可不防。故凡畏堕胎者，必当察此所伤之由，而切为戒慎。凡治堕胎者，必当察此养胎之源，而预培其损，保胎之法，无出于此。若待临期，恐无及也"。选用胎元饮、芍药芎归汤、泰山盘石散、千金保孕丸，认为"皆有夺造化之功"。治疗"数堕胎"强调预培其损，培补养胎之源以保胎，是张景岳安胎学术思想的又一特色。

此外对于"胎不长"的病机，张景岳同样重视血气、脾肾、冲任之亏损，治以补、固、温、清，随机应变。

在安胎用药中，景岳对丹溪提出的"黄芩、白术乃安胎圣药"之说提出异议，认为"执而用之，鲜不误矣"。

张景岳的安胎学术思路清晰、严谨，环环相扣，病因病机全面，辨证论治实用。强调预培其损，是历代医家对安胎学术理论和方药及预防最全面者，至今能指导临床实践和科研工作。

清代《傅青主女科》下卷的"妊娠"和"小产"二篇中共记载17条，每条理法方药齐全，其中有关安胎的占有14条，归纳有：滋肾补肾安胎法、益气安胎法、暖宫安胎法、脾肾双补安胎法、养肝安胎法、清热安胎法、活血安胎法。在继承、发扬的同时，亦见创新。尤其是脾肾双补的安奠二天汤"补先后二天之脾与肾，正所以固胞胎之气与血"，而脾肾虚弱所致的胎漏、胎动不安、滑胎正是临床上最常见的证型。活血安胎法主要是针对跌仆闪挫致瘀，损伤胎元而设，

用量应较轻。后世王清任《医林改错》提出有瘀血而致滑胎，用少腹逐瘀汤治之的学术经验，进一步发展了活血祛瘀安胎法。

《叶天士女科证治》提出"保胎以绝欲为第一要策"，具有节欲以防病的鲜明观点，是中医保胎强调"孕后分房静居"观点的代表。

张锡纯《医学衷中参西录》创补肾安胎的寿胎丸，为现代临床应用最多的防治先兆流产和习惯性流产的安胎基础方，今人从临床和实验总结等方面对其安胎机理进行了广泛的研究。

综上所述，中医安胎法启蒙于春秋战国，发源于汉代，发展于唐宋，提高创新于明清。强调辨证论治，经历代不断发展，创造了健脾安胎法、调理肝脾安胎法、养血安胎法、清热安胎法、暖宫安胎法、清肝安胎法、补肾安胎法、补肾健脾安胎法、逐瘀安胎法，绝欲保胎法和逐月养胎法。同时重视动态观察胎动不安、数堕胎四大症即

腰酸、阴道下血、腹痛、下坠的变化，如出现势有难留时，应下胎。并强调对反复流产应"预服"和预培其损以预防再堕的三级预防思想。

（张玉珍、赵颖）

三、补肾疏肝法在妇科临床的应用及其机理探讨

补肾疏肝法是针对肾虚肝郁虚实夹杂的病机提出的较为复杂的治法，要认识补肾疏肝法在妇科临床应用的价值和前景，首先必须理解肝肾与妇女生理、病理特点的密切关系。

（一）肝肾与妇女生理、病理特点的关系

妇女的生理特点主要是月经、带下、妊娠、产育与哺乳，是脏腑、天癸、气血、经络协调作用于胞宫的生理现象。《素问·上古天真论》曰："女子七岁，肾气盛，齿更发长；二七而天癸至，任脉通，太冲脉盛，月事以时下，故有子。"《灵枢·决气》曰："两神相搏，合而成形，常先身生，是谓精。"明确指出了月经与妊娠以肾为主导，因肾为先天之本，肾藏精，主生殖。肾为天癸之源，冲任之本、气血之根。肾与胞宫相系，与脑相通，主宰妇女的一切生理活动。并指明"月事以时下，故有子"的关系。

《妇人大全良方》曰："妇人以血为基本。"经、孕、产、乳均以血为用。肝藏血，主疏泄，喜条达，恶抑郁，肝具有储藏血液、调节血量和疏泄气机的作用，并参与调控妇女的生理活动。故古人有提出"女子以肝为先天"之说。诚然，肾主先天已被历代医家公认，但的确也要承认肝承担了肾不能起的重要作用以及肾与肝不可分割的关系。肾藏精，肝藏血，肝所藏之血实由肾之精化生，古籍将血源与精的关系称为"乙癸同源"；肾主水液，肝主筋膜有赖肾水濡润才能活动自如，这种关系谓之"水能涵木"；肝为肾之子而肾为肝之母，肝肾为"子母之脏"；又肾主封藏，肝主疏泄，一开一合相互为用，相互制约，调节月经、排卵与种子等生理活动；此外，肝肾阴阳互滋互制，肾阴滋养肝阴，共同制约肝火，使之不偏亢，肾阳资助肝阳，共同温煦肝脉，以防肝脉寒滞不孕。肾与肝的密切关系影响着妇女的生理活动。

在病理特点上，《黄帝内经》提出"肾脉微涩为不月""若醉入房中，气竭伤肝，故月事衰少不来也""二阳之病发心脾，有不得隐曲，女子不月"。又说"督脉为病……其女子不孕"。督脉属肾。可见早在《黄帝内经》已论及肾、肝、脾尤以肝肾与妇女生理病理关系密切，为中医妇科学的生理、病理和治法奠定了理论基础。金元四大家中的刘完素在《素问病机气宜保命集·妇人胎产论》中说："妇人童幼天癸未行之间，皆属少阴；天癸既行，皆从厥阴论之；天癸已绝，乃属太阴经也。"这是后世按妇人不同的年龄阶段，分别重视肾、肝、脾论治的依据。明代赵献可、张景岳重视肾脾、命门及精血。清代《傅青主女科》根据"经本于肾"和妇人以血用事的特点，治疗妇

科病以处处照顾精血为其思想核心。辨证以脏腑、气血结合冲任为主，尤其重视肾、肝、脾而又有所侧重；治带下病多从肝脾；调经种子侧重肝肾；崩中妊娠重治脾肾。

肝肾同病，尤其是肾虚肝郁是妇科常见病机。肾虚宜补肾，肝郁须疏肝，补肾疏肝法在妇科临床的广泛应用，体现了五脏病机为纲进行"异病同治"的辨证论治模式。

（二）补肾疏肝法在妇科临床的应用

1.月经不调

月经后期而来或先后不定，经量过少，经期延长，其病责之于肝肾。肾藏精系胞宫，肝藏血主疏泄，肝肾一体，精血同源而互生。且气行则血行，气滞则血滞。若肝郁及肾或肾虚及肝，则开合失司，血海蓄溢失常，导致月经不调，治宜养肝肾之精，舒肝肾之气，方用定经汤（《傅青主女科》）。方中重用当归、白芍、菟丝子、熟地黄补肾益精，养血柔肝调冲任；柴胡、荆芥清香疏肝解郁；山药、茯苓健脾和中而利肾水。全方滋肾养血，舒肝健脾之中着重滋肾养血。傅青主认为，肝体阴的亏损，一方面促进肝郁证的形成和发展，另一方面也造成郁逆化火的有利条件，所以慎用香燥而侧重在滋养阴血。肝阴之伤，势必及肾，治肝郁亦重视培育真阴，滋养肾水。故谓"肝肾之气舒而精通，肝肾之精旺而水利"。精血得养而经自调，肝肾气舒而期可定。此其"不治之治"之妙用也。

我曾指导硕士研究生治疗肾虚肝郁型月经不调46例。其中29例用罗氏调经种子丸（定经汤加味，补肾疏肝），17例用麒麟丸（补肾为主）治疗作对照，结果罗氏调经种子丸组总有效率为82.26%，麒麟丸组总有效率为64.71%。表明补肾疏肝治疗月经不调优于补肾法。

2.痛经

痛经一证，有虚实之异，原发与继发之别。从临床观察，原发性痛经，多见于素性忧郁或肾气亏损、气血虚弱或子宫发育不良的年轻未婚女子，或房劳多产之后。而且经期正是耗血伤精之时，故伤精耗血，肝肾亏损"不荣则痛"以及冲任气血郁滞"不通则痛"，是虚实夹杂痛经的主要病机，治宜补肾疏肝为主，方选调肝汤（《傅青主女科》）。方中山药、山萸肉、阿胶滋肾精而养冲任；当归、白芍补肝血而舒木气；巴戟温润填精养肾气，从水中补火，使大队滋养精血之品滋而不滞；甘草和中缓痛，全方酸甘化阴，肝肾得养，精血充沛，"肾气全盛，冲任流通"，痛经可愈。

3.闭经

临床以虚证或虚实夹杂者多见。治以"充""通"为主。对于由月经后期、月经先后无定期、月经过少渐至经闭者，多由肾虚肝郁所致，治宜补肾疏肝，充、通、开郁通经。方选益经汤（《傅青主女科》）。方中熟地黄、杜仲、山药滋水益肾，温润填精，调补冲任；当归、白芍养血柔肝以养肝体；人参、白术益气健脾，滋其化源；柴胡开郁，丹皮泄火，酸枣仁宁心，沙参润肺，全方兼治五脏，但以补肾疏肝为主，正如傅氏曰："妙在补以通之，散以开之。倘徒补则肝不开而生火，徒散则气益衰而耗精。"本人用此方加减调治卵巢早衰，有一定的疗效。符合傅氏治疗"年未老而经水断"之意。

4.漏下

漏下可与崩中交替出现，或单独存在。生育期妇女患漏下，常责之于肾虚肝郁。因生育期多产房劳伤肾在所难免，经、产数伤于血，失之调养亦常有之。常言道"人到中年万事忧"，故古人有中年重治肝之说。张洁古"肝为血府，伤则不藏血，而为崩中漏下"。又离经之血为瘀血。临床体会漏下的病机主要是肾虚肝郁兼血瘀，治宜补肾疏肝为主，佐以化瘀止血。方选左归饮（《景岳全书》）加柴胡、白芍、黑荆芥合失笑散。

止血后调整月经周期促排卵，可选六味地黄丸合逍遥散。

如果反复发作难愈者，可做宫腔镜检查，排除子宫内膜息肉或内膜恶性病变等。

5.经行头痛

本病多见于中年妇女，临证中肾虚肝郁者常见，治以滋水涵木，平肝息风，方选一贯煎（《续名医类案》）加钩藤、白芍、蔓荆子。月经净后选加熟地黄、山萸肉、怀山药、龟甲加强滋水涵木以治本，经前经时选加白芍、柴胡、石决明、羚羊角骨加强疏肝平肝以治标，标本同治3个月经周期，经行头痛多可愈。

6.经断前后诸证

西医原称"更年期综合征"，现称"围绝经期综合征"。妇女经断前后，肾气渐虚，天癸渐竭，冲任虚衰，加之体质的阴阳偏盛偏虚，或因社会、家庭压力、工作繁劳或疾病等诸多影响，出现肾虚为本，肾阴阳失调，涉及心肝脾脏功能失常的病理变化。多出现头部脸颊阵发性烘热汗出，五心烦热、眩晕耳鸣、腰酸膝软、月经失调等肾水不足或肾阴阳失调之证。又因肾水不足以涵养肝木，或素有肝郁，肝郁不舒常见烦躁易怒、喜悲伤欲哭，情志不宁等证，故肾虚肝郁是经断前后诸证的常见病机，治宜补肾疏肝，方选左归丸或六味地黄丸合逍遥散。张氏报道补肾疏肝法治疗更年期综合征86例，总有效率达93%。刘氏报道补肾疏肝法治疗女性更年期综合征60例临床观察，并与西药治疗60例对照，结果治疗组总有效率93.3%，对照组总有效率70%，两组比较，差异有显著性意义，表明补肾疏肝法治疗经断前后诸证有较好疗效且无毒副作用，易被患者接受。

7.子宫发育不良

肾为先天之本，主生长发育，肾藏精系胞，子宫发育不良属先天肾气不足无疑。

《黄帝内经》曰："形不足者，温之以气。"《景岳全书·传忠录》又说："欲治形者，必以精血为先。"故补肾气，益精血是促进子宫发育之首务。又肝主疏泄。疏，是疏通血脉，周流全身；泄，是宣泄气机。肝的性质象征春天的树木一样，挺拔、条达、升发。若肝失疏泄，则冲任气血不调，影响生发，故宜佐以疏肝，即治以补肾疏肝，使肾精肾气充盛，肝气条达，肝肾协调，促进子宫发育，方选五子衍宗丸（《摄生众妙方》）合龟鹿二仙胶（《医便》）加香附、茺蔚子；或毓麟珠（《景岳全书·妇人规》）加紫河车，香附易川芎，淫羊藿易川椒。二方均为温润填精，阴阳双补之剂，选加龟、鹿、紫河车血肉有情之品，正合《黄帝内经》"精不足者，补之以味"之旨，并去川芎、川椒辛窜以防伤阴。妙加香附入肝经疏肝理气，走下直连胞宫，有暖宫之效，历来视香附为"妇科仙药"。

临床体会，以上二方治疗子宫发育不良，尤其是在"四七……身体盛壮"之年之前坚持治疗，多能收到较好疗效。若"五七，阳明脉衰"之后，生理衰退已开始，才去升发子宫，则难以奏效。

8.不孕症

不孕症的病因病机复杂，多病证结合论治。排卵功能障碍性不孕常用补肾疏肝法。肾藏精，主生殖，肝藏血，主疏泄。肝肾开合有度，氤氲之气健旺，主司胞宫的定时藏泻，经调然后子嗣。若肾虚肝郁，藏泻失司，血海蓄溢失常，排卵障碍，月经先后不定而致不孕。中医历来重视肾虚和肝郁导致不孕的机理。肾是五脏中唯一主生殖的脏器。自《黄帝内经》提出后，历代都有发展，这是众所周知。至于肝与不孕的关系，已越来越引起重视。如《景岳全书·妇人规·子嗣类》指出"情怀不畅，则冲任不充，冲任不充，则胎孕不受"。有学者调查不孕妇女中83.8％感到有精神压力。庞氏报道，临床用补肾疏肝法与单纯补肾法治疗无排卵性不孕149例，显示补肾疏肝法明显优于单纯补肾法。除肝郁疏泄失常外，还因为"经水出诸肾"，肝为肾之子，子母关切。肾水不足以涵养肝木则木气郁而不疏。子盗母气，肝郁则肾亦郁。疏肝即开肾之郁。郁既开而经水自有定期，排卵有时而能种子。即《万氏妇人科》说的"种子之法，即在于调经之中"，补肾疏肝调经促排卵，方选定经汤随证随期加减。首先根据肾阴阳的偏盛调适阴阳，佐以疏肝养肝酌情加减。再顺应月经各期的生理特点，如经后期血海空虚渐复，呈"阴长"状态，原方选加龟甲、山萸肉、枸杞子、紫河车滋养肝肾，填精益血，助其阴长达"重阴"；经间期选加淫羊藿、丹参等补肾活血，促其重阴转阳，氤氲状态健旺促排卵以种子；经前期阳渐生而渐至重阳，此时阴阳俱盛，血海渐盈，冲脉气盛，肝气偏旺，宜补肾疏肝，健全黄体，种子育胎。若已受孕，则转为补肾健脾养肝以安胎，若未受孕，则进入去旧生新，血海溢泻而为月经。治宜因势利导，调理气血。临床研究表明，补肾疏肝法能助卵泡发育、成熟、排卵，健全黄体功能，改善症状，在调经种子方面较单纯补肾或西药克罗米芬为优，克罗米芬有高排卵率低受孕率的不足之处。

9.黄体功能不健

黄体功能不健是指下丘脑–垂体功能失调，使卵巢排卵后黄体分泌孕酮不足，伴黄体期短，以致子宫内膜分泌反应不良，或难以维持孕卵的种植和早期发育，引起月经不调、不孕、自然流产。根据临床表现、基础体温、内分泌测定、宫内膜诊刮、B超监测排卵等可明确诊断黄体功能不健。审证求因，目前辨证分型主要有肾虚、肾虚肝郁、肝郁、肾虚脾弱和气滞血瘀等。本人从临床中感悟，黄体功能不健用罗氏调经种子丸取得较满意的疗效，因此提出假说："肾虚（偏肾阴虚）肝郁是反映黄体功能不健病理本质的主要证型，罗氏调经种子丸正切中此病机。"为此申报了"罗氏调经种子丸治疗肾虚肝郁型黄体不健的临床研究和机理探讨"的省中医管理局课题。先后指导硕士研究生进行研究。

根据"中药新药临床研究指导原则"设诊断、辨证标准、纳入标准、排除标准及疗效标准。共收集标准病例163例，其中治疗组134例，对照组110例（含自身对照组81例，麒麟丸组17例，安慰剂组12例）。结果治疗组的总有效率为85.8%，补肾为主的麒麟丸对照组总有效率为64.705%。表明补肾疏肝优于补肾。吴氏用"疏肝补肾法治疗黄体功能不全并不孕84例"，每月经后服15至20天，3个月为1个疗程，6个月累计妊娠率为67.9%。周氏用补肾调肝的"助孕汤治疗黄体功能不全性不孕202例临床研究"，在BBT出现高温相后始服药，总有效率为94.51%。临床研究表明：补肾疏肝法治疗黄体功能不健并不孕的效果满意，提示肾虚肝郁能反映黄体功能不健的病理本质。

10.高催乳素血症（HPRL）

本病是一种性腺轴功能失调的疾病。血中催乳素（PRL）异常升高（PRL ≥ 25ng/mL），血中过高的PRL最显著的是对下丘脑–垂体–卵巢轴的影响，从而导致生殖功能的障碍，表现为月经不调、闭经、溢乳、流产、不孕。其常见证型有肾虚、肝郁、肾虚肝郁、脾肾两虚和气滞血瘀。我们在多年的研究中发现黄体功能不健者常有HPRL，罗氏调经种子丸能明显降低过高的PRL。因此又提出"肾虚肝郁是HPRL的主要证型，罗氏调经种子丸治疗肾虚肝郁型HPRL有效"的假说，指导硕士研究生进行临床研究。共治疗53例合格受试者，总有效率在90%~93%之间，与溴隐亭对照组18例的疗效无差异，临床症状的改善和调节内分泌方面优于对照组。王氏等报道"调肝补肾方治疗高泌乳素血症的临床研究"60例并与溴隐亭组30例对照结果与我们的研究相近，可见补肾疏肝法能降低过高的PRL，肾虚肝郁是HPRL的主要证型。

（三）机理探讨

上述诸病，临床表现不一，但共同的主要病机是"肾虚肝郁"。按中医理论"异病同治"，并辨证与辨病结合，随证施治，都能取得较好疗效的事实，现代学者对其疗效机理从内分泌的影响及B超测排卵、基础体温等方面做了一些探讨。普遍认为补肾疏肝多用于调经种子。方中菟丝子、熟地黄、枸杞子、山药、女贞子、巴戟天、紫河车、龟甲滋肾补肾，温润填精，通过性腺轴促进FSH和E_2的分泌和升高FSH/LH比值。促进卵泡的发育，在黄体期能直接间接地作用于卵巢，提高和支持黄体期孕酮（P）的分泌；配以疏肝的柴胡、白芍、香附、麦芽能协调肾的功能，降低血中过高的PRL水平。实验表明补肾疏肝方药能调整下丘脑－垂体－卵巢轴的功能紊乱，促进卵泡发育、成熟、排卵、健全黄体，促进孕酮分泌。调整内分泌紊乱，促进子宫发育，改善BBT呈典型或较典型双相，消除症状，而收调经种子之功。

（四）应用体会

补肾疏肝法广泛用于妇科临床，能否取得最佳疗效，还须注意如下几个方面：

1.多用于调经种子

肾藏精主生殖，肝藏血主疏泄，肝肾乙癸同源，肝肾协调，开阖有节，血海蓄溢如常，则经调然后子嗣。补肾疏肝侧重于调经种子。

2.治疗着眼"以平为期"

调经种子之法关键是恢复脏腑功能，各司其职。补肾时，重视阴阳互根之"阴中求阳""阳中求阴"；疏肝时重视"肝体阴而用阳"，养肝之体，疏肝之用；同时重视肝肾同源，精血互生，子母关切。"妇人以血为基本"，时时顾护精血，使无亏欠。

3.结合辨病

上述诸病虽有共同的病机，但异病各有特点，必须病证结合，发挥最佳疗效。

4.顺应月经各期生理

顺其自然，回归自然。因为月经四期的连续与再现，是肾的阴阳转化、气血盈亏变化规律的自然生理，调经就是要调整已紊乱的月经周期、经期、经量、经色、经质，消除伴随月经周期出现的明显症状，恢复常态。

补肾疏肝法在妇科临床应用显示其有较高的实用价值和研究前景，本人体会还肤浅，意在与同道们共探讨，获得新知。

（张玉珍）

四、妇产科补肾活血法的探讨和临床应用

近几年来，补肾活血法在临床各科的应用日趋广泛。笔者在临床和科研中，深感妇产科肾虚血瘀证亦较为常见，有必要从理论、临床和实验室方面进行深入的研究，提高理论水平和临床疗效。

（一）妇产科肾虚血瘀证的探讨

1.肾虚血瘀证的生理基础

肾和血与女性内、外生殖器和第二性征关系密切。女性最显著的生理特点为经、带、胎、产、乳。早在《黄帝内经》时代就已指出了女子生长、发育和生殖与肾、天癸、冲任的关系。肾藏精，精生血。女性的生理由肾和血所主，肾和血又互相资生、依存。肾和血的病理变化，必然导致肾虚血瘀的妇产科病证。此外从解剖学来看，女性盆腔内静脉丛错综复杂，此盆腔循环特点为了适应生理功能（肾主生殖）的需要又容易产生盆腔淤血，导致妇产科肾虚血瘀证。

2.肾虚血瘀证的病因病机特点

导致妇产科疾病的主要病因是寒热湿邪、七情内伤、生活因素和体质因素。中医有"五脏之伤，穷必及肾"和"久病多瘀"的诊断。肾为气血之根，如肾精不足，水源亏乏则血少。肾阳虚则气弱，气弱、血少则循环迟缓发生血瘀，或肾阳虚血失温煦，肾阴虚内热灼血，均可致瘀。肾虚必血瘀。血瘀化精乏源，又加重肾虚。虚刚无有不滞，肾虚为因，血瘀为果，因果相关。又有研究证明：肾虚与血瘀均存在免疫功能、内分泌功能低下，自由基含量增多和微量元素变化等共同的病理改变。可见肾虚与血瘀的相关、并存是肾虚时的基本病理改变，有客观的病理基础。

（二）妇产科补肾活血法的源流

妇产科肾虚血瘀证有生理、病理基础，古籍虽无明言，但补肾活血法在临床的实际应用 由来已久。

秦代《黄帝内经》论及妇产科有30多条经文，可称为妇产科之源头。记载了妇产科史上的第一首方——四乌贼骨一藘茹丸。方中乌贼骨为君，功能补肾固涩，益肾脏之精血。藘茹一名茜草，主散恶血，又能生血通经。配以雀卵补益精血，鲍鱼汁益阴气、通血脉 。从方药分析，四乌贼骨一藘茹丸具有补肾活血通经之功，治疗肾虚血枯之经闭。故《黄帝内经》开创了妇产科补肾活血法的先河。

汉代《金匮要略》妇人三篇，初具妇产科学的规模，记载了治疗"转胞"的名方肾气丸。方中干地黄、山萸肉、山药滋补肾阴；桂枝、炮附子温补肾阳；丹皮活血化瘀；泽泻活血利水，有抗凝血作用；桂枝能"温经通脉……行瘀"；附子能"破癥坚积聚血瘕"；干地黄"凉血"，"逐血痹"。全方补肾活血治疗妊娠小便不通。

宋代陈自明《妇人大全良方》是历史上第一部概括全科的专著。查考陈氏治疗功能低下的疾病，突出了补肾养血活血的配伍原则。如血枯经闭用乌贼鱼骨丸；室女经闭用柏子仁丸；妊娠小便不通用八味丸，产后虚羸用熟干地黄汤；治疗不孕症用荡胞汤、紫石英丸、养真丸等。说明补肾活血法在宋代得到了继承和发展。

明清时代，张景岳《景岳全书·妇人规》在经脉类中治疗经迟、经少、经闭用的大营煎、归肾丸、一阴煎、柏子仁丸、当归地黄饮；在子嗣类中用的河车种玉丸、毓麟珠、赞育丹、乌鸡丸等。分析处方多是滋肾补肾兼养血活血，补肾活血法得到了进一步的发展。清代张锡纯的《医学衷中参西录》，对前人使用补肾活血法理解尤深如肾气丸历代以补肾名方称著，唯张氏指出"肾气丸为补肾之药，实兼为开瘀血之药"。一语道破真机，发前人所未发。他所制的治处女经闭的资生通脉汤，治不孕的温冲汤，治崩、带的安冲汤、固冲汤，均是补肾活血为主之方。

综上所述，妇产科补肾活血法开创于《黄帝内经》，成熟于汉代张仲景，继承和发展于宋代陈自明、明代张景岳，总结提高于清代张锡纯。用于治疗功能低下的闭经、月经迟发、月经过少、妊娠小便不通、产后虚羸以及不孕症等。

（三）补肾活血法在妇产科临床上的应用

多年来，笔者按异病同治的原则治疗肾虚血瘀的妇产科病证，取得了较单纯用补肾法或活血化瘀法更好的疗效。

1.月经过少、月经后期、闭经

多由先天肾气不足或早婚、房劳多产伤肾，或久病大病，穷必及肾；或经期、产后余血未尽而合阴阳导致伤肾留瘀，冲任血海匮乏，瘀滞不畅，发为月经过少、月经后期、闭经。治宜滋肾养血，活血调经。常用自拟"归肾活血调经汤"。处方：菟丝子、地黄、山萸肉、怀山药、杜仲、当归、川芎、丹参、桃仁、白芍（或赤芍）、香附。本方乃归肾丸合四物汤加活血药。有研究证明：补肾中药对生殖功能有多水平、多靶器官的调节作用，活血药能改善血液循环障碍，补肾养血活血是治疗虚证月经病之大法。

2.痛经

本病的发生以气滞血瘀为多，某些原发性痛经、膜样痛经、子宫内膜异位症患者亦常表现为肾虚血瘀证。多因先天肾气不足，经期感寒伤肾凝血，或反复流产、多次宫腔手术创伤冲任，导致肾虚留瘀，亦有经期、产后余血未尽，阴阳交合，既能伤肾，又因血室正开，精浊与余血相结为瘀，发为肾虚血瘀之痛经。治宜补肾、化瘀止痛，常用自拟补肾化瘀止痛汤。处方：菟丝子、川断、肉桂、鹿角霜、石楠藤、三七、台乌药、三棱、莪术、延胡索、益母草、七叶莲，或同时服中成药滋肾育胎丸、三七痛经胶囊，如属子宫内膜异位症，则选加水蛭、土鳖虫、九香虫、黄芪以加强化瘀散结之力。有研究认为，补肾药具有类似内分泌激素作用，能调节性腺和肾上腺功能，并能激发肾上腺释放皮质激素，而活血化瘀药能抑制异位内膜的增生、分泌和出血，吸收消散异位内膜及结节粘连，修复周围组织纤维化而引起的瘢痕，从而改善和消除症状。

3.更年期综合征

此病以肾虚为本。笔者体会以肾阴虚血瘀多见，常选用左归饮合二至丸加三七片、丹参、山楂、何首乌、淫羊藿、珍珠母。如兼见明显的情志改变，选加百合地黄汤或甘麦大枣汤。心悸怔忡，合生脉散。已有证明本病为肾虚血瘀以及药理治疗结果的报道。

4.胎漏、胎动不安、滑胎

这类病以肾虚为主，也存在肾虚血瘀。笔者近几年治疗多例少见的宫内双胎妊娠先兆流产，出血暗红淋漓不止，经B超证明胚胎一死一活，宫内积血。治用补肾化瘀安胎，方用寿胎丸合三七、丹参、益母草或失笑散等；再经B超复查正常胚胎继续长养，坏死胚胎及积血吸收，追踪所产婴儿一切正常。故只要辨证准确，有血瘀的脉证及依据，便可大胆使用补肾活血安胎法。又如先兆流产、习惯性流产合并子宫肌瘤，常用安胎的滋肾育胎丸合活血消癥的橘荔散结丸，或补肾安胎加三七、桃仁、荔枝核、鸡内金、山楂之类，治病与安胎并举。逐瘀安胎法古代已有，非今人所创。只是按一般而言，妊娠禁忌药提及禁用或慎用破血化瘀药，令医者患者对此诸多顾虑，而难于接受。现代研究证明：活血化瘀药能疏通微循环，增加胎盘血流量，改善胎盘功能及胎儿营养状况，促进胎儿发育。对胎萎不长、先兆子痫等，必要时可使用活血药提高疗效。

5.不孕症

近10年的大量研究认为：补肾活血可以促排卵、促进子宫发育、通畅输卵管及治疗免疫性不孕症。几年来，我们课题组对国家中医药管理局重点课题"免疫性自然流产与免疫性不孕的中医治疗"进行了临床和实验室的研究，并通过技术鉴定。其中对免疫性不孕症，在罗元恺教授指导下拟定了免疫助孕1号、2号丸。经研究这两个中成药在消除和抑制抗精子抗体的产生方面有显著作用。治疗组的有效率在90%以上，平均妊娠率29%。提示补肾活血治疗不孕症有较好的前景。

补肾活血法还可以治疗肾虚血瘀的崩漏、经行乳房胀痛、慢性盆腔炎、性淡漠（阴冷）、外阴白色病变、盆腔淤血综合征、妊娠高血压综合征等。

五、阴道出血的诊治思路与方法

症状，是病人患病时出现的异常感觉和主诉，常可从分析症状入手寻找诊治的线索。妇科疾病最常见的症状有阴道出血、带下异常、下腹疼痛、下腹部肿块，而阴道出血居其首。阴道出血可发生在妇女的一生中，是妇科病经、带、胎、产、杂病中最常见的主诉或兼证。作为妇科医生必须熟悉和掌握阴道出血的诊治思路和方法。

（一）阴道出血的临床表现

1.出血性月经病

月经有规律性的周期、经期、经量、经色、经质。阴道出血的症状，则伴见在异常的期、量、色、质中，常见的出血性月经病有月经先期、月经过多、经期延长、经间期出血、崩漏。

2.出血性带下病

带下病中的带下过多，有时会出现血性物，如阴道炎、子宫颈炎，妇科肿瘤所引起的带下过多会伴见阴道出血。

3.出血性妊娠病

妊娠期出血较复杂，可发生在妊娠早期的胎漏、胎动不安、堕胎、滑胎；此外，异位妊娠、葡萄胎；还有妊娠中晚期常见的"小产""妊娠卒下血"如前置胎盘；须尽快诊断和治疗。

4.出血性产后病

由于特定的时间是产后，出血性产后病诊断不难。新产后阴道不正常出血多在产科处理。出院后最常见的是产后发热、产后恶露不绝或人流药流所出现的阴道出血。偶尔可见"绒癌"。

5.出血性杂病

子宫肌瘤、子宫内膜息肉、子宫腺肌症常见阴道出血症状。还有可兼见妊娠期出血，如《金匮要略》所论桂枝茯苓丸证治。

（二）阴道出血的检查

临床上对阴道出血必须做检查，有时是简单的妇科检查便可知，有时须做较深入细致的辅助检查才能确诊：①妇科检查；②彩色B超检查；③核磁共振盆腔检查；④诊断性刮宫术并送病理检查。

经过有针对性的问诊及检查，大多数的阴道出血的诊断可以明确，但有时，尤其对于反复发作者，必须有一个细心而周密严格检查，假以时日才能明确，同时对此种阴道出血的治疗思路与方法也要全面的考虑。

（三）阴道出血的治疗思路与方法

阴道出血虽是一个症状，但它是寻找疾病和治愈疾病的一个重要线索。总的思路是病证结合、中西医结合、保守治疗与手术结合，做到宏观思路，精准治疗。在临床上把握中医对出血证病机的认识可以用虚、热、瘀来概括；治疗方法可活用中医"治崩三法"。即塞流、澄源、复旧三法。

1.塞流止血

中医妇科止血法内容很丰富，如常用的有补气摄血或扶脾止血、清热止血、化瘀止血、温阳止血、宁心止血、滋肾止血、平肝止血、固冲止血、补任止血、炭涩止血、胶固止血、酸敛止血等。每一法都有其含义、药性及用法，可单用，但多合并使用。如本人主编的《中医妇科学》教材113页治疗崩漏的实热证用清热固经汤方义时说：

"诸药各司其职，集清热、泻火、凉血、育阴、祛瘀、胶固、炭涩、镇潜、补任、固冲多种止血法于一方之中，能收清热凉血，固冲止血之功。"这些中医止血方法应清晰。随着实践的积累和综合运用，可从复杂的临床表现中抓住主要病机。正如《黄帝内经》云："谨守病机。"结合月经病、带下病、妊娠病、产后病、杂病的辨证要点，寻找阴道出血的原因，又按"急则治其标，缓则治其本"的原则处理。

（1）补气摄血：包括补益脾气和补益肾气以摄血，是中医虚证止血第一大法。脾主统血，是指脾气具有统摄，控制血流在脉中正常运行而不溢出脉外的功能。五脏六腑之血，全赖脾气统摄。脾气统摄血液的功能，实际是气的固摄作用的体现。"气者，人之根本也""有形之血不能速生，无形之气所当急固"。故以人参、黄芪、补气摄血。《金匮要略》温经汤治疗更年期崩漏，教材释义认为是妇人冲任虚寒夹有瘀血而致崩漏的证治。我认为从拆方分析温经汤内含吴茱萸汤、麦冬汤、四物汤、桂枝汤四方合一，其实就是主重阳明脾胃，既有温脾胃的吴茱萸汤，又有滋养胃阴，益气养阴的麦冬汤。《素问·至真要大论》曰："调气之方，必别阴阳。"温经汤主重阳明别阴阳，出血不止必有离经之血为瘀。故温经汤是补气摄血化瘀止血第一方。也是调经种子的祖方。我的验方"止血1方""止血2方"就是补气分阴阳兼化瘀止血方。

补益肾气，肾气由肾精所化，含肾阴、肾阳二气。肾阳为一身阳气之本，"五脏之阳气非此不能发"。《素问生气通天论》说"阳者，卫外而为固也"，阳气有固护阴血的作用。所以阳气不能统血，当从脾肾论治。对于出血性月经病，出血性妊娠病，出血性产后病在出现阴道出血为主诉时，均可选用举元煎、补中益气汤、归脾汤、寿胎丸、独参汤等补气摄血为主，塞流止血。

（2）清热凉血止血：是针对血热的病机提出的塞流止血法。妇科血热引起的阴道出血常见有实热、虚热、肝郁化热的不同。在选方用药时应注意寒凉药可有伤脾胃和苦寒化燥的特点，要合理配伍。

妇科常用的清热塞流止血方如清经散、两地汤、清热固经汤、保阴煎、二至丸、丹栀逍遥散。

（3）化瘀止血：是针对血瘀的病机提出的塞流止血法。由于寒热虚实均可致瘀导致阴道出血为主诉或兼证，较为复杂，常伴女性生殖器官器质性病变。配合相关检查以塞流止血。或配合相关手术或西药止血。例如子宫肌瘤、子宫内膜息肉，产后胎盘残存所致的阴道出血较多见，常要结合手术止血。

2.澄源复旧

塞流止血是对阴道出血的首要治法，"留得一分血，便是留得一分气""气者，人之根本也"。但更重要的是治本以防复发。所以止血后的澄源，即正本清源，求因治本复旧。

如是出血性的月经病，须按正常的月经周期、经期、经量、经色、经质为标准来调经，以平为期。其中最严重的出血性月经病是崩漏。在"崩漏"一节中（教材106页至116页）我做了出血性疾病的范例介绍。

至于出血性带下病、妊娠病、产后病、杂病也可司其法，不按其方进行澄源复旧。

例如胎漏、胎动不安、滑胎以阴道出血为主诉来诊，以治本（寿胎丸）兼止血安胎，阴道出血停止后，仍要澄源，以补肾健脾治本安胎巩固治疗，恢复身体，以防复发，确保母胎健康。

又如宫颈炎房事出血，反复发生，则在止血后要进行TCT、HPV-DNA分型检查，阴道镜下活检并病理检查排除宫颈癌，必要时宫颈锥切或宫颈物理治疗，以澄源复旧。

对于阴道出血为主诉，不能止血完事。凡阴道出血疾病止血后都要澄源复旧治本。

病案举例

曾某，女，35岁，2003年5月9日初诊。婚后5年未避孕未孕。因子宫肌瘤较大，多家医院都动员其手术后再孕，但她本人坚决不接受手术，强烈要求中药治疗，我给以下中药补肾活血助孕治疗未效，遂请肿瘤科陈锐深教授（我爱人）诊治。刻诊：舌暗红苔白，脉细。当日B超：子宫左右方见光团，12.5cm×11.0cm×8.6cm，考虑浆膜下肌瘤。诊断：原发性不孕、癥瘕（子宫肌瘤）。中医辨证：肾虚血瘀证。治法：补肾活血，消癥散结，以桂枝茯苓丸加减：当归10g，白芍15g，柴胡10g，桂枝10g，云苓25g，丹皮10g，莪术15g，内金10g，土鳖15g，三七片10g，仙鹤草15g，白术15g，炙甘草5g，桃仁15g，穿破石15g。水煎服，日1剂，分早晚2次服用，几次复诊，感觉舒服，以本方连续服用2个月。

2003年8月7日复诊。患者诉服药后纳眠佳，二便调，经行排出血块多，经前腹胀，舌暗红，苔白，脉细。中医辨证同前，加强活血化瘀之法。拟方：党参25g，桂枝10g，云苓25g，桃仁10g，蒲公英30g，水蛭10g，穿破石15g，三七片10g，土鳖15g，白芍15g，丹参15g，莪术15g，鸡内金10g。14剂，日1剂，分早晚2次服用。

2003年8月26日，因月经逾期1周，阴道少量出血，色量不同平时月经，来找我复诊。当时我怀疑其先兆流产，即做B超。B超报告，宫内妊娠5周，未见胎心，子宫左右方见强光团，12.5cm×11.0cm×8.6cm，考虑浆膜下肌瘤。显然，陈教授用桂枝茯苓丸加消癥散结，加强活血化瘀使患者大肌瘤能带瘤怀孕了，病者十分高兴，多谢陈教授高超的技术。而我在佩服陈教授治瘤助孕成功而高兴，又担心她保胎能否成功，已在腹外都可触及的大肌瘤会不会变性？当时病人正如金匮桂枝茯苓丸汤证所描述的癥瘤害胎表现。故动员她住院，继续用中药安胎观察。

住院第二天上午住院部主任和主管医生查房，他们认为巨大的子宫肌瘤怀孕有可能恶变，现又阴道出血，动员流产，病人坚决不同意，哭诉着要出院在门诊服中药，因此我便以治病与安胎并举的思路，先止血安胎，以寿胎丸原方合桂枝茯苓丸加失笑散、三七末、党参7剂，每日1剂，煮2次分服。1周后止血。继续上方去失笑散、三七末。补肾健脾安胎治本，化瘀软坚治其标。投滋肾育胎丸和橘荔散结丸（罗元恺经验方）配合服用。孕2⁺月B超虽可见胎心音，但间中仍有少量出血，再服上方有效。至中期妊娠，时逢中山二院张建平教授来我院开会指导，我向他汇报此病例，请教他会不会有肌瘤变性恶化，他明确表示不会恶变，一直有B超显示，支持继续安胎。他还介绍了他们的经验，巨大肌瘤怀孕后无恶变。在孕期虽曾反复阴道出血，都能服中药治疗，标本兼顾，治病与安胎并举，孕前孕后合理治疗，终于足月剖腹产一女婴7斤多，母女健康。由于当时子宫肌瘤大，不适合剖腹产时切除全宫，防止产后大出血。待她产后康复后择期手术。

此病人大肌瘤能服桂枝茯苓丸加味仅服药3个月能使其怀孕，值得我学习，陈教授的宝贵经验，受益匪浅，开了眼界。

此病人孕后阴道流血反复发生，我始终按补肾活血安胎塞流止血，血止后澄源复旧治本安胎的思路和方法，使患者原发不孕5年的大肌瘤，带瘤怀孕和安胎平安生育一女孩，健康成长，母亲也康复，显示了中医助孕、安胎的特色和优势。

（张玉珍）

六、盆腔炎性疾病的治疗经验

盆腔炎性疾病指女性上生殖道的一组感染性疾病，主要包括子宫内膜炎、输卵管炎、输卵管卵巢脓肿、盆腔腹膜炎。炎症可局限于一个部位，多数同时累及几个部位。本病多发生在性活跃期，有月经的妇女。月经初潮前、无性生活和绝经后妇女很少发生。盆腔炎性疾病若未能得到及时处理或治疗不彻底，将严重影响妇女的生殖健康。近几年来，发病率上升和年轻化，是临床很常见的妇科疾病。

盆腔炎性疾病主要是感染病原体。临床分急性盆腔炎和盆腔炎性疾病后遗症。前者以西医治疗为主，结合中医辨证论治。后者以中医药辨证论治为主，是中医药治疗的优势病种之一。

（一）急性盆腔炎

1.临床表现

可因炎症轻重及范围大小而有不同的表现。轻者可无明显症状或症状轻，常见症状为下腹痛和阴道分泌物多。若病情严重可出现下腹剧痛、发热，甚至高热寒战、头痛、纳呆。或可伴消化系统和泌尿系统感染症状。由于本病体征差异较大，临床正确诊断比较困难。2010年美国疾病控制中心推荐的盆腔炎性疾病的诊断标准分最低标准：宫颈举痛或子宫压痛或附件区压痛。附加标准：体温超过38.3℃（口温），宫颈或阴道异常黏液脓性分泌物。阴道分泌物湿片出现大量白细胞。红细胞沉降率升高。血C-

反应蛋白升高。实验室的宫颈淋病奈瑟菌或衣原体阳性。特异标准：子宫内膜活检组织学证实子宫内膜炎。阴道超声或磁共振检查显示输卵管增粗，输卵管积液，伴或不伴有盆腔积液，输卵管或卵巢肿块，或腹腔镜检查发现盆腔炎性疾病征象（西医教材《妇产科学》第8版）。

做出诊断后，需进一步明确病原体。宫颈分泌物及后穹隆穿刺液的涂片、培养等，有助选用抗生素及时提供线索并可做药敏试验。

2.治疗

主要为抗生素药物治疗，必要时手术治疗。具体选用原则：经验性、广谱、及时及个体化。用药根据药效选用广谱抗生素及联合用药较合理。要用足量，要够疗程。根据病情可在门诊或住院治疗。

本人多选用莫西沙星（拜复乐）400mg，每日1次，连用14日。同时口服甲硝唑400mg，每日2次，连用14日。并要随访和复查病原体及性伴侣的诊查治疗。

对于急性盆腔炎应结合中医药清热解毒、活血化瘀为主的治疗。我多选用五味消毒饮（《医宗金鉴·外科心法要诀》金银花、野菊花、蒲公英、紫花地丁、紫背天葵）合大黄牡丹皮汤（《金匮要略》大黄、牡丹皮、桃仁、冬瓜仁、芒硝）加鱼腥草、白花蛇舌草、三七。五味清毒饮原方疗诸疗，用于毒性不尽，憎寒壮热仍作者。大黄牡丹皮汤泄热逐瘀，排脓散结，畅通阳明府道，有使瘀热脓毒排出之功。必要时加服安宫牛黄丸《温病条辨》加强清热解毒，开窍醒脑之效。

急性盆腔炎大多可治愈，但也常不彻底而留下后遗症。

（二）盆腔炎性疾病后遗症

若急性盆腔炎未得到及时正确的诊断或治疗，可能会发生盆腔炎性疾病后遗症，也有无急性经过，既往称慢性盆腔炎。

中医原无此病名，古籍归在带下病、癥瘕、妇人腹痛、经病疼痛、不孕症中。

但自1981年《中国医学百科全书·中医妇科学》（上海科技出版社，1981年9月出版）已开始通用西医"盆腔炎"病名了。

《素问·玉机真脏论》曰："任脉为病……女子带下瘕聚。"又曰："脾传于肾，病名曰疝瘕，少腹冤热而痛，出白，一名曰蛊。"马莳注释"冤热"为"烦冤作热"，即热极而烦闷。我认为本经文可理解为中医对"盆腔炎性疾病"的最早记载。也有人认为是指淋症。《金匮要略·妇人杂病脉证并治》又指出："妇人腹中诸疾痛，当归芍药散主之。"《济阴纲目·论经痛疼痛》曰："经水来而腹痛者，经水不来而腹亦痛者，皆血之不调故也。"

从上述经文分析，《素问》所述症状，似是急性盆腔炎，后二条引文则似指盆腔炎性疾病后遗症。

1. 病因病机

（1）湿热瘀结：素体湿热内蕴，卫生不洁，尤经行、产后血室正开，湿热之邪内侵与瘀血互结，阻滞冲任、胞宫而发病。

（2）肝脾失调：素性肝郁，或七情内伤，气机不畅，气滞则血瘀，或素体脾虚湿盛，肝脾不和，而致气、血、水失调而发病。

（3）气虚（脾肾）血瘀：脾肾虚，正不胜邪，劳则外邪入侵，气血运行不畅，血瘀内结，阻滞冲任胞宫而发病。

2. 诊断与鉴别诊断

参张玉珍主编《中医妇科学》教材 P320-321。注意夫妇同查非淋三组、药敏试验，有问题要同治。

3. 辨证论治

本病以中医药辨证论治为主，结合综合治疗。近 20 多年来突显了中医药对盆腔炎性疾病后遗症治疗的特色与优势。我在临床主要分下列 3 个证型。

（1）湿热瘀结证

主要证候：下腹或少腹隐痛，或疼痛拒按，痛连腰骶。可有低热起伏，经行或劳累尤以房事后加重。带下量多，色黄，质稠，有异味。胸闷纳呆，口干便溏或秘结，溺黄；舌淡红略胖暗，苔黄腻，脉弦数或滑数。

治法：清热利湿，化瘀止痛。

方药：①银甲丸（《王渭川妇科经验选》）。

金银花　连翘　升麻　红藤　蒲公英　生鳖甲　紫花地丁　生蒲黄　椿根皮　大青叶　茵陈　琥珀末　桔梗

本方以金银花、连翘、蒲公英、紫花地丁、大青叶、红藤、升麻等药清热解毒；以茵陈、椿根皮清热除湿；鳖甲、蒲黄、琥珀活血化瘀，轻坚散结；桔梗辛散排毒。全方共奏清热除湿、化瘀行滞之效。临证时根据湿热瘀邪之偏颇及正气虚损随证加减。

②慢盆汤（经验方，见后）

（2）肝脾失调证

主要证候：下腹或少腹反复疼痛，面唇少华，胸胁胀，烦躁易怒，纳呆便溏，白带量多，色黄白黏稠；舌质淡红，苔薄白，脉弦细。

治法：疏肝理脾，气血水同调。

方药：当归芍药散（《金匮要略》）加丹参、毛冬青、黑老虎（或救必应）、黄芪、五爪龙、甘草。

方中以当归、川芎、白芍养血调肝；白术、云苓、泽泻健脾去湿。加入药物扶正祛邪，化瘀止痛，共奏养血调肝、健脾去湿，气血水同调之功。本方对于湿热之邪不明显之慢性盆腔痛有较好的疗效。

（3）气虚血瘀证

主要证候：下腹疼痛或结块，痛连腰骶。精神疲乏，劳则复发，经行或房事后加重，白带清稀量多无阴痒，四肢不温，食少纳呆；舌质暗红，苔薄白，脉弦细无力。

治法：健脾（或补肾），化瘀散结。

方药：理冲汤（《医学衷中参西录》）。

黄芪　党参　白术　山药　天花粉　知母　三棱　莪术　鸡内金

方中黄芪、党参、白术、山药健脾益气，扶正培元；鸡内金、三棱、莪术破瘀散结；天花粉、知母清热生津。全方攻补兼施，对脾虚血瘀证为佳。

若久病及肾，加川断、金狗脊、杜仲、石楠藤补肾壮腰。

本病缠绵难愈，或反复发作，最好结合病人的情况综合治疗，如中药保留灌肠、下腹外敷中药包或理疗等。

（4）经验方：本人体会本病综合病机是湿、热、瘀、虚，治以清热祛湿，活血化瘀，补气益精。积累了经常用的经验方——慢盆汤，后以此为基础加减即为盆炎康合剂。现在我的门诊电脑模板仍保留着慢盆汤：丹参、毛冬青、赤芍、甘草、黄芪、蒲公英、白花蛇舌草、香附子、台乌药、七叶莲、忍冬藤、延胡索。在临床我灵活地按病人的病情或能否自己煲药而选用。慢盆汤和盆炎康合剂大同小异，后者已献给医院做成院内制剂，使用20年。

方药：盆炎康合剂。

毛冬青、丹参、赤芍、金刚头、蒲公英、败酱草、苍术、黄芪、黄精、台乌药、香附、薄荷。

方中毛冬青、丹参清热解毒，活血化瘀为君；赤芍、蒲公英、败酱草清热解毒活血化瘀助君为臣；苍术健脾燥湿，黄芪、黄精补气益精，又具广谱抗菌为之佐，香附、台乌药、薄荷疏肝理气为之使。共奏清热祛湿、活血化瘀、补气益精，扶正祛邪攻补兼施之效。

方中香附配台乌药为《韩氏医通》青囊丸。香附行血中之气，为妇科之仙药，台乌药调下焦冷气，温肾止痛，二药配伍，直奔下焦盆腔，是本人常用治疗下腹痛之药对。

主治：盆腔炎性疾病后遗症。

1997年申报为院内制剂，盆炎康合剂已临床应用20年，有较好的临床疗效。

科里许丽绵教授及二位在职硕士研究生李莉、卢如玲做过课题研究，发表了论文。

（张玉珍）

七、输卵管性不孕的治疗经验

输卵管的正常功能对受孕有着极重要的作用。计划生育绝育术是结扎输卵管。输卵管性不孕是病理因素所致。输卵管的功能关系到精子的运输、储存、获能；输卵管可以"捡拾"从卵巢排出的成熟卵子，使精子与卵子在输卵管的壶腹部相遇受精，并为受精卵的分裂、分化提供最佳的内环境；输卵管有节律的蠕动能将受精后的胚胎送到宫腔着床。如果输卵管发生器质性或功能性病变，则会造成输卵管性不孕。

女性不孕的常见原因有盆腔因素和排卵障碍。其中盆腔因素约占35%。政府放开二胎政策后，又发现部分是高龄卵巢功能下降，又是高龄输卵管性不孕。故近20多年来，输卵管不孕的发病率在上升，是我们面对的难题。现就输卵管不孕的诊断、病因病机、辨证论治、活血化瘀结合介入治疗、腹腔镜围手术期中医药治疗以及输卵管不孕治未病等问题谈谈个人的经验。

（一）诊断

我选择输卵管X光造影，或超声下造影对输卵管进行检查，安全、可靠、准确。即可明确输卵管是否通畅及阻塞的部位、积水的大小、粘连的情况，且有一定的治疗作用，又能为治疗方案提供一定的参考等优点。

此外，腹腔镜检查是直视下诊断输卵管阻塞的金指标。

（二）病因病机

输卵管属中医"胞宫"范围，为肝经所过。输卵管性不孕症多是盆腔炎性疾病后遗症。常见的病因病机有肝郁血瘀、肾虚血瘀、寒凝瘀滞。正如《女科经纶》指出："夫痃癖癥瘕，不外气之所聚，血之所凝，故治法不过破血行气。"

1.肝郁血瘀

多有盆腔炎性疾病史，素性忧郁，或七情内伤，肝郁则气滞，气滞则血瘀，输卵管胞宫为肝经所过，冲任气血不畅，精卵结合及输送障碍而致不孕。

2.肾虚血瘀

先天肾气不足，胞宫发育不良，或房劳伤肾，肾虚则虚滞为瘀，阻碍精卵结合及输送而致不孕。

3.痰湿阻滞

素体阳虚不能化气行水，痰湿内生；或盆腔炎性疾病后遗症久治不愈，劳则复发，致胞宫、冲任阻滞不通，影响精卵的结合和输送而致不孕。

（三）辨证论治

输卵管不孕的辨证虚实夹杂，本虚标实，治法以通为主，兼调理肝、肾、脾功能。

1.肝郁血瘀证

主要证候：婚久不孕，月经后期或先后不定，经前烦躁易怒，胸胁乳房胀痛，喜叹息，或下腹隐痛，月经色暗，经量多少不定，有血块，造影显示双输卵管阻塞不通或有积水；舌质暗，边有瘀斑、苔薄白，脉弦细。

治法：疏肝解郁，活血通络。

方药：通管方（经验方）。

柴胡　赤白芍　枳壳　甘草　王不留行　路路通　丹参　黄芪　香附　台乌药　穿山甲（或穿破石）　牛膝

方中以经方四逆散疏肝理脾为君；路路通、王不留行、穿山甲或穿破石性走善通，加强疏肝通路疏通输卵管之功为臣；黄芪补气，丹参活血为之佐；香附、台乌药为青囊丸其中香附以疏肝解郁，调经止痛见长，台乌药行气温肾，共引诸药直奔盆腔输卵管为之使。全方共奏疏肝理脾、活血通络之功。我使用几十年有一定的疗效。

如有输卵管积水，加瞿麦、八月札疏肝利水。

2.肾虚血瘀证

主要证候：婚久不孕，月经不调，或进行性加重的痛经，月经血块多，经前腰骶酸痛、乳房胀痛或性交痛，或检查可诊断为子宫内膜异位症，双输卵管不通；舌暗有瘀斑，苔薄白，脉弦细尺脉弱。

治法：补肾活血，疏肝通络。

方药：补肾活血方（经验方）加炮山甲、路路通。

菟丝子　枸杞　覆盆子　车前子　五味子　当归　白芍　熟地　丹参　香附

方中以五子衍宗丸补肾益精，调补肾阴阳为君；四物汤去川芎加丹参补血养血活血为之臣；炮山甲、路路通活血通络增强疏通输卵管之功为之佐；香附疏肝理气行血中之气为之使。全方共奏补肾活血、疏肝通络之效。

五子衍宗丸功能补肾益精，治疗肾气不足，阴精亏损所致的男子不育或妇女不孕，五子以子补子以衍宗。中药子类药作用和缓，质重滋润，诸子皆降，下行肝肾而益精血；且种子具有生发之气，能直入土中有助孕育，为繁殖之本，尤以"春生"更旺，把握"人与天地相应"。

3.痰湿阻滞证

主要证候：婚久不孕，形体肥胖，月经后期、稀发或闭经。经量偏少，经色暗，质黏稠；神疲乏力，气短懒言，头重胸闷；舌淡胖有齿印，苔白或腻，脉沉细。或检查可诊为多囊卵巢综合征，造影输卵管不通。

治法：燥湿化痰，疏肝通络。

方药：苍附导痰丸（《叶天士女科诊治秘方》）加炮山甲、路路通。

苍术　香附　茯苓　法半夏　甘草　陈皮　南星　枳壳　生姜　神曲

方中二陈汤和胃健脾，化痰燥湿，苍术燥湿健脾，南星燥湿化痰；神曲、生姜健脾和胃，温中化痰；香附、枳壳理气行滞。全方有健脾燥湿化痰调经之功。加炮山甲、路路通疏肝通络以助疏通输卵管。

在辨证分型中我都选加香附子，因本品辛行苦泄，善于疏肝理气，调经止痛，为妇科重要药。《本草纲目》曰香附"乃气病之总司，女科之主帅也"。

视病情可综合应用外治法，如宫腔注入（治疗性通水）、肛门导入（如中药保留灌肠）、下腹中药外敷等有一定的辅助治疗作用。

中医药治疗输卵管阻塞性不孕，虽有一定疗效，但疗效不理想，口服药物难直达病灶，而且疗程长。我曾梦想有直接疏通输卵管的方法，可马上打通。随着科学的迅速发展，在困惑中介入和腹腔镜的发明和应用使我梦想成真，令我很兴奋，很快接受新技术并加以积极应用。

（四）介入治疗

X线下输卵管介入治疗是将放射诊断与放射介入治疗合二为一的一种微创性治疗输卵管阻塞的方法。我参加课题进行研究。我们发表过"活血化瘀法结合介入再通术治疗输卵管阻塞性不孕46例疗效观察"。

（五）腹腔镜结合围手术期中药治疗

介入虽简单，但仅适用于输卵管间质部、峡部近端阻塞的轻度不通。对输卵管远端，特别是伞端盆腔的粘连，或双侧输卵管积水者，应选择腹腔镜，这种微创手术，在直视下可以准确地分离粘连疏通输卵管，使输卵管恢复正常形态。这是西医之长。但仍可能发生再次粘连。故我认为要发挥中医药之长，术后尽快服中药。我带硕士生做过课题很有说服力。我的经验分三步。第一步，术后即服中药尽早排气，防止肠粘连，以平胃散加大腹皮、黄芪、丹参等平调脾胃，行气活血3~7剂。我曾在科里拟过"运脾饮"做院内制剂。第二步，服通管方1个月左右。第三步调经助孕。虽然有积水，我不主张切除输卵管，切除虽有一定的道理，但不能再自然怀孕了。处理积水分离粘连后留下中医药治疗的平台，这是发挥中医药助孕的最佳时机，希望能自然怀孕。治疗半年至1年后仍怀不了孕，再做IVF-ET。其实二妇科当时有几台手术，手术医生认为粘连、积水太严重，不可能自然怀孕要切除输卵管，家人打电话问我的意见，我不同意切。结果服中药2个月或半年后便顺利怀孕，现孩子们已长大读书了。这是中西医优势互补，与时俱进选择新技术，不能丢掉中医药的优势。要把祖先留给我们的中医药宝贵财富传承、创新，才能发展，这是我的经验。

（六）输卵管阻塞不孕的治未病

许多输卵管阻塞不孕的患者大多原是正常的生殖功能，不懂得爱惜、保护输卵管的通畅。未婚先孕或反复人流，或盆腔炎性疾病未彻底治愈留下的祸根，令人痛心，所以特别强调治未病。

治未病的概念的提出，首见于《素问·血气调神论》曰："圣人不治已病治未病，不治已乱治未乱，此之谓也。夫病已成而后药之，乱已成而后治之，譬犹渴而穿井，斗而铸锥，不亦难乎？"对于女性，务必洁身自爱，严于律己，重视青春期、月经期、新婚期、孕产哺乳期、中年期特别要重视性养生保健，保护好自己的生育功能。几十年在临床见到太多"早知今日，何不当初"的后悔叹息。我们应重视及宣传中医治未病的思想，真正做好未病先防、有病早治和病后防复的"三级预防"，尽量减少输卵管阻塞性不孕症的发生，保障妇女的生殖健康。

（张玉珍）

八、经方在妇科临床中的应用

《黄帝内经》《难经》《神农本草经》《伤寒杂病论》是中医四大经典著作。张仲景所著《伤寒杂病论》所创之方为经方，《黄帝内经》奠定了中医的基础理论，所创之经方虽然不多，公认的妇科第一方出自《黄帝内经》，本文一起谈谈。并以体例【原文】【提要】【应用】表述。

我虽在2001年1月出版了《新编中医妇科学》，创新发表了第二章"中医四大经典对妇产科经文类证与临床应用"，再经过多年的实践又有新的认识，我认为学经典，用经方，传经验是振兴中医，做中医人的必经之路，也是培养学术继承人的必修课。

为了各自的系统性，本文参考的教材均由中国中医药出版社出版的普通高等教育"十一五"国家级规划教材，新世纪（第2版）全国高等中医药院校规划教材：《伤寒论》《金匮要略》和《中医妇科学》，简称《伤寒》《金匮》《妇科教材》，引出相关的原文和内容。

（一）《黄帝内经》创造妇科第一首方

【原文】有病胸胁支满者，妨于食，病至则先闻腥臊臭，出清液，先唾血，四肢清，目眩，时时前后血，病名为何？何以得之？岐伯曰：病名血枯，此得之年少时，有所大脱血，若醉入房中，气竭肝伤，故月事衰少不来也。帝曰：治之奈何？复以何术？岐伯曰：以四乌贼骨一藘茹二物合并之，丸以雀卵，大如小豆，以五丸为后饭，饮以鲍鱼汁，利肠中及伤肝也。（《素问·腹中论》）

【提要】阐述血枯经闭的病因、病证及治法方药，是妇科历史上记载的第一首方。

【应用】

1.治疗血枯经闭。原方仅能开出二味药，本人常加入五子衍宗丸合四物汤，加强补肾益精，养血活血通经之功。

2.治疗经崩经漏，张锡纯《医学衷中参西录》中的安冲汤、固冲汤中含有此方。妇科称之为通补奇经之祖方。本人常在辨证治崩漏、经期延长时加入此二味药以止血。

3.胎漏或B超提示宫腔内有积血时，我常在寿胎丸、四君子汤中加入失笑散或此二味药以止血化瘀安胎。

4.赤白带下，在辨证用完带汤证或易黄汤证中加入。

5.输卵管阻塞性的不孕症。上海中医药大学庞泮池教授报道以四乌贼骨一藘茹丸合桃红四物汤等组成"通管汤"，治疗胞脉阻塞不孕症疗效颇佳。［中西医结合杂志，1987，（5）］

6.作者认为四乌贼骨一藘茹丸开创了妇科补肾活血法和饮食调补之先河。方中乌贼骨咸微温入肝肾，补肾固涩，益肾之精血为君。藘茹即茜根，主散血，又能行血止血。配以雀卵补肾益精，调补冲任。鲍鱼甘咸温，功能补肝肾，益精明目，止血止带。临床根据条件配成食疗方。

（二）《伤寒论》经方

《伤寒论》是我国第一部理、法、方、药完备，理论联系实际的临床著作，也是中医药发展史上具有辉煌成就与重要价值的一部经典著作。它系统地揭示了外感热病及某些杂病的诊治规律，发展并完善了六经辨证的理论体系，从而奠定了中医临床医学辨证论治的基础。

六经辨证需从每种病证中，辨出病、脉、证、治四个方面的内容。

太阳病为表证，故以"脉浮，头项强痛而恶寒"为提纲。

阳明之为病，胃家实是也。

少阳病以"口苦、咽干、目眩"为提纲。

太阴主湿、主运化津微，病入太阴，脾阳不运，寒湿内停，故以"腹满而吐，食不下，自利益甚，时腹自痛"为提纲。

少阴病，包括心肾两脏。以"脉微细，但欲寐"为提纲。

厥阴病较复杂，可出现寒证、热证、寒热错杂证。以"消渴，气上撞心，心中疼热，饥而不欲食，食则吐蚘，下则利不止"为提纲。

1.太阳病辨证论治

（1）桂枝汤

【原文】太阳中风，阳浮而阴弱，阳浮者，热自发，阴弱者，汗自出，啬啬恶寒，淅淅恶风，翕翕发热，鼻鸣干呕者，桂枝汤主之。

桂枝汤方

桂枝三两（去皮） 芍药三两 甘草二两（炙） 生姜三两（切） 大枣十二枚（擘）

上五味，㕮咀三味，以水七升，微火煮取三升，去滓，适寒温，服一升，服已须臾，啜热稀粥一升余，以助药力。温服令一时许，遍身漐漐微似有汗者益佳。不可令如水流漓，病必不除。若一服汗出病差，停后服，不必尽剂。若不汗，更服依前法。

又不汗，后服，小促其间。半日许，令三服尽。若病重者，一日一夜服，周时观之。服一剂尽，病证犹在者，更作服。若汗不出，乃服至二三剂。禁生冷、黏滑、肉面、五辛、酒酪、臭恶等物。

【原文】太阳病，头痛，发热，汗出，恶风，桂枝汤主之。

【提要】此二条论述了桂枝汤证的主症、病机、治法以及桂枝汤的方药、配伍和煎服法。

上述二条，有共同病机，即风寒外袭，腠理疏松，营卫不和，故治疗均当解肌祛风，调和营卫，以桂枝汤主之。

【应用】

①经行感冒。

②妊娠感冒。

③妊娠恶阻。

桂枝汤外证得之，解肌祛邪；内证得之，调脾胃，和阴阳。因此不论外感或杂病，只要符合营卫不和的病机，使用本方皆有良效。

（2）苓桂术甘汤

【原文】伤寒若吐，若下后，心下逆满，气上冲胸，起则头眩，脉沉紧，发汗则动经，身为振振摇者，茯苓桂枝白术甘草汤主之。

【提要】本条论述脾虚水停的证治及治疗禁忌。符合"病痰饮者，当以温药和之"之旨。

【应用】

①经行浮肿。《黄帝内经》云："诸湿肿满，皆属于脾。"苓桂术甘汤健脾利水，可加入黄芪加强补气利水之功，经期再加入当归、丹参、益母草，以达气、血、水同治，使经调肿消。

②月经前后诸证，属脾肾阳虚证，加黄芪、淫羊藿、泽泻、云苓皮健脾补肾以调经。

③多囊卵巢综合征、闭经属于脾虚痰湿证，均可使用苍附导痰丸合苓桂术甘汤加减。

（3）真武汤

【原文】太阳病发汗，汗出不解，其人仍发热，心下悸，头眩，身𥆧动，振振欲擗地者，真武汤主之。

真武汤方

茯苓　芍药　生姜各三两（切）白术二两　附子一枚（炮，去皮，破八片）

上五味，以水八升，煮取三升，去滓，温服七合，日三服。

【提要】论述阳虚水泛证治。

【应用】在妇产科主要用于肾阳虚子肿。方中附子大辛大热，温阳化气行水为君，病势急重，非此莫属。因其有毒，用时必须遵循用量不宜太重，一般6~9g。入药先煎、久煎。如一般病情，可易桂枝温阳化气行水。

（4）桃核承气汤

【原文】太阳病不解，热结膀胱，其人如狂，血自下，下者愈。其外不解者，尚未可攻，当先解其外；外解已，但少腹急结者，乃可攻之，宜桃核承气汤。

桃核承气汤方

桃仁五十个（去皮尖） 大黄四两 桂枝二两（去皮） 甘草二两（炙） 芒硝二两

上五味，以水七升，煮取二升半，去滓，内芒硝，更上火，微沸下火。先食温服五合，日三服，当微利。

【提要】讨论太阳蓄血轻证的证治。

【应用】

①崩漏。临床崩漏很复杂，对于崩漏血瘀证在出血期可选《傅青主女科》逐瘀止血汤。本方实由桃红四物汤合桃核承气汤化裁而成。

②子宫内膜异位症。我们认为子宫内膜异位症以"瘀血阻滞胞宫、冲任为基本病机"，治以活血化瘀之法。对于子宫内膜异位症的热灼血瘀证，治宜清热凉血，活血化瘀。方选小柴胡汤合桃核承气汤加味。

③急性盆腔炎。

④产后发热属感染邪毒证。亦可选抵当汤。

⑤盆腔淤血综合征。

2.阳明病辨证论治

阳明病在妇科应用较少。"产后发热"感染邪毒证出现高热不退，大汗出，烦渴引饮，大便燥结，脉虚大而数，属热伤津液之候，方用白虎加人参汤。

【原文】伤寒若吐若下后，七八日不解，热结在里，表里俱热，时时恶风，大渴，舌上干燥而烦，欲饮水数升者，白虎加人参汤主之。

【提要】论述白虎加人参汤证治。

【应用】产后发热感染邪毒属热伤津液时，治以清胃热，益气津。方用白虎加人参汤。

3.少阳病辨证论治（柴胡汤类）

（1）小柴胡汤

【原文】伤寒五六日中风，往来寒热，胸胁苦满，默默不欲饮食，心烦喜呕，或胸中烦而不呕，或渴，或腹中痛，或胁下痞硬，或心下悸，小便不利。或不渴，身有微热，或咳者，小柴胡汤主之。

小柴胡汤方

柴胡半斤 黄芩三两 人参三两 半夏半升（洗） 甘草（炙） 生姜各三两

（切）　大枣十二枚（擘）

上七味，以水一斗二升，煮取六升，去渣，再煎服三升，温服一升，日三服。若心中烦而不呕者，去半夏、人参，加栝楼实一枚；若渴，去半夏，加人参合前成四两半，栝楼根四两；若腹中痛者，去黄芩，加芍药三两；若胁下痞硬，去大枣，加牡蛎四两；若心下悸，小便不利者，去黄芩，加茯苓四两；若不渴，外有微热者，去人参，加桂枝三两，温服微汗愈。若咳者，去人参、大枣、生姜，加五味子半升，干姜二两。

【提要】论述小柴胡汤的主症、病机、药物组成与加减法。

【应用】

①经行感冒邪入少阳证。

②产后发热外感证邪入少阳。

③热入血室。

临床上此处柴胡重用15~20g，寒重加荆芥、桂枝；热重加金银花、石膏、青蒿、白薇。

（2）大柴胡汤

【原文】太阳病，过经十余日，反二三下之，后四五日，柴胡汤证仍在者，先以小柴胡。呕不止，心下急，郁郁微烦者，为未解也，与大柴胡汤，下之则愈。

大柴胡汤方

柴胡半斤　黄芩三两　芍药三两　半夏半升（洗）　生姜五两（切）　枳实四枚（炙）　大枣十二枚（擘）

上七味，以水一斗二升，煮取六升，去滓，再煎，温服一升，日三服，一方加大黄二两。若不加，恐不为大柴胡汤。

【提要】少阳郁热，兼阳明里实证。

【应用】

①痛经，加桃仁、木香、三七调理少阳枢机，通下里实。

②急性盆腔炎。

③多囊卵巢综合征属肝经郁火证。

2008年我带台湾徐慧茵博士做了"调理枢机法治疗多囊卵巢综合征"的临床研究课题。以大柴胡汤为主方。临床疗效研究结果显示中药共治疗PCOS患者42例，痊愈者13例（30%），显效者12例（28.5%），有效者6例（14.28%），无效者11例，总有效率73.80%，治疗期间妊娠者7例。

结论：枢机不利是PCOS的重要病机。枢机不利时使卵巢的开合不利，藏泻失常，表现月经失调、不孕、卵巢多囊改变。加味大柴胡汤调理枢机法使患者降低黄体生成素（LH）与高雄激素水平，使大部分患者月经规则，部分恢复排卵，使小部分不孕患者怀孕，是经方治疗多囊卵巢综合征的创新。值得进一步研究。

4.太阴病辨证论治

太阴病是中阳不足，运化失职，寒湿内停，升降失调所致的疾病。对太阴病的治疗，仲景提出"当温之"的大法。即太阴病本证当温中祛寒，健脾燥湿，用理中丸、四逆汤一类方剂，在妇科临床应用较多的是理中丸加味。

【原文】霍乱，头痛发热，身疼痛，热多欲饮水者，五苓散主之；寒多不用水者，理中丸主之。

理中丸方

人参　干姜　甘草（炙）　白术各三两

上四味，捣筛，蜜和为丸，如鸡子黄许大。以沸汤数合，和一丸，研碎，温服之，日三四，夜二服。

【提要】本方为太阴病虚寒下利的主方。具有温运中阳，调理中焦的功能。

【应用】

①闭经、多囊卵巢综合征。

②不孕症，证属脾（或肾）虚痰湿阻滞冲任、胞宫证。张景岳云："痰之化无不在脾，而痰之本无不在肾。"调经种子多用苍附导痰丸合理中丸加黄芪、淫羊藿、当归、川芎。

5.少阴病辨证论治

【原文】少阴病，四逆，其人或咳，或悸，或小便不利，或腹中痛，或泄利下重者，四逆散主之。

四逆散方

甘草（炙）　枳实（破，水渍，炙干）　柴胡　芍药

上四味，各十分，捣筛，白饮和服方寸匕，日三服。咳者，加五味子、干姜各五分，并主下利；悸者，加桂枝五分；小便不利者，加茯苓五分；腹中痛，加附子一枚，炮令拆；泄利下重者，先以水五分，煮薤白三升，煮取三升，去渣，以散三方寸匕，内汤中，煮取一升半，分温再服。

【提要】本证是肝郁气滞，阳气内郁不达四肢证治。

【应用】

四逆散为后世调理肝脾祖方。妇科常用的逍遥散、柴胡疏肝散均由此方化裁而成。

①月经不调。

②不孕症。

③输卵管阻塞。治以疏肝理气，活血通络，以四逆散加味的"通管方"治疗输卵管阻塞，应用20多年有一定疗效。现对于符合做腹腔镜者，术后也用此方加减调治1~2个月，防止再粘连，然后调经助孕，疗效更好。

6.厥阴病辨证论治

厥阴病是六经病证的最后阶段，既可由本经自病，也可从他经传来。

厥阴指足厥阴肝经、手厥阴心包经及其所络属的脏腑。尤厥阴肝经与妇女的解剖、生理和病理都密切相关，故厥阴病的辨证及方药在妇科临床应用也较多。

（1）当归四逆汤

【原文】手足厥寒，脉微欲绝者，当归四逆汤主之。

当归四逆散方

当归三两　桂枝三两（去皮）　芍药三两　细辛三两　甘草二两（炙）　通草二两　大枣二十五枚（擘，一法十二枚）

上七味，以水八升，煮取三升，去渣，温服一升，日三服。

【提要】论血虚寒凝致厥的证治。

【应用】由于血虚寒凝的部位不同，常有不同的临床表现。若寒凝胞宫、冲任督带奇经，则导致妇科病。

①月经后期。常加柴胡、香附、菟丝子、淫羊藿。

②痛经。加小茴香、艾叶、延胡索。

③产后身痛。合黄芪桂枝五物汤。

（2）吴茱萸汤

《伤寒论》吴茱萸汤有三条，分载于三篇。一为阳明病"食谷欲呕"；一为少阴病，"吐利，手足逆冷，烦躁欲死"；一为本条厥阴病。

【原文】干呕，吐涎沫，头痛者，吴茱萸汤主之。

吴茱萸汤方

吴茱萸一升（洗）　人参三两　生姜六两（切）　大枣十二枚（擘）

上四味，以水七升，煮取二升，去渣，温服七合，日三服。

【提要】本条论肝寒犯胃，浊阴上逆的证治。

【应用】

三条经文不尽相同，但阴寒内盛，浊阴上逆的病机却一致，故可异病同治，均用吴茱萸汤温胃散寒降浊。

①经行头痛。

②经行呕吐。

③妊娠呕吐。

（三）《金匮要略》经方在妇科临床应用

本文仅将本人常用的《金匮要略》经方20首作一简介。

1.温经汤

【原文】问曰：妇人年五十所，病下利数十日不止，暮即发热，少腹里急，腹满，手掌烦热，唇口干燥，何也？师曰：此病属带下。何以故？曾经半产，瘀血在少腹不去。何以知之？其证唇口干燥，故知之，当以温经汤主之。

温经汤方

吴茱萸三两　当归二两　川芎二两　芍药二两　人参二两　桂枝二两　阿胶二两 生姜二两　牡丹（去心）二两　甘草二两　半夏半升　麦冬一升（去心）

上十二味，以水一斗，煮取三升，分温三服。亦主妇人少腹寒，久不受胎，兼取崩中去血，或月水来过多，及至期不来。

【提要】本条论述妇人冲任虚寒夹有瘀血而致崩漏的证治。

【应用】历代医家都认为《金匮》温经汤是妇科调经祖方。我认为是调经种子的祖方，在妇科临床广泛应用。

先拆方分析方义：方中内含吴茱萸汤、麦冬汤、桂枝汤、四物汤。

吴茱萸汤：补气温胃，补益阳明，强壮脾胃，温养冲任，条达肝胆。

麦冬汤：益气养阴，降逆止呕。

桂枝汤：外证得之，解肌祛邪；内证得之，调脾胃，和阴阳。

四物汤：以阿胶代熟地黄，补血活血。

四方合一，寒热虚实兼用，而重在阳明脾胃益气摄血。表明中医治疗出血证，首重补气摄血之源头在此方。我认为出血期要化瘀，故"益气化瘀"是止血大法。

①月经过多、崩漏、经期延长。

②月经后期、月经过少、闭经。

③痛经。以寒凝和血瘀为主要病机。

宫寒不孕加入紫河车、龟、鹿血肉有情之品。

⑤慢性盆腔炎。

⑥子宫肌瘤。尤适用于更年期冲任虚弱，瘀血内阻者。

2.胶艾汤

【原文】师曰：妇人有漏下者，有半产后因续下血都不绝者，有妊娠下血者，假令妊娠腹中痛，为胞阻，胶艾汤主之。

芎归胶艾汤

芎䓖　阿胶　甘草各二两　艾叶　当归各三两　芍药四两　干地黄四两

上七味，以水五升，清酒三升，合煮取三升，去渣，内胶，令消尽，温服一升，日三服，不差，更作。

【提要】首先提出三种阴道下血证的鉴别诊断，重点指出胞阻概念以及三种下血证异病同治的胶艾汤。

四物汤就是由胶艾汤去阿胶、艾叶、甘草而成，故胶艾汤视为补血剂之祖方。

【应用】

①月经过多、崩漏，属冲任虚寒，冲任不固证。

②胎漏、胎动不安、滑胎。本人必首选寿胎丸安胎，出血期极少用芎归动血之品，这与岭南人体质气阴虚较多有关。

③产后恶露不绝，加入生化汤，化瘀生新。

3.当归芍药散

《金匮要略》中有两条均出现此方。

【原文】妇人怀妊，腹中疞痛，当归芍药散主之。

当归芍药散方

当归三两　芍药一斤　茯苓四两　白术四两　泽泻半斤　芎䓖半斤　一作三两。

上六味，杵为散，取方寸匕，酒和，日三服。

【原文】女人腹中诸疾痛，当归芍药散主之。

【提要】论述妇人肝脾不和的妊娠腹痛和各种腹痛证治。

【应用】逍遥散调理肝脾从此方来。肝主气主血，脾主运化水湿，气、血、水失调，可导致经、带、胎、产、杂病。本人在临床广泛应用当归芍药散加减。

①月经后期、月经过少、痛经、PCOS、经期延长。常在经前通调肝脾气血，活血通经以之加减。有时经、孕疑似之间，对经、孕无碍，较平和。

②带下过多。

③慢性盆腔炎。适用于湿热不重以肝脾不和为主者。

④妊娠腹痛，尤对孕前已知有慢性附件炎或子宫肌发育不良者，用之有效。

⑤胎动不安，滑胎无出血者。

⑥妊娠高血压疾病，肝（旺）脾虚证。

⑦胎位不正，从气、血、水论治可有转胎之效。

⑧子宫内膜异位症。加川断、三七、黄芪。

⑨盆腔淤血综合征。可使气、血、水通调。

⑩不孕症。以肝郁脾肾虚证为主，加菟丝子、巴戟天、川断。

有实验报道本方有降低血液黏度、消炎、镇痛、镇静、调节自主神经功能等作用。妊娠动物实验证明有安胎作用。

4.当归散

【原文】妇人妊娠，宜常服当归散主之。

当归散方

当归　黄芩　芍药　芎䓖各一斤　白术半斤

上五味，杵为散，酒饮服方寸匕，日再服。妊娠常服即易产，胎无苦疾。产后百日悉主之。

【提要】本条论述血虚湿热胎动不安的治法。后世有将黄芩、白术视为安胎圣药，其源出于此。临床要辨证确是血虚湿热者可用，不能一概作为安胎圣药用。表明仲景安胎重视肝脾。

【应用】

①妊娠腹痛。

②胎动不安、滑胎。适用于形体偏瘦者。

③预防治疗母婴血型不合。加绵茵陈、丹参。

5.白术散

【原文】妊娠养胎，白术散主之。

白术散方

白术四分　芎䓖四分　蜀椒三分（去汗）　牡蛎二分

上四味，杵为散，酒服一钱匕，日三服，夜一服。但苦痛，加芍药；心下毒痛，倍加芎䓖；心烦吐痛，不能食饮，加细辛一两，半夏大者二十枚。服之后，更以醋浆水服之；若呕，以醋浆水服之；复不解者，小麦汁服之。已后渴者，大麦粥服之。病虽愈，服之勿置。

【提要】论脾虚寒湿胎动不安，胎不长证治。张仲景安胎重视肝脾。肝藏血，脾为气血生化之源。

【应用】适用于形体偏肥胖胎动不安。重在健脾，也可用于胎不长养。

6.葵子茯苓散

【原文】妊娠有水气，身重，小便不利，洒淅恶寒，起则头眩，葵子茯苓散主之。

葵子茯苓散方

葵子一斤　茯苓三两

上二味，杵为散，饮服方寸匕，日三服。小便利则愈。

【提要】提出妊娠水肿、妊娠眩晕证治。本人结合临床理解本条应是"妊娠高血压疾病"的最早记载。

【应用】

①妊娠水肿。

②妊娠眩晕。

③妊娠高血压疾病，脾虚肝旺证。

7.桂枝茯苓丸

【原文】妇人宿有癥病，经断未及三月，而得漏下不止，胎动在脐上者，为癥痼害。妊娠六月动者，前三月经水利时，胎也。下血者，后断三月衃也。所以血不止者，其癥不去故也，当下其癥，桂枝茯苓丸主之。

桂枝茯苓丸方

桂枝　茯苓　牡丹（去心）　桃仁（去皮尖熬）　芍药各等分

上五味，末之，炼蜜为丸，如兔屎大，每日食前服一丸，不知，加至三丸。

【提要】提出癥病宿疾与妊娠鉴别，重点指出癥瘤害胎，导致下血不止的证治。

【应用】

①癥瘕。合香棱丸加减。

②妊娠合并子宫肌瘤。胎漏、胎动不安以此方合寿胎丸。

③月经后期、月经过少、痛经属气滞血瘀证。

④慢性盆腔炎。

⑤子宫内膜异位症、子宫腺肌症。

8.肾气丸

【原文】

虚劳腰痛，少腹拘急，小便不利者，八味肾气丸主之。

夫短气有微饮，当从小便去之，苓桂术甘汤主之。肾气丸亦主之。

男子消渴，小便反多，以饮一斗，小便一斗，肾气丸主之。

问曰：妇人病饮食如故，烦热不得卧，而反倚息者，何也？师曰：此名转胞，不得溺也，以胞系了戾，故致此病。但利小便则愈，宜肾气丸主之。

肾气丸方

干地黄八两　怀山四两　山茱萸四两　泽泻三两　茯苓三两　牡丹皮三两　桂枝一两　附子一两（炮）

上八味，末之，炼蜜和丸梧子大，酒下十五丸，加至二十五丸，日再服。

【提要】提出肾气虚证治。五条原文虽不同，但其共有症状是"小便异常"，可以肾气丸异病同治。肾气丸是一张益肾、温阳、化气的通用方。

【应用】

①先天子宫发育不良之闭经、月经过少、痛经。

②月经先后无定期、经行浮肿，经断前后诸证属肾阳虚证者。

③不孕症。证属宫寒者。

④子肿。

⑤转胞、产后小便不通。证属肾阳不足者。

9.半夏厚朴汤

【原文】

妇人咽中如有炙脔，半夏厚朴汤主之。

半夏厚朴汤方

半夏一斤　厚朴三两　茯苓四两　生姜五两　干苏叶二两

上五味，以水七升，煮取四升。分温四服，日三夜一服。

【提要】本条论述妇人痰凝气滞于咽中的证治，即后世所称梅核气证。

【应用】

①梅核气。

②更年期综合征。证属肝郁气滞痰凝者。

③产后抑郁。

10.甘麦大枣汤

【原文】

妇人脏躁，喜悲伤欲哭，象如神灵所作，数欠伸，甘麦大枣汤主之。

甘草小麦大枣汤方

甘草三两　小麦一升　大枣十枚

上三味，以水六升，煮取三升，温分三服，亦补脾气。

【提要】本条论述脏躁证治。是以脏阴不足，虚热躁扰所致。临床不适合以浮小麦代小麦。因小麦功能养心除烦，才符合本方义。

11.百合地黄汤

【原文】百合病不经吐、下、发汗，病形如初者，百合地黄汤主之。

百合地黄汤方

百合七枚（擘）　生地黄汁一升

上以水洗百合，渍一宿，当白沫出，去其水，更以泉水二升，煮取一升，去，内地黄汁，煎取一升五合，分温再服。中病，勿更服。大便当如漆。

【提要】本条论述百合病的正治法。

【应用】

多合方用于情志异常之经前期紧张综合征、更年期综合征、产后抑郁。但需配合不同疾病配伍相应的方。

①经前期紧张综合征。多用以上二方合丹栀逍遥散。

②更年期综合征以肾阴阳失调而多肾阴虚为主。本人多用以上二方合左归丸。

③产后抑郁。用以上二方结合产后多虚（气血虚）多瘀的辨证，更要结合心理开导。

12.小半夏加茯苓汤

【原文】卒呕吐，心下痞，膈间有水，眩悸者，小半夏加茯苓汤主之。

小半夏加茯苓汤方

半夏一升　生姜半斤　茯苓三两　一法四两

上三味，以水七升，煮取一升五合，分温再服。

【提要】本条论述饮邪致呕兼眩悸的证治。

【应用】

①经行呕吐。

②恶阻。

本方为止呕基础方，临床随证加减。

13.橘皮竹茹汤

【原文】哕逆者，橘皮竹茹汤主之。

橘皮竹茹汤方

橘皮二升　竹茹二升　大枣三十枚　生姜半斤　甘草五两　人参一两

上六味，以水一斗，煮取三升，温服一升，日三服。

【提要】本条论述胃虚有热呃逆的证治。

【应用】

①妊娠恶阻。

②经行呕吐。

14.大黄牡丹皮汤

【原文】

肠痈者，少腹肿痞，按之即痛如淋，小便自调，时时发热，自汗出，复恶寒。其脉迟紧者，脓未成，可下之，当有血。脉洪数者，脓已成，不可下也。大黄牡丹汤主之。

大黄牡丹汤方

大黄四两　牡丹一两　桃仁五十个　瓜子半升　芒硝三合

上五味，以水六升，煮取一升，去渣，内芒硝，再煎沸，顿服之，有脓当下，如无脓，当下血。

【提要】本条论急性阑尾炎、急性胆囊炎、急性肝脓疡、急慢性盆腔炎等证治。功能泻热破瘀，散结排脓消肿。

【应用】

①产后发热，感染邪毒证。

②急性盆腔炎，热毒炽盛证。

15.当归生姜羊肉汤

【原文】产后腹中疼痛，当归生姜羊肉汤主之；并治腹中寒疝，虚劳不足。

当归生姜羊肉汤方

当归三两　生姜五两　羊肉一斤

上三味，以水八升，煮取三升，温服七合，日三服。若寒多者，加生姜成一斤；痛多而呕者，加橘皮二两、白术一两。加生姜者，亦加水五升，煮取三升二合，服之。

【提要】本方为食疗祖方之一。广泛用于产后血虚里寒之腹痛等。

【应用】

①产后血虚里寒之腹痛。

②痛经属血寒者。

③月经后期量少属虚寒证。

④卵巢功能下降属脾肾虚者。可作食疗方。

⑤妇人凡属阳虚有寒者。尤其冬季，宜用之作食疗方常服，有强身健体作用。

16.枳实芍药散

【原文】产后腹痛，烦满不得卧，枳实芍药散主之。

枳实芍药散方

枳实（烧令黑，勿太过）　芍药等分

上二味，杵为散，服方寸匕，日三服，兼主痈脓，以麦粥下之。

【提要】本条论述产后气血郁滞腹痛证治。

【应用】

①产后腹痛，气血郁滞证。

②产后恶露不绝。以生化汤合本方化瘀生新，促进产后子宫复旧。

③痛经、盆腔炎。

17.下瘀血汤

【原文】师曰：产后腹痛，法当以枳实芍药散，假令不愈者，此为腹中有干血着脐下，宜下瘀血汤主之。亦主经水不利。

下瘀血汤方

大黄二两　桃仁二十枚　䗪虫二十枚（熬，去足）

上三味，末之，炼蜜合为四丸，以酒一升，煎一丸，取八合，顿服之。新血下如豚肝。

【提要】本条论述产后瘀血内结腹痛的证治。本方为活血化瘀的基础方，纯攻无补，多加减用。

【应用】

①产后腹痛，瘀血内结证。

②痛经。对于膜样痛经、子宫内膜异位症、子宫腺肌症，以此方加味。

18. 黄芪桂枝五物汤

【原文】血痹阴阳俱微，寸口关上微，尺中小紧，外证身体不仁，如风痹状，黄芪桂枝五物汤主之。

黄芪桂枝五物汤方

黄芪三两　芍药三两　桂枝三两　生姜六两　大枣二十枚

上五物，以水六升，煮取二升，温服七合，日三服。一方有人参。

【提要】本条论述血痹重证的证治。黄芪桂枝五物汤，即桂枝汤去甘草，倍生姜，加黄芪组成。五药相合，温、补、通、调并用。

【应用】

①产后身痛血虚证。

②经行身痛血虚证。

19. 蛇床子散

【原文】蛇床子散方，温阴中坐药。

蛇床子散

上一味，末之，以白粉少许，和令相得，如枣大，绵裹内之，自然温。

【提要】本条指出寒湿带下阴冷的外治法。本方与矾石丸为张仲景开创外治法治带下先河。

【应用】

①可广泛用蛇床子加味外治带下病。我的经验方"舒乐宁洗剂"，已作为一附院院内制剂使用20多年，疗效不错，是以蛇床子散加味的。

②阴冷不孕症。

20. 狼牙汤

【原文】少阴脉滑而数者，阴中即生疮，阴中蚀疮烂者，狼牙汤洗之。

狼牙汤方

狼牙三两

上一味，以水四升，煮取半升，以绵缠筋如茧，浸汤沥阴中，日四遍。

【提要】本条论述妇人前阴蚀疮的外治法。仲景开创了阴道冲洗和纳药治疗湿热带下、阴痒、阴疮外治法先河。狼牙草有学者查考认为是仙鹤草。

【应用】

主要治疗外阴阴道炎。可用蛇床子、苦参、仙鹤草、黄柏、地肤子、百部煎水坐盆或冲洗阴道。

（张玉珍）

九、膏方在岭南妇科临床应用的体会

膏方是指一类经过特殊加工制成膏状的中药常用剂型之一，包括外用与内服两大类。内服膏方又有清膏、荤膏、素膏、成品膏方、定开膏方之异。定开膏方应用较多，是指医生针对患者的身体状况、体质偏颇、理化检查等进行全面的辨病与辨证结合或辨证论治。膏方由五部分组成：中药饮片、细料药、胶类、糖类及辅料。依据中药饮片中君臣佐使合理配伍，反复斟酌，是膏方发挥作用的主体部分。按膏方规格配以细料药、胶类、糖类及辅料组成一个大方剂。既要考虑到"疗疾"，又要考虑到"补虚""膏滋"。膏方配伍重在辨证。其特点是量身裁衣，度身定做，针对性强，一人一方，是中医药宝库中的精华之一。膏方源自《黄帝内经》，近10多年来，随着社会的发展与进步以及人们对中医"治未病"理念的深入理解，使膏方的研制与临床应用迅速发展。

本院开展膏方研制及临床应用几年来，我在妇科应用膏方防病治病、滋补强身、美容保健等方面深得患者的赞誉，下面浅谈体会。

膏滋方的重点在扶正补虚，以膏滋为特色，很适合于防治虚证或虚中夹实为主的各种妇科病，这是与妇女的生理病理特点密切相关的。

（一）女性生理特点

女性有经、孕、产、乳的生理特色，均以血用事，并与肾主生殖有关。

1.月经

月经是指有规律的周期性的子宫出血。月经的产生，是肾、天癸、冲任、气血协调作用于胞宫的生理现象。《素问·上古天真论》曰："女子七岁，肾气盛，齿更发长；二七而天癸至，任脉通，太冲脉盛，月事以时下，故有子……七七任脉虚，太冲脉衰少，天癸竭，地道不通，故形坏而无子也。"天癸对冲任发挥重要作用，气血是化生月经的基本物质，脏腑为气血生化之源，肾为先天之本，肾藏精，精化血，精血同源而互生，同为月经的来源。七七四十九岁天癸竭，肾阴阳失调，月经停闭不来，称绝经。

2.妊娠

在女子发育成熟后，月经按时而下，即具备了受孕的条件和生育功能。孕后肾气育胎，血以养胎，气以载胎，经过280日左右瓜熟蒂落分娩。

3.生产

怀胎十月，阴阳气足，人形俱备，日满即产。《妇人大全良方·产难门》曰："凡妇人以血为主，惟气顺则产顺，胎气安而后生理和。"产后子宫复旧，阴道有恶露排出，20天左右干净。

4.哺乳

产后即可哺乳，乳汁由气血所化生。乳腺的发育由肾所主。

上述女性的生理特点，说明妇女较容易发生气血精的耗损而出现虚证。

（二）女性的病因病机特点

我主编的《中医妇科学》教材概括了脏腑功能失常、气血失调、冲任督带损伤、胞宫胞脉胞络受损、肾－天癸－冲任－胞宫轴失调五个方面的病机，尤其在《灵枢·五音五味》中指出："妇人之生，有余于气，不足于血，以其数脱血也。"这是滋补膏方在妇科多用的理论之一。

但膏方应用时要兼顾所处的地域环境因地制宜。还要结合当地的饮食及生活习惯的差异。例如早在《素问·异法方宜论》中说："黄帝问曰：医之治病也，一病而治各不同，皆愈，何也？岐伯对曰：地势使然也。"

岭南炎热多湿的气候地理环境直接和间接地影响着岭南人的体质，使其形成阳热型、脾湿型、气阴两虚型的体质特点。所以我们在配制膏方中要兼顾这些体质因素，尤其女性先天发育不良者的体虚因素尤其要注意兼治。

（三）膏方在临床中的应用

近几年来，我在临床中常用的膏方处方如下：

1.育宫膏

胞宫是女性特有的内生殖器官的概称，胞宫的功能涵盖内生殖器的功能。胞宫发育不良属先天肾气不足或肝肾亏虚为多，常出现闭经、月经过少、月经稀发、卵巢早衰、不孕不育等病证。治宜补肾益精，益气养血，充养天癸，调养胞宫。方选《景岳全书》毓麟珠、《摄生众妙方》五子衍宗丸加紫河车、茺蔚子、香附、淫羊藿、巴戟天、怀山药等。一般连服2~3剂膏方可开始见效。

2.归肾膏

归肾膏主要治疗月经过少。月经过少是临床最多见的月经病，可因青春期先天肾气不足，胞宫发育不良，或生育期多产尤其是反复人工流产后或更年期卵巢功能下降而发生。一般月经周期正常，月经量明显减少，或行经时间不足2天，甚或点滴即净者，虽有虚实之异，但以虚证或虚中夹实者为主，多由于肝肾不足，精血不充，冲任血海匮乏；或脾肾虚、经血化源不足。治宜补肾益精，养血调经，方选归肾丸(《景岳全书》)、滋血汤(《证治准绳·女科》)、养精种玉汤(《傅青主女科》)加制何首乌、巴戟天、黄精、香附子、枸杞子、肉苁蓉。如为脾肾虚，气血生化不足而经水过少者，则以毓麟珠(《景岳全书》)合大补元煎(《景岳全书》)为主；结合性激素测定及B超检测子宫内膜厚度作为辨证参考。

3.调经膏

调经膏主要用于月经先后无定期、月经后期，多与肝脾肾功能失常、冲任失调，血海蓄溢失常密切相关。治宜肾、肝、脾三经同调，多选定经汤（《傅青主妇科》）、加减苁蓉菟丝子丸（《中医妇科治疗学》）。如血清催乳素（PRL）水平升高，可加强疏肝法，配伍麦芽、青皮、郁金、鸡内金等。

4.更年安膏

更年安膏用于围绝经期综合征。本病的发生多因肾阴阳失调，尤以肾阴虚为主，涉及心、肝、脾功能失常。若肾阴不足，不能上济心火，则心火偏亢，心烦难眠；肾水不足，虚阳上越，则头面烦热汗出；阴虚不能上荣于头目脑髓，则头晕目眩耳鸣；阴虚内热，则口干便秘。治宜滋肾益阴，调和阴阳，宁心安神。多选左归丸（《景岳全书》）、百合地黄汤、百合知母汤、生脉散、玉屏风散加人参、三七、白芍、关沙苑、益智仁、怀山药等。

例如郁女士，46岁，国内外经商多年，2010年7月20日初诊。

主诉：月经停闭近半年。

现病史：自2009年11月始出现月经稀发、经量少。末次月经2月27日，经量少，伴烘热汗出，阴道干涩，婚后多年从未生育。今年4月在院外检查FSH103IU/L，LH55.32IU/L，E_2 4 Pmol/L。诊断：更年期综合征、原发性不孕症。现以调节肾阴阳为主。以左归丸、归肾丸、百合地黄汤、生脉散作为中药膏方综合调理2个多月。

11月20日二诊。服上方2个多月后，月经于10月11日来潮，经量正常，7天干净，诸证消退，性激素改善，拟前方为基础拟膏方1剂。

菟丝子150g，山茱萸150g，熟地黄150g，白芍150g，百合150g，知母100g，党参150g，五味子100g，枸杞子150g，地骨皮100g 牡丹皮100g，茯苓150g，沙苑子100g 制首乌150g，覆盆子150g，首乌藤150g，郁金100g，合欢皮100g，仙茅50g，益智仁150g，女贞子150g，黄芪150g，白术150g，防风100g，淫羊藿50g，阿胶500g，龟甲胶150g，大枣60g，冰糖500g，黄酒300mL。

1剂。

由于患者服膏方感觉效果很好，小包装膏方方便她国内外经商奔波服药，后于12月24日及2011年4月、7月、9月共做了上膏方5剂，服膏方后又于3月21日、4月21日、6月28日、8月9日、9月17日正常来经。2011年3月22日复查FSH35.99IU/L、LH19IU/L E_2 61 pmol/L，病情明显好转，故希望治疗生育，建议在生殖中心做IVF-ET，先后两次怀孕了。但由于年龄大、子宫腺肌症、子宫肌瘤太大而胎停。尽管如此，表明膏方治疗更年期综合征是有效的，为她尝试怀孕打下基础。

5.助孕膏

不孕症原因很复杂，对于月经过少、子宫内膜薄、排卵功能障碍者，多属肾虚精亏血少或兼肝郁者，治宜滋肾补肾，调补气血或兼疏肝养肝调经助孕，方选毓麟珠（《景岳全书》）合养精种玉汤（《傅青主女科》）、苁蓉菟丝子丸（《中医妇科治疗学》）或合开郁种玉汤（《傅青主女科》），还能增强助孕信心。曾有几例，一剂膏方来服完便怀孕了。患者很感触地说，服膏方不会有家庭压力。

6.滋癸益经膏

卵巢早衰（POF）中医称"经水早断"或"天癸早竭"，现未有公认的中医病名。近几年来发现POF有发病率上升和年轻化的趋势，中西医均还没有很理想的治疗方法，本病严重威胁妇女的生殖健康，给患者身心和家庭带来极大的痛苦。几十年来，我积累了一些经验，治愈了一些病人。但停用中药又会复发，故如何坚持服药、维持治疗是关键，我认为膏方是值得提倡应用的。

《景岳全书》指出："妇人以血为主，血旺则经调而子嗣。""欲察其病，惟以经候见之，欲治其病，惟于阴分调之。"又说："凡欲治病者，必于形体为主，欲治形者，必于精血为先，此实医家之大门路也。"对于POF的治疗宜滋养肝肾大补气血精或补肾健脾，疏肝活血，肾肝脾三经同调，气血、冲任、胞宫同治，逐渐恢复肾-天癸-冲任-胞宫轴的功能。本人多选归肾丸（《景岳全书》）、大补元煎（《景岳全书》）、益经汤（《傅青主女科》）合丹参饮，做成滋癸益经膏，对POF及卵巢储备功能不足均有一定的疗效，有些患者服后怀孕，生育了健康孩子。尤开放二胎后，此类病人不少。故介绍一病案供参考。

卢某，女，36岁，2010年7月13日初诊。

患者因不孕8年来诊。2002年取环后未避孕8年未孕。2006年因B超检查双侧卵巢巧克力囊肿（左侧40mm×41mm×40mm，右侧60mm×62mm×60mm），行腹腔镜手术，术后6个月复发，又3次在外院行双侧卵巢巧克力囊肿穿刺术。近2年经期延后，经期延长。1997年结婚人流3次，未生育。7月14日查性激素FSH51.78 IU/L，LH15.4 IU/L，E_2 8pmol/L。

诊断：①继发性不孕；②卵巢早衰；③双侧卵巢巧克力囊肿术后；④月经后期；⑤经期延长。

辨证：肝肾阴虚血瘀。

处方：滋癸益经汤加减14剂。

服完后在当地（广西）照方再服40剂。

2011年3月25日二诊。前症改善，现觉眠差、心悸、手麻、尿频。B超示子宫及双侧卵巢偏小，血流稀少，从广西来诊，给以中药膏方1剂。

滋癸益经膏：

菟丝子150g，党参200g，葛根300g，柴胡100g 山药150g，熟地黄150g，黄芪

200g，山萸肉150g，香附子100g，郁金150g，当归100g，淫羊藿100g，百合150g，柏子仁90g，枸杞子150g，巴戟天150g，续断150g，酸枣仁150g，沙苑子150g，玉竹150g，鹿衔草150g，丹参100g，茺蔚子50g，女贞子150g，炙甘草60g，阿胶300g，龟甲胶150g，红参100g，冰糖300g，黄酒300mL。1剂。

2011年9月7日复诊。末次月经8月19日，7天净，量中等，现仍腰痛，脱发，眠差，双眼涩。舌淡暗，苔薄白，脉细。今日复查性激素FSH16.08 IU/L、LH9.26IU /L、$E_2$39 pmol/L，已明显好转。

继续服以上膏方1剂。服药近半年。前病治愈怀孕，给以安胎。于2012年12月11日因胎膜早破剖腹产男婴，健康成长。2014年9月4日复诊，产后哺乳半年，现停经4月，复查性激素，提示卵巢早衰复发，再拟膏方继续治疗。

膏方在妇科临床应用很广，根据春生、夏长、秋收、冬藏的自然规律，一年四季可用膏方来保养人体的精气神。春季平补，岭南注意健脾祛湿；夏季清补，岭南注意益气养阴保津；秋季润补，岭南注意润燥养阴；冬季温补，岭南注意养阳护阴。俗话说："冬令进补，来年打虎。"愿患者服膏方能保安康。

对于痰湿和血热、血瘀实证的妇科病不宜用膏滋方。

（张玉珍）

十、中医药治疗妇科肿瘤的特点及优势

（一）概述

中医学对于妇科肿瘤早有认识，妇科肿瘤散见于中医妇科的"癥瘕""积聚""石瘕""肠覃""崩漏""五色杂带"等病证之中。如《素问·骨空论》云："任脉为病，女子带下瘕聚。"《灵枢·水胀》云："石瘕生于胞中，寒气客于子门，子门闭塞，气不得通，恶血当泻不泻，衃以留止，日以益大，状如杯子，月事不以时下。""肠覃者，寒气客于肠外，与卫气相搏，气不得荣，癖而内著，恶气乃起，息肉乃生。其始生也，大如鸡卵，稍以益大，至其成，如杯子之状，久者离岁，按之则坚，推之则移，月事以时下，此其候也。"石瘕"皆生于女子"，长在胞宫，"月事不以时下"。这和子宫肿瘤很相似，肠覃"客于肠外"，大如杯子之状，按之则坚，月事以时下，这与妇科卵巢肿瘤相似。《诸病源候论》云："若积引岁月，人即柴瘦，腹转大，遂致死。诊其脉弦而伏，其癥不转动者，必死。"这和晚期卵巢癌、子宫肉瘤等患者的恶病质、腹水肿块及预后极其相似。孙思邈《备急千金要方》云："妇人崩中漏下，赤白青黑，腐臭不可近，令人面黑无颜色，皮骨相连，月经失度，往来无常……阴中肿如有疮之状。""所下之物，一曰状如膏，二曰如黑血，三曰如紫汁，四曰如赤肉，五曰如脓血。"分析此证候，当是晚期宫颈癌。元代朱丹溪用实例叙述了妇人"糟粕出前窍，溲尿出后窍，六脉皆沉涩""三月后必死"。这无疑是宫颈癌晚期浸润的临床表现。谈

及妇科肿瘤患者妊娠时，汉代张仲景《金匮要略》指出："妇人宿有癥病，经断未及三月，而得漏下不止，胎动在脐上者，为癥痼害。妊娠六月动者，前三月经水利时，胎也。下血者，后断三月，癥也。所以血不止者，其癥不去故也，当下其癥，桂枝茯苓丸主之。"提出肿瘤患者妊娠后可用桂枝茯苓丸主之，

《诸病源候论》描述癥瘕的证候说"月水不时，乍来乍不来。此病令人无子""若冷气入于子脏，则使无子。若冷气入于胞络，搏于血气，血得冷则涩，令月水不通也""月水为之不通利，或不复禁，状如崩中"等。可见当时已观察到患有癥瘕病的妇女，许多伴有月经失调、闭经、崩漏、带下及不孕症等。这说明了妇科肿瘤的特点是不仅有腹部肿块的存在，而且常伴有经、带、胎、产的异常。

（二）中医妇科肿瘤的病因病机特点

妇科肿瘤的病因甚多，《黄帝内经》叙述石瘕的成因是由于"寒气客于子门，子门闭塞"，以致"气不得通，恶血当泻不泻，衃以留止"所致。《诸病源候论》指出"妇人病之，有异于丈夫者，非独关饮食失节"等因素，"因产后脏虚受寒，或因经水往来，取冷过度"，因而"多挟血气所成也""八瘕者，皆胞胎生产，月水往来，血脉精气不调之所生也""妇人荣卫经络，断绝不通，邪气便得往入合于脏"。又云："妇人新产，未满十日起行，以浣洗太早……若居湿席。"则化生青瘕。若"妇人月水下，恶血未尽，其人虚惫，而以夏月热行疾走……月水横流，衍人他脏不去，有热因生燥瘕之聚""妇人月水当日数来而反悲哀忧恐……心中恍恍未定……精神游亡"，则"生孤瘕之聚"。

《诸病源候论》还指出："若经血未尽而合阴阳，即令妇人血脉挛急，小腹重急支满……结牢恶血不除，月水不除，或月前或月后，因生积聚，如怀胎状。"这特别指出不注意性生活卫生，亦是导致妇女发生癥瘕的重要原因，也是导致不孕的重要病因病机。

明代医家张景岳总结前人之说，提出癥瘕之证其"血留滞作瘀，唯妇人有之。其证则或由经期，或由产后，凡内伤生冷，或外受风寒，或恚怒伤肝，气逆而血留，或忧思伤脾，气虚而血滞，或积劳积弱，气弱而不行，总由血动之时，余血未净，而一有所逆，则留滞日积，而渐以成癥矣"。

综上所述，妇科肿瘤的发生，主要由于产后经行不慎，风、寒、湿、热之邪内侵，或七情、饮食内伤，导致脏腑功能失常，气血失调，冲任损伤，瘀血、痰饮、湿毒等有形之邪相继内生，留滞小腹、胞中、冲任，积结不解，日久渐成。妇女受病，尤以产后、经期不注意调摄有关，而不注意性生活卫生，早婚、早产、多产及性生活紊乱，亦是导致妇女肿瘤发生的重要原因之一。这些是妇科肿瘤的病因特点。

临床常见的病因病机是正气虚弱、气滞血瘀、痰凝湿聚、邪毒蕴结等，即虚、瘀、

痰、毒四个方面。而正气虚弱包括脏腑、冲任、气血虚弱。脏腑以肾、肝、脾为主。临床上辨证首先辨明邪正虚实情况，分清虚、瘀、痰、毒之状况进行辨证施治。主要的治疗原则是扶正培本（包括滋肾补肾、健脾和胃、疏肝养肝、补气养血、调理冲任）、行气活血、化痰利湿、解毒散结。

（三）妇科肿瘤的中医药治疗特点及优势

1.辨证论治

（1）扶正培本：①滋肾补肾：肾气虚证方用右归丸。常用药物有附子、肉桂、补骨脂、淫羊藿、巴戟天、锁阳、仙茅、鹿角霜等。如患者肾阳虚而阴亦不足者，可酌情加用山萸肉、女贞子、龟板、熟地黄、菟丝子等补肾阴之品。②补气健脾：脾气虚证方用补中益气汤。常用药物有黄芪、党参、白术、茯苓、山药、莲子、扁豆、陈皮、炙甘草等。③滋阴补血：阴血虚证方用四物汤合六味地黄丸加减。常用药物有何首乌、熟地黄、白芍、阿胶、枸杞子、当归、鸡血藤、红枣、花生衣等。④益气养阴：气阴两虚证方用生脉散加味。常用药物有西洋参、太子参、麦冬、天冬、五味子、玄参、北沙参、生地黄、玉竹、知母、石斛、黄精、天花粉、鳖甲、龟板等。

扶正培本法是扶助正气、培植本源的治疗法则。中医的理论认为"邪之所凑，其气必虚"，"正气存内，邪不可干"，正盛则邪去。所以肿瘤的发生是由于正气不足，而后邪毒踞之所致。临床可见到肿瘤患者，罹病日久，耗气伤血，更致正气亏虚。而手术治疗，损伤气血，化疗耗气伤脾，放疗更是伤阴耗气，在抑瘤抗癌的同时，其毒副作用对机体的正气带来很大的伤害。且肿瘤在体内能否控制、恶化、扩散及转移，也决定于正气与邪毒斗争的结果。经临床和实验研究表明，扶正补虚能够防治肿瘤的发生和发展，能够减轻病者的症状，增强其免疫功能，提高其生活质量，延长其生存期。

（2）活血化瘀：血瘀证方用膈下逐瘀汤加减。常用药物有当归、川芎、三棱、莪术、五灵脂、赤芍、桃仁、红花、香附、延胡索、乌药、干蟾皮等。

（3）疏肝理气：气滞证方用逍遥散加味。常用药物有当归、柴胡、青皮、郁金、白芍、茯苓、白术、川楝子、蚤休、半枝莲、败酱草、莪术等。

（4）化痰利湿：痰湿证方用三棱煎加味。常用药物有三棱、莪术、青橘皮、半夏、麦芽、浙贝母、浮海石、薏苡仁、全瓜蒌、猪苓、山海螺、山慈菇等。

（5）解毒散结：热毒证方用银花蕺菜饮加味。常用药物有金银花、蕺菜、土茯苓、荆芥、生甘草、蒲公英、紫花地丁、败酱草、半枝莲、莪术、蚤休、白花蛇舌草等。

（6）补肾活血安胎：妊娠期见肾虚血瘀证方用桂枝茯苓丸合寿胎丸加减。常用药物有桂枝、茯苓、桃仁、赤芍、丹皮、杜仲、桑寄生、续断、狗脊、党参、女贞子、菟丝子等。有消癥散结、补肾安胎之效。

2.其他疗法

（1）常用中成药：桂枝茯苓丸、化癥回生丹、西黄丸、大黄䗪虫丸、橘荔散结片、复方皂矾丸、榄香烯乳注射液等。

（2）外治法：如用中药"三品"锥切疗法、催脱钉及蜈蚣粉等外用对早期宫颈癌效果较好等。

（3）针刺疗法：以关元、水道、足三里、三阴交为主，留针10~20分钟，不直刺包块部位，不在经期进行。

（4）饮食疗法：饮食疗法必须在中医学理论指导下，根据妇科肿瘤的不同部位及其表现，结合食物的性味功效，而辨证选药配方，才能取得最佳的疗效。

（5）西医治疗：早期主要采取手术治疗，中晚期宜采取放射治疗或化学药物治疗或放疗、化疗与手术相结合的综合治疗方法。

（四）妇科肿瘤治疗的研究进展

目前妇科工作者在妇科肿瘤的病因研究、早期诊断、普查早治、中西医结合治疗、提高中晚期妇科癌瘤的疗效和生存质量、防治放化疗毒副反应诸方面取得了可喜的成绩。如江西妇产科医院杨学志教授等研究出"三品"饼、杆（白砒、明矾、雄黄、没药）的局部应用治疗方法。1973年、1989年治早期宫颈癌268例，全部近期治愈。随访5~10年以上208例，5年治愈率100%。随访10年以上117例，10年治愈率100%。此疗法治愈率达国际先进水平，且简便易行，痛苦小，无并发症，可保持患者的生理和生育机能。我院亦曾引进使用多年。上海妇产医院应用天南星为主治疗宫颈癌75例，天南星加体外放疗89例，二组有效率达83%左右。旅大市妇产医院用莪术治疗子宫颈癌220例，临床治愈61例，显效38例，有效56例，无效65例，总有效率70.5%。许世瑞用桂枝茯苓丸治疗子宫颈癌13例，子宫内膜癌2例，结果显效3例，有效10例，无效2例。天津市南开区理疗专科医院苗厚润等用中药消瘤丸为主，治疗晚期卵巢癌44例。结果有效40例，无效4例，总有效率91%。庞泮池报道中西医结合治疗卵巢癌27例，经综合治疗手术后存活6~9年者6例，4~5年4例，2~3年3例，2年7例，死亡2例。4年以上生存率达37%。陈泳等采用天花粉治疗恶性葡萄胎37例，化疗加中药治疗147例，近期治愈率分别为91.8%、97.3%。两组均较单用化疗组的近期治愈率为高。据报道，服用单味紫草根对绒毛膜上皮癌及恶性葡萄胎有一定的疗效。据报道，用中药治疗妇科子宫肌瘤等良性肿瘤方面也取得了显著的效果。在肿瘤预防上取得了进展。如中国中医研究院广安门医院的宫颈1号栓、北京妇产医院催脱钉（CTD）等中医治疗宫颈鳞状上皮非典型性增生等癌前病变1329例，治愈率达98%以上，长期随访未见癌变。由于普查普治、防治结合，使此病发病率大大降低。

临床中，中医药与手术相结合，运用扶正祛邪的原则辨证施治，可以提高5年生存率，预防术后复发转移。中医药与化疗相结合，运用中医辨证论治，可以减轻或消除化疗的毒副反应，使化疗顺利进行。中医药与放疗相结合，可以减轻放疗的毒副反应，预防发生并发症，并具有一定的放射增效作用。

对于妇科肿瘤的中医治疗，应根据患者身体的强弱和病情的缓急来判定。一般来说，早期形证俱实，正强邪浅者宜先攻后补；中期邪深正弱者宜攻补兼施；晚期正残病笃者宜先补后攻。总之，从病人实际出发，攻其有余，补其不足，达到邪去正安的目的。

（陈锐深、张玉珍）

十一、当归芍药散加味在妇科临床的应用

（一）当归芍药散的出处、方义及功用

当归芍药散是汉代张仲景所创经方。在《金匮要略》中有两处论述。《金匮要略·妇人妊娠病脉证并治》中说："妇人怀妊，腹中疞痛，当归芍药散主之。"后在《金匮要略·妇人杂病脉证并治》中又说："妇人腹中诸疾痛，当归芍药散主之。"两处经文明确指出病位在腹中，主症是"痛"。妊娠病中的疞痛，人们有不同的理解。《汉语大字典》解作"腹中绞痛"，徐忠可则谓"绵绵而痛"。《金匮要略校注语译》又认为"拧着痛"，根据临床，三种"痛"都可以治疗，关键是肝脾失调的病机。

当归芍药散方

当归三两　芍药一斤　茯苓四两　白术四两　泽泻半斤　川芎半斤（一作三两）

上六味，杵为散，取方寸匕，酒和，日三服。方中重用芍药敛养肝血，缓急止痛，当归助芍药补血养肝，川芎行血中滞气，三药共以调肝；白术，茯苓健脾除湿，泽泻渗利水湿，三者合用治脾。肝体阴而用阳，肝血足则气条达，脾健运则湿邪除。当归芍药散的功用是养血调肝，健脾除湿。

《灵枢·五音五味》曰："妇人之生，有余于气，不足于血，以其数脱血也。"妇人以血以基本，经、孕、产、乳均以血为用。气和血如影随形，气为血之帅，血为气之母，气血相互依存，相互资生。肝藏血，主疏泄，肝血不足，则肝郁克脾，脾虚则湿浊不化。气、血、水是维持人体生命活动的基本物质之一，气血水失调足于导致妇科诸病，所以治疗妇科病极重视调理气血水。《血证论·经血》曰："或调气中之水以滋血，或调血中之气而利水，是女子调经之法，即凡为血证之治法。"我体会当归芍药散是调理肝脾的祖方，也是气血水同调的基础方，故当归芍药散加味可在妇科临床中广泛应用。

（二）当归芍药散在妇科临床的应用

1.月经病

（1）痛经：痛经可发生在妇女初潮后至绝经前，寒热虚实都可导致痛经。我体会虚

证痛经多为功能性，中医疗效较好。我常以平时治本，经前经时治标。平时以原方加黄芪、川断、柴胡，连服10剂左右，经前一周始以原方加香附、台乌药、延胡索。加强疏肝理气、调经止痛之功。香附被妇科称之为"气病之总司，女科之主帅"，各证痛经均可加入。血瘀明显者，原方加三七片、失笑散、延胡索、益母草、没药；寒凝血瘀者，原方加小茴香、艾叶、桂枝（或桂心）或配合服少腹逐瘀颗粒。实证痛经较剧烈，病程较长，常有器质性病变，如子宫内膜异位症、子宫腺肌症，中医治疗有效，但有时要配合手术。热证痛经加丹皮、葛根、益母草清热凉血，化瘀止痛。对于痛经的治疗，我认为可以当归芍药散为基础方，随证（证型的寒、热、虚、实）、随时（经前、经时、经后、平时）灵活加减，都能取得调理肝脾，和调气、血、水，改善或根治痛经。

（2）月经后期：月经后期的发病机理有虚实之别，还有虚实夹杂者，如肝郁脾虚，气机不宣，血为气滞。脾虚水湿，化源不足。冲任阻滞，血海不能如期由满而溢，便可发生月经后期或兼量少。治宜在月经净后即服当归芍药散加柴胡、香附、菟丝子、女贞子、巴戟天共奏疏肝、理脾、补肾之功，能使月经周期正常，经量增加，并常可获经调然后子嗣之效。

（3）月经前后诸症：月经前后诸症是指每于经前，或经行期间，周期性的出现明显不适的全身或局部症状者，以经前2~7天和经期多见，经来后可渐消退。古代妇科根据不同的主证，分别称之为"经行乳房胀痛""经行头痛""经行浮肿""经行情志异常"等，本病多发生于中年妇女。西医称之"经前期综合征"。

发生月经前后诸证的最常见病机是肝郁、脾虚，故本人多应用当归芍药散加减治之。

如经行乳房胀痛，痛不可触衣者，加鸡内金、麦芽、郁金、青皮疏肝解郁，消食导滞。

如经行头痛，依头痛的部位不同，选用引经药，如偏头痛加柴胡、龙胆草疏肝；头顶痛加藁本、天麻、钩藤平肝祛风止痛；前额痛加川芎、白芷治阳明头痛。在临床我也常根据肝体阴而用阳的特点，选用"养肝体清肝用方"：钩藤15g，熟地黄15g，橘红6g，白芍20g，枸杞子15g，杭菊10g，石决明20g，羚羊角骨15~20g，桑叶15g，云苓20g，山萸肉15g，丹皮10g。于月经后半期每日服1剂，共服14剂左右。我先生和我使用几十年，疗效很好。本方是我们听课时内科的李仲守老师讲授的，原方出自叶天士著作。

如经行泄泻，加巴戟天、薏苡仁、肉豆蔻、党参补肾健脾；若经行情志异常较复杂，多因肝郁化火，原方加柴胡、郁金、合欢花、山栀子、丹皮加强疏肝泻火，清心除烦；若经行浮肿，则重在治脾，原方加黄芪30g，五加皮15g，益母草30g，补气健脾，活血行水消肿。

2. 带下病

带下过多，有虚实之异。《傅青主女科》曰"夫带下俱是湿证"，治疗脾虚带下的完带汤，观其全方，重在一个"湿"字，其补、散、升、消都是为湿邪开路，方中虽用了白芍柔肝、轻用柴胡稍佐疏肝解郁。完带汤对脾虚带下过多的确是疗效很好。但临床还常见脾虚中夹肝郁湿热证之带下过多，检查发现非淋菌性阴道尿道炎，对消炎抗菌药耐药无效者，我常用当归芍药散加绵茵陈、虎杖、蒲公英、土茯苓在调理肝脾的基础上加清热解毒利湿，能有效治愈脾虚肝郁夹湿热蕴结的带下过多、非淋菌性阴道尿道炎。

3. 妊娠病

（1）妊娠腹痛：正如《金匮要略·妊娠病脉证并治》中指出的"妇人怀妊，腹中疠痛，当归芍药散主之"。本经文是论述肝脾失调腹痛的证治。临床时我多在原方中加寿胎丸、香附子补肾安胎，香附行气止痛。

（2）妊娠高血压疾病：这是西医病名，表现为妊娠期高血压、子痫前期和子痫，是妊娠期严重威胁母婴健康的疾病。中医的"子肿、子晕"阶段的脾虚肝旺证对本病的防治是有效的。《金匮要略·妊娠病脉证并治》中指出："妊娠有水气，身重，小便不利，洒淅恶寒，起即头眩，葵子茯苓散主之。"我体会这是中医经典对妊娠高血压疾病的最早记载。当归芍药散加钩藤、天麻、丹皮、黄芩可加强平肝息风清热作用，对防治本病有效。

（3）妊娠贫血：妊娠期间出现倦怠，乏力、气短、面色苍白、浮肿、食欲不振等，检查血红蛋白或红细胞总数降低，红细胞比容下降，称妊娠贫血，《妇人大全良方·妊娠胎不长养方论》指出："胎不长乃因脏腑衰损，气血虚羸。"妊娠贫血与脾虚气血生化不足和肝血不足密切相关，可用当归芍药散加黄芪、党参、何首乌、阿胶、乌豆衣、桑寄生补气补血以长养胎儿，纠正贫血。

4. 产后病

产后病多虚多瘀，多以生化汤加减。对于产后腹痛的主要病机是气血运行不畅，不荣则痛或不通则痛。我在临床常以生化汤补虚化瘀，合当归芍药散调理肝脾，使气充血畅，胞脉流通而腹痛自除。

5. 杂病

（1）慢性盆腔炎：多因湿、热、瘀、虚合而成盆腔疼痛。邪气不重时，我多用当归芍药散加毛冬青、黑老虎、三七片、香附、黄芪、丹参，共奏调理肝脾，行气、活血、利水之功，多能有效。

（2）子宫内膜异位症：主要病机是瘀血阻滞胞宫、冲任。对肝郁脾虚证，选当归芍药散加丹参、三七片、黄芪、香附、续断、黑老虎，调理肝脾，补肾活血。如有孕求，可在原方加入五子衍宗丸。

（3）盆腔淤血综合征：当归芍药散选加黄芪用30~60g，三七片、乌药、七叶莲，加强益气活血化瘀之功。使肝脾气血水和调，盆腔淤血综合征可愈。

附：病案

余某，女，23岁，未婚，2008年8月14日初诊。主诉：药流后下腹坠胀疼痛8月余。患者8个月前开始出现小腹疼痛、坠胀不适，伴腰骶酸痛，于经前、久站、久坐及性交后症状加重，时感神疲乏力而无法工作，喜叹息，经前乳房腹痛，经色暗红有血块，痛经明显，带下量多，清稀，曾在福建当地诊为慢性盆腔炎，经中西药治疗无效，苦不堪言，遂来本院诊治。行腹腔镜探查术示：盆腔轻度粘连，双侧输卵管通而不畅，盆腔静脉曲张明显，如蚯蚓状。诊断为：①盆腔淤血综合征；②女性慢性盆腔炎。住院期间请本人查房会诊，处以当归芍药散加减治之，患者症状好转，出院后继续来门诊治疗。诊见：症如前述，面色少华，舌淡暗胖大，边有齿痕瘀点，苔薄白，脉细弦。妇检：外阴阴道畅，阴道分泌物量多，色白质稀，宫颈轻度糜烂，子宫后位、大小正常，后穹隆触痛，双侧附件区压痛。中医诊为气虚血瘀证，治宜益气健脾，活血化瘀，疏肝止痛。以当归芍药散加味。处方：白芍、丹参、白术、泽泻、乌药、延胡索各15g，当归、川芎、香附、三七各10g，黄芪、茯苓各30g，七叶莲20g。14剂，每天1剂，水煎服。带回家服。

2011年3月21日因产后月经渐少从福建再来诊，追问病史再查住院病案得知，患者服完以上20剂药后，下腹坠痛、腰骶酸痛、痛经等症均有明显改善，并在当地继续按方配药，坚持治疗3个月后症状完全消失。2009年初结婚，并于当年末顺产一女婴，健康成长。当天遂予复查盆腔彩色B超示：子宫、附件未见异常，盆腔静脉无曲张。查对原B超显示：盆腔淤血综合征已治愈。

（张玉珍）

十二、临床应用滋肾育胎丸"异病同治"的体会

滋肾育胎丸是广州中医药大学罗元恺教授积几十年之经验方，主要用于防治习惯性流产和先兆流产的经验方。于1983年获国家卫生部重大科技成果乙级奖。1990年荣获广州市优秀产品奖、1994年卫生部批准为国级二级中药保护品种。1998年再次被评为国家教委科技进步三等奖。应用此方10多年来，取得了较好的疗效。并根据中医"异病同治"的原则，扩大了临床应用范围。进一步显示了滋肾育胎丸立方的理论性、科学性、先进性和实用性。

（一）滋肾育胎丸的立方理论和实验研究

罗元恺教授认为"肾主生殖"，"胎之能否巩固，既然在乎父母阴精是否强健，同

时亦关系到是否有人为的耗损……至于习惯性流产，更与肾气不固有关，肾失固藏，以致屡孕屡堕"。并强调指出："胎孕的形成，主要在于先天之肾气而长养胎儿，则在于母体后天脾胃所化生之气血。"据此学术理论，提出了补肾健脾、益气养血是防治胎漏、胎动不安、滑胎的主要原则，从而拟定了滋肾育胎丸方药。

在研制滋肾育胎丸时，不但对防治自然流产进行了较大量的临床验证，对男女肾虚不孕不育症也进行了临床观察，同时对其主要成分进行了药物对雌兔性腺发育变化的观察。提示滋肾育胎丸的主要药物对实验兔性腺和性器官有增加血液供应、促进卵泡和黄体发育的作用。

（二）滋肾育胎丸的临床应用

肾为先天之本，主人体生长发育与生殖。肾藏精、主骨、生髓、华毛发，为五脏六腑之根。脾为长养和气血生化之源，兼主统血充肌肉四肢，为后天之根本，若肾脾两虚，先天后天亏损，气血不足，可以导致临床各科许多疾病的发生和发展。

滋肾育胎丸能补肾健脾，益气养血，理法方药严谨，除应用于防治先兆流产、习惯性流产外，还可按异病同治之理治疗其他妇科、内科、外科疾病。

1.滋肾育胎丸是防治自然流产的理想验方

罗元恺教授应用滋肾育胎丸防治自然流产名扬国内外。我们在研制此方之前就先随机抽取了住院病人，在罗老指导下服此方汤剂保胎成功的有110例，追踪产下的111个婴儿（有一双胞男胎）都健康成长；未发现副作用。选题研究时，三间医院共纳入研究安胎病例124例，成功率达94.35%，其临床疗效高，优于西药安胎，受到广泛重视。本药在我院妇科门诊和病房防治自然流产中作为常用药，其成功率之高，已得到医务界和群众的公认。近几年来，结合西医检查各种导致流产的原因，如部分染色体异常、免疫性流产、地中海贫血等所致之反复流产，仍坚持以中药汤剂和滋肾育胎丸为主进行治疗，也取得了较好的疗效。如患者汤某，婚后自然流产三次，在检查各项流产原因中发现夫妇双方的HLA抗原共有A2、A11、B40三个相同，是免疫性流产，为难治之症。怀孕后在本科室安胎，罗教授指导我们用补肾健脾护胎之法治疗，服此丸后加服本药丸主药之汤剂，安胎成功，于1990年8月产下一男婴，母子健康。又如邓某，婚后5年，连续自然流产4次。检查流产的原因有：①丈夫染色体46XY（Y大）；②内分泌失调。从1990年孕前服滋肾育胎丸约2个月后怀孕，孕后一直在门诊继续服用此丸保胎成功。

安胎成功后，对出生后的儿童体格和智商有无影响？与优生优育是否相符？本着对人民负责，对本丸药及中药安胎深入了解的精神，我们曾进行了追踪调查。第一批调查70多例，结果显示正常。第二批调查30例，是采用美国韦氏幼儿和儿童智力量表，按标准化手段，其结果表明中药安胎成功出生的儿童（4~11岁）体格和智力发育与未经安胎出生的儿童比较无显著性差异。

综观国内大量报道的安胎经验及我们的体会，中药安胎不但疗效高，而且对母体有强壮作用，对后代的健康也是有益的，显示了中药滋肾育胎丸的广阔前景。

2.女性不孕症

肾主生殖，虚证不孕症主要是因肾脾气血不足。可选用滋肾育胎丸治疗，并观察基础体温的变化，有部分患者的基础体温得到改善，或出现排卵受孕。有些患者服克罗米芬治疗无效，配合服滋肾育胎丸从本治疗后提高了受孕率。

3.男性不育症

男性不育，病因复杂，由于肾虚所致的性功能低下、阳痿以及弱精症可服此丸取效。广州某中学教师，婚后10多年，其妻自然流产3次后继发不孕4年多，曾治疗好转，但未能怀孕。后查其精子数目少，活力低，嘱服滋肾育胎丸2个月后，自觉精力充沛，性功能强，再服一段时间后，精液转为正常，其妻喜得怀胎，中药安胎后，于1990年初，高龄41岁的妻子剖腹产一男婴，重7斤多，母子健康。

4.月经后期、月经过少

本病常由先天肾气不足，或多次人工流产或屡孕屡堕后精血亏虚、冲任损伤而致。可发展为闭经，亦可致继发不孕或再发生流产。《景岳全书》指出："调经之要，贵在补脾胃以资血之源，养肾气以安血之室。"选用滋肾育胎丸，抓住了"调经之要"，亦可取得较好疗效，使周期较准，经量渐多，经色转红，经调易受孕，或孕后胎气旺，安胎效果较好。如患者朱某，婚后3年余，自然流产2次后月经过少，女方辨证为肾脾两虚，孕前常服滋肾育胎丸经量渐多后再次怀孕，续服此丸安胎成功，生下一对双胞胎（女），健康成长。

5.闭经

"经本于肾"，月经的主要成分是血，闭经因虚者较多。对于月经迟来、稀少、闭经属于肾脾亏虚、气血不足者；用本丸药补肾健脾，益气养血以治本调经，资其化源。如闭经时间较长者，亦可先用西药通经后，再用滋肾育胎丸调经。如某中专学生邓某，16岁月经初潮后常月经后期而来，1990年初因闭经半年多来诊，要求服中成药治疗。给予滋肾育胎丸3瓶。服药后精神转佳，纳谷香，阴道分泌物增多，仍未通经。再予本丸3瓶，未服完药，告知已通经。嘱经后早服滋肾育胎丸，晚服六味地黄丸，一段时间后月经正常来潮。

6.性生殖轴功能早衰

妇女性生殖轴功能早衰会给妇女本人、夫妻之间和家庭带来痛苦。中医认为主要是肾气早衰。补肾可以提高性功能。滋肾育胎丸大补先后二天肾与脾，并能益气养血，不失为一个妙方。病人反映服食后精神好转，性欲增强，阴道分泌物增加，阴中干涩痛苦得以改善。如觉燥热时可配合六味地黄丸或早、午服滋肾育胎丸，晚服六味地黄丸或二药同时服食则相得益彰而无燥热之弊，而且服药及携带方便，易为患者接受。

7.产后或人工流产术、药物流产后体虚

妇女产后耗气失血伤津，或药物流产、人工流产后损伤肾气冲任气血，表现面色苍白，畏寒恶风，疲倦，腰膝疲软，汗出，眩晕或月经不调等虚证时，给予滋肾育胎丸，补先后天以生精血，调冲任，能较快促进身体康复，并能调经。

8.脱发

肾气其华在发，发为血之余。肾虚则脱发。我们对产后血虚、肾虚的脱发，给服本药丸有效。在"脱发证治"专题笔谈中有专家用滋肾育胎丸内服配合外治治疗脱发的经验。

9.尿频，夜尿多

肾主水，肾与膀胱相表里。尿频、夜尿多与肾虚不固、膀胱失约有关。故较长期应用滋肾育胎丸有效。对男女肾虚夜尿频而清长者也可服之。对妊娠或产后尿频者亦可用本丸治疗。滑胎患者，怀孕后尿频或夜尿多者很常见，在服食此丸安胎的同时，上述小便异常的症状得到明显改善或消失。

10.老年性腰腿痛

老年人，尤其是妇女绝经后，肾气渐虚，肾精不足以充养骨骼，故常出现腰膝疲软、腰腿痛、下肢乏力等症，X线检查常有骨质疏松的表现。滋肾育胎丸可以缓解或减轻症状，并有强壮作用，自觉精力充沛。

11.皮肤病

许多慢性皮肤病都可出现肾虚、脾虚、气血不足之证型。按异病同治的中医理论可配合滋肾育胎丸治疗。我院皮肤科专家介绍多年来对皮肌炎、天泡疮、红斑性狼疮等出现肾虚证型或肾虚的阶段时，选配滋肾育胎丸服用，也取得一定的疗效。

12.抗衰老

有学者研究用滋肾育胎丸治疗老年肾虚证60例，并设维生素E对照30例。治疗结果显示滋肾育胎丸总疗效明显优于维生素E。探讨其延缓衰老的机理，是因为其药物组成大多属传统的"延年益寿"之品，符合《黄帝内经》和《华氏中藏经》关于"保扶阳气为根本""阴精所奉其人寿""五脏坚固……故能长久"等学说。通过对滋肾育胎丸的临床研究，从一个侧面证明了中医"肾"与衰老相关理论的正确性，也提示该药在治疗老年肾虚证方面较有前途。对于这方面的作用，早在滋肾育胎丸的技术鉴定会上已有不少老一辈的专家已预言。在要求延年益寿、提高生活质量的当今具有现实

意义。

《景岳全书》指出："脾胃为灌注之本，得后天之气，命门为生化之源，得先天之气也，命门之阳气在下，正为脾胃之母。"又说："病之启端……多起于心、肺、肝、脾四脏，及其甚也，则四脏相移，必归脾肾。"肾脾两虚、气血不足是导致妇科病尤导致虚证的月经病、不孕症、先兆流产与习惯性流产的主要病机。而滋肾育胎丸的立方理论重视了肾脾关系，功能补肾健脾、益气养血。因此按中医"异病同治"的原则，我们体会到滋肾育胎丸是一个具有调经、种子、安胎多种疗效的妇科良药，也可以较广泛地治疗由于肾脾两虚、气血不足导致的其他疾病，并有较好疗效，值得广泛开发其临床应用。

十三、五子四物加减方用于子宫内膜异位症不孕患者术后的疗效观察

子宫内膜异位症（endometriosis，以下简称内异症、EMS）患者有30%~40%发生不孕，而女性不孕又有25%~35%由EMS引起。目前一致认为子宫内膜异位症合并不孕症，不论期别或病变如何，均可采取腹腔镜手术治疗。单纯采取腹腔镜手术治疗EMS不孕的临床效果并不十分满意，所以术后及时用药可达到进一步促进异位内膜的萎缩、及时助孕的目的。本研究选择张玉珍教授经验方五子四物加减方治疗子宫内膜异位症合并不孕症患者，抓住术后用药时机，改善卵巢功能，减少复发，促进患者尽快受孕，临床取得较好疗效。现报道如下。

（一）资料与方法

1.一般资料

该研究收集2014年1月~2015年3月在广州中医药大学第一附属医院行腹腔镜手术术后诊断为子宫内膜异位症合并不孕的患者，共纳入60人，其中Ⅱ期以下患者34人，随机分为治疗组17人，对照组17人；Ⅲ期以上患者26人，随机分为治疗组13人，对照组12人（脱落1例）。两组患者在年龄、期别、不孕年限、孕产次、生育功能评分（EFI）、性激素三项方面比较差异均无统计学意义（$P>0.05$），具有可比性。

2.诊断标准

（1）子宫内膜异位症的西医诊断标准参考《中华妇产科学》（第2版，曹泽毅主编，2005年）及《中药新药临床研究指导原则》之《中药新药治疗盆腔子宫内膜异位症的临床研究指导原则》（1993年版）而制定。

（2）女性不孕症的诊断标准参考世界卫生组织（WHO）不孕症定义：育龄夫妇同居1年以上、性生活正常，未采取避孕措施而未能怀孕，男方生殖功能正常。

（3）肾虚血瘀型子宫内膜异位症的诊断标准按照《中药新药临床研究指导原则》（1993年版）和张玉珍主编《中医妇科学》（新世纪第2版全国高等中医药院校规划教

材）制定。

（4）内异症的分期标准参考美国生殖医学学会（ASRM）1996年第3次修订的美国生育学会修订的内异症分期（r-AFS）及内异症生育指数（EFI）的评分标准。

3.纳入标准

符合内异症不孕诊断和中医辨证者；夫妇应同居，分居者每年应有半年以上时间同居，且性生活正常；男性精液正常。

4.排除标准

年龄在20岁以下或40岁以上者；先天性生理缺陷或畸形所致不孕；多囊卵巢综合征、高泌乳素血症、甲状腺功能亢进、甲状腺功能低下；经检查证实子宫腺肌病、多发子宫肌瘤、子宫发育不良所致；男方生殖功能异常；近3个月内使用过激素；合并有心血管、肝、肾和造血系统等严重原发性疾病，精神病患者；不符合纳入标准，或因资料不全等影响结果和统计者。

5.研究方法

（1）手术时间及手术方法：手术均为标准三孔操作的腹腔镜保守型手术，主刀医生均由本院副主任医师以上级别，技术实施规范、严谨。选择在月经干净后的3~7天实施腹腔镜手术，全部采用静脉吸入联合麻醉，术中全面检查盆腔并进行临床分期，术中用低分子右旋糖酐液预防粘连，术后应用抗生素预防感染。

（2）分组治疗方案：术前评估内异症合并不孕患者，术后将60例符合纳入标准的患者随机分为两组。

①治疗组30例（其中Ⅰ期、Ⅱ期EMS17例，Ⅲ期、Ⅳ期EMS13例）：手术＋中药治疗：五子四物加减方药物如下：菟丝子20g，枸杞子15g，覆盆子15g，车前子15g，五味子10g，当归10g，熟地黄15g，续断15g，丹参15g，三七片10g，香附10g。

服用方法：腹腔镜术后第7天开始服五子四物加减方。日1剂，第一煎煎取200mL，第二煎煎取100mL，混合分早晚2次服。其后每次月经干净后第一天开始，连服原方20天；连用5个月经周期。

②对照组60例（其中Ⅰ期、Ⅱ期EMS17例，Ⅲ期、Ⅳ期EMS13例）：手术＋期待治疗。

6.观察指标

（1）性激素三项（FSH、LH、E_2）：分别于术前、术后第1次及第6次月经来潮2~5天早晨空腹抽取肘静脉血，以酶标法检测。

（2）阴式彩色B超检查：分别于术前、术后第6次月经干净后第3天行阴式彩色B超。

（3）痛经评分表、月经情况表（包括卫生巾计数及评分表及经行伴随症状表）：分别于入组后，术后6次月经后进行评分。

（4）中医证候评分表：分别于入组后及术后第6次月经后进行评分。

治疗组及对照组患者术后第1次月经后均要求测基础体温，指导受孕。共观察6个月经周期。

7.疗效评价标准

（1）中医证候疗效判定标准：参考《中药新药临床研究指导原则》（2002版）。疗效指数（n）=［（治疗前积分-治疗后积分）÷治疗前积分］×100%。痊愈：n≥90%；显效：70%≤n<90%；有效：30%≤n<70%；无效：n<30%。

（2）痛经疗效判断标准：［参考《中药新药临床研究指导原则》之《中药新药治疗痛经的临床研究指导原则》（1993年版）］。痊愈：治疗后积分恢复至0，痛经症状消失；显效：治疗后积分降低至治疗前积分1/2以下，痛经症状明显减轻；有效：治疗后积分降低至治疗前积分1/2~3/4，痛经症状减轻；无效：痛经及其他症状无改变。

（3）根据妊娠率判断疗效

妊娠率：内异症不孕患者经过本治疗后能受孕。

未妊娠率：内异症不孕患者经过本治疗后未受孕。

若受孕后又流产，同时统计流产率。

（4）复发诊断标准

根据《内异症的诊断和治疗规范》［中华妇产科杂志，2007，42（9）：645-648］

①术后症状缓解3个月后病变复发并加重。

②术后盆腔阳性体征消失后再次出现或加重至术前水平。

③术后超声检查发现新的内异症病灶。

④血清CA125下降后又复升高，且除外其他疾病。

符合上述2/3/4三项标准之一，伴或不伴1项标准者诊断为复发。

（5）妊娠情况及妊娠结局判断标准

妊娠诊断：通过血 β-HCG定量和B超诊断。

自然流产诊断：通过血 β-HCG定量变化及B超确诊。

8.统计学方法

计量资料均进行正态性和方差齐性检验；符合正态及方差齐性者用T检验，不符合正态及方差齐性者用秩和检验；计数资料用 χ^2 分析。

（二）结果

表12-10 两组患者治疗后中医证候疗效改善情况（n）

组别	无效	有效	显效	痊愈	例数
治疗组	2	4	1	4	11[*]
对照组	13	7	1	1	22

与对照组比较，*P <0.05。

表12-11　两组患者治疗后痛经疗效改善情况（n）

组别	无效	有效	显效	痊愈	例数
治疗组	1	0	7	3	11[*]
对照组	11	5	3	3	22

与对照组比较，*$P<0.05$。

表12-12　两组患者术后6月内Ⅱ期以下受孕情况比较（n）

组别	受孕	未受孕	合计
治疗组	11（8.5）	6（8.5）	17[*]
对照组	6（8.5）	11（8.5）	17
合计	17	17	34

与对照组比较，*$P>0.05$。

表12-13　两组患者术后6月内Ⅲ期受孕情况比较（n）

组别	受孕	未受孕	合计
治疗组	6（3.7）	2（4.3）	8[*]
对照组	1（3.3）	6（3.7）	7
合计	7	8	15

与对照组比较，*$P<0.05$。

表12-14　两组患者术后1个月性激素三项情况比较（$\bar{x}\pm s$）

组别	FSH（IU/L）	LH（IU/L）	E_2（pmol/L）	例数
治疗组	6.9±2.27	4.8±1.80	139.1±42.21	30
对照组	6.0±2.76	5.2±1.67	129.1±37.35	29

性激素三项（FSH、LH、E_2）与对照组比较，均*$P>0.05$。

表12-15　两组患者术后6个月性激素三项情况比较（$\bar{x}\pm s$）

组别	FSH（IU/L）	LH（IU/L）	E_2（pmol/L）	例数
治疗组	5.7±1.92	5.6±2.00	1208.7±42.16	11
对照组	6.5±2.00	5.3±1.65	132.3±34.06	22

性激素三项（FSH、LH、E_2）与对照组比较，均*$P>0.05$。

注：将Ⅲ期以上的患者的生育指数（EFI）与妊娠率进一步分析，治疗组EFI≤7分者3人，妊娠率为37.5%，EFI≥8分者5人，妊娠率100%；对照组EFI≤7分0人，妊娠率0，EFI≥8分者1人，妊娠率100%。

治疗组4例先兆流产，流产率21%，其中2例安胎成功，2例自然流产。对照组2例先兆流产，流产率28%，均安胎成功。两组总流产率23%。

（三）讨论

中医文献中无"内异症"的病名记载。根据其临床表现可归属中医学的"痛经""月经不调""癥瘕""不孕"等范畴。中医认为瘀血是本病发生发展的主要病理基础，其基本病机为"瘀阻胞宫、胞脉、冲任"，活血化瘀为其治疗大法。输卵管、卵巢及相关韧带属于中医的"胞宫""胞脉"范畴。肾主生殖，与胞宫相系。肾藏精，精生血，血化精。肾和血互相资生、依存。内异症手术中损伤胞宫、胞脉，必将损伤肾气。故张玉珍教授总结认为内异症不孕患者术后其病因病机离不开肾虚血瘀，肾虚为本，血瘀为标。因而自拟五子四物加减方治之。选方依据：五子衍宗丸治宜补肾益精为法，主治因肾精亏虚所致不育不孕症。本方皆为植物种仁，味厚质润，既能滋补阴血，又蕴含生生之气，性平偏温，擅于益气温阳。方中菟丝子调补肾阴阳，温肾壮阳力强；枸杞子填精补血见长；五味子五味皆备，而酸味最浓，补中寓涩，敛肺补肾；覆盆子甘酸微温，固精益肾；妙在车前子一味，泻而通之，泻有形之邪浊，涩中兼通，补而不滞。使肾虚得补，肾精充盛，则诸症可愈。四物汤，由当归、川芎、白芍、熟地黄四味中药组成，是以补血调血为主要功用的方剂，被称为"一切血病的基本方""肝经调血之专剂"。处方去阴柔之白芍，温燥之川芎，加续断增补肝肾之力，丹参活血祛瘀，三七散瘀定痛，香附疏肝理气止痛。全方温而不燥，补而不滞，共奏补肾益精养血、化瘀定痛之功，与内异症不孕患者术后肾虚血瘀之病证相符。该方用于EMS不孕患者术后助孕，即使怀孕也无犯胎之虞。

1.两组妊娠率、复发率比较

两组Ⅱ期以下妊娠率差异无统计学意义（表12-12），两组Ⅲ期妊娠率差异有统计学意义（表12-13）。

Ⅱ期以下内异症不孕患者，术中表现子宫内膜异位病灶为主，盆腔粘连无或轻微。腹腔镜手术可较彻底清除内异病灶，术中使用大量生理盐水冲洗盆腔，改变盆腔内局部免疫环境，减少了腹腔液内前列腺素的含量，有助于改善输卵管功能、卵巢功能，极大地改善了患者的生育能力。腹腔镜手术治疗内异症的疗效是肯定的。腹腔镜手术可以增加内异症不孕患者的妊娠率。故术后半年内治疗组与对照组比较，妊娠率无统计学意义。

Ⅲ期以上内异症不孕患者，术中表现卵巢子宫内膜异位囊肿，并盆腔中或重度粘连。腹腔镜手术完整剔除卵巢子宫内膜异位囊肿，清除子宫内膜异位病灶，松解粘连，尽量恢复正常解剖结构。虽然腹腔镜手术可去除内异症病变，但手术部位及松解粘连后形成的创面，手术后仍可发生粘连。残存的微小内异病灶，可使局部炎性渗出，纤维素沉着，也可造成粘连。盆腔的粘连可改变卵巢和卵巢周围组织的关系，干扰输卵管的受孕功能。故术后的粘连是影响手术效果的主要原因。笔者在对大鼠内膜移植病灶运用罗氏内异方进行观察研究中，发现活血化瘀中药能改善微循环，具有抗炎和软化粘连的作用。常暖等研究发现，活血化瘀方药能有效抑制异位内膜的生长和代谢而使其萎缩，减轻粘连程度从而改善EMS患者的生殖能力。

故认为补肾活血五子四物加减方能抑制异位内膜的生长，具有抗炎和软化粘连的作用。实验研究还显示，补肾活血中药能有效调节内异症模型大鼠子宫内膜孕激素受体的表达，促进卵泡发育，提高妊娠率，达到改善生殖功能的目的。故治疗组妊娠率高于对照组，主要表现在两组III期妊娠率差异有统计学意义。

两组复发率比较：治疗组只有1例III期以上的复发。对照组无复发，差异无统计学意义。本研究结果显示两组III期以上患者术后半年基本无复发。因而，无论治疗组和对照组术后争取到半年的自然受孕机会。笔者认为本研究中观察病例（除1例复发）半年内未复发与腹腔镜手术的彻底性有密切关系。

2.两组治疗前后FSH、LH、E₂比较

两组患者术后1个月、术后6个月月经第2~4天的性激素三项（FSH、LH、E₂）相比较，差异无统计学意义（见表12-14、表12-15）。可知术前两组患者的卵巢功能无差异，而腹腔镜术后6个月内主要是解剖结构和局部免疫功能得以显著性改善，故术后1个月、术后6个月两组患者的性激素三项比较，无统计学意义。虽如此，但发现本研究中治疗组III期以上有3例患者手术后1个月，查性激素三项显示卵巢储备功能下降，经补肾活血五子四物加减方治疗半年后，卵巢功能恢复正常。说明五子四物加减方能改善卵巢功能。

3.治疗前后两组痛经及中医证候疗效的比较

两组患者治疗前后的痛经积分比较有统计学差异。这表明本研究在腹腔镜手术有确切疗效情况下，术后配合五子四物加减方内服后患者的临床症状可明显改善。因腹腔镜手术可以清除子宫内膜内异症的病灶（包括电凝热灼内异病灶、剥除卵巢子宫内膜异位囊肿）、分离盆腔粘连、恢复盆腔正常的解剖结构，解除了病灶对周围组织器官的压迫。术后配合内服五子四物加减方可改善盆腔淤血环境，抑制异位内膜的生长和软化粘连，故患者经行腹痛、性交痛等症状得以改善。

两组患者治疗前后的中医证候积分比较有统计学差异。五子四物加减方针对EMS不孕患者术后肾虚血瘀之病机，肾藏精，主生殖，"经水出诸于肾"，又瘀血阻滞会导致经行不畅，月经量少。故治疗组治疗后一系列临床症状如：经行腹痛、经期、经量、经色、经质、腰膝酸软、头晕耳鸣、形寒肢冷等，可明显改善。这也使得患者在生活质量得以改善后，提高战胜疾病的信心，从而对受孕有一定帮助。

综合本研究的结果，试从临床角度对内异症不孕患者术后联合中药治疗方案进行探讨总结：

从表12-12可知II期以下内异症不孕患者术后，两组妊娠率虽无统计学意义，但治疗组和对照组在痛经及中医证候比较上有统计学意义。故主张术后联合中药治疗，指导尽快受孕。

III期以上内异症不孕患者术后，须具体情况具体分析。从表12-13进一步分析发现III期内异症不孕患者术后，两组妊娠率有统计学意义。

根据病因因素、手术因素（包括输卵管最低功能评分、ASRM评分）综合得出术后生育指数（EFI）评分，发现治疗组EFI≥8的III期以上内异症不孕患者，较EFI≤7者，妊娠率明显升高。追溯术中情况表现为：单纯卵巢子宫内膜异位囊肿，双输卵管通畅，盆腔可有轻度粘连。联合中药治疗患者痛经及中医证候有改善，提高患者战胜疾病的信心。

IV期内异症不孕患者术后联合中药治疗半年，争取时机，指导患者促使一些患者怀孕。对于术后卵巢储备功能下降者，中药治疗可改善卵巢功能，为下一步进行辅助生育技术打基础，创造良好条件。

综上所述，初步设想内异症不孕术后联合中药治疗方案如下：

①II期以下者，推荐联合中药治疗。

②III期者，EFI≥8，主张联合中药治疗；EFI≤7，推荐联合中药治疗或和西药治疗。若半年内，还未受孕者，建议行IVF-ET。

③IV期者，结合患者意愿，推荐联合中药治疗或和西药治疗，若半年内，还未受孕者，建议行IVF-ET。

根据本研究，中药治疗以补肾活血法为主，推荐张玉珍教授经验方五子四物加减方随证加减。

考虑术后选择何种药物联合治疗及择时进行辅助生育技术，需衡量各种治疗方法的利弊，力求更客观、有效地指导患者受孕。综上所述，采用腹腔镜手术联合术后中药治疗内异症不孕是一种有效、安全、经济的方案。

（廖慧慧、赵颖、张玉珍）

十四、张玉珍教授继承、创新中医调经法的思路与方法

妇科诸病，以月经病最为常见。且因月经病导致他病者亦不少。西医把月经病分为有排卵型和无排卵型功能失调性子宫出血，分类笼统，药物治疗手段单一，以激素为主，不良反应较大，临床疗效不尽如人意。中医妇科围绕月经的期、量、色、质改变，以辨寒热虚实，分类细致，诊断清楚，有着完善、灵活的调经原则及方法，以及在临床实践中验之有效的方药，常获良效。

所谓"调经"，重在"调"字。从广义上来说，凡是针对月经病的病机所施治的原则和方法及相应方药，使月经产生或恢复正常的期、量、色、质，消除因经而发或因经断而出现的各种证候，均属"调经"范围。即是重在治本以调经。现将张玉珍教授调经思路与方法总结如下。

（一）月经不调辨治

从狭义的中医调经来说，月经不调是指周期、经期、经量异常的一类月经病，包

括月经先期、月经后期、月经先后无定期、月经过多、月经过少、经期延长6个月经病，从临床入手，张玉珍教授多崇传统中医妇科教材诊治月经病。"月经不调"仅作概括、归纳用。

历代中医医家首重调经。如宋代陈自明云："凡医妇人，先须调经。"明代张景岳说："女人以血为主，血旺则经调而子嗣.身体之盛衰，无不肇端于此。故治妇人之病，当以经血为先。"清代傅山也指出："妇人调经尤难。盖经调则无病，不调则百病丛生。"调经、助孕、安胎是中医妇科调治生殖障碍的一条主线。故各医家尤其强调"种子必先调经"。临床上主要围绕以下三个方面进行辨治。

1.辨脏腑气血

辨阴阳，抓病机，则法随证立，方随法出。月经病的病机当责之于肾、肝、脾功能失常，以及气血失调。故遵循《黄帝内经》"谨守病机""谨察阴阳所在而调之，以平为期"的宗旨。

（1）调理肾肝脾：古人云"经水出诸肾"，"故调经之要，贵在补脾胃以资血之源，养肾气以安血之室，知斯二者，则尽善矣"。肾阴是月经的主要化源，故调经以补肾为主。围绕着肾肝脾三脏功能失常，张玉珍教授平时调经最常选用的方剂如下。

肾虚证，选用归肾丸。《景岳全书》谓原方治肾水真阴不足，精衰血少，腰酸脚软，形容憔悴，遗泄阳衰等症。用于治疗各种肾虚月经不调。

脾肾阳虚证，选用毓麟珠。《景岳全书》中记载："妇人血气俱虚，经脉不调，不受孕者，惟毓麟珠随症加减用之最妙。"常用于治疗月经先期、后期月经量少。

肾虚肝郁证，选用定经汤。定经汤乃从逍遥散基础上化裁而出，集舒肝、滋肾、健脾、养血药于一方之中。定经汤用于治疗肾虚肝郁型各种月经不调。

肝郁脾虚证，选用当归芍药散、逍遥散。对于各类月经不调，尤其经前期肝经症状明显者选用之。

对于寒热虚实错杂而以冲任虚寒兼瘀血内阻为主之月经病，常选用调经祖方温经汤以达调经助孕之效。

（2）调理气血：《妇人大全良方》指出"妇人以血为基本"。血赖气行，气血和调，经候如常。若气血失调，影响冲任为病，则出现各种月经病。调理气血，首先要分清在气在血和气与血的关系。病在气有气虚、气陷、气郁、气逆之分，治以补气、升陷、解郁、降逆之法；病在血有寒、热、虚、实之异，治以温、清、补、消之法。常用方如金匮温经汤、良方温经汤、清经散、两地汤、清热固经汤、四君子汤、补中益气汤、四物汤、八珍汤、生脉散、失笑散、桃红四物汤，王清任血府逐瘀汤、膈下逐瘀汤、少腹逐瘀汤等。

2.别月经期量

凡看妇人病，入门先问经。以月经病就诊，首先明确期或量的异常。根据月经的期、量、色、质的变化，结合全身症状、舌脉以辨寒热虚实。总体而言，周期异常者注重平时（即非经期）的治疗，经期或经量异常者注重行经期的治疗。若月经周期、量异常并见，以调周期为主为先，调经量为辅为后。张玉珍教授指出"忌眉毛、胡子一把抓"。《景岳全书·妇人规》云："经以三旬而一至，月月如期，经常不变，故谓之月经……夫经者常也，一有不调，则失其常度，而诸病见矣。"故医家强调"经贵乎如期"。临证时以调月经周期为主为先（参见后述"调周法"）须连续3个月，注重平时治疗，经期调经量为辅为后，辨证施治，因势利导调治经量。待月经周期如常后，脏腑气血调和，经量自然有改善。对于经期延长者，分3种类型阶段论治。

3.分阶段论治

明确病证，辨析病机，按不同的月经病选择最佳治疗时机。

（1）周期异常，贵在调周：对于月经周期异常者，结合月经周期中行经期、经后期、经间期、经前期4个不同时期的肾阴阳转化和气血盈亏变化的规律，采取周期性用药的治疗方法。为更贴近临床，简便患者就诊，张玉珍教授主要遵循"经前勿滥补，经后勿滥攻"原则，经后为阴长期，治宜滋肾养阴填精为主，或兼疏肝、健脾、养血活血。常用方：归肾丸、左归丸合二至丸、定经丸、毓麟珠、当归芍药散等，一般治疗2~3周。经前视有无孕求而治疗有别。若有孕求，治宜益肾养血，佐以疏肝行气，可选定经丸加减，若能怀孕，则安胎，若无怀孕，则调经。若无孕求，治宜疏肝行气活血通经，可选桃红四物汤加减，用药1周。此方法简称为"调周法"。

（2）经量异常，通补结合：对于月经过少，张玉珍教授临证时依照：①平时与经期不同时期论治。治法既有所侧重，又有所联系。虚证者，平时重在濡养精血，或滋肾补肾养血调经，或养血益气调经滋其化源，常选归肾丸、毓麟珠等。经期加用疏肝养血活血之品，如香附、鸡血藤、丹参之类。实证者，平时宜攻宜通，或活血化瘀调经，或燥湿化痰调经，选用血府逐瘀汤、膈下逐瘀汤或少腹逐瘀汤、桃红四物汤。对于痰湿证多选苍附导痰丸等。经期可加温通活血之品，如当归、川芎、牛膝，阴柔酸收之品则不用。②辨别病情轻重、病程长短论治。对于病情较轻、新发的月经过少，以调理气血为主，临床上治疗以四物汤、八珍汤、桃红四物汤加减。对于病情较重、病程长的月经过少，治疗以调理肾肝脾为主。以归肾丸滋补肝肾，健脾滋阴，使得肝脾肾三脏同调；若气血亏虚日久损及脾肾时多用毓麟珠加减，益气养血，健脾补肾；若表现出肝脾症状为主时，则以当归芍药散加减调理肝脾，疏肝健脾，活血养血。结合辨因论治，寻找发病原因，如子宫发育不良、子宫内膜结核、子宫内膜炎、宫腔粘连等，采取相应的处理措施调养胞宫则疗效更好。

对于月经过多，张玉珍教授除平时辨证施治（参照"调周法"），注重补益气血，临证时须排除生殖器质性疾病。着重经期治疗，离经之血即是瘀血，"瘀血不去，新血难安"，补气化瘀止血为常用治法。常选用经验方止血1方、止血2方。

（3）经期延长，分类论治：张玉珍教授根据多年的临床实践总结，首次明确提出经期延长可分为3种类型，第1种类型：谓之"经行不畅"，为来月经时即点滴而出，直至第5~7天经量才开始多，第8~9天经量渐少，整个经期达十余日；第2种类型：谓之"经行拖尾"，为来经时第1天经量不多，第2、3天经量增多如常，第4天始经量渐少，其后经血淋漓不尽达10天左右方净；第3种类型：谓之"经行不畅与拖尾并见"。经期延长治疗重在缩短经期，张玉珍教授结合月经的生理特点与经期延长3种类型周期用药施治，疗效显著。临床把握三种类型用药的时机是关键。类型一，注重经前期1周及行经初期3天内的治疗，治以活血通经，冀其推动气血运行，子宫排经血得以通畅；类型二，注重经期第3天以后的治疗，治以固冲化瘀止血；类型三，则兼顾前两者的治疗。

（二）按月经特定时间辨治

1.经间期出血，重滋肾阴

临证时注意经间期肾阴阳转化及气血盈亏变化规律，重点在于促进重阴转阳的顺利转化，其治疗重要意义不在于止血，而是经后期尚未出血之前的预防。治疗以滋肾益阴养血为主，兼热者清之，兼湿者除之，兼瘀者化之。张玉珍教授常选左归丸合二至丸。出血时，适当加一些固冲止血药。

2.月经前后诸证，尤调肝脾

月经前后诸证发病与经期及其前后冲任、气血、子宫的盈虚变化较平时急骤，气血容易壅滞或亏虚有关。常见的病因病机是肝郁、脾虚、肾虚、气血虚弱和血瘀，尤以肝脾失调为主，以调肝为要。张玉珍教授临证中认为，诸证发于上者，多为实证、热证，如经行乳房胀痛、经行头痛、经行吐衄等，拟逍遥散加减或养肝体清肝用方；诸证发于下者，多为虚证、寒证，如经行泄泻，拟健固汤加减；诸证发于全身躯体者，多为虚实夹杂证，如经行水肿、经行风疹块等，拟金匮肾气丸、当归饮子、消风散。

3.绝经前后诸证，滋养肝肾

绝经前后诸证以肾虚为本，肾的阴阳平衡失调导致肝肾阴虚、脾肾阳虚、心肾不交等一系列的病理变化，出现诸多证候。临床以烘热汗出、烦躁失眠、阴道干涩等肾阴虚为主，涉及心、肝火旺最常见，张玉珍教授自拟更年安，乃左归饮（丸）、百合地黄汤合生脉散加减组方而成，治以滋肾养阴，益气安神。药物如下：菟丝子、山茱萸、熟地黄、百合、白芍、党参、麦冬、丹参、枸杞、茯苓、女贞子等。并重视心理调摄。

（三）病证结合辨治疑难月经病

崩漏、闭经、痛经是月经病中之疑难病，中医治疗此类月经病反映了调经的全面技术要求。西医为代表的疑难病是功能失调性子宫出血（无排卵型）、多囊卵巢综合征、子宫内膜异位症，是最为棘手的月经病。临床上辨病与辨证相结合，是现阶段中医药治疗此类病的主要思路与方法。在张玉珍教授主编的《中医妇科学》教材相关病中有论述。

1. 治崩漏，不忘补气化瘀止血

崩漏是肾-天癸-冲任-胞宫轴严重失调的月经病。治疗分急症处理、出血期辨证论治和止血后治疗。张玉珍教授在对崩漏的治疗中，认为治崩漏首辨阴阳，从脾肾阴阳入手。对崩漏出血期患者，不管出血量多少，应以止血为急务，所以塞流以治其标。对于气阴虚而阳搏动血者，拟止血1方（生脉散合失笑散加味）治以益气养阴，化瘀止血，药物如下：党参、麦冬、五味子、山茱萸、龟甲、三七粉、蒲黄、五灵脂、益母草等；对于脾阳虚，气不统摄者，拟止血2方（举元煎合失笑散加味）治以补气固摄，化瘀止血，药物如下：党参、白术、黄芪、炙甘草、蒲黄、五灵脂、三七粉、艾叶、赤石脂、补骨脂等。对于肾阳虚则命门火衰，阳不摄阴，兼脾虚，冲任失固者，拟止血3方，治以温阳益气固冲，化瘀止血，药物如下：补骨脂、赤石脂、续断、蒲黄、五灵脂、党参、鹿角霜、茜草、海螵蛸、山茱萸等。需要注意的是，崩漏止血后，则应着重补肾，兼理肝脾气血，以调整周期。止血后的治疗以复旧为主，结合澄源求因，是治愈崩漏的关键。对青春期患者，调整月经周期，建立排卵功能以防复发。对生育期患者，多因崩漏而导致不孕，故要肝、脾、肾同调以治其本，解决调经种子的问题。至于更年期患者，主要解决因崩漏导致的贫血体虚，防止复发及预防恶性病变。崩漏分出血期和止血后的辨证论治为张玉珍教授主编教材的创新点之一，对临床具指导意义。

2. 治痛经，着重温补活血止痛

痛经离不开寒和瘀。以"不通则痛"或"不荣则痛"为主要病机。实者可由气滞血瘀、寒凝血瘀、湿热瘀阻导致胞宫的气血运行不畅；虚者主要由气血虚弱、肾气亏损致胞宫失于濡养。痛经治疗分两步：平时辨证求因以治本（参照"调周法"），常用方大温经汤、小温经汤、当归芍药散；经期重在调血止痛以治标，及时控制、缓解疼痛，经1周拟调经止痛方（张玉珍教授经验方），治以理气活血，化瘀止痛。药物如下：当归、赤芍、白芍、三七、丹参、三棱、莪术、桃仁、香附、乌药、延胡索等。

张玉珍教授认为子宫内膜异位症以"瘀血阻滞胞宫、冲任"为基本病机。治以"活血化瘀"之法，同时寻找血瘀的成因，分别予以理气活血、温经散寒、补肾温阳、健脾益气、化痰除湿、清热凉血诸法。病程长，瘀久积而癥者，又当散结消癥。治疗分两步：经期以调经止痛为主，平时重在化瘀散结消癥。还要根据病人对生育的要求不同区别对待。（参照"调周法"）

3. 治闭经，注重滋肾调治肝脾

闭经病因复杂，疗效不尽如人意，大多病程较长。尤其是虚证闭经，更不可能短期治愈。一般来说，虚证或虚实夹杂者当以调理肝肾为主，而肾阴是月经的主要化源，故滋益肾阴，乃调治闭经之要者。根据病证，虚者补而通之，虚实夹杂者攻补兼施而通之。有学者认为奇经生理特点以满为功，以通为用，故以"通因一法"为定例，提出补肾调冲法治疗卵巢功能失调性疾病。闭经着重于平时治疗，无论虚实，不拘泥于上述4个时期，平时治疗常常超过3周，一直待有清稀带下排出，或有经行之兆，如乳胀、下腹胀等，再因势利导，治以疏肝行气，活血通经，则经可行。有学者将多囊卵巢综合征的病机归纳为"痰瘀胞宫"，肾虚脾弱为本，痰瘀互结为标，治疗采用补肾化痰方灵活加减，疗效甚佳；张玉珍教授认为多囊卵巢综合征的主要病因病机是肾肝脾功能失常，气血水失调，导致痰瘀闭阻胞宫。辨证要点抓住肾肝脾功能失常的偏重，兼顾气血水失调。临证时常分为3型：脾肾虚痰湿型，选苍附导痰丸加减，常加温肾健脾如淫羊藿、黄芪，再加佛手散，标本同治。肾虚肝郁型，选傅青主之定经汤加减。肝经郁火型，选龙胆泻肝汤或丹栀逍遥散加减。当出现少阳阳明合病时，则选大柴胡汤加减以调理枢机不利。并强调患者要"管住嘴，迈开腿"配合治疗。

张玉珍教授主编的教材对传统的胞宫、子宫的概念进行了继承和创新的界定，从而完善了中医肾-天癸-冲任-胞宫轴，能较好地指导认识疑难月经病的病机和治疗。

中医调经法内涵丰富，临床须灵活地应用中医辨治的各种方法，首先是辨证论治。此外还有辨病、辨证、辨因论治等。中医的调经法是妇科医生要掌握的基本技能和有待于深入研究的课题。

（廖慧慧、赵颖、张玉珍）

十五、张玉珍运用补肾疏肝治疗妇科经验

补肾疏肝法是张玉珍教授针对肾虚肝郁虚实夹杂的病机提出的治法，该法体现了以五脏病机为纲进行"异病同治"辨证论治模式。笔者有幸师承张玉珍教授，获益匪浅，在此略举一二以飨同道。

（一）月经不调

案例1：患者，女，27岁，2004年11月7日初诊。患者经事愆期量或多或少，色淡暗有块，经前烦躁，乳房胀痛，腰膝酸软，间或精神疲惫，舌淡，苔白，脉弦细。证属肝郁肾虚。治以补肾疏肝调经。方用《傅青主女科》定经汤。药用：菟丝子18g，熟地黄8g，柴胡9g，荆芥9g，白芍15g，当归15 g，山药12 g，茯苓12 g。每日1剂，水煎服。6剂而愈。

【按语】月经后期或先后不定，经量过少，经期延长者，张玉珍教授认为其病机责之于肝肾。谓肾藏精系胞宫，肝藏血主疏泄，肝肾一体，精血同源而互生；且气行则血行，气滞则血滞。若肝郁及肾，或肾虚及肝，则开合失司，血海蓄溢失常，导致月

经不调。临证治宜养肝肾之精、舒肝肾之气。《傅青主女科》定经汤中用菟丝子、熟地黄、当归、白芍补肾益精、养血柔肝调冲任；柴胡、荆芥，清香疏肝解郁；山药、茯苓健脾和中而利肾水。全方滋肾养血、舒肝健脾之中着重滋肾养血。傅氏认为，肝体阴的亏损，一方面促进了肝郁证的形成和发展，另一方面也造成了郁逆化火的有利条件，所以，应慎用香燥而侧重在滋养阴血。肝阴之伤，势必及肾，故治肝郁亦重视培育真阴，滋养肾水，所谓"肝肾之气舒而精通，肝肾之精旺而水利"。精血得养而经自调，肝肾气舒而期可定。此其"不治之治"之妙用也。

（二）痛经

案例2：患者，女，21岁，2004年6月19日初诊。患者月经素来不调，或前或后。初潮至今，每至经前则小腹作痛。昨日经临，经色暗淡，量少质稀薄，腹痛又作，痛引腰骶，平素诸事易生怫郁，责怪他人，舌淡暗，脉弦细涩。张玉珍教授辨为虚实夹杂之肾虚肝郁证。治以补肾填精、舒肝理气止痛。方用《傅青主女科》调肝汤加味。药用山药18g，山茱萸15g，阿胶12g（烊化），巴戟天9g，当归12g，白芍12g，石楠藤12g，八月札12g，香附9g。每日1剂，水煎服。服药2剂后，腹痛即止，经水畅行，6天即净。下次转经，仍服原方加延胡索12g，6剂后，临经痛势显著减轻；再次转经，期量常畅，痛经未有复发。

【按语】痛经一证，有虚实之异，原发与继发之别。张玉珍教授基于多年临床观察认为，原发性痛经多见于素性忧郁或肾气亏损，气血虚弱，或子宫发育不良的年轻未婚女子，或房劳多产之后，且经期正是耗血伤精之时，故伤精耗血，肝肾亏损。"不荣则痛"以及冲任气血郁滞。不通则痛，是虚实夹杂痛经的主要病机。治宜补肾疏肝为主。《傅青主女科》调肝汤中山药、山茱萸、阿胶滋肾精而养冲任；当归、白芍补肝血而舒木气；巴戟天温养肾气，从水中补火，使大队滋养精血之品滋而不滞；甘草和中缓痛。全方酸甘化阴，肝肾得养，精血充沛，"肾气全盛，冲任流通"，痛经可愈。

（三）闭经

案例3：患者，女，33岁，2005年6月14日初诊。经闭不行已2年，每需用倍美力和黄体酮，月经始能来潮，且量少不畅。每月有周期性乳房胀痛，少腹胀痛，脉细涩。细究病史，知其婚后未能嗣育，积想成郁，久郁气结，致月事愆期或不至。此属肝郁肾虚。治当开其郁、补其虚。施以《傅青主女科》益经汤。药用柴胡9g，白芍15g，当归12g，熟地黄15g，山药12g，杜仲12g，党参12g，白术9g，牡丹皮9g，酸枣仁9g。每日1剂，水煎服。服14剂后，前方加桃仁12g，红花6g，牛膝12g，泽兰12g，再服5剂，月水至。因外地人士，舟车不便，改服逍遥丸合助孕丸（本院制剂），兹后月经每35~45天届期，诸症有所缓解。当年11月证实怀孕，翌年7月诞下一女婴。

【按语】临床上，闭经以虚证或虚实夹杂者多见，治宜"充""通"为主。对于由月经后期、月经先后无定期、月经过少渐至经闭者，张玉珍教授认为此多由肾虚肝郁所致，符合傅氏治疗"年未老而经水断"之意，故治宜补肾疏肝，"充""通"结合，开郁通经。《傅青主女科》益经汤中熟地黄、杜仲、山药滋水益肾，温润填精，调补冲任；当归、白芍养血柔肝以养肝体；人参、白术益气健脾、滋其化源；柴胡开郁，牡丹皮泄火，酸枣仁宁心，沙参润肺。全方兼治五脏，但以补肾疏肝为主。正如傅氏云："妙在补以通之，散以开之。倘徒补则肝不开而生火，徒散则气益衰而耗精。"张师用此方加减调治卵巢早衰，亦取得较好疗效。

（四）漏下

案例4：患者，女，34岁，2005年11月9日初诊。2年前自然分娩后因将息失宜，情志抑郁致月经不调，经来先期，18~20天一行，经来第1~2量多，之后量少淋漓，持续10余日甚至逾半月始净，血暗红有块，伴少腹胀痛，头晕目眩，刻下正值经行第11日未净，腰膝酸软，形体较瘦，舌淡暗，苔薄白，脉弦细。证属肾虚肝郁兼血瘀。治当补肾疏肝，化瘀止血。方选《景岳全书》左归饮合失笑散加减。药用熟地黄15g，山药12g，山茱萸12g，枸杞子12g，川牛膝12g，当归12g，白芍12g，柴胡9g，川芎6g，生蒲黄（包煎）12g，五灵脂12g，黑荆芥9g。每日1剂，水煎服。服5剂，血止。予六味地黄丸和逍遥丸口服，3个月后，月事有时。

【按语】漏下可与崩中交替出现，或单独存在。生育期妇女患漏下常责之于肾虚肝郁，因生育期多产房劳伤肾在所难免经，产数伤于血失之调养，亦常有之，常言道"人到中年万事忧"，故古人有中年重治肝之说，又离经之血为瘀血，张玉珍教授认为漏下的病机主要是肾虚肝郁兼血瘀，故治宜补肾疏肝为主，佐以化瘀止血。方常选左归饮加柴胡、白芍、黑荆芥合失笑散。如果反复发作难愈者，可行宫腔镜检查，排除子宫内膜息肉或内膜恶性病变。

（五）经断前后诸证

案例5：患者，女，47岁，2006年1月4日初诊。患者经行紊乱，先后不定期，量多少不一，色暗红夹紫块，经将行，则头晕目眩，肢软乏力，心烦易怒，双乳胀痛，偶或汗出，夜尿多，舌淡暗，脉弦细涩。辨为肾虚肝郁，施以六味地黄汤合逍遥散。药用熟地黄15g，山茱萸12g，山药12g，泽泻9g，牡丹皮12g，柴胡9g，当归12g，白芍15g，白术12g，茯苓12g，薄荷6g（后下），甘草3g。每日1剂，水煎服。连服2周，诸症明显减，电话告知心情转佳，不再服药。

【按语】张玉珍教授认为，妇女经断前后，肾气渐虚，天癸渐竭，冲任虚衰，加之体质的阴阳偏盛偏虚，或因社会、家庭压力及工作繁忙、疾病等诸多影响，出现肾虚为主，肾阴阳失调，导致心、肝、脾功能失常。临床多出现头部脸颊阵发性烘热汗出、五心烦热、头晕耳鸣、腰酸膝软、月经失调等肾水不足或肾阴阳失调之证。因水不足以涵养肝木，或素有肝郁，常见烦躁易怒、喜悲欲哭、情志不宁等症。治宜补肾疏肝，方选左归丸或六味地黄合逍遥散之类，常能取得较好疗效。

（六）子宫发育不良

案例6：患者，女，24岁，2004年9月22日初诊。患者因男友同居2年余，未避孕而未孕前来就诊。B超提示：幼稚型子宫。平素易为生活琐事与人纷争，经前胸胁胀满，情绪不稳，月水量少，色淡暗，有小块，腹胀痛，块出痛减，周期尚准，身材小，乳房平坦，舌质暗红，少苔，脉细涩。辨为肾气不足，肝失调达。予填精益髓以补肾、调理气机以疏肝。方以五子衍宗丸、柴胡疏肝散加减。药用菟丝子15g，枸杞子15g，五味子6g，车前子9g，覆盆子12g，黄精12g，柴胡9g，香附12g，白芍12g，陈皮6g，茯苓12g，甘草3g。每日1剂，水煎服。以此基本方，按照月经周期酌情加减化裁，服药5个多月，前来告之怀孕。

【按语】肾为先天之本，主生长发育，肾藏精系胞，故张玉珍教授指出，子宫发育不良属先天肾气不足无疑。故补肾气、益精血是促进子宫发育之首务。又肝主疏泄。疏，是疏通血脉，周流全身；泄，是宣泄气机。肝的性质像春天的树木一样，挺拔、条达、升发。若肝失疏泄，则冲任气血不调，影响生发，故佐以疏肝，即治以补肾疏肝，使肾精肾气充盛，肝气条达，肝肾协调，促进子宫发育方选五子衍宗丸（《摄生众妙方》）合龟鹿二仙胶（《医便》）加香附、茺蔚子；或毓麟珠（《景岳全书·妇人规》）加紫河车，香附易川芎，淫羊藿易蜀椒。上方均为温润填精、阴阳双补之剂，选加龟、鹿、紫河车血肉有情之品，正合《黄帝内经》"精不足者，补之以味"之旨，并去川芎、蜀椒以防辛温走窜而伤阴，妙加香附入肝经疏肝理气，走下焦直达胞宫，有暖宫之效，故历来视香附为"妇科仙药"。上述方药治疗子宫发育不良，应在"四七……身体盛壮"之前坚持治疗，多能收到较好疗效。若"五七，阳明脉衰"之后，生理衰退已开始而去生发子宫，则难以奏效。

（七）不孕症

案例7：患者，女，31岁，2005年2月24日初诊。患者结婚4年未孕，丈夫检查无异常。其人肥胖，月经后期，量少，暗红，经前乳房胀痛，性欲低下，带下清稀如水，求子心切，诸事忿患，舌质淡紫，脉弦细，尺中无力。证属肾虚肝郁。予补肾疏肝基础上，兼顾月经不同时期进行加减调治。基本方为：菟丝子18g，山茱萸12g，淫羊藿15g，巴戟天12g，熟地黄18g，柴胡9g，香附12g，白芍15g，当归15g，山药12g，陈皮6g，茯苓12g。每日1剂，水煎服。调治5月余，月经规则，期量如常，次年生一健康女孩。

【按语】排卵功能障碍性不孕常用补肾疏肝法。肾藏精，主生殖；肝藏血，主疏泄。肝肾开合有度，氤氲之气健旺，主司胞宫的定时藏泻，经调然后于嗣。若肾虚肝郁，藏泻失司，血海蓄溢失常，排卵障碍，月经先后不定而致不孕。故历代医家重视肾虚和肝郁导致不孕的机理。张玉珍教授非常重视肝与不孕的关系。认为不孕症除肝郁致疏泄失常外，还因为"经水出诸肾"，肝为肾之子，子母关切。肾水不足以涵养肝木，则木气郁而不疏。子盗母气，肝郁则肾亦郁。疏肝即开肾之郁。郁既开而经水自有定期，排卵有时而能种子。

张玉珍教授运用补肾疏肝调经促排卵，常选定经汤随证随期加减。首先调适肾阴肾阳，佐以疏肝养肝酌情加减；再顺应月经各期的生理特点，如经后期血海空虚渐复，呈"阴长"状态，原方选加龟甲、山茱萸、枸杞子、紫河车滋养肝肾、填精益血，助其阴长达"重阴"；经间期选加淫羊藿、丹参等补肾活血，促其重阴转阳，氤氲状态健旺，促排卵以种子；经前期阳渐生而渐至"重阳"，此时阴阳俱盛，血海渐盈，冲脉气盛，肝气偏旺，宜补肾疏肝，健全黄体，种子育胎，若已受孕，则转为补肾健脾养肝以安胎；若未受孕，则去旧生新，血海溢泄而为月经。治宜因势利导，调理气血。张玉珍教授多年临床研究表明，补肾疏肝法能助卵泡发育、成熟、排卵，健全黄体功能，改善症状，在调经种子方面疗效显著。

（八）小结

上述诸病虽然临床表现不一，但其主要病机均为肾虚肝郁。按中医理论"异病同治"、辨证与辨病结合均能取得较好疗效。张玉珍教授认为，补肾疏肝多用于调经种子，其中菟丝子、熟地黄、枸杞子、山药、女贞子、巴戟天、紫河车、龟甲滋肾补肾、温润填精；配以疏肝的柴胡、白芍、香附、麦芽能协调肾的功能，消除症状，而收调经种子之功。另外，临证运用补肾疏肝法能否取得最佳疗效，还须注意如下几方面：①多用于调经种子。肾藏精主生殖，肝藏血主疏泄，肝肾乙癸同源，肝肾协调，开合有节，血海蓄溢如常，则经调然后子嗣。补肾疏肝侧重于调经种子。②治疗着眼"以平为期"。调经种子之法关键是恢复脏腑功能，使各司其职。补肾时，重视阴阳互根。"阴中求阳""阳中求阴"，重视"肝体阴而用阳"，养肝之体，疏肝之用；同时重视肝肾同源，精血互生。子母关切。妇人以血为基本"，时时顾护精血，使无亏欠。③结合辨病。述诸病虽有共同病机，但异病各有特点，必须病证结合，发挥最佳疗效。④顺应月经各期生理。因月经4期的连续与再现是阴阳转化、气血盈亏变化规律的自然生理，调经就是要调整已紊乱的月经周期、经期、经量、经色、经质，消除伴随月经周期出现的明显症状，恢复常态。

（曾诚）

十六、张玉珍教授治疗抗心磷脂抗体阳性不孕症经验介绍

张玉珍教授是广州中医药大学教授，博士生导师，著名的妇科专家罗元恺教授的

学术继承人之一，普通高等教育"十五"国家级规划教材《中医妇科学》的主编。她从医从教40余载，对多种妇科疑难杂病有独到的治疗经验，尤其在中医药调经、助孕、安胎方面更有独到的治疗经验。笔者有幸跟随其学习数年，得益良多，现将其治疗抗心磷脂抗体阳性不孕症经验介绍如下，以飨同道。

（一）肾虚血瘀是抗心磷脂抗体阳性不孕症的病机本质

《黄帝内经》云："肾者主水，受五脏六腑之精而藏之。"肾为先天之本，元气之根，肾藏精，精血同源，为月经的物质基础，因此肾在月经的产生中发挥极为重要的作用，正如《黄帝内经》所云："女子七岁肾气盛，齿更发长，二七而天癸至，任脉通，太冲脉盛，故有子月事以时下。"《傅青主女科》亦云："经水出诸肾。"《医学正传》云："月水全借肾水施化，肾水既乏，则经血日以干涸。"故月经的产生以肾为主导。月经是女性生殖功能的外在表现，肾主月经意味着肾主生殖。不孕症正是女性生殖功能障碍的反映，因此不孕症的发生与肾密切相关。同时由于不孕症患者病程较长，久病及肾，因此，肾虚是不孕症的根本病机。肾气不足，行血无力，常常导致血行迟滞，瘀血内停，使两精相合障碍，发为不孕。西医学认为，抗心磷脂抗体是一种以血小板和内皮细胞膜上带负电荷的心磷脂作为靶抗原的自身免疫性抗体，它通过与血管内皮细胞和血小板膜上的一种或多种带负电荷的磷脂结合，抑制前列环素产生，使血栓素相对增高，引起血小板凝集乃至血栓形成，进而对妊娠发生的多个环节影响，如干扰排卵、干扰受精的过程以及造成子宫内膜容受性降低，从而影响受孕。因此，抗心磷脂抗体阳性不孕症的发病实质是由于微血栓的形成而导致不孕，相当于中医理论之瘀血内停。因此，肾虚血瘀是抗心磷脂抗体阳性不孕症的病机本质。

（二）补肾以益先天之本，用药兼顾生理周期

《黄帝内经》云："因其衰而彰之，形不足者，温之以气，精不足者，补之以味。"张玉珍教授基于《黄帝内经》的基本理论，抓住不孕症当中肾虚为本的病机本质，认为补肾为调治本病的根本。《景岳全书·妇人规》指出："调经之要，贵在补脾胃以滋血之源，养肾气以安血之室，知斯二者，则尽善矣。"李中梓在《病机沙篆·虚劳》中也指出"人有先后两天，补肾补脾法常并行"，因此在补肾的同时不忘健脾，以后天养先天。补肾的常用方法具体有滋肾益阴、温补肾阳、补益肾气之法，但适当根据女性的月经生理周期用药有所侧重，在卵泡期以填补肾精养血为主，以促进卵泡发育，所用方药如归肾丸、左归丸、毓麟珠等基础方加减。在排卵期加入助阳之品，少火生气，阴盛阳动以助排卵，用药如淫羊藿、肉苁蓉、巴戟天、仙茅等。但"妇人之生，有余于气，不足于血"，因此温阳之品不可过用，以防燥热伤阴。排卵后常常采用补肾健脾法以增加黄体功能，用药如山茱萸、杜仲、桑寄生、续断、党参、山药等。

（三）祛邪不忘扶正，活血与养血并重

张玉珍教授认为，血瘀是抗心磷脂抗体阳性不孕症的病机本质之一，因此治疗应

当活血化瘀，常用的活血方法有温经活血、凉血活血、养血活血、理气活血、益气活血等，在辨证论治的基础上根据患者寒热虚实的不同而选用适当的治疗方法。《妇人大全良方》云："妇人以血为基本。"《景岳全书·妇人规》又云："妇人所重在血，血能构精，胎孕乃成。"在祛邪的同时兼顾女性的生理特点，用药时时顾护气血，药性平和，无一峻品。活血化瘀的同时兼顾养血，使祛瘀不伤正，慎用破血之品，如水蛭、三棱、莪术之属，方药多以四物汤、桃红四物汤为主方加减，常用药如当归、川芎、鸡血藤、丹参、赤芍等。

（四）不失时机的心理疏导

不孕症患者面临着社会和家庭的双重压力，求嗣之心迫切，久而久之易生抑郁，张玉珍教授认为，漫长的病程使患者出现了不同程度的肝气郁结，因此在治疗时常常加少许疏肝理气之品，如柴胡、香附、郁金等药，同时针对患者的不同情况进行心理疏导，必要时同家属交流，使患者能得到家人的理解和关爱，从一定程度上解除心理压力，树立起战胜疾病的信心，积极地配合医师的治疗。一例患者感激地对她说："张医师不但在治我的'病'，更重要的是在治我的'心'"。

（五）典型病例

李某，女，因"人流术后未避孕未孕3年余"于2004年8月2日就诊，患者平素月经较规律，28~30天一次，量少，色暗红，少许血块，5~7天干净，无痛经，末次月经时间：2004年7月22日，量少，色暗红有血块，淋漓7天方净。来诊时症见：腰酸，纳眠可，夜尿多，大便调，舌淡暗略胖边有瘀点，苔白，脉沉细。6月份查内分泌显示结果正常。子宫输卵管造影提示双侧输卵管通畅。近3个月基础体温呈不典型双相。查抗精子抗体阴性；抗心磷脂抗体阳性。诊断为继发性不孕症，辨证为肾虚血瘀证，遂以补肾活血法治疗，方药如下：菟丝子20g，淫羊藿、枸杞子、熟地黄、山茱萸、山药、桃仁、香附各15g，柴胡、当归、川芎各10g，炙甘草6g。服上方7剂，再诊时自述腰酸减轻，夜尿较前次数减少，加减调治3月余，于2004年12月14日因停经43天就诊，查尿妊娠试验阳性，B超提示宫内妊娠约6周，隐约见胎心搏动。遂以补肾健脾法安胎治疗。

（史云）

十七、张玉珍教授诊治卵巢早衰验案

张玉珍是著名中医妇科学家罗元恺教授的学术继承人，广州中医药大学教授，博士研究生导师。张玉珍教授从事医教研40余载，治学严谨，思路广博，医术精湛，学验俱丰，尤其擅长治疗卵巢早衰，疗效卓著。现将其治疗卵巢早衰验案1则介绍如下。

（一）病例介绍

欧某，女，35岁，已婚，2008年9月26日初诊。主诉：月经紊乱9月，停经3月余。

曾生育一胎，使用避孕套避孕。患者自2008年初，无明显原因月经逐渐错后、量少。末次月经6月10日，6、7天干净，量少。从2008年2~5月，院外口服克龄蒙治疗3个月，月经尚能按期而潮，但药停经停。7月25日、8月13日分别服安宫黄体酮5天，均未行经。诊见面色晦暗，腰酸，潮热汗出，口干，失眠，多梦，纳可，二便调，阴道干涩；舌暗红、苔薄白，脉细弦。8月12日内分泌检查：促卵泡素（FSH）99.76μg/L、黄体生成素（LH）65.8μg/L、催乳素（PRL）10.04μg/L、雌二醇（E_2）15.73μg/L。彩色B超示：子宫及双卵巢未见明显血流信号。西医诊断：卵巢早衰。中医诊断：闭经，证属肝肾不足，兼血瘀。治拟滋补肝肾，益气养血，佐以化瘀。方用归肾丸加减。处方：菟丝子、丹参各20g，熟地黄、枸杞子、白芍、女贞子、杜仲、淫羊藿各15g，党参30g，当归10g。14剂，每天1剂，水煎服。配合口服六味地黄丸、滋肾育胎丸。

10月31日诊：服上方月经未潮，但阴道分泌物增多。患者在当地用黄体酮诱经。末次月经10月8日，经量先少后量中等，14天干净。自觉双乳胀痛，经前心烦，腰酸，纳可寐差，二便调，舌脉同上。根据月经周期，治分两法：若有经兆之感，月经过期不至时，治以疏肝理气，活血调经，方用逍遥散加减。处方：当归、香附、柴胡各10g，白芍20g，白术、郁金、牡丹皮各15g，茯苓30g，甘草、红花各6g。7剂，如法煎服。若经净后，或无经兆之感，或用上法经水不行者，则仍以首诊方加减，去淫羊藿，加百合30g以助眠。20剂，如法煎服。

患者服药后月经于11月2日来潮，行经10天，量少，已无明显潮热。随后于2009年1月9日、4月29日、6月24日分别用2008年10月31日处方治疗3个月经周期，患者自述，2009年2月19日内分泌检查：FSH35.67μg/L、LH13.1μg/L、PRL5.12μg/L、$E_2$78.63μg/L。

9月23日诊：末次月经7月10日，量、色、质正常，7天干净。前次月经6月16日，6天干净。8月10日、9月10日前后均有下腹坠胀等经兆，但未行经，无潮热，无阴道干涩，舌淡红、苔薄白，脉沉细。仍守初诊方加减，去淫羊藿、熟地黄、女贞子，加川芎10g，怀牛膝15g，肉苁蓉20g。于温润填精之中，行通经之法。20剂，如法煎服。

12月1日诊：末次月经10月29日，量中等、色暗红、无血块，6天干净。经前乳胀，余无不适，舌淡红、苔薄白，脉沉。10月31日内分泌检查：FSH7.49μg/L、LH5.1μg/L、PRL5.35μg/L、$E_2$537.80pmol/L。11月14日彩色B超检查示子宫、双侧卵巢未见明显异常声像。彩色多普勒检查示未见明显异常血流信号。仍守9月23日方，15剂，隔天1剂，水煎服。并嘱病预防复发，继续维持治疗，定期复诊。

（二）体会

卵巢早衰（POF）是指40岁之前闭经，伴围绝经期证候群，具有高促性腺激素和低雌激素特征的一种妇科疑难病，也称早期绝经，近年来发病日益增多。《景岳全书·妇人规》曰："女子以血为主，血旺则经调而子嗣，身体之盛衰，无不肇端于此。"张玉珍教授认为，治妇人之病，当以精血为先，月经的物质基础是精血。本例患者月经由后期到量少，甚至用黄体酮诱经而经不潮，伴阴道干涩，寐差，均为精血不足之象；纳可便调，可见病不在脾。叶天士曰："经带之症，全属冲任，治冲任之法全在养血。"而冲任由肝肾所主，肝藏血，肾藏精，可见病在肝肾，虚在精血。又精血互化，补血亦养精，养精而生血也。张教授对该患者治疗始终以滋补精血、培补其损为主法。方以熟地黄、白芍、女贞子滋养精血；当归、丹参养血活血，动静结合，养活并举；又以枸杞子、菟丝子温润填精；杜仲、淫羊藿温肾助阳，其目的在于协调阴阳，使阴生阳长，温阳补火助其生化。朱丹溪曰："天非此火不能生物，人非此火不能有生。"也是张景岳"善补阴者，必于阳中求阴"之举，重用党参以益气健脾，助生化气血之源。全方重在充养精血，"若欲通之，必先充之"是也。精血充足，则任脉通畅，太冲脉盛也，经候自至。《黄帝内经》曰："任脉通，太冲脉盛，月事以时下。"所谓任脉"通"，意指气血流畅，气机调达，胞脉通利，当血海盈溢有度时，月事应候。张教授在调补精血后，患者若有经前乳胀，小腹胀痛，月经过期不至者，根据证候不同，常用通经之法治疗，或用桃红四物汤加减，以活血化瘀通经；或用逍遥散加减疏肝理气，活血通经；或用柏子仁丸加减，交通心肾以通经。因该患者经前心烦，双乳胀痛明显，故以逍遥散加减，以疏肝理气，活血通经。对无经兆之感者，继续培补其损。

张玉珍教授在治疗卵巢早衰时，注重辨证与辨病、宏观与微观、局部与整体相结合，全面而系统地论治。笔者体会到：一是守方。只要辨证准确，不要轻易改变主攻方向。有形之精血难以速生，何况卵巢已早衰，功能与形体已早衰，只有慢慢滋补，缓图取效。待肾肝脾功能渐复，天癸泌至，任通冲盛，血海由满而溢之时，水到渠成，则经候自会复常。二是注意"盛"与"通"的关系，灵活变通。三要注重养血调肝，活血化瘀，调畅情志。因为此类患者多数有精神创伤史，又伴围绝经期症状，甚至有的患者阴道干涩，无法进行性生活而影响夫妻关系，心情多抑郁。张玉珍教授常配合养血柔肝、活血调经之法治疗，并进行心理疏导。四是注重气血、先后天的调补，如有时用毓麟珠加减。五是用药组方严谨、轻巧、全面、协调。六是瘥后防复，常用中药维持量，配合中成药及饮食疗法等。

（张慧娟）

十八、杏林名师——中医妇科专家张玉珍教授针对本、硕、博及师带徒的不同阶段学生中医教学经验述要

张玉珍教授，1944年生，广东兴宁人，1969年毕业于广州中医学院医疗系，留校工作至今。她是著名中医学家罗元恺教授的学术继承人，广州中医药大学教授、博士

研究生导师，主任医师，是全国第五批老中医专家学术经验继承工作老师，是享受国务院颁发政府特殊津贴的专家，主编了普通高等教育"十五""十一五""十二五"国家规划教材《中医妇科学》。张玉珍教授从医从教40余载，指导硕士博士研究生30多名。教学与临床互长，她对多种妇科疑难杂症有着独到的治疗经验，尤其在中医药调经、助孕、安胎方面更是疗效卓著。笔者自大学本科、硕士、博士至毕业留校工作，一直有幸跟随张教授学习，从她的言传身教中弟子得益良多，借罗老诞辰百年纪念之际，笔者将罗老第一代弟子张玉珍教授多年来融汇、揣摩、贯通、推陈出新的一套中医教学理念及经验尝试作一归纳整理，供同道共飨，未尽完善之处，请读者海涵。

（一）本科阶段

注意抓好"三基"，培养学生对中医的学习兴趣及信心。医学生的培养必须重视三基，即基础理论、基本知识、基本技能。对于大学本科阶段的学生来说，他们初接触临床，对疾病缺乏感性上的认识，因而在对本科学生的教导上，张玉珍教授结合中医基础理论，着重将中医妇科基本概念和辨证讲清，如对"崩漏"这个病，她会去繁就简说清了崩漏的特点是月经的"期"和"量"都发生严重的紊乱，这区别于"月经先期"和"月经先后无定期"的"期"，它也不同于出血量虽多但是可在一定时间内能自然停止的"月经量多"，更不同于淋漓不尽但半月内能停止的"经期延长"，它的鉴别诊断要点就是"期"和"量"都无规律。而在辨证上要分清虚实、寒热，如崩漏临床中十分常见的脾虚型，患者就会出现疲乏、面色㿠白、舌淡且胖、边有齿印。治以补气摄血，方用固本止崩汤。在本科临床实习期间笔者深有体会，她对病名、诊断、病史采写的要求都是十分严格的，不允许出现概念性的错误，更重视在临床中培养学生的中医临床思维。严师出良才，没有严格的要求，没有规范化的训练，就不可能培养出合格的中医人才。在教学和临床中，张教授还会有意识对一些常见病（如月经病、习惯性流产和不孕症等）病例进行对比，讲解中西医的不同治疗方法和效果。通过彰显中医学在妇科疾病治疗上确切而显著的疗效而大大增强了学生们学习的兴趣，坚定了从事中医的信心。张玉珍教授的这些做法对中医妇科本科人才的选拔和培养有着独到的成效。《中医妇科学》是高等中医药院校的主干课程之一，张教授对中医妇科学这门学科的理解及其人才培养观，通过"教学要求""培养目标"等在她主编的这7版教材中得到了充分的体现。这一教材也被评为"新世纪全国高等中医药优秀教材"。

（二）硕士阶段

建立相对完整的中医妇科临床思维，培养学生发现问题和解决问题的能力，并向专科专病的方向发展。硕士研究生阶段的教学，张玉珍教授着重于对学生的临床思维的培养上，通过对临床技能的操练及加强，帮助硕士研究生建立一套相对完整的中医妇科临床思维方法。中医临床思维是一套具有妇科专科特点的中医理论体系，张玉珍教授常说，理论不可能是某位大师凭空想出来的，它一定是通过反复的实践，从而把规律性的东西归纳、抽象、概括出来的。在中医妇科理论体系中，就病机而言，脏腑功能失常以肾肝脾的功能失调最为常见，而脏腑、气血、经络的失常影响到冲任，最终出现各类妇科病证。而六淫对女性的影响，以寒、热、湿邪的入侵为主，内伤又多于外感；在治疗上常以补虚为治则，行气活血、散结化瘕等为治法。中医妇科学是中医临床的四大主干学科之一，有着光辉灿烂的历史，为五千年的中华民族的生息繁衍做出过巨大的贡献，是有着确凿疗效和值得保护、传承的。如张玉珍教授在临床中就善用补肾疏肝法治疗妇科疾病，临床中常有部分病人属于既有肾虚之虚又有肝郁之实的虚实夹杂之类，其病机复杂，非简单地或补或清就能解决问题，针对这类病机的疾病张教授提出了补肾疏肝法，并将此法用于治疗同病机之月经不调、痛经、闭经、漏下、子宫发育不良、不孕症等，疗效明显。

对于硕士阶段的学生，张教授还会着重培养学生一定的发现问题和解决问题的能力。在对病人的接诊上，张教授总是要求我们要做好病史采写，然后学生自己先拟一个方药于病史之下，有时患者看到是研究生在开处方的时候，不理解会说："我是专门来找张教授诊治的，怎么能让一个研究生给我开药呢？"这时候，张教授总会像护着小鸡的母鸡一样，郑重地跟病人说："这是我的学生，这是我对她的要求，她开出的方必须要经过我的考察，由我来最后把关，你可以放心，我们对每个病人都是认真负责的，每个方药都是经得我的同意才可以开出去的！不经过这个放手不放眼的训练，学生怎能成才？"然后眼神鼓励我们继续处方遣药。就这样在张教授的严格要求和不断操练之下，我们逐步培养出发现问题的能力和解决问题的能力。如被称为妇科疑难疾病的子宫内膜异位症，是个难啃的骨头，但在张玉珍教授的指导下，我们发现对于子宫内膜异位症要做到：摸清其基本病机；分期论治，标本兼顾；消补结合、平缓中取效。病机上本虚标实是子宫内膜异位症的特点，本虚有肾虚、气虚、血虚；标实有气滞、血瘀、热毒、痰湿；而最常见的当属肾虚血瘀。治疗上，分经期和非经期不同用药，非经期要注重行气化瘀、消癥散结，用自拟的消癥散结方；经期注重活血化瘀，以通为原则，加行气止痛药物改善痛经症状，用自拟的调经止痛方。张教授指出，子宫内膜异位症并非一朝一夕形成，病程迁延日久，久病伤肾，患者多正气虚弱，不可以猛药，否则不能消癥反易伤正气，应注重平缓中取效。笔者至今难忘，张教授当年手把手地教我们，如何通过妇科双合诊发现后穹隆痛性结节，告诉我们此乃子宫内膜异位症的重要特征，切不可忽视。

张玉珍教授对每个学生都亲自带教，根据临床疗效或是否疑难病证，指导学生的选题、开题、调研、实验和论文修改，培养学生建立一定的科学研究能力，张教授始终坚持认为研究生教育是教育的最高层次，是责任重大的教育。在研究生培养上，她总是尽量尊重研究生本人的意愿去选题，但一旦选定，就不能中途改换题目，要坚持到最后，不能知难而退。与以导师为中心，将导师课题的一部分作为研究生研究课题不一样的是，独立选题、设计、完成课题研究的方式更能训练和培养学生的独立科研能力，但这种方式一定程度上对导师不利，因为导师要花费较多的时间去查阅学习文献，分析课题的难点和发展趋势，确定课题的可行性。其结果会是，导师很忙很累，成果却不一定突出，但它对研究生却是最为有利的一种能力的全面培养。通过这一阶段的学习，硕士研究生能具备较高水平的妇科专科诊治能力和科研能力，并了解本学科的最新进展。

（三）博士生阶段

注重中医经典，培养学生独立发现问题和解决问题的能力。在博士阶段的带教过程中，张教授总是以临床就诊遇到的各式患者各类疑难杂病为"问题"，通过对病史采集、检查、复诊、治疗等一系列临床规程，引发学生对问题的思考，培养学生独立发现问题和独立解决问题的能力。结合她多年宝贵的临床经验，指导学生在疑难病症上着力，培养学生用已知去解决未知的能力。在这个阶段的教学中，张教授又再次强调经典，强调概念的正确性，引导学生对比较难理解的比较有争议的议题、概念做进一步深入的探讨。例如中医妇科南北之争中的"胞宫"与"子宫"的纷争，要求学生通过对胞宫源流的追溯，进一步理清中医对女性生殖器的认识。张教授要求她的博士都要勤读经典，如《黄帝内经》中有关妇产科的条文，《金匮要略》中的妇人病三篇及《妇人大全良方》《景岳全书·妇人规》《傅青主女科》《沈氏女科辑要》《妇科玉尺》都属必读之列。通过读经典和临床规范化的培养，从而提高博士阶段学生解决实际问题的能力，增强学生的思辨力。

在对博士生的培养中，张教授又有不同的侧重点，那就是要培养学生独立发现问题和解决问题的能力，例如"卵巢早衰"这个病古书并无记载，病人多散落于闭经、不孕以及围绝经期症状当中，在长期大量的临床过程中，张玉珍教授敏感地发现了这类病人群体，率先在中医妇科界提出"卵巢早衰"这个诊断，并开拓性地归纳、总结、摸索出一套"卵巢早衰"的辨证论治经验。张玉珍教授将卵巢早衰的病机特点归纳为肾脾亏虚，肝郁血瘀；治疗上强调补肾培土，先后天同调；并提出了对卵巢早衰的治疗要注重疏肝兼柔肝，养血寓活血，及未病先防、病愈防复的原则，多用归肾丸为基础进行加减论治。多年的侍诊，耳濡目染，张玉珍教授要求我们对这些疑难病历要做好详细的采集、研究，我们也会在接诊过程中特别留意这类病人，进行系统规划，结合中、西医进行诊断、治疗甚至是心理辅导。我们正是从张师的身上学习了这种用已知去解未知的能力和习惯。

张玉珍教授对博士生的另一要求就是"攀登高峰"，例如对卵巢早衰、多囊卵巢这些疑难疾病，她要求博士生要对其进行进一步的临床和实验研究，并有创新。她认为博士生的论文就要做到"承前启后，继往开来"，所谓承前，就是要向前人学习，详细综述总结前人的经验和成果，以此为基础进行研究；所谓启后，就是要详细说明课题的研究方法和发展动态，使人读后能以此为新起点，继续进一步的研究。

（四）师带徒阶段

传承经验，回归经典。师带徒就是通过师承带教，使继承人在整理、继承老中医的学术经验和技术专长过程中，传承岐黄薪火，国医精髓。青年教师正式拜师，每周固定时间跟诊、抄方、学习，定期撰写心得体会和老师临床经验总结。跟随过张玉珍教授的同门师姐妹都能感受到她是对学生要求非常严格的良师，她既"授人以鱼，又授人以渔"，非常注重学生能力的培养，并毫不保留地把经验传授给弟子。

对经过了规范化中医高等教育，并具备一定临床基础的徒弟，张教授会系统讲述中医经典如《伤寒论》《金匮要略》对妇科的影响；还会重点讲述经方是如何应用到妇科疾病的治疗中的；也会结合自己40余年的行医经验将心得传递给学生。她会提纲挈领地将不同的疾病做一归纳，同病异治，异病同治，进一步提升学生解决实际问题的临床能力。如当归芍药散为张仲景所创，《金匮要略》中就有"妇人怀妊，腹中疙痛，当归芍药散主之"的记载，张教授对当归芍药散尤为推崇，临证加减应用在慢性盆腔炎腹痛、妊娠腹痛、产后腹痛、盆腔淤血综合征等各类妇人腹痛中，她认为，根据中医辨证，凡属肝脾失调、气血失和、血瘀湿阻、水血不利者，皆可用之化裁治疗，她多年的经验发现，有是病用是药，如鼓应桴。

（五）医乃仁术，自我为之

张玉珍教授认为，医学事业是治病救人的仁术，培养良好的医德对于一个医生才是至关重要的。张教授一生治人无数，很多被西医已经诊断为难治或不治之症者，在她手中重获新生，生育了宝宝，张玉珍教授虽然年岁已高，门诊、授课、带教等已经十分繁忙，但她仍对门诊每天几十位的患者仔细辨证，认真诊断，并尽可能教会他们摄生饮食的调养要点，对非门诊时间找到家中的病人，也同样热情接待，认真施治。她"传道授业解惑，教书育人"的严谨工作态度，和"吃苦在先、淡泊名利"的处世原则，"不畏艰险，勇于挑战难题"的高尚医德时时激励着门下弟子。

自拜于张师门下，十余年来跟随张师学习临床，往事历历在目，张师治学之严谨，对学术要求之高，对学术孜孜不倦的追求，无不令弟子敬佩。在编写中医妇科学7版教材期间，张师已届退休年龄，在忙碌的临床工作之后，她不知疲倦，伏案创作，先后用坏了三盏台灯。她的作品受到同行的一致称赞，前后两版，十余次印刷。在张师主编7版教材以前，众多中医妇科教学同行反映，旧教材内容亟需调整，中医妇科理论、临床、科研的新思路和新成果未能及时反映在教材的变化中，学生在学完统编教材以后，难以运用在中医妇科临床之中，出现了一定的教学与临床的脱节。基于这些普遍的需求，张玉珍教授大胆创新打破了前6版不变的体例，在国医大师刘敏如教授主审下，与全国20多位教学、临床第一线的专家教授同心协力，对教材在继承中做出了大胆的改革。教材内容更加丰富，更加切合临床实际，例如对总论的创新和新病种的增加，这些都是对既往教材的改进和提高。在体例结构方面，除了保持传统构架外，新设了"转归与预后""临证参考""急症处理"等栏目。"转归与预后"可以帮助学生在认识疾病过程中，预测疾病的发展变化，努力运用这方面知识，在临床工作中，尽量促使疾病向好的方向发展，防止疾病出现不良转归；"临证参考"栏目，则集中介绍了名老专家丰富的临床经验、科研工作者研究成果及作者临证体会等内容，这对学生在今后实际工作中，借鉴这些知识，启迪科研思路，提高诊断治疗水平和自身业务素质定有裨益。"急症处理"则是针对妇科血证等临床危急病症设立的一个特殊栏目，集中介绍了医药或中西医结合处理妇科急证重证的原则、措施方法，这无疑对提高学生临床应急能力，培养学生中临床工作自信心，具有重要意义。这些创新性的编写法，体现了主编张玉珍教授及编委们锐意改革、开拓创新、一切从临床和教学际出发的指导思想以及对高等教育教学教材高度负责的编写态度。

值得一提的是张玉珍教授并非孤军奋战，在她的身旁是同为是享受国务院颁发政府特殊津贴的中医肿瘤学专家陈锐深教授，这一对伉俪是大学同班同组的同学，又一同留校执教，经历风雨，两位中医名师相互鞭策，相互扶持，取得了令人瞩目的成就，培养了一届又一届的中医弟子，学生们现都在各级省市区的医疗机构中担任科室中的骨干力量，为解除患者的病痛做出了不懈的努力。每逢佳节倍思亲，不知不觉中，又将要迎来一年一度的双节（教师节＋中秋节），每逢双节，张师和陈师门下弟子便会齐聚一堂共庆佳节，师恩铭记，祝福老师福寿绵长！也祝福岭南中医名家罗老门下弟子生生不息，将罗氏经验理念发扬光大！

（庞震苗、赵颖）

第三节　张玉珍教授临床经验研究文选

一、卵巢早衰"围早衰期"概念的提出及临床意义

"治未病"是《黄帝内经》的重要治疗思想，它包括养生保健和早期治疗两个方面。就早期治疗而言，《素问·四气调神大论》曰："是故圣人不治已病治未病，不治已乱治未乱。"其具体内容有二，一为未病先防之意；另一为《素问·八正神明论》所言之"上工治其萌芽……下工救其已成，救其已败"，即未病先防、既病防变和愈后防复，体现了中医防重于治的观点，亦是防治疾病所必须遵循的基本原则。这一治疗原则，生动地体现了先秦汉初朴素辩证法的精华，是古代辩证法在医学领域里的成功运用。

卵巢储备功能是指卵巢内存留卵泡的数量和质量，反映女性的生育能力。卵巢产生卵子的能力减弱，卵母细胞质量下降，导致生育能力下降，称为卵巢储备功能降低。卵巢早衰发生的前期常有许多卵巢储备功能降低的表现：可出现月经后期、月经量少、月经稀发、性欲减退甚或阵发性烘热汗出、烦躁易怒等症状。另外，自应用体外受精—胚胎移植（IVF-ET）治疗不孕症以来，对一些有正常月经周期的患者进行促排卵时，可出现卵泡闭锁及卵子质量下降，这也是卵巢储备能力低下的表现。

卵巢功能衰退是一渐进性过程，闭经前多有1~4年的月经紊乱期并伴有潮热出汗等更年期症状，此期FSH随卵泡的发育及闭锁而波动，卵巢储备能力进一步下降。及时治疗可以通过降低FSH以制止无效的卵泡消耗过程，从而保护更多的卵泡赢得治疗时机，增加生育机会。临床研究表明在该过程中经过采用补肾健脾养血、活血疏肝的方法进行中药的调理干预，并配合心理调节、按摩导引、注意摄生、膳食调理等综合方法，均能在症状或内分泌等指标上有所改善，延缓或阻遏卵巢早衰的发生。就此张玉珍教授十多年前就提出了"卵巢功能围早衰期"的概念，目的在于能引起医患共同重视卵巢早衰这个疑难病症，希望达到未病先防、有病早治、病后防复的"三级预防"和"治未病"的目标。卵巢储备能力低下有可能发展成为卵巢功能衰竭，对月经稀少、闭经或同时有不孕症、出现围绝经期临床表现的可疑病例及早进行卵巢储备功能检测，对其早诊断、早治疗有重大意义。对出现围绝经期临床表现且实验室检查提示卵巢储备功能下降者，应进一步查明原因。病因明确者，应消除病因并启用卵巢保护措施。病因不明者，及早治疗。从保障身心健康而言预防重于治疗。因此加强监测、评估卵巢储备功能对早期发现卵巢衰竭倾向和预测生育力的潜能具有重要的临床意义。

"上工治未病"，我国传统医药学历来重视"不治已病治未病"，随着疾病谱的改变及医学模式由生物模式向生物–心理–社会和环境相结合模式的转变和人们健康观的不断发展，现代医学的理念由治愈疾病向预防疾病和提高健康水平方向做出调整，药学研究的范畴也由过去单纯发展疾病治疗药物转变到发展预防药物和治疗药物并重。近些年来，药物在预防疾病方面显示出良好的应用前景，我国目前预防药学应从建立系统的筛选和安全性评价体系、充分利用我国宝贵的中药材资源和中医理论方面继续努力探索。

二、滋肾育胎丸的研发与发展

1976年广州中医学院为本院一批名老专家配备助手，要在跟师学习的同时，协助师傅总结经验。罗元恺教授选我为助手，我从1976年9月16日始每周两个上午，1次病房查房跟师学习，罗老面传口授他的学术思想和临床经验，指导我们学习中医经典和中医妇科专著等。跟师几年后，我发现师傅用中医药防治胎漏、胎动不安、滑胎疗效如神，病人尊称他"送子观音""神医妙手夺天工"。1979年师培科要求助手申报跟师计划，我便申报要先总结开发罗老防治流产的经验方"补肾固冲丸"，得到师傅的赞成便立项研究了。

（一）补肾固冲丸的临床效验

早在20世纪60年代初罗元恺教授首次开方给病人制成本方的丸剂治愈了1例自然流产五次的某西医医院妇产科护士长，其后在门诊及病房不断使用汤剂为主，有时开方由病人到广州第十甫个体户处做药丸，取得了很好的疗效。1970年由广州中医学院编写的《中医学新编·妇科》首载此方，1974年全国中医学院统一编写及1979年重编的《妇产科学》教材，均在相关病证中选用了本方。1980年人民卫生出版社出版的西医院校教材《妇产科学》及1980年底定稿的《医学百科全书·中医妇科分卷》均选用了此方。由此可见，补肾固冲丸防治流产为全国中西医妇科专家所公认及推崇。

但由于十年动乱，临床资料大量散失而无法全面总结。1981年至1982年底，我们将近几年保存的采用该丸药及加减汤剂治疗先兆流产及习惯性流产的资料整理了110例。全部病例均有胎漏、胎动不安、滑胎的临床表现，安胎均能成功，产下了111个婴儿（其中1例为男双胎），男婴占64%，女婴占36%，除一个有先天性脊椎畸形及先天性尿道下裂（未调查其致畸原因）外，全部发育正常。罗元恺教授在防治流产方面取得了卓著疗效，博得了各地患者的高度评价。各地来求方求医者甚众。最多一天有79封来信。为了总结推广罗教授的经验，中医学院科研科长按我跟师的计划要求，1981年与广州中药一厂合作将罗老的这一经验方制成丸剂。罗元恺教授根据近几年的经验，原方去当归、大枣加艾叶、制何首乌，鹿角胶改为鹿角霜。由于补肾固冲丸为学术性命名，群众不易明白，罗元恺教授改名为滋肾固胎丸。当时我建议把"固胎"改为"育胎"，因包含了孕前可调经、助孕，孕后可安胎，防与治结合以育含义更确切。罗老同意了，一字之差，反映了师傅罗元恺教授宽广的胸怀，最后易名为"滋肾育胎丸"。

（二）滋肾育胎丸的组成与方解

关于罗元恺教授对孕育的认识及防治流产的经验，他在"先兆流产和习惯性流产的中医疗法（原载中华医学会广东分会1978年学术报告会资料汇编）"一文中指出："胎之能否巩固，既然在乎父母阴精是否强健，同时亦关系到是否有人为的耗损……至于习惯性流产，更与肾气不固有关，肾失闭藏，以致屡孕屡堕，这是第一点。""气血损伤，不能滋养胎元，以致胚胎不能正常发育，往往也是导致流产的原因之一，这是第二点。""此外，亦有母体素虚，妊娠以后，劳力过度，或跌仆闪挫，损伤冲任，以致冲任之脉不能维系胎元，因而造成胎漏、小产者，亦所常有，这是第三点。"并强调指出："胎孕的形成，主要在于先天之肾气，而长养胎儿，则在于母体后天脾胃所化生之气血。"根据上述理论，提出了"补肾健脾，补气养血为主"是防治胎漏、胎动不安、滑胎的主要原则，基本处方以补肾固冲丸为主。

按罗元恺教授防治胎漏、胎动不安和滑胎的学术思想和经验，创制了滋肾育胎丸。

组成：红参、党参、白术、菟丝子、桑寄生、继断、巴戟天、杜仲、艾叶、制何首乌、砂仁、熟地黄、枸杞子、鹿角霜、阿胶。

功能主治：补肾健脾，益气培元，养血安胎，强壮身体。用于脾肾两虚，胎元不固所致的胎漏、胎动不安和滑胎（防治先兆性流产和习惯性流产）。

方解：菟丝子、红参、补肾填精、大补元气为君。续断、桑寄生、杜仲、巴戟、鹿角霜温阳补虚，补肾安胎为臣。党参、白术、阿胶、枸杞子、熟地黄、制何首乌补肾健脾，固气养血为佐。艾叶、砂仁、止血安胎，行气安胎为使。

剂型：丸剂（浓缩水蜜丸）。

规格：60g/瓶。

用法用量：口服，淡盐水或蜂蜜水送服。1次5g，1日3次。

（三）滋肾育胎丸的临床与实验研究

本研究以罗元恺教授为领头人，1982年初始分别在广州中医学院附属医院妇科、广东省妇科、广州市中医院妇科、广州市妇幼保健院等单位临床验证。在研究期间定期开研讨会，总结经验，交流进展情况。广州中药一厂免费提供药丸大力支持。从1979年立项，前后3年，又合作研究1年，上级相关领导认为这个经验方是罗元恺教授使用几十年的经验方，已总结了既往病案110例，再经1年多几间医院临床验证150例。还做了实验室的雌兔卵巢功能研究。由我撰写了结题报告并在大会宣读论文"罗元恺教授经验方滋肾育胎丸临床总结（附150例疗效分析）"，有效率94.35%。研究成果获得专家很高的评价，于1983年1月12日通过了技术鉴定，宣布滋肾育胎丸研制成功！于1983年8月获广州市科技成果三等奖。1983年8月获广州市科技成果三等奖，并于1983年获得卫生部乙级科学技术成果奖，1998年又获国家教委促进科技进步重大贡献三等奖。

（四）滋肾育胎丸"异病同治"的临床应用

在罗元恺教授指导下，在我担任了10多年的助手之后又于1991年1月被确定为罗元恺专家的学术继承人，前后跟师18年，深得罗老真传。对滋肾育胎丸进行了多年的研究，的确倾注了心血，提高了科研水平，也激励着我不断前行。从中医的理论来看，我认为滋肾育胎丸可以在妇科临床"异病同治"。在一次中药一厂召开新药应用交流会上，我提出滋肾育胎丸异病同治的应用，当时郑尧新厂长给了我很大的鼓励。我后来便发表论文"临床应用滋肾育胎丸'异病同治'的体会"。文中说：①滋肾育胎丸是防治自然流产的理想验方。安胎成功，对出生后的儿童体格和智商有无影响？与优生优育是否相符？本着对人民负责，对本丸药及中药安胎深入了解的精神，我们和学院教育研究室曾利用2年的暑假进行追踪调查。第一批调查70多例，第二批调查30例，我们采用美国韦氏幼儿和儿童智力量表，按标准化手段，其结果表明中药安胎成功出生的儿童（4~11）岁请家长带回学院来体格和智力发育检查，结果与未经安胎出生的儿童比较无显著性差异，显示了中药滋肾育胎丸安胎不但疗效高，而且对母体有强壮作用，对后代的健康也是安全可靠的。②女性不育症、男性不孕症、月经后期、月经过少、闭经、性生殖轴功能早衰、产后或人工流产、药物流产后体虚、脱发、尿频、夜尿多、老年性腰腿痛、皮肤病、衰老等妇科及内外科几个疾病的治疗效果。我在本文中首先提出"滋肾育胎丸是一个具有调经、种子、安胎多种疗效的妇科良药。也可以较广泛地治疗由于肾脾两虚、气血不足导致的其他疾病，并有较好疗效，值得广泛开发其临床应用"。

之后的几年里，在我们科主任罗颂平教授的带领下，以滋肾育胎丸研究为基础，广泛开展了"肾脾虚弱型自然流产的系列研究"，并获多项奖，促进了学科的发展。

（五）创新地把科研成果滋肾育胎丸编入教材

2001年9月13日在北京召开的新世纪全国教材主编会议上领导提出"要探索现代科研成果来丰富教材，是长期想解决而未解决的问题"我连续主编了由刘敏如教授主审，普通高等教育"十五""十一五""十二五"国家级规划教材，新世纪全国高等中医药院校规划教材《中医妇科学》，并评为"新世纪全国高等中医药优秀教材"。自2007年8月第2版，至2017年1月第34次印刷。我在胎漏、胎动不安和滑胎中先后2次引入了在相关证型的"滋肾育胎丸"应用，把科研成果引入教材，带入课堂，不仅开拓了学生的视野，同时也促进了教材与时俱进。

（六）滋肾胎丸在辅助生殖技术及其他疾病中的应用

开放二胎政策后，由于高龄女性卵巢功能的减退，与中医治疗对策的挑战和选择，更充分地发挥滋肾育胎丸的调经、助孕、安胎的作用。

著名西医妇产科专家杨冬梓教授在美国学术会上介绍了循证医学对滋肾育胎丸的研究，又如滋肾育胎丸对卵巢功能相关指标的研究，在业内引起很大反响。

（七）其他

另外，滋肾育胎丸在治疗肾脾虚弱，气血不足的月经过少方面，在抗卵巢早衰的临床应用和实验研究中，取得了良好的效果，有待继续研究。

（张玉珍）

三、龙胆泻肝汤加减治疗肝经郁火型多囊卵巢综合征 25 例

多囊卵巢综合征（PCOS）是育龄期妇女最常见的内分泌紊乱性疾病，在无排卵性不孕中占主要地位。笔者采用龙胆泻肝汤加减治疗肝经郁火型PCOS，疗效显著，现报

道如下：

（一）临床资料

观察病例均来自2003年12月~2006年6月本院妇科门诊就诊患者，共25例，病程1~11年。观察病例诊断参照欧洲人类生殖协会（ESHRE）和美国生殖医学协会（ASRM）于2003年在鹿特丹PCOS研讨会制定的标准。中医辨证标准参考《中华人民共和国国家标准·中医临床诊疗术语证候部分》《中药新药临床研究指导原则》有关内容拟定。排除标准：①辨证不符合肝经郁火者；②具有其他内分泌疾病者；③肥胖者（BMI>25）；④近3个月内用过激素类药物者；⑤过敏体质或对本药过敏者。

（二）治疗方法

所有病例均以龙胆泻肝汤加减治疗。处方：龙胆草、栀子、泽泻、生地黄、车前子、牡丹皮各15g，黄芩、当归、柴胡各10g，夏枯草20g。每天1剂，水煎，早晚分服。加减：经间期选加丹参、浙贝母各15g，穿破石30g，路路通20g；月经期去龙胆草、栀子，加益母草30g，枳壳15g，香附10g。治疗3个月经周期。停药后继续观察1个月。

（三）治疗结果

1.治疗后临床症状体征改善情况

结果见表12-16。治疗后月经异常、痤疮、BBT单相等症状体征明显改善，与治疗前比较，差异有显著性意义（$P<0.05$）；多毛症状治疗后改善不明显（$P>0.05$）。

表12-16　治疗前后临床症状比较（n）

	n	月经异常	痤疮	多毛	BBT单相
治疗前	25	25	21	6	25
治疗后	23	4[①]	5[①]	4	5[①]

与治疗前比较，① $P<0.05$。

2.治疗前后生殖内分泌激素水平比较

见表12-17。血清卵泡激素（FSH）值治疗前后比较，差异无显著性意义（$P>0.05$）；促黄体生成激素（LH）、LH/FSH、泌乳素（PRL）、游离睾酮（FT）、雄烯二酮（A）值较治疗前明显降低（$P<0.05$）。

表12-17　治疗前后激素水平变化（$\bar{x} \pm s$）

级别	例数	LH（IU/L）	FSH（IU/L）	LH/FSH	PRL（μg/L）	FT（pg/mL）	A（nmol/L）
治疗前	25	13.9±7.76	5.60±2.44	2.60±1.41	16.8±5.48	9.50±4.28	13.19±1.68
治疗后	23	6.53±5.47[①]	5.30±1.88	1.45±1.90[①]	1.63±3.26[①]	6.45±2.53[①]	8.40±0.45[①]

与治疗前比较，① $P<0.05$。

(四)体会

此方是在龙胆泻肝汤基础上去木通、甘草,加牡丹皮、夏枯草、皂角刺而成。方中药物大体可分4类:苦寒泻火、渗湿泄热、滋阴补肝、疏肝解郁药。4组药配伍,既能泻火利湿,祛邪以治其标,又可滋阴调肝,扶正以治其本,使肝火得清、肝气得疏、肝体得补、肝气畅达、由此血脉流通,经调子嗣。月经期去栀子、龙胆草等寒凉之药以防寒凉凝血,不利经血畅行;加用益母草、枳壳、香附行气活血通经;经间期选加丹参、穿破石、浙贝母、路路通,共奏活血、软坚、通络以促排卵之功。本研究结果显示,月经异常、痤疮、BBT单相情况治疗后均明显改善($P<0.05$),表明龙胆泻肝汤加减可有效地改善肝经郁火证PCOS患者的临床症状体征。研究结果还显示,LH、LH/FSH、FT、A值治疗后较治疗前显著降低($P<0.05$),表明龙胆泻肝汤加减可有效地改善患者的生殖内分泌激素水平,有较强抗雄激素作用,可抑制雄激素的产生,抑制LH分泌,逐渐使LH/FSH值恢复正常,打破高LH与高雄激素之间的恶性循环。

(桑霞)

四、加减龙胆泻肝汤对肝经郁火型多囊卵巢综合征患者高雄激素血症的影响

多囊卵巢综合征(PCOS)是育龄期妇女最常见的内分泌紊乱性疾病之一,在无排卵性不孕中占主要地位。此类患者的临床症状及内分泌多表现高雄激素血症的特点,以疏肝泻火为治疗原则治疗PCOS有明显疗效。达英-35为目前治疗PCOS高雄激素血症的常用药物,但达英-35具有一定的副作用,不能作为长期服用的治疗药物。故笔者采用加减龙胆泻肝汤治疗肝经郁火型PCOS患者,观察其临床疗效,并探讨其作用机理,现报道如下:

(一)临床资料

1.病例选择

所有病例均来源于广州中医药大学第一附属医院妇科门诊就诊的患者,共48例,分为中药组和达英组。中药组25例,其中16~19岁4例,20岁以上21例;病程1~11年;月经异常者25例,痤疮21例,多毛6例,BBT单相25例,不孕患者7例。达英组23例,其中16~19岁3例,20岁以上20例;病程1~14年;月经异常者23例,痤疮20例,多毛7例,BBT单相23例,不孕患者10例。两组年龄、病程经统计学比较,差异无显著性($P>0.05$)。两组治疗前生殖内分泌激素水平比较,差异无显著性($P>0.05$)。

2.诊断标准根据欧洲人类生殖协会(ESHRE)和美国生殖医学协会(ASRM)于2003年在鹿特丹联合发起的PCOS研讨会制定的标准。

3.中医辨证标准参考《中华人民共和国国家标准·中医临床诊疗术语证候部分》《中药新药治疗月经不调的临床研究指导原则》有关内容,制定肝火证的中医辨证标准

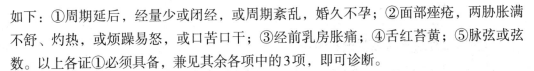

如下：①周期延后，经量少或闭经，或周期紊乱，婚久不孕；②面部痤疮，两胁胀满不舒、灼热，或烦躁易怒，或口苦口干；③经前乳房胀痛；④舌红苔黄；⑤脉弦或弦数。以上各证①必须具备，兼见其余各项中的3项，即可诊断。

4.纳入标准符合西医诊断标准及中医辨证标准。

5.排除标准：①辨证不符合肝经郁火者；②具有其他内分泌疾病者；③肥胖者[体重指数（BMI）>25]；④近3个月内用过激素类药物者；⑤过敏体质或对本药过敏者；⑥脱落标准符合纳入标准，未按规定用药，无法判断疗效或资料不全无法进行疗效评价者。

（二）方法

1.治疗方法

中药组予口服加减龙胆泻肝汤，本方是由张玉珍教授提供的经验方。她在2003年指导桑霞完成了"疏肝泻火法治疗多囊卵巢综合征的临床及实验研究"博士学位论文后，又将此方交给陶莉莉和桑霞继续研究。本方组成：龙胆草15g，黄芩10g，山栀子15g，泽泻15g，车前子15g，当归10g，生地黄15g，柴胡10g，丹皮15g，夏枯草20g治疗。水煎，分早晚2次服，每日1剂，治疗3个月经周期。加减:经间期选加丹参15g，穿破石30g，浙贝母15g，路路通20g；经期去龙胆草、山栀子，加益母草30g，枳壳15g，香附10g。达英组予以Diane-35（德国ScheringGmbHUndCo.ProduktionsKG生产，广州先灵药业有限公司包装，每片2mg）口服，服药方法：从月经或撤药性出血第1天开始，每天服Diane-35，每日1片，连续21天，停药后月经来潮第1天重复给药，如停药后未来月经，于停药后第7天重复给药，共3个月经周期。两组停药后观察1个月。

2.观察指标

（1）记录两组患者治疗前的月经情况、痤疮、多毛（F-G>6分为多毛）等，以及治疗3个月经周期结束后上述症状的改善情况；中药组于治疗期间和治疗后第1个月经周期、达英组于停药后第1个月经周期测基础体温（BBT）；不孕患者同时观察受孕情况。

（2）两组于治疗前、停药后第1个月经周期的第3~5天分别取血测定促黄体激素（LH）、促卵泡激素（FSH）、泌乳素（PRL）（用电化学发光免疫分析法，采用ELECSYS2010激素检测仪，试剂盒为罗氏诊断产品），游离睾酮（FT）、雄烯二酮（A，用酶联免疫法，试剂盒为美国DSL公司产品），闭经患者在B超提示双侧卵巢均无优势卵泡（无>1cm的卵泡）时取血测定上述指标。

（3）第1~3个月经周期每周观察两组患者阴道出血、恶心呕吐等不良反应。

3.统计学处理

数据用SPSS11.0 for Windows统计分析软件处理，计量资料采用T检验，计数资料采用χ^2检验。

（三）结果

1.两组治疗后临床症状改善情况

结果见表12–18。月经异常、痤疮、BBT单相两组治疗后比治疗前明显改善（$P<0.05$）；各项症状两组治疗后比较差异无显著性（$P>0.05$）。中药组治疗后7例不孕患者中2例妊娠。

表12–18 两组治疗前后临床症状比较（n）

组别	时间	例数	月经异常	痤疮	多毛	BBT单相
中药	治疗前	25	25	21	6	25
	治疗后	23	4*	5*	4	5*
达英	治疗前	23	23	20	7	23
	治疗后	23	5*	2*	3	7*

注：与本组治疗前比较，*$P<0.05$。

2.两组治疗后生殖内分泌激素水平比较

结果见表12–19。血清LH、LH/FSH、PRL、FT、A值中药组治疗后较治疗前明显降低（$P<0.05$）；血清FSH值中药组治疗前后差异无显著性（$P>0.05$）。血清LH、LH/FSH、FT、A值达英组治疗后较治疗前明显降低（$P<0.05$）；血清FSH、PRL值达英组治疗前后差异无显著性（$P>0.05$）。血清LH、FSH、LH/FSH、FT、A值两组治疗后比较差异无显著性（$P>0.05$）；而血清PRL值中药组治疗后显著低于达英组治疗后（$P<0.05$）。

表12–19 两组治疗前后激素水平变化（$\bar{x}\pm s$）

组别	时间	例数	LH（IU/L）	FSH（IU/L）	LH/FSH	PRL（μg/L）	FT（nmol/L）	A（nmol/L）
中药	治疗前	25	13.90 ± 7.76	5.60 ± 2.44	2.60 ± 1.41	16.80 ± 5.48	9.50 ± 4.28	13.19 ± 1.68
	治疗后	23	6.53 ± 5.47*	5.30 ± 1.88	1.45 ± 1.90*	10.63 ± 3.26*△	6.45 ± 2.53*	8.40 ± 0.45*
达英	治疗前	23	12.99 ± 8.58	6.83 ± 3.69	2.08 ± 1.31	17.84 ± 9.97	8.73 ± 6.33	13.42 ± 1.39
	治疗后	23	7.08 ± 3.69*	6.38 ± 1.47	1.11 ± 0.40*	16.93 ± 5.19	5.29 ± 4.99*	10.24 ± 1.26*

注：与本组治疗前比较，*$P<0.05$；与达英组治疗后比较，△$P<0.05$。

3.药物不良反应

达英组不规则阴道出血3例，恶心呕吐5例。中药组未见不良反应。

（四）讨论

1.肝经郁火是PCOS的主要病机，肝经郁火型PCOS患者的临床和生化指标均以高雄激素血症、高黄体生成素血症为主要特征。在中医学对PCOS的病机认识中，很多学者提出"痰湿"，《丹溪心法》中有肥人痰湿致闭经、不孕的论述，而临床中相当一部分患者表现为肥胖、不孕、闭经。我们的临床观察发现:闭经、不孕是多数PCOS患者的共有症状，而患者的伴随证候特征却常可分为差异很大的两类，一类患者表现为肥胖，肢体沉重，或胸闷，或痰多；另一类患者多表现面部痤疮、多毛、形体偏瘦、舌质偏红，伴随烦躁易怒、胸胁胀痛等，中医辨证此类临床特点为肝经郁火型。我们在同期进行的PCOS中医证型与临床指标的相关性研究中发现，肝经郁火型PCOS患者的临床和生化指标均以高雄激素血症、高黄体生成素血症为主要特征，临床表现为月经异常、不孕、痤疮、多毛；部分患者伴有胰岛素抵抗、高胰岛素血症。同期的实验研究显示A、17羟孕酮在肝经郁火型PCOS患者的卵泡膜细胞中的含量明显高于正常人群。

2.中药加减龙胆泻肝汤是治疗肝经郁火型PCOS患者的有效方法之一。加减龙胆泻肝汤是在龙胆泻肝汤的基础上去木通、甘草，加丹皮、夏枯草、皂角刺而成。该方药物大体可分为4类，苦寒泻火药、渗湿泄热药、滋阴补肝药、疏肝解郁药。4组药配伍，诸药相合，既能泻火利湿，祛邪以治其标，又可滋阴疏肝，扶正以治其本，则肝火得清、肝气得疏、肝体得补、肝气畅达，由此血脉流通，经调子嗣。月经期去山栀子、龙胆草等寒凉之物以防寒凉凝血，不利经血畅行，加用益母草、枳壳、香附以行气活血通经；经间期则选加丹参、穿破石、浙贝母、路路通达活血、软坚、通络促排卵之效。中医的治疗原则强调"辨证审因论治"，"法随证立"。既然肝经郁火是PCOS的重要病因病机，那么疏肝泻火法在PCOS治疗中的作用就显得尤为重要。郑恺对40例患者用龙胆泻肝汤加减治疗3~11个月，结果月经恢复率为74.7%，BBT双相占35.5%。达英-35为长效雌激素和孕激素合成物，其中醋酸环丙孕酮具有强孕激素活性和较强抗雄激素作用，可抑制雄激素对相应靶器官的作用，促进T的代谢，提高其廓清率及对垂体LH分泌的负反馈，抑制LH分泌，逐渐使LH/FSH值恢复正常，减少卵巢源性雄激素分泌，打破高LH与高雄激素之间的恶性循环。同时还有助于增加肝性激素结合球蛋白（SHBG）合成，减小T的作用。本研究显示达英-35可有效降低血清LH、LH/FSH、PRL、T、A水平，与文献报道一致。但达英-35为避孕药，存在恶心、呕吐、阴道不规则出血等副作用，使得其在临床的长期应用中受限。本研究结果显示：月经异常、痤疮、BBT单相情况两组治疗后均明显改善（$P<0.05$），多毛症状两组治疗后改变不明显（$P>0.05$）；月经异常、痤疮、多毛症状、BBT单相情况两组治疗后比较差异无显著性（$P>0.05$）。表明加减龙胆泻肝汤可有效地改善肝经郁火证PCOS患者的临床症状，其治疗效果与达英-35相近。另外，中药组的7例不孕患者中，经治疗2例患者妊娠。我们认为"肾主生殖"的功能以肾中的阴阳平衡为前提，肝经郁火型多囊卵巢综合征患者，因肝气郁结，肝失疏泄，影响冲任的通盛，同时气郁化火，灼伤肾阴，也使肾中阴阳失衡，致使难以受孕；经疏肝泻火治疗，肝气得疏，肝火得清，使邪去正安，阴平阳秘，因而受孕。西医学研究也认为，疏肝泻火法可通过促进输卵管捡拾功能、促进排卵和促进黄体发育等途径治疗不孕症。研究结果还显示：LH、LH/FSH、

FT、A值中药组治疗后较治疗前显著降低（ $P<0.05$ ）；与达英组治疗后比较差异无显著性（ $P>0.05$ ）。提示加减龙胆泻肝汤可有效地改善患者的生殖内分泌激素水平，有较强抗雄激素作用，可抑制雄激素的产生，抑制LH分泌，逐渐使LH/FSH值恢复正常，打破高LH与高雄激素之间的恶性循环，在降低高雄激素、高黄体生成素方面的效果与达英-35相近。本研究结果表明，加减龙胆泻肝汤可明显改善肝经郁火型PCOS患者的高雄激素血症症状和内分泌情况，其疗效与达英-35相近，但副反应小，值得临床推广应用和进一步研究。

（陶莉莉、桑霞）

五、盆炎康合剂对慢性盆腔炎大鼠盆腔粘连及TGF-β1mRNA表达的影响

慢性盆腔炎是妇女内生殖器官及其周围结缔组织及盆腔腹膜发生的慢性炎症，易导致盆腔粘连或输卵管阻塞，对女性生殖健康造成严重影响。粘连的形成主要是纤维蛋白的沉积超过纤维蛋白溶解，而在此过程中，各个阶段都有多种生长因子和细胞因子参与调控，其中转化生长因子β等的影响较大。TGF-β在损伤、炎症及纤维化之间起桥梁作用。本研究通过建立慢性盆腔炎盆腔粘连大鼠模型，观察盆炎康合剂对TGF-β_1mRNA表达水平及盆腔粘连程度的影响，拟探讨盆炎康合剂防治慢性盆腔炎盆腔粘连的分子作用环节及作用机制。

（一）实验材料

1.实验动物

SD大鼠，雌性，129只，4周龄，体重200~240g，由广东省医学实验动物中心提供，粤监证字号：SYXK（粤）2003-0001，实验合格证号：2007A015。

（1）药物制备

①受试药物：盆炎康合剂由广州中医药大学第一附属医院制剂室提供，批号：070102；人日用量为15~25mL，一日3次。根据临床有效剂量换算出大鼠的给药剂量，将盆炎康合剂配成低剂量、中剂量和高剂量。配制方法：低剂量：0.41mL稀释至1mL；中剂量：0.81mL稀释至1mL；高剂量：1.62mL浓缩至1mL。

②西药对照药物：选用氟哌酸胶囊剂，每粒0.1g，人日用量为0.6g，由上海建华精细生物制品有限公司生产。实验用剂量为：0.065g/kg。

（2）混合菌液制备：造模细菌金黄色葡萄球菌、大肠杆菌、溶血性链球菌由广州中医药大学第一附属医院提供。将大肠杆菌、金黄色葡萄球菌、溶血性链球菌按2：1：1比例用无菌生理盐水稀释，配成浓度约为 3×10^9/mL的混合菌液。菌种由广州中医药大学第一附属医院细菌室提供培养。

（二）实验方法

1.造模方法

大鼠腹部常规消毒，直视下用注射器将细菌混悬液0.5mL，注入大鼠盆腔，同时用无菌注射器在子宫两侧各穿6孔，复制慢性盆腔炎盆腔粘连大鼠模型。

2.分组及给药

正常（阴性）对照组9只。在造模后第7天开始给药治疗，将120只造模大鼠随机分为5组：模型对照组24只、西药对照组24只、盆炎康低剂量组24只、中剂量组24只、高剂量组24只。术后按1mL/100g药量灌胃，每日1次，正常对照组、模型组给予等容量生理盐水。各组大鼠正常饲养，每周测量饮食、饮水量一次，每天进行日常观察一次。

3.观察指标

（1）粘连情况：分别于造模后14、21、28天每组各取8只大鼠脱颈椎处死，剖腹，参照Philips分级标准对粘连程度进行分级。

0级：完全无粘连，浆膜面光滑。

Ⅰ级：盆腔脏器与周围组织少量粘连，疏松易分，无渗血。

Ⅱ级：盆腔脏器与周围组织轻到中度粘连，分离时局部有渗血。

Ⅲ级：盆腔脏器与周围组织广泛粘连，较难分离，无肠梗阻。

Ⅳ级：盆腔脏器与周围组织粘连成团，分离困难，引起肠梗阻。

（2）TGF-β$_1$mRNA表达：取大鼠部分子宫粘连组织留置于Trizol中作为检测标本，用荧光定量PCR方法进行TGF-β$_1$mRNA水平的检测。

4.RNA提取方法

按Trizol提取RNA说明书严格操作。即：将标本从冰箱中取出后常温下融化，加入氯仿0.2mL，常温放置15分钟后，4℃，12000rpm离心15分钟；取上清置入另一无RNA酶的离心管中，加入0.5mL异丙醇，室温放置10分钟，4℃，12000rpm离心10分钟；弃上清，加入500μL75%乙醇，4℃，12000rpm离心5分钟，然后弃乙醇，用滤纸吸干管壁，加入40μLDEPC水溶解RNA沉淀。

5.RNA逆转录

逆转录反应体系组成：10×缓冲液，2μL；10mMdNTP，1μL；RNase inhibitor，20u；oligo dT引物0.5μL；M-MLV逆转录酶1μL，模板RNA，8μL，加无RNA酶的水至20μL。反应条件为：30℃、10分钟；42℃、1小时；99℃、5分钟。

6.荧光定量PCR

（1）引物：见表12-20。

表12-20 荧光定量PCR引物列表

引物名称	Sense	Antisense	产物大小（bp）
TGF-β1	gacggaatacagggctttcg	cctcgacgtttgggactgat	101
GAPDH	ctcccattcctccacctttg	atgaggtccaccaccctgtt	117

（2）定量PCR条件：定量PCR采用25μL体系，引物浓度为250nM，扩增条件为：95℃变性1分钟；然后95℃，15秒；60℃，1分钟，40个循环。然后进行定量分析。

7.统计学处理

用SPSS 13.0 for Windows统计分析软件进行数据处理。等级变量用秩和检验，计量资料用T检验。

（三）实验结果

1.盆炎康合剂对大鼠盆腔粘连Philips评分结果的影响

实验结果显示，盆炎康合剂对造模大鼠给药第2周、第3周后，秩和检验结果表明，中剂量组和高剂量组的Philips评分结果分别与模型组比较，均具有显著性差异（P<0.05）。盆炎康合剂对造模大鼠给药第4周后，秩和检验结果表明，高剂量组的Philips评分结果与模型组比较，具有显著性差异（P<0.05）。见表12-21。

表12-21 盆炎康合剂对慢性盆腔炎大鼠盆腔粘连Philips评分结果的影响

组别	N	给药第14天					给药第21天					给药第28天				
		0	I	II	III	IV	0	I	II	III	IV	0	I	II	III	IV
模型组	8	0	0	0	6	2	0	0	2	6	0	0	0	1	6	1
西药组	8	0	3	3	2	0	0	2	3	3	0	0	1	4	3	0
低剂量组	8	1	4	0	3	0	0	3	3	2	0	0	2	5	1	0
中剂量组	8	1	3	3	1	0	0	5	3	0	0	0	2	5	1	0
高剂量组	8	0	4	4	0	0	1	5	2	0	0	0	4	3	1	0

2.盆炎康合剂对大鼠TGF-β₁mRNA表达的影响

实验结果表明，盆炎康合剂对造模大鼠给药第3周、第4周后，T检验结果表明，模型组TGF-β₁mRNA与正常组比较均显著升高（P<0.01），而盆炎康高、中剂量组与模型组比较也均有非常显著性差异（均为P<0.01）。盆炎康低剂量组与模型组比较有所降低，但均无统计学差异（P>0.05）。见表12-22。这说明慢性盆腔炎大鼠模型组TGF-β₁mRNA表达显著升高，而给药第3周、第4周后，盆炎康高、中剂量组均可显著降低造模大鼠的TGF-β₁mRNA表达水平。

表12-22 盆炎康合剂对慢性盆腔炎大鼠TGF-β_1mRNA表达的影响

组别	N	给药第14天 TGF-β_1mRNA 相对量	给药第21天 TGF-β_1mRNA 相对量	给药第28天 TGF-β_1mRNA 相对量
正常对照组	9	1.65 ± 0.49	1.65 ± 0.49[**]	1.65 ± 0.49[**]
模型组	8	1.84 ± 0.56	8.72 ± 1.02	12.31 ± 2.02
西药组	8	1.47 ± 0.34	2.86 ± 0.78[**]	3.66 ± 0.92[**]
高剂量组	8	1.39 ± 0.52	2.92 ± 0.66[**]	4.33 ± 1.03[**]
中剂量组	8	1.52 ± 0.23	4.33 ± 1.3[**]	6.25 ± 1.93[**]
低剂量组	8	1.29 ± 0.28	6.72 ± 2.63	11.66 ± 3.47

注: $* P<0.05^*$, $** P<0.01^{**}$。

（四）讨论

慢性盆腔炎具有病程长、缠绵难愈、复发率高等特点，易导致盆腔粘连。研究表明，TGF-β通过自分泌和旁分泌机理激活成纤维细胞产生胶原，阻断纤维蛋白溶解酶原激活物，增加血管形成和趋化成纤维细胞、单核细胞及巨噬细胞，破坏纤维蛋白溶解与合成平衡，导致细胞外基质沉积而有助于粘连的形成。

中医药治疗慢性盆腔炎能取得较好疗效，且副作用少，因此有一定优势。有研究表明，活血化瘀中药具有抗炎、解毒、镇痛作用，有加速腹腔渗液吸收、抑制结缔组织增生等作用。张玉珍教授提出以活血化瘀、清热祛湿、理气止痛为主，健脾益精为辅的方法治疗慢性盆腔炎，研制出盆炎康合剂，临床应用效果良好。组方中丹参与毛冬青同用以活血祛瘀通脉，改善微循环，并能抗炎抗菌；金刚头、蒲公英、赤芍等有清热解毒、祛瘀止痛之效，有助消除致病原；黄芪、黄精等既可扶正以祛邪，又可达顾护脾胃之功效，且能显著提高机体的免疫功能，并对病原体有抑制作用；香附等可疏肝理气。全方体现了扶正祛邪的配伍特点。

本研究结果提示，盆炎康高、中剂量能明显降低慢性盆腔炎大鼠TGF-β_1mRNA表达水平，改善大鼠盆腔粘连程度。据此推断，盆炎康合剂改善慢性盆腔炎盆腔粘连的作用可能与其下调TGF-β_1mRNA表达水平有关。至于其具体的作用机制还需进一步研究。

（卢如玲）

六、盆炎康合剂对慢性盆腔炎大鼠盆腔粘连及病理形态学的影响

慢性盆腔炎是妇女内生殖器官及其周围结缔组织及盆腔腹膜发生的慢性炎症。据报道，随着人工流产、自然流产次数的增多以及性传播疾病的上升，本病的发病率呈上升趋势。慢性盆腔炎病理机制及治疗手段的研究一直是妇科领域的难点和热点之一。本研究模拟临床上慢性盆腔炎发病过程，建立慢性盆腔炎盆腔粘连大鼠模型，并探讨

中药盆炎康合剂对慢性盆腔炎大鼠的影响，为盆炎康合剂在临床上的进一步推广应用提供实验依据。

（一）实验材料

1.实验动物

SD大鼠，雌性，129只，4周龄，体重200~240g，由广东省医学实验动物中心提供，粤监证字号：SYXK（粤）2003-0001，实验合格证号：2007A015。

2.药物制备

盆炎康合剂（成人用量为15~25mL，每天3次）由广州中医药大学第一附属医院制剂室提供，批号070102。根据临床有效剂量换算出大鼠的给药剂量，将盆炎康合剂配成低剂量、中剂量和高剂量。配制方法：低剂量：0.41mL稀释至1mL；中剂量：0.81mL稀释至1mL；高剂量：1.62mL浓缩至1mL。西药对照药物选用氟哌酸胶囊剂（由上海建华精细生物制品有限公司生产），1粒0.1g，成人用量为每天0.6g。实验用剂量为：0.065g/kg。

3.混合菌液制备

造模细菌金黄色葡萄球菌、大肠杆菌、溶血性链球菌，由广州中医药大学第一附属医院提供。将大肠杆菌、金黄色葡萄球菌、溶血性链球菌按2∶1∶1比例用无菌生理盐水稀释，配成浓度约为3×10^9/mL的混合菌液。菌种由广州中医药大学第一附属医院细菌室提供培养。

（二）实验方法

1.造模方法

大鼠腹部常规消毒，直视下用注射器将细菌混悬液0.5mL，注入大鼠盆腔，同时用无菌注射器在子宫两侧各穿6孔，复制慢性盆腔炎盆腔粘连大鼠模型。

2.分组及给药

正常（阴性）对照组9只。将120只造模大鼠随机分为5组：模型对照组24只、西药对照组24只、低剂量组24只、中剂量组24只、高剂量组24只。各给药组术后第1天按1mL/100g药量灌胃，每天1次，正常对照组、模型对照组给予等容量生理盐水。各组大鼠正常饲养，每周测量饮食、饮水量1次，每天进行日常观察1次。

3.观察指标

（1）Philips分级评分：分别于造模后14、21、28天每组各取8只大鼠脱颈椎处死，打开腹腔参照Philips分级标准对腹腔粘连程度进行评分。

（2）病理检测：采一半子宫组织，用4%的多聚甲醛溶液固定，进行病理检测。

4.统计学方法

用SPSS 13.0软件进行数据处理，等级变量用秩和检验。

（三）实验结果

1.各组大鼠不同时段Philips评分比较

结果见表12-23。实验给药第14天、第21天后，中剂量组和高剂量组动物的Philips评分分别与模型对照组动物比较，差异均具有显著性意义（$P<0.05$）。实验给药第28天后，高剂量组动物的Philips评分与模型对照组动物比较，差异具有显著性意义（$P<0.05$）。

表12-23 各组大鼠不同时段Philips评分比较

组别	N	给药第14天					给药第21天					给药第28天				
		0	I	II	III	IV	0	I	II	III	IV	0	I	II	III	IV
模型对照组	8	0	0	0	6	2	0	0	2	6	0	0	0	1	6	1
西药对照组	8	0	3	3	2	0	0	2	3	3	0	0	1	4	3	0
低剂量组	8	1	4	0	3	0	0	3	3	2	0	0	2	5	1	0
中剂量组	8	1	3	3	1	0	0	5	2	1	0	0	2	5	1	0
高剂量组	8	0	4	4	0	0	1	5	2	0	0	0	4	3	1	0

2.各组大鼠病理形态学表现

结果如图12-1~图12-3所示。从病理切片结果可看出，3个时段模型组子宫周围软组织中大量炎细胞浸润，有脓肿形成，伴有多少不等的纤维组织增生。

（1）各组大鼠14天病理形态学表现：西药对照组：镜下见子宫周围软组织中有大量炎细胞浸润，脓肿形成，伴有多少不等的纤维组织增生。低剂量组：镜下见子宫周围软组织中有中等量散在炎细胞浸润，个别标本中偶见小脓肿形成。中剂量组：镜下见软组织中有散在少量炎细胞浸润，偶见脓肿及纤维组织增生。高剂量组：镜下软组织中有散在少量炎细胞浸润，未见脓肿及纤维组织增生。

（2）各组大鼠21天病理形态学表现：西药对照组：镜下见子宫周围软组织炎症改变仍较严重，有大量炎细胞浸润，伴多少不等的纤维组织增生。低剂量组：见少量散在炎症细胞浸润及异物反应。中剂量组：见少量散在炎症细胞浸润。高剂量组：软组织中见少量散在炎症细胞浸润，大部分标本镜下未见炎性改变。

（3）各组大鼠28天病理形态学表现：西药对照组：可见少量散在炎症细胞及异物反应；大部分标本软组织中未见明显炎症改变。低剂量组：有软组织炎症改变伴少量纤维组织增生；大部分标本软组织未见明显炎症改变。中剂量组：全部标本子宫周围软组织镜下均未见炎性渗出及增生。高剂量组：软组织中见少量散在的及小灶性炎症细胞浸润；大部分标本镜下未见炎性改变。

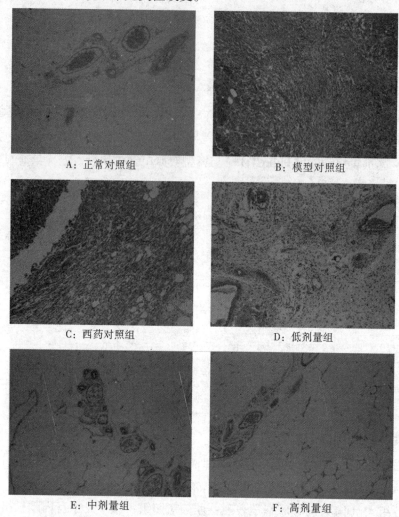

A：正常对照组　　　　　　　　B：模型对照组

C：西药对照组　　　　　　　　D：低剂量组

E：中剂量组　　　　　　　　　F：高剂量组

图12-1　各组大鼠14天病理形态学表现（HE，×200）

　　病理形态学结果显示，盆炎康合剂对慢性盆腔炎大鼠的盆腔粘连有改善作用，其作用优于对照药物。盆炎康合剂低、中、高三个剂量组之间无明显量效关系，但低、中剂量组呈现时间依赖关系，随用药时间延长而治疗作用更加明显。

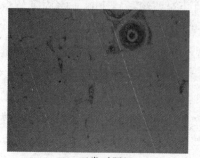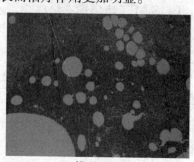

A：正常对照组　　　　　　　　B：模型对照组

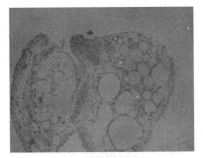

C：西药对照组

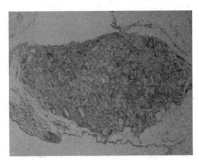

D：低剂量组

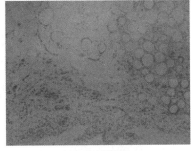

E：中剂量组

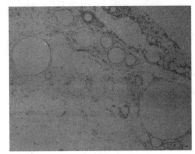

F：高剂量组

图12-2 各组大鼠21天病理形态学表现（HE，×200）

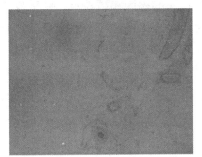

A：正常对照组

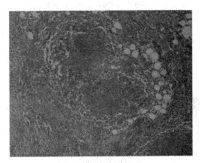

B：模型对照组

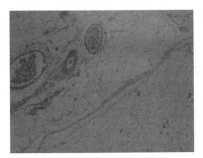

C：西药对照组

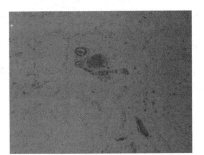

D：低剂量组

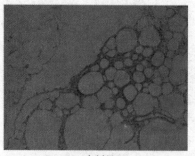 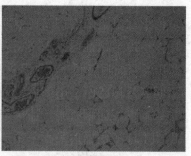

E：中剂量组   F：高剂量组

图12-3 各组大鼠28天病理形态学表现（HE，×200）

（四）讨论

慢性盆腔炎具有病程长、缠绵难愈、复发率高等特点，是造成慢性盆腔疼痛、异位妊娠和不孕的重要原因。目前，西医治疗没有好的方法和措施，手术分离粘连的效果也不好，有时会引起更严重粘连。中医药治疗本病能取得较好疗效，且副作用少，因此有一定优势。

张玉珍教授认为，慢性盆腔炎的病因病机复杂，以正虚邪实为特点。常见病因为瘀、湿、热、虚，主要病机则以气滞血瘀、湿热瘀结为多见，病位在肝、脾、肾，尤其与肝、脾两脏的功能失调密切相关。针对本病的病因病机特点，张玉珍教授提出以活血化瘀、清热祛湿、理气止痛为主，健脾益精为辅的方法治疗本病，研制出盆炎康合剂，临床应用效果良好。组方中丹参与毛冬青同用以活血祛瘀通脉，改善微循环，并能抗炎抗菌；金刚头、蒲公英、赤芍等有清热解毒、祛瘀止痛之效，有助消除致病原；黄芪、黄精等既可扶正以祛邪，又可顾护脾胃，且能显著提高机体的免疫功能，并对病原体有抑制作用；香附等可疏肝理气。全方配伍有序，攻补兼施，虚实兼顾，体现了扶正祛邪的配伍特点。

本研究结果提示盆炎康合剂能有效地改善慢性盆腔炎大鼠的盆腔粘连，能缓解炎细胞的浸润，改善子宫病理状态，据此推断，盆炎康合剂是通过以上作用达到治疗盆腔炎的目的。这可能与中药复方作用广泛，既能促进组织修复，降低组织炎症反应和渗出，又能减少腹腔毛细血管通透性，促进腹腔巨噬细胞吞噬功能和促进微循环，多靶点、多环节发挥作用有关。有研究表明，活血化瘀中药具有抗炎、解毒、镇痛作用，可加速腹腔渗液吸收、抑制结缔组织增生等作用。至于其具体的作用机制，还需进一步研究。

（卢如玲）

七、盆炎康合剂治疗湿热瘀结型慢性盆腔炎的临床研究

慢性盆腔炎是妇科常见病、多发病。张玉珍教授根据中医传统理论，结合慢性盆

腔炎的证治规律，提出了从瘀、湿、热、虚论治的思路，其主持研制的盆炎康合剂用于临床取得了满意疗效。为进一步观察其临床疗效，笔者开展了应用盆炎康合剂治疗慢性盆腔炎的临床研究，结果报道如下。

（一）临床资料

1.一般资料

全部病例均为2003年1月~2006年10月在广州中医药大学第一附属医院妇科门诊及住院的慢性盆腔炎（湿热瘀结型）患者共110例。随机分为2组，治疗组55例，年龄20~42岁，平均（29.85±5.78）岁；病程0.5~12年，平均（3.67±2.19）年；病情：重度10例，中度33例，轻度12例。对照组55例，年龄19~40岁，平均（28.67±6.13）岁，病程0.5~10年，平均（3.73±1.85）年；病情：重度12例，中度29例，轻度14例。两组患者的年龄、病程及病情程度比较，差异均无显著性意义（$P>0.05$），具有可比性。

2.诊断标准

西医诊断标准及中医辨证标准均参照《中药新药临床研究指导原则（试行）》中相关标准制定。

3.症状分级量化评分、病情分度

参照《中药新药临床研究指导原则（试行）》的相关内容制定。将每项主症与次症按轻重程度分为轻、中、重3个级别，主症每个级别2分，次症每个级别1分。局部体征分级评分：将每项体征分为轻、中、重3个级别，每个级别2分。

病情分度：综合证候、体征积分，以涵盖总分的1/3比例分级，判定病情的轻、中、重程度。

（二）治疗方法

1.治疗组

盆炎康合剂（主要成分为丹参、毛冬青、金刚头、赤芍、蒲公英、黄芪、黄精、香附等，由广州中医药大学第一附属医院制剂室生产），每次25mL，每天3次，口服，4周为1疗程。

2.对照组

妇乐颗粒（主要成分为忍冬藤、制大黄、红藤、大青叶、牡丹皮、赤芍、川楝子等，四川宝光药业股份有限公司生产，国药准字：Z51020624）每次12g，温水冲服，每天2次，4周为1疗程。

（三）观察项目与统计学方法

1.观察项目

①临床症状、体征，按症状、体征分级量化标准进行评分。②T淋巴细胞亚群

（$CD3^+$，$CD4^+$，$CD8^+$，$CD4^+/CD8^+$）及NK细胞测定：采用流式细胞术进行测定。治疗组、对照组各选择30例在治疗前后进行测定；另选30例正常女性的检测结果作为正常对照组进行比较。③安全性观察：一般体检项目，血、尿、大便常规检查，肝肾功能检查，心电图检查。治疗组在用药前后各检测1次。

2.统计学方法

所有资料用SPSS11.5软件进行统计。计量资料采用T（U）检验或单因素方差分析，计数资料采用卡方检验，等级资料采用Ridit分析。

（四）疗效标准与治疗结果

1.疗效标准

参照《中药新药临床研究指导原则（试行）》拟定。分为痊愈、显效、有效、无效4级。

2.两组临床疗效比较

结果见表12-24。愈显率治疗组为67.27%，对照组为29.09%，两组比较，差异有非常显著性意义（$P<0.01$）；总有效率治疗组为92.73%，对照组为87.27%，2组比较，差异无显著性意义（$P>0.05$）。

表12-24　两组治疗后临床疗效比较

组别	n	痊愈	显效	有效	无效	愈显率（%）	总有效率（%）
治疗组	55	13	24	14	4	67.27	92.73
对照组	55	7	9	32	7	29.09	87.27

与对照组比较，①$P<0.01$。

3.治疗前后外周血T淋巴细胞亚群值比较

结果见表12-25。结果显示：治疗前治疗组及对照组患者CD_8^+显著高于正常对照组（$P<0.05$），CD_4^+/CD_8^+及NK细胞显著低于正常组（$P<0.05$）。治疗后治疗组的CD_8^+值明显下降，CD_4^+/CD_8^+比值及NK细胞明显上升，与治疗前比较，差异有显著性意义（$P<0.05$）。对照组治疗后CD_8^+值有所下降，CD_4^+/CD_8^+比值及NK细胞亦呈上升趋势，但与治疗前比较，差异无显著性意义（$P>0.05$）。说明盆炎康合剂能使CD_8^+显著降低，提高CD_4^+/CD_8^+比值及NK细胞水平，作用优于妇乐颗粒治疗（$P<0.05$）。

表12-25　治疗前后外周血T淋巴细胞亚群值比较（$\bar{x} \pm s$）

组别	时点	n	CD_3^+（%）	CD_4^+（%）	CD_8^+（%）	CD_4^+/CD_8^+	NK（%）
治疗组	治疗前	30	67.553 ± 3.098	36.493 ± 1.640	31.113 ± 2.426②	1.178 ± 0.08②	10.387 ± 2.609②
	治疗后	30	68.927 ± 3.631	38.733 ± 2.715	29.167 ± 2.621①	1.333 ± 0.098①	14.966 ± 1.733①

续表

组别	时点	n	CD_3^+（%）	CD_4^+（%）	CD_8^+（%）	CD_4^+/CD_8^+	NK（%）
对照组	治疗前	30	67.747 ± 3.384	36.713 ± 1.523	31.067 ± 2.406[2]	1.186 ± 0.064[2]	10.420 ± 2.777[2]
	治疗后	30	69.293 ± 4.294	38.073 ± 2.108	31.560 ± 2.249[2]	1.208 ± 0.036[2]	12.893 ± 1.283[2]
正常对照组		30	67.460 ± 3.870	37.547 ± 2.921	29.207 ± 1.943	1.287 ± 0.111	15.813 ± 2.627

与本组治疗前比较，[1]$P<0.05$；与正常对照组比较，[2]$P<0.05$。

4.安全性评价

治疗过程中两组均未见毒副作用和不良反应。

（五）讨论

慢性盆腔炎病程长，病情顽固，易反复发作。张玉珍教授认为，慢性盆腔炎的病因病机复杂，以正虚邪实为特点。常见病因为瘀、湿、热、虚，主要病机则以气滞血瘀、湿热瘀结为多见，病位在肝、脾、肾，尤其与肝、脾两脏的功能失调密切相关。针对本病的病因病机特点，张教授提出以活血化瘀、清热祛湿、理气止痛为主，健脾益精为辅的方法治疗，研制出盆炎康合剂，临床应用效果良好。方中丹参与毛冬青同用以活血祛瘀通脉，改善微循环，并能抗炎抗菌；金刚头、蒲公英、赤芍等共奏清热解毒、祛瘀止痛之效，亦有助消除致病原；黄芪、黄精等既可扶正以祛邪，又顾护脾胃，且能显著提高机体的免疫功能，并对病原体有抑制作用；香附等可疏肝理气。全方配伍有序，攻补兼施，虚实兼顾，体现了扶正祛邪的配伍特点。本观察证实，盆炎康合剂可通过调节T细胞亚群比例和NK细胞的活性，进而调节机体的免疫功能。T淋巴细胞是正常机体免疫功能最重要的一大细胞群，是细胞免疫的承担者。T淋巴细胞亚群比例影响和反映机体的免疫功能。各亚群的数量和功能发生异常时，就会导致病理变化，引起免疫性损害。本观察发现，湿热瘀结型慢性盆腔炎患者与正常对照组比较，CD_8^+明显升高，CD_4^+/CD_8^+比值与NK细胞水平明显下降，说明其细胞免疫功能有明显的紊乱，此结果与文献报道相符。盆炎康合剂能抑制CD_8^+的细胞毒作用，改善CD_4^+/CD_8^+比例，提高NK细胞的活性，从而调节免疫功能，提高机体免疫力，从根本上防治慢性盆腔炎，这也可能是其取效的作用机制之一。

（卢如玲）

第十三章 医案选

第一节 月经病案

一、月经过少案

（一）清宫术后月经过少案—

患者朱某，女，35岁，初诊日期2012年5月16日。

主诉：清宫术后月经量少1年。

现病史：患者2011年孕70天稽留流产行清宫术，有清宫术后大出血史，术后月经未至，服补佳乐+甲羟孕酮片治疗3个月，经扩宫后方有少量经血。2012年1月18日行宫腔镜：宫颈内口疏松粘连。性激素六项：FSH4.39IU/L、LH6.04IU/L、PRL20.76ng/mL、P1.44ng/mL、$E_2$385.40pg/mL、T0.27ng/mL。今年2月始自行月经来潮，量少。末次月经：4月16日至22日（服用克龄蒙），量少，最多用2片卫生巾/日，色暗红，血块（－），痛经（－），腰酸（－），经前乳胀（－），PMP：3月中旬。阴道干涩，纳眠一般，二便调；舌淡红，苔白，中有裂纹，脉细。孕2产1流1。

中医诊断：月经过少，证属脾肾不足证。

治法：以补肾健脾。

处方：拟毓麟珠加减：当归10g，川芎10g，白芍15g，熟党参20g，黄芪30g，白术15g，茯苓20g，菟丝子20g，淫羊藿15g，桂枝10g，丹参15g，醋香附10g。

辅以中成药滋肾育胎丸、乌鸡白凤丸。

中药续以毓麟珠加减治疗，中成药先后予滋肾育胎丸、乌鸡白凤丸和逍遥丸，连续治疗约半年，患者月经量较前增加，阴道干涩症状改善。

【按语】

清宫手术系锐器直接损伤胞宫胞脉，胞宫胞脉均与肾有属络关系，如《素问·奇病论》提出："胞络者，系于肾。"《素问·评热病论》指出："胞脉者，属心而络于胞中。"《难经》曰："命门者……女子以系胞。"故胞宫胞脉受损必然会损伤肾气，耗伤肾精。且本例患者既往存在稽留流产，《医学衷中参西录》说"男女生育，皆赖肾脏作强，肾旺自能荫胎也"，亦提示存在肾气亏虚。傅青主云"经水出诸肾"，《医学正传·妇人科》云"月水全赖肾水施化，肾水既乏，经血日以干枯"。子宫内膜为有形之物，为精血所化生，肾主藏精，精能化血；脾胃为气血生化之源。所以补肾健脾以填补精血，能够促进内膜正常生长，即所谓"调经之要，贵在补脾胃以资血之源；养肾气以安血之室""欲其不枯，无如养营；欲以通之，无如充之，但使雪消则春水自来，雪盈则经脉自至，源泉混混有孰能阻之者"。方选毓麟珠加减以调补脾肾、益气养血，使"源泉滚滚"，则经水自至。

（廖慧慧）

（二）清宫术后月经过少案二

患者陈某，女，34岁。初诊日期2015年4月22日。

主诉：清宫术后月经量少3个月。

现病史：患者有不良妊娠史，2014年12月行末次清宫术。其后月经量少，每周期大约浸透不足1张卫生巾，或护垫即可，咖啡色，无血块，偶痛经，无性交痛。末次月经2015年4月19日，1天净，量偏少，色鲜红，血块（-），经前下腹痛（±），乳胀（+），腰酸（+），纳眠可，二便调，舌淡红，苔白，脉细。

既往史：分别于2013年4月、9月和2014年12月孕2月胎停育行清宫术。目前使用避孕套避孕中。

辅助检查：2015年4月10日查B超示子宫前壁低回声，18mm×16mm，宫腔稍受压。内膜4mm，内膜线连续，PSV：12.1cm/s，RI：0.59，盆腔少许积液12mm。考虑：①子宫肌瘤；②子宫内膜偏薄。

中医诊断：①滑胎；②癥瘕；③月经过少。辨证：肾虚血瘀证。

西医诊断：①复发性流产；②子宫肌瘤。

处理：①双方查染色体、地中海贫血。男方查精液，女方查甲状腺功能，TORCH组合，抗体组合。②拟约宫腔镜。

治法：补肾健脾，活血祛瘀。

处方：盐菟丝子15g，熟地黄15g，山萸肉15g，熟党参15g，黄芪15g，白芍15g，当归10g，丹参15g，鸡血藤30g，醋香附10g，荔枝核15g，橘核10g。

共14剂。

血府逐瘀颗粒，2盒，1次1包，口服，1日3次。

橘荔散结片，1瓶，1次4片，口服，1日3次。

二诊：2015年5月5日。末次月经4月19日，1天净，量少。下腹胀感已缓解，畏寒，口干喜温饮，偶反酸，自觉肠鸣，纳呆，眠可，二便调，舌淡红，苔白，脉细。

检查结果回报：夫妻双方染色体未见异常。

地中海贫血常规检查：SF34.8ng/mL、HbA22.5%、SI90.32μg/dL，FER、G-6PD正常。

性激素六项：FSH8.12IU/L、LH2.67IU/L、$E_2$32ng/L、PRL23.1μg/L、T0.15nmol/L、

P0.45ng/L；AMH：1.71ng/mL。

甲功三项：FT35.7pmol/L、FT415.23pmol/L，TSH3.676mIU/L；AOA（＋）、AOLA（－）、ACA-IgM7.64U/mL、ACA-IgA9.85U/mL。

宫腔镜检查：宫颈管通畅，宫腔呈倒三角形，未见宫腔肌瘤或息肉等占位，内膜薄，宫底部分内膜苍白，双侧输卵管开口可见。

处方：盐菟丝子30g，山萸肉15g，熟党参15g，黄芪15g，鸡内金15g，制仙茅10g，醋香附10g，丹参15g，鸡血藤30g，瓦楞子15g，陈皮6g，橘核10g。共14剂。

橘荔散结片，1瓶，1次4片，1日3次。

助孕丸，8瓶，1次6g，1日3次。

三诊：2015年5月19日。末次月经2015年5月17日，未净，量偏少，但比上月明显增多，浸透2张卫生巾，暗红色，血块（－），痛经（－）。心情甚悦。诉口干无口苦，纳改善，眠一般，难入睡，二便调，舌淡红，苔白腻，脉细涩。五一假期自查尿测排卵试纸（＋），已开始计划试孕。

处方（经后血海空虚，以养血理气为主）：当归10g，川芎10g，盐菟丝子30g，山萸肉15g，熟党参15g，黄芪15g，茺蔚子10g，醋香附10g，丹参15g，鸡血藤30g，瓦楞子15g，橘核10g。共14剂。

助孕丸，8瓶，1次6g，1日3次。

四诊：2015年6月1日。末次月经5月17日，今日第14天。B超示子宫大小正常，前壁小肌瘤18mm×17mm，内膜厚6mm，左侧卵巢见优势卵泡19mm×17mm，向外凸出。

嘱同房，2周后做妊娠试验。

处方：盐菟丝子30g，山萸肉15g，黄芪15g，桑寄生15g，制何首乌10g，熟地黄15g，桑椹子15g，制仙茅10g，黑豆衣10g，醋香附10g，荔枝核15g，橘核10g。14剂。

橘荔散结片，1瓶，1次4片，1日3次。

助孕丸，8瓶，1次6g，1日3次。

五诊：2015年6月15日。末次月经5月17日，月经未潮，现乳胀，困乏，下腹坠胀，腰酸。昨日自查尿妊娠试验阳性。无恶心欲呕，反胃等，舌淡红，苔薄白，脉细滑。6月15日查血HCG 177 IU/L，P 62nmol/L。告知患者有既往不良妊娠史，遂收住院保胎治疗。

治法：健脾益气，补肾安胎。

处方：盐菟丝子20g，桑寄生15g，续断15g，山药15g，党参20g，黄芪20g，麸炒白术15g，升麻6g，狗脊10g，橘核10g，荔枝核15g，砂仁6g（后下）。4剂。

滋肾育胎丸，3瓶1次6g，1日3次。

地屈孕酮，1盒1次10mg，1日2次。

六诊：2015年6月19日。停经34天，末次月经5月17日，恶心欲呕，乳胀痛，困乏嗜睡，下腹坠胀，腰酸，夜尿一次，舌淡红，苔薄白，脉滑。6月19日查血HCG 2053 IU/L、P 87nmol/L。

彩超：子宫前壁肌瘤19mm×18mm，宫内液性暗区5mm×3mm，未见胚芽，双侧附件未见异常回声，盆腔未见积液。考虑宫内早孕。

治法：健脾益气，补肾安胎。

处方：盐菟丝子20g，桑寄生15g，续断15g，山药15g，党参20g，黄芪20g，麸炒白术15g，升麻6g，狗脊10g，橘核10g，荔枝核15g，砂仁6g（后下）。7剂。

滋肾育胎丸，2瓶，1次6g，1日3次。

地屈孕酮，1盒，1次10mg，1日2次。

七诊：2015年6月26日。停经41天，末次月经5月17日，恶心欲呕，乳胀痛，下腹坠胀，无腹痛及阴道流血，夜尿，舌淡红苔薄白，脉滑。6月23日 查血HCG 11054 IU/L、P >190nmol/L。6月26日查血HCG 37311IU/L、P 117nmol/L。

治法：健脾益气，补肾安胎。

处方：盐菟丝子20g，桑寄生15g，续断15g，山药15g，党参20g，黄芪20g，麸炒白术15g，木香6g（后下），狗脊10g，覆盆子10g，橘核10g，荔枝核10g。7剂。

滋肾育胎丸，2瓶1次6g，1日3次。

地屈孕酮1盒，1次10mg，1日2次。

八诊：2015年7月2日。停经48天，末次月经月17日，恶心欲呕，偶有呕吐痰涎，乳胀，下腹坠胀，腰酸，无腹痛及阴道流血，无夜尿；舌淡红苔薄白，脉滑数。7月1日 查血HCG 65643IU/L、P 96nmol/L。7月2日彩超：子宫前壁肌瘤22mm×18mm，宫内妊娠，胚芽长7mm，可见心管搏动。

治法：健脾益气，补肾安胎。

处方：盐菟丝子20g，桑寄生15g，续断15g，陈皮10g，党参20g，黄芪20g，麸炒白术15g，炒谷芽30g，补骨脂10g，升麻6g，橘核10g，荔枝核10g。7剂。

滋肾育胎丸，2瓶，1次6g，1日3次。

地屈孕酮，1盒，1次10mg，1日2次。

九诊：2015年7月9日。停经55天，末次月经5月17日，恶心反胃，偶有呕吐胃内容物，乳胀，下腹坠胀，腰酸，无腹痛及阴道流血，无夜尿；舌淡红苔薄白，脉滑数。7月9日查血HCG1103174 IU/L、P >190nmol/L。7月2日彩超：子宫前壁肌瘤22mm×19mm，宫内妊娠8周，胚芽长15mm，可见心管搏动。

治法：健脾益气，补肾安胎。

处方：盐菟丝子20g，桑寄生15g，续断15g，陈皮10g，党参20g，黄芪20g，麸炒白术15g，炒谷芽30g，补骨脂10g，升麻6g，橘核10g，荔枝核10g。14剂（带出院）。

滋肾育胎丸，5盒，1次6g，1日3次。

予办理出院，拟预约胎儿NT检查。

十诊：2015年8月6日。停经11+5周，末次月经5月17日，无腹痛及阴道流血，偶腰酸，夜尿1次，乳胀，纳可，大便正常；舌淡红、苔薄白，脉滑数。8月6日彩超：宫内妊娠11周+，单胎，头臀径53mm，见胎心搏动。胎儿颈项透明层厚度（NT）1.4mm。

产科就诊，建档复查。

【按语】

滑胎乃妇科疑难疾病，病因甚为复杂。中医理论认为，滑胎的临床病因常有肾虚、脾肾两虚、气血两虚、血热和血瘀等。张玉珍教授认为，滑胎的病机总关乎肾脾、气血、冲任二脉的耗伤，而以肾气亏损为主要原因。张锡纯在《医学衷中参西录》中言："胎在母腹，如果善吸其母之气化，自无下坠之虞。且男女生育，皆赖肾脏作强。"肾主藏精生殖而系胞胎，肾虚则系胞无力，胎元不固。而肾为先天之本，脾为后天之本，脾肾气虚，则冲任不固，不能统摄经血，胞脉失养，故屡孕屡堕。本例患者特点有二：屡孕屡堕，数伤于血；癥瘕固守，虚实夹杂。张玉珍教授强调滑胎必先预培其损，调经（经少）治病（癥瘕）兼顾；孕后积极安胎，治病与安胎并举以防再次堕胎，且顾护脾肾之根本，坚守"衰其大半而止"，以理气活血之品贯穿于健脾补肾安胎的始终，使瘀血去而脾肾兴，祛邪而不伤正，最终安胎获效。

（曾诚）

（三）胚胎停育药流后月经过少案

李某，女，26岁，初诊时间2017年12月11日。

主诉：胚胎停育药流后月经量少伴腰腹部酸痛1+月。

病史：患者2017年10月孕7周胚胎停育行药流术，术后出现月经量少。末次月经：2017年11月27日，5天净，量少，色暗红，无血块，无痛经，有腰酸，无乳房胀痛（优思明）。前次月经：2017年9月4日，7天净，量中。平素经期6~7天，周期28~30天，量中。G1P0A1，有孕求，暂避孕。现诉腰腹部酸痛，纳眠可，小便正常，大便干；舌尖红，苔薄白，脉弦细。

辅助检查：2017年10月26日盆腔B超示子宫内膜厚4mm，余无异常。

中医诊断：月经过少病。辨证：肾虚兼血瘀证。

西医诊断：月经失调。

处方：盐菟丝子20g，熟地黄15g，当归10g，枸杞子15g，牡丹皮15g，丹参15g，熟党参20g，茯苓20g，白芍15g，山药20g，盐杜仲15g，酒萸肉15g。14剂。

滋肾育胎丸，5盒，1次5g，口服，1日1次。

六味地黄丸，3瓶，1次8粒，口服，1日2次。

嘱查封闭抗体；避孕半年。

二诊时间：2018年1月12日。

病史：末次月经2017年12月28日，4天净，量较前次增多，色暗红，无血块，无痛经，有腰酸，无乳房胀痛。前次月经2017年11月27日，5天净，量少。有孕求，暂避孕。现诉服药后无明显腹痛，偶有腰酸，近日咳嗽，咳黄白色稠痰，口干，鼻塞，纳眠可，小便正常，大便日1次，成形，便后肛门疼痛；舌红，苔黄，脉滑数。

辅助检查：2017年12月25日封闭抗体（－）。

处方：盐菟丝子20g，熟地黄15g，当归10g，枸杞子15g，牡丹皮15g，丹参15g，熟党参20g，茯苓20g，白芍15g，山药20g，盐巴戟天15g，酒萸肉15g。14剂。

助孕丸，10瓶，1次12g，口服，1日1次。

六味地黄丸，3瓶，1次8粒，口服，1日1次。

复方川贝枇杷止咳露，3瓶，1次15mL，口服，1日3次。

【按语】

患者有胚胎停育药流史，此后出现月经量少伴腰腹部酸痛等症，中医诊断为月经过少病，证属肾虚兼血瘀证。张玉珍教授认为，患者因堕胎损伤了肾气，肾气不充，冲任失养，血行不畅，故出现月经量少、色暗红、腰腹部酸痛等症。治疗以补肾养血，兼活血调经为法。一诊时处方以归肾丸加减，归肾丸是《景岳全书》中滋补肝肾，养血调经的代表方。在原方基础上，加党参、白芍加强补气养血，白芍且能缓急止痛；患者舌尖红，有虚热之象，加丹皮清热活血；加丹参加强活血调经。配合中成药滋肾育胎丸、六味地黄丸以补肾滋肾。因患者有胚胎停育史，嘱咐患者先避孕半年，并检查封闭抗体等以查找胚胎停育原因。

经治疗患者二诊时经量已改善，经色正常，腹痛已消失，仍偶有腰酸，张玉珍教授在一诊方基础上稍做调整，去杜仲，加巴戟天以加强补肾填精益髓。因患者目前有咳嗽咯痰等标证，急则治其标，张玉珍教授嘱咐患者先服复方川贝枇杷止咳露以治疗咳嗽咯痰标证，待咳嗽等症已愈后继续服中药调理善后。

二、月经过多伴经期延长案

患者林某，女，30岁。就诊日期2013年4月17日。

主诉：月经量多5年。

现病史：患者5年前无明显诱因出现月经量多。末次月经4月1日，经期8天，量多，第1天、第2天最多，2~3小时湿满1片卫生巾，伴少许血块，腰酸（＋）。平时月经规律，周期25~28天，经期8天，量偏多。现眠差，多梦，乏力，腰酸，偶有阴痒，纳眠可，小便频，夜尿1~2次，大便调。舌淡红，苔白，脉沉细。

中医诊断：①月经过多；②经期延长。辨证：气虚不摄证。

治法：益气摄血。

处方：人参养荣汤加减：党参30g，白芍15g，熟地黄30g，制何首乌20g，当归10g，黑枣15g，白术15g，茯苓15g，菟丝子20g，肉桂3g，黄芪30g，续断15g。。

中成药：复方阿胶浆，2盒，每次1支，每日2次。

二诊：2013年5月7日。

末次月经4月28日，经期6天，量较前减少，第2天最多，白天约2小时湿满1片卫生巾，夜间量变少，血块（+）。效不更方，遂予原方服用。

三诊：2013年5月29日。

末次月经5月25日。至今未净，量较前少，第1天最多约2小时湿满1片卫生巾，伴血块。纳一般，眠差，夜尿1次，大便调。舌稍红，苔薄黄，脉细。嘱中药与膏方交替服，中药续予人参养荣汤加减。处以膏方拟归肾膏（自拟）：菟丝子200g，党参150g，女贞子150g，香附100g，桑椹子150g，当归100g，白芍150g，制何首乌150g，续断150g，仙茅100g，枸杞子150g，杜仲150g，黄精150g，肉苁蓉150g，石菖蒲100g，熟地黄150g，山萸肉150g 丹参100g，金樱子150g，茯苓150g，淫羊藿100g，白术150g，鹿衔草150g，砂仁60g，山药200g，巴戟天150g，炙甘草60g，木香90g，沙苑子100g，红参100g，阿胶250g，龟甲胶150g，黄酒250g，冰糖250g。

【按语】

张仲景首先提出虚劳病名，并设立专篇，内容包括亡血、失精、阴亏、阳虚、风气百疾、瘀血内结等。虚劳病主要表现在五脏阴阳气血亏损，而阴阳之根系在肾，气血源于脾。所以治虚劳，一宜补肾水，补阴以配阳；二宜培脾土，仲景善用甘药以建立中气，以生血化精。《黄帝内经》云："阴阳形气俱不足者，调以甘药。"土强则金旺，金旺则水充，故治虚劳无论何脏致损，皆当以调脾胃为主。张仲景曰："善治精者，能使精中生气，善治气者，能使气中生精。"所以补脾益肾法正是在这一思路下制定的。《金匮翼·虚劳统论》论述了虚劳之疾病进展过程。"虚劳，一曰虚损。盖积劳成虚，积虚成弱，积弱成损也。虚者，空虚之谓。损者，破散之谓。"本例患者月经过多并经期延长，辨证属一派脾肾亏虚，脾失统摄，肾失封藏之象。亦属于"亡血、失精"，病程进展可成虚劳。方拟人参养荣汤加减。方中八珍汤大补气血，调补冲任；同时酌加黄芪，蕴含黄芪建中汤之意。《金匮要略·血痹虚劳病脉证并治》谓"虚劳里急诸不足，黄芪建中汤主之"。全方脾肾同调，气足血摄。待病情稳定后，加用归肾膏以取调补、缓补、缓图功效。膏剂取药效缓和、药力较持久之意。正符合《金匮要略》以缓、平原则治疗"虚损"类疾病。

（廖慧慧）

三、剖宫产术后经期时间延长案

患者陈某，女，30岁。就诊日期2012年10月25日。

主诉：剖宫产术后经期时间延长6月余。

现病史：患者剖宫产术后出现经期延长，10余天方净，现已断乳3个月。末次月经：10月5日~10月18日，量中，第1~4天量正常，每日用3~4片卫生巾，第5~6天无阴道流血，第7~14天阴道有咖啡色分泌物，护垫量，血块（-），痛经（++），腰酸（+），乳胀（+）。前次月经9月5日，经期13天。平素月经13~14/25~30天。现觉乏力，纳一般，眠可，二便调；舌暗红，苔白，脉沉细。

辅助检查：10月18日外院子宫附件彩超示子宫前壁下段剖宫产切口处以下异常回声，考虑憩室形成。PRL 208.23IU/L。

中医诊断：经期延长。证属气虚血瘀证。

西医诊断：剖宫产加憩室。

治法：益气养阴，化瘀止血。

处方1：拟当归芍药散加减：当归10g，川芎10g，白芍15g，丹参15g，茯苓30g，白术15g，泽泻15g，黄芪30g，醋香附10g，重楼15g，续断15g，益母草30g。1日1剂，14剂，经后服用。

处方2：拟止血1方（张玉珍教授经验方）加减：黄芪15g，麦冬15g，乌梅炭10g，酒萸肉15g，卷柏15g，三七10g，五灵脂10g，阿胶15g，生蒲黄10g，益母草30g，白芍20g，贯众15g。1日1剂，7剂，经期第3天连服用。

中成药：宫血宁胶囊，2盒，1次2片，1日3次。

二诊：2012年11月12日。

末次月经11月1日~11月9日，量中，色鲜红，血块（-），痛经（+）。今天有少许阴道流血，色淡红，腰痛，无口干，纳差，眠可，大便调，小便频，夜尿4~5次；舌淡红，苔白，脉沉细。辅助检查：10月25日非淋三组检查均为阴性。方拟止血1方加减：党参30g，麦冬15g，乌梅炭10g，山萸肉15g，地榆15g，三七10g，卷柏10g，贯众10g，续断15g，益母草30g，马齿苋30g，白芍20g。辅以中成药宫血宁胶囊。

【按语】

西医学认为剖宫产后经期延长常见于子宫切口憩室，憩室的形成与肌层受损愈合不良有关。其病理机制有：①子宫切口憩室处由于缺少子宫肌层，子宫内膜周期性剥脱后，因子宫切口憩室部位收缩不良，导致出血；②子宫切口憩室处子宫内膜周期性剥脱后，创面为切口瘢痕，血运较差，内膜周期性剥脱后创面修复较慢和较差，经期延长；③憩室与子宫的通道较小，影响内膜周期性剥脱出血经宫腔排出，撤退性出血排出不畅和延期排出；④子宫切口憩室处积血液，可并发感染出血，致经期延长。

产育之妇依次经历妊娠时阴血下注养胎，产时的亡血伤津，且津血同源，产后阴血上化为乳汁，阴血更亏；血为气之母，气随血耗又致气血两亏，然"气为血之帅"，气行则血行，气弱则血阻；又复加剖宫产手术金刃之邪损伤胞宫胞脉，致血溢脉外故而引起瘀血阻滞于内。《素问·奇病论》提出"胞络者，系于肾"，《素问·评热病论》指出"胞脉者，属心而络于胞中"，《难经》曰"命门者……女子以系胞"。故胞宫胞脉受损必然会损伤肾气。故脾肾气虚、瘀血内阻为剖宫产后之病机。根据本例患者，出现经行拖尾现象，治疗应分阶段治疗。重在经期的治疗。漏久阴伤，故于经期第三天服选用益气养阴的参麦散合失笑散加减（止血1方）以补气收摄，化瘀止血，酌加养阴血又兼收敛的药，如白芍、山萸肉、阿胶；平时重在辨证求因以治本，方拟当归芍药散加减，加黄芪增强益气升提的作用，加益母草、续断、丹参增强平化瘀功效，同时酌选重楼、马齿苋即止血又清解热毒之药物，以防漏久毒聚。

（廖慧慧）

四、月经后期伴月经过少案

陈某，女，28岁，初诊时间2017年8月9日。

主诉：月经延后伴量少8年。

病史：末次月经：2017年7月29日，2天净，量少，色暗红，无血块，无痛经，无腰酸，无乳房胀痛（服用甲羟孕酮）。前次月经：2017年1月25日，2天净，量少。既往月经：13岁初潮，近8年无明显诱因出现经期2~3天，量少，色暗红，周期45天~2个月。2017年7月前曾闭经6个月。否认性生活。现诉偶有下腹胀痛，胸闷，纳眠可，大小便正常；舌淡暗，苔黄腻，脉细弦。

辅助检查：2017年4月5日性激素检查示FSH 7.08mIU/mL、LH 15.71mIU/mL、E_2 43.75pg/mL、P 0.37ng/mL、PRL 15.33ng/mL、T 0.37ng/mL。2017年4月1日盆腔B超示内膜厚6mm，余未见异常。

中医诊断：①月经后期病；②月经过少。辨证：肝郁肾虚证。

处方：盐菟丝子20g，熟地黄15g，当归10g，枸杞子15g，酒女贞子15g，山药20g，茯苓20g，酒萸肉10g，白芍15g，石菖蒲10g，炙甘草6g，北柴胡10g。20剂。

逍遥丸，3瓶，1次8粒，口服，1日2次。

六味地黄丸，3瓶，1次8粒，口服，1日2次。

二诊时间：2017年9月18日。

病史：末次月经2017年9月5日，3天净，量少同前，色暗红，无血块，无痛经，无腰酸，有乳房胀痛。现诉偶有胸闷、心悸，纳眠可，大小便正常；舌淡暗，苔黄腻，脉细弦。

中医诊断：①月经后期；②月经过少。辨证：肝郁肾虚证。

处方：盐菟丝子20g，熟地黄15g，当归10g，枸杞子15g，醋香附10g，山药20g，茯苓20g，酒萸肉15g，白芍15g，石菖蒲10g，炒茺蔚子10g，北柴胡10g。14剂。

逍遥丸，1瓶，1次8粒，口服，1日2次。

六味地黄丸，1瓶，1次8粒，口服，1日2次。

三诊时间：2017年11月3日。

病史：末次月经：2017年10月25日，3~4天净，量少，护垫可，咖啡色，无血块，无痛经，无腰酸，无乳房胀痛。前次月经2017年10月2日，2天净，量少，护垫可。现诉纳眠可，大小便正常。舌淡红，苔薄白，脉细沉。

辅助检查：今日自测尿妊娠试验阴性。

中医诊断：月经过少。辨证：脾肾不足证。

处方：盐菟丝子20g，熟地黄15g，当归10g，枸杞子15g，醋香附10g，山药20g，茯苓20g，酒萸肉15g，白芍15g，酒黄精15g，盐巴戟天15g，熟党参20g。20剂。

滋肾育胎丸，3盒，1次5g，口服，1日1次。

六味地黄丸，3瓶，1次8粒，口服，1日1次。

四诊时间：2017年12月15日。

病史：末次月经2017年11月25日，3天净，量较前增多，色暗红，无血块，无痛经，无腰酸，无乳房胀痛。前次月经2017年10月25日，4天净，量少，护垫可。现诉手足冰冷，纳眠可，大小便正常；舌暗，苔白润，脉细。

中医诊断：月经过少。辨证：脾肾不足证。

处方：盐菟丝子20g，熟地黄15g，当归10g，枸杞子15g，醋香附10g，山药20g，茯苓20g，酒萸肉15g，白芍15g，酒黄精15g，巴戟天15g，熟党参20g。14剂。

补中益气颗粒，2盒，1次3g，冲服，1日1次。

滋肾育胎丸，2瓶，1次5g，口服，1日1次。

【按语】

患者为未婚年轻女性，曾有闭经史，初诊时中医诊断为月经后期、月经过少，证属肝郁肾虚证。肝郁气滞，疏泄失司，冲任失调，血海蓄溢失常，则月经后期。肝郁冲任受阻，血行不畅，故月经量少，色暗红，肝气不舒，则下腹胀痛，胸闷；肾虚精血不充，冲任血海亏虚，精血化源不足，亦可致经行量少。张玉珍教授以经验方调经种子汤加减，该方由《傅青主女科》中的定经汤加减化裁而成。定经汤原方用于治疗月经先后不定期属于肝郁肾虚之证。本处方中当归、白芍养血柔肝调经；菟丝子、熟地黄、枸杞子、女贞子、酒萸肉补肾气，益精血，养冲任；柴胡疏肝解郁；山药、茯苓健脾和中而利肾水；石菖蒲化湿开胃，除烦闷。全方起补肾健脾、疏肝调经之功。同时配合中成药逍遥丸及六味地黄丸以加强疏肝健脾补肾。

患者二诊时月经可自然来潮，且月经后期明显改善，已无下腹胀痛，胸闷减轻，伴有心悸，月经仍量少，色暗红。张玉珍教授辨证仍为肝郁肾虚证。在初诊方药基础上，去女贞子、炙甘草，加香附加强疏肝解郁，加芫蔚子活血养血通经。中成药同前。

三诊时患者月经周期基本正常，仍量少色暗，余证消失，舌淡红，苔薄白，脉细沉。张教授诊断为月经过少，辨证为脾肾不足证。处方在二诊方药基础上，去柴胡、石菖蒲、茺蔚子，加黄精、巴戟天、党参以加强补肾益精，健脾养血作用。配合中成药滋肾育胎丸、六味地黄丸以温肾填精，滋肾养血。

四诊时患者月经周期完全恢复正常，经量明显改善，因天寒出现手足冰冷之症。张教授认为诊断仍为月经过少之脾肾不足证。治疗上效不更方，巩固疗效；中成药以补中益气颗粒及滋肾育胎丸加强健脾补肾之力。后月经已恢复正常，随访3月，未见复发。

（廖慧慧）

五、痛经案

吴某，女，37岁。初诊日期2017年9月18日。

主诉：经行下腹痛6年余，加重2年。

病史：末次月经8月27日，6天净，量中，血块（+），经行1~2天，痛经（++），右下腹为甚，伴头汗出，腰骶坠胀感，影响工作需卧床休息。月经周期6~7天/28天，量中，血块（+），每经行1~2天痛经（++），余证如前述。经前乳房胀痛（+）。带下正常。G4P2A2（顺产2次，人流2次），现工具避孕。刻下症：无下腹痛，纳一般，眠差，大便溏，日行1~2次，小便可；舌暗红，苔白腻，脉弦略细。

2017年9月18日我院子宫附件彩超示内膜13mm，回声欠均匀，盆腔少量积液（38mm×15mm）。

中医诊断：痛经。辨证：气滞血瘀证。

西医诊断：继发性痛经。

处方：当归10g，川芎10g，三七10g，丹参15g，醋三棱15g，醋莪术15g，桃仁15g，醋香附10g，醋延胡索15g，干益母草30g，续断片15g，黄芪30g。共14剂。

龙血竭片，3盒，1次5片，口服，1日3次。

三七痛经胶囊，3瓶，1次3粒，口服，1日3次。

二诊：2017年10月13日。

病史：末次月经9月22日。6天净，量色可，血块（+）、乳胀（−）、腰酸（−），服药后无经行下腹痛，无头汗出，无腰骶坠胀感。前次月经8月27日，痛经（++）。

刻诊：纳眠可，口干无口苦，小便调，大便日1次，稍溏。余无不适。舌暗淡，苔黄腻，脉弦略细。

中医诊断：痛经。辨证：气滞血瘀证。

西医诊断：继发性痛经。

处方：当归10g，白芍15g，三七10g，醋三棱10g，醋莪术10g，燀桃仁15g，醋香附10g，乌药15g，续断片15g，黄芪30g，北柴胡10g，姜厚朴15g。共14剂。

三七痛经胶囊，3瓶，1次3粒，1日3次。

龙血竭片，3盒，1次5片，口服，1日3次。

此后患者未再来就诊，电话随访至2018年6月，痛经未见复发，诉复查盆腔B超盆腔积液已消失，子宫双附件未见异常。

【按语】

张玉珍教授认为，中医药治疗痛经疗效显著，有其优势。痛经以实证居多，虚症较少，亦有虚实夹杂者，当知常达变。此患者每经行之初痛经发作，属实证；痛经以少腹一侧为甚，属气滞，病在肝；伴有血块，伴有经前乳房胀痛，结合舌脉象辨证为气滞血瘀证。因本病病位在子宫、冲任，变化在气血，治疗以调理子宫、冲任气血为主，注重调理肝脾。经前一周及经期重在调血止痛以治标，以自拟调经止痛方加减（当归10g，赤芍15g，葛根30g，三七片10g，丹参15g，三棱10g，莪术10g，桃仁15g，香附10g，乌药15g，延胡索15g，益母草30g）；平时辨证求因以治本，处以当归芍药散加味（当归10g，川芎10g，白芍15g，丹参15g，茯苓30g，白术15g，泽泻15g，黄芪30g，香附10g，乌药15g，枸杞子15g，延胡索15g）。

此患者一诊时正处于经前1周，辨证为气滞血瘀证，故以调经止痛方加减治疗，以当归、川芎、丹参、三七、延胡索、三棱、莪术等多味活血化瘀药联用，以调血止痛以治标为主；因患者有腰骶坠胀感，去葛根改用续断以补肾活血，强壮腰膝，以香附、黄芪调理肝脾兼顾其本。配合中成药三七痛经胶囊、龙血竭片行气活血止痛。

二诊时患者诉经行时下腹痛、乳房胀痛及腰骶坠胀等症已消失，当时又值下次月经前一周左右，故仍以调经止痛方加减治疗。因患者大便稍溏，舌暗淡，苔黄腻，脉弦略细，张教授认为此为肝旺乘脾所致，在上方基础上加柴胡、乌药加强疏肝理气，加厚朴行气消滞。此病例因辨证准确，用药得宜，且注重用药时机，故疗效满意。

（廖慧慧）

六、绝经前后诸证案

（一）绝经前后诸证案一

苏某，女，45岁。初诊日期2017年8月4日。

主诉：月经稀发伴量少近10年，停经4月余。

病史：末次月经4月1日，4天净，量较少，色红，血块（－），乳胀（－）、腰酸（－）、痛经（－）。前次月经不详。患者近10年前开始出现月经稀发伴量少，外院诊断为卵巢早衰，间断曾用中药及西药人工周期治疗，具体不详。现症见近几日见少许鸡蛋清样白带，潮热汗出，疲倦，纳眠可，二便调；舌淡红，苔薄黄，脉沉细。既往有卵巢早衰病史，甲亢病史（不详）。G2P1A1，生1胎，现已14岁，人流1次。

辅助检查：2017年5月份查性激素三项示FSH 72.82IU/L、LH 48.12IU/L、E_2 28.10pmol/L。

2017年7月8日外院体检子宫附件彩超示左卵巢显示不清（气体干扰）。

中医诊断：绝经前后诸证。辨证：肝肾阴虚血瘀证。

西医诊断：①围绝经期综合征；②甲亢。

处方：

方1：盐菟丝子20g，熟地黄15g，当归10g，枸杞子15g，酒女贞子15g，丹参15g，熟党参30g，玉竹20g，白芍15g，北柴胡10g，淫羊藿10g，盐巴戟天15g。14剂。

方2：盐菟丝子15g，酒萸肉15g，熟地黄15g，白芍15g，百合20g，珍珠母30g（先煎），丹参15g，知母10g，熟党参30g，麦冬15g，茯苓20g，酒女贞子15g。14剂。

方1和方2交替服用。

滋肾育胎丸，3盒，1次5g，口服，1日2次。

六味地黄丸，3瓶，1次8粒，口服，1日3次。

二诊：2017年9月8日。

病史：末次月经8月13日至8月24日，前5天量少，护垫可，第6~7天量稍增，日用卫生巾2片，后量少淋漓。色红，血块（－）、痛经（±）、腰酸（＋）。前次月经4月1日，4天净。

症见：现已无潮热，疲倦减轻，仍汗多，纳眠可，二便调。舌淡红，苔薄黄，脉沉细。

处方：盐菟丝子20g，熟地黄15g，当归10g，枸杞子15g，酒女贞子15g，丹参15g，熟党参30g，玉竹15g，黄芪30g，北柴胡10g，淫羊藿10g，盐巴戟天15g。20剂。

滋肾育胎丸，3盒，1次5g，口服，1日1次。

苁蓉益肾颗粒，3盒，1次1袋，口服，1日1次。

三诊：2017年10月13日。

病史：现停经2月。末次月经8月13日至8月21日。

刻诊：诉9月28日至10月1日见拉丝蛋清样白带，10月5日至10月10日觉乳房胀痛，无潮热盗汗，余无不适，纳可眠差，二便调；舌淡暗苔腻，脉弦细。

处方：

方1：盐菟丝子20g，熟地黄15g，当归10g，枸杞子15g，酒女贞子15g，丹参15g，熟党参30g，玉竹20g，炙甘草10g，淫羊藿10g，盐巴戟天15g，黄芪30g。14剂。

方2：盐菟丝子20g，酒萸肉15g，熟地黄15g，白芍15g，百合20g，丹参15g，枸杞子15g，熟党参30g，麦冬15g，酒女贞子15g，茯神15g，盐巴戟天15g。14剂。

方1和方2交替服用。

滋肾育胎丸，5盒，1次5g，口服，1日1次。

甜梦口服液，3盒，1次10mL，口服，1日2次。

【按语】

患者有卵巢早衰的病史，现进一步发展为围绝经期综合征。张玉珍教授治疗卵巢早衰有其独到的经验，认为卵巢早衰必须肾肝脾同调，气血同治，才能从产生月经的源头上补肾健脾，调肝活血，重治气血精以滋天癸，益冲任养胞宫，恢复肾－天癸－冲任－胞宫轴的功能以通经。张玉珍教授在继承前人基础上加以创新，创制滋癸益经汤。滋癸益经汤组成：菟丝子20~30g，熟地黄15g，当归10g，枸杞子15g，女贞子15g，丹参15g，熟党参30g，玉竹15g，白芍15g，炙甘草10g，淫羊藿15g，巴戟天15–30g，柴胡10g。本方由《景岳全书》的归肾丸合大补元煎组成，此二方功能肾肝脾三经同调，重治气血精以滋天癸；又合《傅青主女科》中的益经汤，以散心肝脾之郁，而大补其肾水，令精溢而经水自通；再合《妇人大全良方》之丹参散，活血化瘀通经。

患者目前已诊断为围绝经期综合征，并出现潮热汗出等低雌激素症状。围绝经期综合征病机复杂，其中寒热错杂尤为明显。张玉珍教授根据绝经前后诸证肾虚阴阳失调并影响到肝、心、脾等病理变化，抓住肾阴虚为主的病机特点，以滋肾养阴，宁心安神为基本大法，以左归饮（丸）、百合地黄汤合生脉散化裁组方，自拟更年安方治疗绝经前后诸证。更年安组成：菟丝子20g，山萸肉15g，熟地黄15g，白芍15g，百合20g，淫羊藿10g，丹参15g，枸杞子15g，党参30g，麦冬15g，茯苓20g，女贞子15g。

针对此患者，以调经为要，张玉珍教授以滋癸活血益经汤及更年安方两者交替服用，在临证中抓住肾虚为本的治疗关键，以滋肾养阴为主，佐以扶阳，强调宁心之要，辅以疏肝柔肝、健脾、调养冲任，充养天癸等法，平调肾中阴阳。治疗时应坚持不懈，缓图取效。目前患者月经及伴随症状均有改善，继续维持治疗。

（二）绝经前后诸证案二

马某，女，46岁。初诊日期2012年8月10日。

患者停经4月余就诊。末次月经2012年3月20日，量多，色暗红，血块（+），痛经（+），腰酸（+）。4个月前月经规律，6/30天。今日觉胸胀，腰酸，潮热盗汗，纳眠可，二便调。舌暗红，苔白稍腻，有裂纹，脉细。G0，有性生活史。

辅助检查：子宫附件彩超示子宫肌瘤（1.6cm×1.4cm）。

中医诊断：经断前后诸证。辨证：肝郁肾虚型。

西医诊断：围绝经期综合征。

治法：疏肝补肾，养血安神。

处方：更年安加减（张玉珍教授经验方）。

盐菟丝子20g，酒萸肉15g，熟地黄15g，白芍15g，百合20g，珍珠母30g，丹参15g，粉葛30g，熟党参30g，麦冬15g，茯苓20g，女贞子15g。14剂。

妇宁康片，3盒，1次4片，1日3次。

逍遥丸：3盒，1次9g，1日2次。

二诊：2012年9月6日。

患者诉服药后于8月20日阴道有少许血性分泌物，护垫量，2天干净。现有腰痛，纳眠一般，二便调，舌红，苔薄黄，脉缓。辅助检查：8月10日性激素三项检查示FSH 9.71IU/L、LH 8.74IU/L、E_2 952pmol/L。效不更方，中药续予更年安加减，同时配合中药膏方治疗。

膏方：更年安膏（张玉珍教授经验方）。

菟丝子150g，山萸肉150g，熟地黄150g，白芍150g，百合150g，金樱子150g，党参150g，麦冬150g，五味子100g，枸杞子150g，地骨皮100g，核桃仁150g，牡丹皮100g，茯苓150g，粉葛300g，炙甘草60g，浮小麦200g，钩藤150g，沙苑子100g，制何首乌150g，覆盆子150g，首乌藤150g，郁金100g，茺蔚子100g，合欢皮100g，仙茅100g，益智仁150g，女贞子150g，黄芪150g，白术150g，防风100g，肉苁蓉150g，淫羊藿100g，红参100g，阿胶300g，龟甲胶100g，冰糖250g，黄酒250g。

三诊：2012年10月8日。

患者诉服药后诸症均好转。

【按语】

围绝经期，是指生理上一个特定转变的过渡时期，主要是指其生殖功能逐渐衰退而至消失的一段时期。《素问·上古天真论》指出，女子"七七，任脉虚，太冲脉衰少，天癸竭，地道不通，故形坏而无子"。月经从定期来潮过渡到断绝不来，肾气、天癸、冲任从盛过渡到衰，这是很大的变化，机体的阴阳气血容易失去平衡。《景岳全书·妇人规》说："妇人于四旬外经期将断之年……当此之际，最宜防察。""渐见阻隔经期不至者……若果气血和平，素无他疾，次固渐止而然，无足虑也。若素多忧郁不调之患，而见此过期阻隔，便有崩决之兆。"冲任之本在于肾，天癸为肾精所化，围绝经期其本为肾气的亏虚；若产育、精神情绪等影响，机体不能很好地自行调节以适应这种生理上的重大变化，便会出现一些症状。病机主要在于肾阴阳的失调，病位在肾与胞宫。治疗应调补肾阴阳使之恢复相对的平衡，根据中医"阳生阴长"之理，行"阴中求阳，阳中求阴"之术，达"阴平阳秘"之果。《景岳全书》亦云"善补阴者，必于阳中求阴，则阴得阳升而泉源不竭；善补阳者，必于阴中求阳，则阳得阴助而生化无穷"。同时注重调畅情志，若肝气不疏，则情志失调而干扰气血运行，加重病情；肾虚可引发脾虚，脾虚气血生化乏源亦可影响肾虚。所以亦应注重脾胃功能的健运。更年安方和更年膏（张教授经验方）乃左归丸合二至丸加减而来。方中菟丝子平补肾阴阳；山萸肉、熟地黄、白芍、女贞子、枸杞子等滋养肝肾阴血，珍珠母镇摄浮阳，使阴阳相维；党参、茯苓健脾利水；百合、麦冬可滋心、胃、肾三脏之阴津。经治终获良效。

（廖慧慧）

第二节　妊娠病案

一、先兆流产案

曹某，女，37岁。初诊日期2015年3月4日。

主诉：停经48天，下腹坠胀隐痛1周、阴道少许血丝1天。

现病史：患者既往月经规律，周期30天，经期5天，量中。末次月经2015年1月15日，5天净；患者自2月22日自测尿HCG（+），自行口服黄体酮胶丸100mg，1日2次，2月23日在我院检查血HCG 7308IU/L，P 82.3nmol/L；2月27日开始下腹坠胀、隐痛，查血HCG 32041IU/L，P 60.2nmol/；3月3日因阴道少许血丝来我院门诊就诊，查B超示宫内早孕如7周，见心管搏动。现恶心欲呕，下腹下坠、隐痛感，阴道少量血丝，色淡红，纳一般，耳鸣，眠差，难入睡，小便常，大便溏；舌淡胖齿印，舌质淡红，苔白腻，脉细滑。

既往史：怀孕5次，顺产1次，自然流产3次，2008年、2011年、2012年各稽留流产1次，均为孕6+周~8周，并均行清宫术，未做胚胎染色体相关检查。2014年底开始不避孕。2015年1月体检结果：TORCH五项（-）；凝血常规、AEA、HCG-Ab、AOA、ASA、ACA、ANA、非淋三组均正常；夫妻双方染色体均正常；2014年1月男方查精液分析a+b=20.2%+6.2%，治疗后未复查。

中医诊断：①胎动不安；②滑胎。辨证：脾肾两虚证。

西医诊断：①先兆流产；②习惯性流产。

治法：健脾补肾安胎。

处方：熟党参20g，黄芪15g，菟丝子20g，桑寄生15g，续断15g，金樱子15g，白术15g，阿胶10g（烊化），砂仁6g（后下），酒萸肉15g，狗脊10g，陈皮6g。7剂。

助孕丸，6瓶，1次6g，1日3次。

黄体酮胶丸，1盒，1次100mg，1日2次。

二诊：2015年3月11日。

主诉：停经55天。诉仍有下腹坠胀隐痛，恶心胸闷，腹胀纳呆，夜尿1次，自前诊至今无阴道出血，大便1日2~3次，不成形；舌淡红边齿印，苔白，脉细滑。

辅助检查：3月11日血HCG 83362 IU/L，P >190nmol/L，甲功五项（-）。我院B超示宫内早孕，胚芽长15mm，见胎心搏动。

处方：盐菟丝子20g，桑寄生20g，续断15g，山药15g，白扁豆15g，党参20g，黄芪15g，麸炒白术15g，狗脊10g，覆盆子10g，砂仁6g（后下），陈皮6g。7剂。

助孕丸，6瓶，1次6g，1日3次。

黄体酮胶丸，1盒，1次100mg，1日2次。

三诊：2015年3月18日。

停经62天，诉无腹痛，晨起恶心，胃纳可，无阴道出血，无小腹坠胀感，偶眠差，大便成形；舌淡红胖，有齿印，苔薄白，脉细滑。3月18日血HCG 11745 IU/L，P 89nmol/L。

处方：盐菟丝子20g，桑寄生15g，续断15g，陈皮6g，党参15g，桑葚子10g，麦冬10g，制远志10g，覆盆子10g，炒酸枣仁15g，钩藤15g，甘草6g。7剂。

助孕丸，8瓶，1次6g，1日3次。

嘱：预约胎儿NT检查，产科随诊。

【按语】

张玉珍教授临证带教时，常常强调妊娠与脾肾关系密切，尤其与先天肾气息息相关。"肾主先天""肾主生殖"，人体最初的精华物质，禀赋于父母，因此，男女肾气充盛与否，关乎每一次的两精相合的结局。而脾为后天之本，气血生化之源。月经的物质基础是血，若脾胃虚弱，气血生化乏源，则精血虚衰，月事不调，首当其冲的就是妊娠必需的"气以载胎、血以养胎"功能受到影响。因此，张玉珍教授非常注重先后天并补，健脾补肾贯穿孕前调理、孕后保胎的全过程，恰如《女科证治》云："妇人有孕，全赖血以养之，气以护之。"本案患者，年过五七，肾气已虚，加之有多次流产和清宫史，冲任损伤，气血失调，脾肾益虚，遂致屡孕屡堕，应期而堕。张玉珍教授强调，该病例本应查找流产原因，孕前调理，预培其损，无奈患者就诊时，已有胎孕在身，却存流产之兆，唯有强调"身静（卧床、禁房事）、心静（放松心情）、药静（健脾补肾养血安胎）"，中药脾肾兼顾，以寿胎丸加参芪之品，终得良好结局。

（廖慧慧）

第三节　妇科杂病案

一、卵巢早衰案

（一）卵巢早衰案一

钟某，女，24岁。初诊日期2006年1月13日。

主诉：月经稀发、闭经近1年。

现病史：患者1年前月经稀发，渐至月经停闭，外院诊为卵巢早衰，请张玉珍教授诊治。2005年12月23日性激素检查示FSH 81.81IU/L，LH 41.46IU/L，E_2 88.78pmol/l。2006年1月彩超示子宫大小正常，双侧卵巢稍小，血流稀少。症见烘热汗出，失眠多梦，烦躁易怒，阴道干涩，性欲减退，舌暗红，苔少，脉弦细。

中医诊断：闭经。辨证：肝肾阴虚夹血瘀。

西医诊断：卵巢早衰。

治法：补肾健脾，疏肝活血。

处方：滋癸益经汤（张玉珍教授经验方）加减：菟丝子20g，熟地黄15g，当归10g，枸杞子15g，杜仲15g，女贞子15g，丹参15g，党参30g，淫羊藿15g，玉竹20g，白芍15g，炙甘草10g。

经过3个月治疗，于2006年4月17日复查性激素示FSH 14.75IU/L、LH 3.72IU/L、

E_2 252.5pmol/l。提示卵巢功能已经接近正常。末次月经5月27日~6月7日，量少，2片护垫/天。嘱咐B超监测卵泡发育，适时房事，把握受孕时机。2006年7月5日停经39天，查HCG定性（＋），卵巢早衰治愈，已怀孕。继之补肾健脾安胎至孕3个月，B超检查正常，回江西老家调养待产。2007年3月4日足月剖宫产1男婴重7.6斤，产后出血约500mL，未输血。母子健康，并在网上向同伴们报喜。

产后哺乳7个月。2007年10月8日性激素检查示FSH 9.3IU/L，LH 4.18IU/L，E_2 150.9pmol/L。断奶后1个月，2007年11月5日来月经；其后月经日期为2007年12月1日、2008年1月1日、2008年2月11日。

虽患者年轻，发病突然，但经院内外用激素治疗几个月无效，且病情渐严重。张玉珍教授抓住病机肝肾阴虚夹血瘀，治本以调经，予服用滋癸益经汤，经调而子嗣，顺利怀孕、安胎、分娩，卵巢功能逐渐恢复正常。

2008年5月12日，因"产后1年余，月经推迟3月余"复诊。末次月经2008年2月11日，5天净，量少，血块（＋），痛经（－），至今未至。现潮热，易疲乏，眠差，烦躁，胃纳一般，二便调；舌淡暗红，苔薄白，脉沉细。3月24日因上述病情来电咨询张玉诊教授，按医嘱在当地做了相关检查，3月24日外院内分泌示FSH 57.29IU/L、LH 41.19IU/L、E_2 3.07pg/mL。4月15日外院B超示盆腔少量积液，双卵巢体积偏小，宫腔强光斑，考虑局部钙化灶。诊断：卵巢早衰（复发）。继续拟滋癸益经汤加北芪30g以补气生血。带药回江西，连服3个月，经期停药。

2008年12月29日复诊，从2008年8月开始停服中药。近5月余月经周期、经期均属正常，但经量少。末次月经：12月22日，2天净，量少，咖啡色，仅用护垫。2008年12月29日阴道彩超示子宫及双卵巢偏小，宫内膜钙化灶，子宫大小34mm×26mm×40mm，卵巢血流阻力指数偏高。2008年12月29日性激素检查示FSH 84.49IU/L、LH 29.32IU/L、E_2 88.75pmol/L。

患者因产后劳倦，又奔波于江西与广州间，病情复发。经治疗卵巢功能指标虽改善不显，张教授抓住"经水出诸肾""故调经之要，贵在补脾胃以资血之源，养肾气以安血之室"。守滋癸益经汤以补肾健脾活血，使患者脏腑、气血得以调补，故月经尚可如期而至。

2009年3月30日复诊，夫妇再来广州打工和治病。最近3个月月经日期为2009年1月29日、3月1日、3月25日。现眠差，稍微潮热，心烦，口干，余无不适；舌暗红，苔黄少津，脉细。2009年3月30日性激素检查示FSH 87.48IU/L、LH 18.4IU/L、E_2 69.79pmol/L。

患者发病已3年余，前期治疗不足半年怀孕生一男孩，后复发。张玉珍教授紧守病机，结合月经周期阴阳气血的变化规律，采用"三补一攻"治法，前三周仍拟滋癸益经汤（1方）加减治疗，后一周拟桃红四物汤（2方）加减，如此循环服用。

处方1组成：菟丝子20g，丹参15g，淫羊藿15g，当归10g，枸杞子15g，女贞子15g，生地黄15g，杜仲15g，香附10g，党参30g，玉竹20g，葛根30g。20剂。人的衰老与"阳明脉衰"关系密切，以玉竹补益阳明胃经，具养阴润燥之功。药理研究提示葛根可扩张血管，从而改善卵巢血供。加玉竹、葛根共奏滋肾补肾、疏肝养肝活血之功。

处方2组成：当归10g，川芎10g，赤芍15g，生地黄15g，桃仁15g，红花6g，丹皮15g，刘寄奴20g，香附10g，鸡血藤30g，葛根30g，牛膝15g。共7剂。同时配合滋肾育胎丸或金匮肾气片、益肾活血丸，加强补肾活血，灵活选用。

患者遵循上述治疗方案，一直维持治疗。2009年3~12月间，月经1~3个月不等可至，2010年月经时间：1月3日、2月9日、3月10日、4月16日、5月29日、6月20日、7月6日。因月经正常，无不适，未复查性激素。其后患者坚持间断服药。患者有生育二胎要求，2012年8月底来诊，已孕3+月，送来锦旗"送子观音"以示感谢。然后转至我院产科做相关产检，并于2013年3月足月剖宫产一女婴，体重6.4斤，身长49cm，母女平安。

【按语】

卵巢早衰是慢性虚损病，该病病程迁延，中西医均难以治愈，属疑难病。张玉珍教授在诊治过程中，紧扣肾脾两虚，肝郁血瘀的主要病机，守滋癸益经汤为基础方加减。"滋癸益经汤"以归肾丸（《景岳全书》），合大补元煎（《景岳全书》）、益经汤（《傅青主女科》）、丹参饮（《妇人大全良方》）化裁而成，由菟丝子、党参、熟地黄、当归、女贞子、枸杞子、淫羊藿、丹参、杜仲、玉竹、炙甘草、柴胡、白芍为基础方，随症加减贯穿整个治疗过程。肾肝脾三经同调，使精血得补，瘀血得化，水到渠成则经水自来，达到恢复肾-天癸-冲任-胞宫轴的调节功能。该患者经过间断7年余治疗，从未用过激素，并能遵医嘱维持治疗。经调而子嗣，生下健康的一男一女，达到最理想的效果。张玉珍教授临证中发现，卵巢早衰患者经治疗取得一定的疗效或治愈生育后，若不能维持治疗，一旦病情反复，则后续治疗相当棘手。故提出卵巢早衰"维持治疗"至关重要。

（廖慧慧）

（二）卵巢早衰案二

陈某，女，16岁。2009年8月25日初诊。

主诉：月经停闭3年。

现病史：患者13岁时月经初潮，行经3次（周期、经期、经量均正常）后月经突然停闭不来，2008年1月曾因身材矮小在广州某西医院予激素治疗半年（具体不详）。2009年2月21日到广州医科大学第一附属医院就诊，当时FSH 88.16 IU/L、LH 39.76IU/L、E_2 26ng/L、P 0.5ng/L，诊断卵巢早衰，予补佳乐、黄体酮胶囊行人工周期治疗6

个月。服药期间月经周期、经期正常，末次月经日期为8月5日。服药6个月之后主诊医师嘱其停激素而寻求中医治疗。8月17日查B超示子宫细小，未见占位性病变（34mm×17mm×31mm），右侧卵巢17mm×13mm，左侧卵巢未见显象。刻下症见四肢冰凉，余无特殊不适，纳尚可，眠可，二便调，乳房发育不良；舌淡红苔薄白脉弦细。

中医诊断：闭经。辨证：肾肝脾不足兼血瘀。

西医诊断：卵巢早衰。

治法：补肾健脾，益气养血，调肝活血。

处方：当归10g，川芎10g，白芍15g，熟地黄15g，党参20g，白术15g，茯苓20g，炙甘草6g，菟丝子20g，枸杞子15g，茺蔚子10g，桂枝6g。14剂。

贞芪扶正颗粒，3盒，1次1袋，1日2次。

二诊：2009年9月8日。

其母代诉：服药后月经未潮，四肢温，胃纳转佳，睡眠好，大便较硬，2日一解。考虑服上方后气血渐复，拟以中药周期疗法治疗。

处方1：菟丝子20g，熟地黄15g，当归10g，枸杞子15g，杜仲15g，女贞子15g，丹参15g，党参30g，玉竹20g，白芍15g，葛根30g，肉苁蓉15g。10剂。

处方2：当归10g，川芎10g，赤芍15g，生地黄15g，桃仁15g，红花6g，牡丹皮15g，刘寄奴20g，香附10g，鸡血藤30g，葛根30g，菟丝子30g。7剂。接上方服用。

金匮肾气片，3盒，1次4片，1日3次。

贞芪扶正颗粒，3盒，1次1袋，1日2次。

三诊：2009年10月20日。

其母代诉：服中药月余，10月10日月经来潮，量少，不用护垫。无口干口苦，胃纳及睡眠尚可，二便调。守前法。

处方：菟丝子20g，熟地黄15g，当归10g，枸杞子15g，杜仲15g，女贞子15g，丹参15g，党参30g，淫羊藿10g，玉竹20g，白芍15g，葛根30g。20剂。

六味地黄丸，5瓶，1次8粒，1日3次。

贞芪扶正颗粒，3盒，1次1袋，1日2次。

胎宝胶囊，5盒，1次2粒，1日3次。

四诊：2010年1月26日。

月经仍未来潮，自末次月经10月10日至今已停经3月余，有周期性经兆（下腹稍胀），额头及背部痤疮已清，较疲乏，时有耳鸣，纳眠二便均调。舌淡红苔白脉细弦。再拟中药周期疗法。

处方1：菟丝子20g，熟地黄10g，当归10g，枸杞子15g，女贞子15g，丹参15g，党参20g，巴戟天15g，玉竹20g，白芍15g，茺蔚子10g，香附10g，葛根30g。20剂。

处方2：当归10g，川芎10g，赤芍15g，生地黄15g，桃仁15g，红花6g，牡丹皮

10g，刘寄奴10g，香附10g，鸡血藤30g，葛根15g，菟丝子30g。7剂。接上方服用。

胎宝胶囊，15盒，1次2粒，1日2次。

六味地黄丸，5瓶，1次8粒，1日2次。

金匮肾气片，2盒，1次4片，1日2次。

其中，六味地黄丸服完2瓶后，服金匮肾气片2盒，后再服六味地黄丸。

五诊：2010年6月8日。

末次月经5月30日，3日净，经量较少，乳房胀痛。带下正常。服中药处方1三周，再服处方2一周。

处方1：菟丝子20g，熟地黄10g，当归10g，枸杞子15g，女贞子15g，芜蔚子15g，党参30g，玉竹20g，白芍15g，炙甘草10g，葛根30g，鹿衔草15g。21剂。

处方2：当归10g，川芎10g，赤芍15g，生地黄15g，桃仁15g，红花6g，丹参15g，刘寄奴20g，香附10g，鸡血藤30g，葛根30g，菟丝子15g。7剂。接上方服用。

胎宝胶囊，5盒，1次2粒，1日2次。

金匮肾气片，2盒，1次4片，1日2次。

嘱复查FSH、LH、E_2。

六诊：2010年7月6日。

末次月经5月30日。6月9日复查FSH 125.39IU/L、LH 39.9IU/L、E_2 112.23pmol/L。精神好，无明显不适，带下正常，纳眠均可。

处方1：菟丝子20g，熟地黄15g，当归10g，枸杞子15g，杜仲15g，女贞子15g，丹参15g，党参30g，巴戟天15g，玉竹20g，白芍15g，葛根30g。14剂。

处方2：柏子仁15g，卷柏15g，川断15g，熟地黄15g，泽兰10g，怀牛膝20g，香附10g，菟丝子20g，芜蔚子15g，白芍15g，当归10g，葛根30g。14剂。

上述两方交替服用。

胎宝胶囊，5盒，1次2粒，1日2次。

六味地黄丸，3瓶，1次8粒，1日2次。

金匮肾气片，2盒，1次3片，1日2次。

乌鸡白凤丸，3盒，1次6粒，1日2次。

七诊：2010年8月3日。

其母代诉：末次月经7月22日，4日净，经量如正常月经量。刻下无不适，纳眠可，二便调。

处方1：菟丝子20g，熟地黄15g，当归10g，女贞子15g，丹参15g，党参30g，黄芪20g，巴戟天15g，玉竹20g，白芍15g，葛根30g，芜蔚子10g。14剂。

处方2：柏子仁15g，卷柏15g，川断15g，熟地黄15g，泽兰15g，香附10g，菟丝子20g，芜蔚子15g，白芍15g，当归10g，葛根30g，巴戟天15g。14剂。

上述两方滋癸益经汤与柏子仁丸交替服用。

胎宝胶囊，5盒，1次2粒，1日2次。

六味地黄丸，3瓶，1次8粒，1日2次。

乌鸡白凤丸，3盒，1次6粒，1日2次。

八诊：2010年10月19日。

其母代诉：末次月经9月16日，4日净，量如正常月经量。无明显不适，学习生活正常，纳眠可，二便调。前次月经8月20日，4天，量正常，现服中药连续来经正常，病人及家人很高兴，基本守前方再服。

九诊：2012年8月21日。

其母代诉：前期准备高考，学习压力大，给以滋癸益经膏膏方1剂。近3个月均能正常来潮，末次月经8月13日，4天净，量中，色暗红。前次月经7月14日，量中，6月10日（高考结束后）月经来潮。

8月21日复查内分泌三项示FSH 11.38IU/L，LH 2.99IU/L，E_2 154.3pmol/L。B超示子宫大小尚正常（42mm×28mm×37mm），左卵巢小（25mm×11mm×21mm），右卵巢45mm×36mm×34mm，见液性暗区29mm×23mm×28mm，未见异常血流信号。

考虑卵巢早衰已治愈，为防止复发，建议服膏方维持治疗，间断服中药。之后随访数年，患者在大学期间及毕业后月经均正常。

【按语】

本例患者青春期即出现POF，检查子宫发育不良，右卵巢小，左卵巢未显象，乳房发育不良，考虑为肾气不足兼后天失养所致。张玉珍教授先以补肾健脾、益气养血为法，方用毓麟珠加减，以使脾胃健运，气血恢复。及后基本以补肾健脾、益气养血、调肝活血为治法，以自拟方滋癸益经汤及桃红四物汤行中药周期疗法。或以柏子仁丸交通心肾以调经，2~3个月可来经一次。

另考虑到患者高三学习紧张，服食中药不便，故以滋癸益经汤为基础方，嘱坚持服用，月经2~3月自然来潮2次。2012年6月10日（高考结束次日），月经来潮。2012年7月10日再次月经来潮，7月19日复查FSH、LH下降，E_2正常。继续服用滋癸益经膏。2012年8月13日月经来潮，21/8复查FSH、LH、E_2均已正常。B超示子宫大小尚正常，左卵巢小（治疗前未见显象），右卵巢大小正常。至此，患者已经连续3个月月经正常来潮，复查激素水平正常，B超所见子宫及卵巢都较治疗前明显增大，考虑为POF治愈。张教授继续予滋癸益经汤及滋癸益经膏间或口服以维持治疗。2012年10月16日患者就诊，诉已连续5个月月经正常来潮。张教授考虑患者POF已愈。2014年8月26日其母代诉，近2年读大学压力较小，月经基本正常。2018年5月17日，其母代诉，现大学毕业工作，体检性激素及月经基本正常。

张玉珍教授治疗卵巢早衰注重肾、肝、脾三经同调，大补气血精，意在调控肾－天癸-冲任-胞宫轴的功能。这是她治疗卵巢早衰的基本思路。以补为主,坚持以滋癸益经汤加减治疗,在恰当的时候以柏子仁丸、桃红四物汤攻补兼施,以利经血下行。卵巢早衰为疑难病,治疗难度大,治疗初期可能数月均未见月经来潮。此时可从患者带下情况、有无经兆及全身症状有无好转方面推断病势。如症状改善,阴液改善,出现带下增多及有经兆等表现,为向好之象。坚持既定方针治疗,最终获得疗效。这种方法值得我们思考与借鉴。纵观整个治疗过程,张教授遣方用药均以补养精血、顾护肾气为基本,时时刻刻顾护阴精,避免肾气、阴血的损伤,慎用或不用破血行血、辛温耗散之品。同时关心病人,调情志,开心生活。本例患者治疗及维持治疗追踪10年,效果理想。

(张玉珍、赵颖)

(三)卵巢早衰案三

陆某,女,31岁。就诊时间2017年3月13日。

主诉:月经停闭1年。

现病史:患者近1年月经停闭,患者于2016年5月及9月均诊断为卵巢早衰。先后服用克龄蒙、芬吗通配合滋肾育胎丸和逍遥丸治疗。孕1产1,2013年7月顺产1胎。

辅助检查:2016年5月18日查FSH 46.32IU/L、LH 34.05IU/L、E_2 413pmol/L、P 1.45ng/mL、AMH 0.01ng/mL;2016年9月17日FSH 85IU/L、LH 65.26IU/L、E_2 127.2pmol/L;2017年2月10日彩超示内膜5mm,左卵巢17mm×7mm,右卵巢16mm×7mm。

患者既往月经周期规律,量可。自2015年1月工作压力增大,出现月经量减少,周期推迟。末次月经2017年3月11日。前次月经2016年12月26日。平素易心慌心悸、纳可、眠差易醒,大便偏溏薄,小便正常;舌稍红,苔白脉细。

中医诊断:月经后期并月经过少。证属脾肾亏虚、肝郁血瘀证。

西医诊断:卵巢早衰。

治法:补肾健脾,疏肝活血。

处方:盐菟丝子20g,熟地黄15g,当归10g,枸杞子15g,酒女贞子15g,丹参15g,熟党参30g,玉竹20g,白芍15g,北柴胡10g,淫羊藿15g,盐巴戟天15g。20剂。辅以滋肾育胎丸补肾健脾。

二诊:2017年4月28日。

末次月经2017年4月10日,量中,4天净。心慌心悸较前好转。纳眠可,二便调,稍口干,余无不适;舌质暗,苔腻,脉弦细。证属脾肾亏虚、肝郁血瘀证。处方:当归10g,川芎10g,白芍15g,熟地黄15g,熟党参20g,白术15g,茯苓20g,盐菟丝子20g,淫羊藿15g枸杞子15g,盐巴戟天15g,酒黄精15g。20剂。辅以滋肾育胎丸、补中益气丸补肾健脾。

三诊：2017年6月8日。

末次月经2017年6月5日，量少，4天净。纳可，眠较前差，易醒，二便调；舌质暗红，苔薄白，脉细。前次月经2017年4月29日，量中，6天净。证属脾肾亏虚、肝郁血瘀证。处方：盐菟丝子20g，酒苁蓉15g，当归10g，枸杞子15g，酒女贞子15g，丹参15g，熟党参30g，玉竹20g，白芍15g，北柴胡10g，淫羊藿15g，盐巴戟天15g。20剂。辅以滋肾育胎丸补肾健脾。

四诊：2017年7月6日。

末次月经2017年6月5日，量少，4天净。纳眠可，大便日1次，质稀，小便调，无经兆，无其他不适；舌质暗红尖有瘀点，苔薄白，脉细涩。证属脾肾亏虚、肝郁血瘀证。处方：盐菟丝子20g，酒苁蓉15g，当归10g，枸杞子15g，酒女贞子15g，丹参15g，熟党参30g，玉竹20g，黄芪30g，北柴胡10g，盐巴戟天15g，盐杜仲20g。20剂。辅以滋肾育胎丸、补中益气丸补肾健脾。

五诊：2017年8月25日。

末次月经2017年7月27日，量中，5~6天净，腰酸（＋），血块（＋），痛经（＋），纳眠可，大便日1次，质稀，小便调，无经兆，无其他不适；舌质暗红尖有瘀点，苔薄白，脉细涩。前次月经2017年7月7日，量少，咖啡色，6天净。证属脾肾亏虚、肝郁血瘀证。处方：盐菟丝子20g，熟地黄15g，当归10g，枸杞子15g，酒女贞子15g，丹参15g，熟党参30g，玉竹20g，白芍15g，酒黄精15g，盐巴戟天15g，盐杜仲20g。20剂。辅以滋肾育胎丸、补中益气丸补肾健脾。

六诊：2017年9月29日。

末次月经2017年8月25日，量偏少，第二天稍多，6天净，腰酸（±），血块（±），痛经（±）。纳眠可，大便日一次，质稀，小便调，无经兆，无其他不适，舌质淡红，苔薄白，脉细涩。证属脾肾亏虚、肝郁血瘀证。处方：盐菟丝子20g，熟地黄15g，当归10g，枸杞子15g，丹参15g，熟党参30g，玉竹20g，续断15g，酒黄精15g，淫羊藿15g，盐巴戟天15g，北柴胡10g。14剂。

【按语】

卵巢早衰（POF）是指妇女在40岁以前出现的卵巢功能衰竭。表现为40岁之前出现持续性闭经，甚至出现更年期症状或性器官的萎缩，内分泌以促性腺激素升高，尤其FSH大于40IU/L或伴有性激素下降为特征性诊断标准。中医属于"闭经""经水早断""年未老经水断"的范畴。POF不仅对患者的身体健康、心理健康造成极大危害，也严重威胁着患者生育能力和家庭幸福。卵巢早衰的发生，原因众多，总以闭经为主要症状。中医认为，闭经与肾肝脾失调关系密切。虽以肾虚为主导，但不可忽略肝郁对月经的影响，《黄帝内经》云："二阳之病发心脾，有不得隐曲，女子不月。"西医学认为：不良的外界生活环境和情志均可能通过大脑皮层影响下丘脑垂体卵巢轴的功能，进而引发月经不调。该患者发病时30岁，本为"四七"之年，当"筋骨坚，发长极，身体盛壮"，却由于工作压力过大，情志不畅，肝气郁滞，冲任失畅。逐渐出现月经的后期、量少，最后乃至闭经。滋癸益经汤是张玉珍教授在归肾丸的基础上加减化裁而来，集补肾益精、养血活血为一体，用于治疗卵巢早衰的经验方，临床疗效卓著。结合该患者病起于精神工作压力大，同时大便偏溏，故张老师在滋癸益经汤基础上加用大量黄芪及成药补中益气颗粒以增强脾益气之力，加用滋肾育胎丸和巴戟天以温补脾肾。经过如上治疗，患者的月经周期逐渐接近正常。

（桑霞）

二、卵巢储备功能减退案

苏某，女，39岁。就诊日期2012年4月6日。

主诉：月经延后伴经行10余天方净2年。

现病史：患者15岁初潮，既往月经规律7/28～30天，G1P1。2011年4月行诊刮术，病检提示单纯性子宫内膜增生。患者2年前出现月经推迟和经期时间延长，2月1行，10余天干净，量多，色鲜红，血块（－），痛经（±），期间曾服用达英–35治疗3个周期，2010年因"宫颈CINIII"行宫颈锥切术。现要求调经求嗣。末次月经：3月12～20日。舌淡，苔薄白，脉沉细。

辅助检查：3月14日外院性激素六项示FSH 22.17IU/L、LH 6.24IU/L、E$_2$ 574ng/L、P 0.29ug/ml、PRL 17.26ng/ml、T 0.85nmol/L。3月27日查子宫附件彩超未见明显异常。

中医诊断：①月经后期；②经期延长。证属肝肾不足证。

治法：补益肝肾。

处方：滋癸益经汤加减：盐菟丝子20g，熟地黄15g，当归10g，柴胡10g，女贞子15g，丹参15g，熟党参30g，玉竹20g，白芍15g，炙甘草10g，盐巴戟天15g，粉葛30g。

辅以中成药妇宁康片、六味地黄丸。

中药继续予滋癸益经汤加减治疗，中成药先后予乌鸡白凤丸、滋肾育胎丸、助孕丸、逍遥丸，连续服用4个月，患者4月至8月份月经均按时来潮，6天干净。辅助检查：5月份月经干净后B超监测提示有排卵。7月7日性激素六项示FSH 19.07IU/L、LH 4.05IU/L、E$_2$ 14.19ng/L、P 0.58ug/L、T 0.27nmol/L、PRL 20.46ng/ml。8月18日子宫附件彩超示子宫内膜增厚14mm，宫颈纳氏囊肿，双附件区未见明显异常。

患者2012年10月9日因"停经42天"就诊，辅助检查：9月26日查血β–HCG 1263.6IU/L、E$_2$ 176.27ng/L、P 10.48ng/L。10月8日复查血β–HCG 81683IU/L、E$_2$ 563.42ng/L、P 15.91ng/L。故予中药及黄体酮胶囊安胎治疗。

【按语】

卵巢储备功能下降（DOR）即卵巢产生卵子能力减弱，卵母细胞质量下降，表现为月经初潮后到40岁前出现月经稀发、经量减少渐至闭经，以及生育能力减弱，可归属于中医"月经后期""月经量少""闭经"等范畴。《黄帝内经》云："肾脉微涩为不月。"《傅青主女科》提出"经本于肾""经水出诸肾""经水早断，似乎肾水衰涸"。所以月经的产生以肾为主导。《黄帝内经》云："二阳之病发心脾，有不得隐曲，女子不月。"脾胃为后天之本，气血生化之源，脾虚可导致血枯经闭。肝藏血，主疏泄，精血互生，乙癸同源。DOR使患者未老先衰，给其身心健康和夫妻生活带来极大的痛苦和不便，患者多肝气不疏，甚至肝郁气滞血瘀；同时"忧思郁结，损伤心脾"，故与肝脾肾密切相关。卵巢储备功能减退是肾–天癸–冲任–胞宫生殖轴功能发生衰退，亦是肾中阴阳精血亏虚的病理状态。病机本质为脾肾亏虚，肝郁血瘀，导致天癸、冲任虚衰，胞宫失养，日久累及多脏。治疗应滋肾补肾为主，肾肝脾三经同调。滋癸益经汤由归肾丸合大补元煎化裁而来。归肾丸出自《景岳全书》，书中记载："归肾丸治肾水真阴不足，精衰血少，形容憔悴，遗泄阳衰等证。此左归、右归之次者也。"全方补肾兼顾肝脾，重在益精养血。因卵巢功能下降的病人常卵巢血流亦减少，方中常加丹参，"一味丹参同四物"，养血活血；葛根用至30g以扩张卵巢血管；玉竹可滋养肺胃之阴、生津润燥，可缓解口干等卵巢功能减退所致症状，经治疗病人已怀孕。

（廖慧慧）

三、盆腔炎案

（一）盆腔炎案一

张某，女，35岁。就诊日期2011年9月29日。

主诉：反复下腹疼痛1年余。

现病史：患者近1年反复下腹痛，同房后有腹胀、腹痛加重。平时带下不多，色白或微黄。G5P5A0，工具避孕，暂无生育要求。平素月经规律，末次月经：9月17~20日。现自觉疲倦，口干，纳呆，眠差，二便调；舌暗红，苔白，脉沉细。

既往史：既往有宫颈炎病史，今年3月于我院行宫颈火烫治疗，已愈。既往有泌尿系感染病史，已服药。9月21日查尿常规示白细胞（＋），尿隐血（＋＋）。

中医诊断：妇人腹痛。辨证：气滞血瘀证。

治法：活血化瘀，理气止痛。

处方：慢盆汤加减（张教授经验方）：丹参20g，毛冬青30g，赤芍15g，甘草6g，黄芪30g，蒲公英20g，白花蛇舌草20g，香附10g，野木瓜20g，忍冬藤15g，醋延胡索

15g，川楝子10g。

辅以盆炎康合剂活血化瘀，清热祛湿。

患者服用中药后下腹痛症状消失，改予中成药逍遥丸、六味地黄丸中成药连续服用3个月。

2012年3月20日再次就诊，末次月经3月5~日，量少，1片卫生巾/日，色红，血块（－），痛经（＋），腰酸（±）。诉同房后再次出现下腹胀痛，伴肛门坠胀，白带量多，无阴痒，纳眠可，二便调；舌淡嫩，苔薄白，脉细。妇科检查示外阴已婚式，阴道畅，见大量白色分泌物，凝乳样，宫颈光滑，举摆痛（－），子宫前位，压痛（－），左附件压痛（＋），右附件（－）。辅助检查：白带常规未见明显异常。

方拟当归芍药散加减：当归10g，川芎10g，白芍15g，丹参15g，茯苓30g，白术15g，泽泻15g，黄芪30g，救必应15g，川楝子10g，醋延胡索15g，野木瓜15g。辅以盆炎康合剂活血化瘀，清热祛湿。

患者服药后月经量恢复正常，中药续予当归芍药散加减治疗，加乌药以温经散寒，三七以活血化瘀，中成药盆炎康合剂，连续治疗3个月后，患者同房后腹胀、腹痛症状消失。

【按语】

当归芍药散为张仲景所创制。《金匮要略》中论及条文有二："妇人怀妊，腹中疠痛，归芍药散主之""妇人腹中诸疾痛，当归芍药散主之"。从经文所示，主症突出"痛"字，绵绵作痛，病位泛指"腹中"，据方推理主要指下腹部。方中当归、白芍、川芎为血分药，入肝经、养血调肝、活血行滞，其中白芍重用可柔肝止痛；白术、茯苓、泽泻为气分药，入脾经，健脾燥湿泄浊。全方不寒不热，药性平和，共奏调肝健脾、养血理气、除湿利水、行滞化瘀之功。用之则水湿得散，血郁得疏，气血和畅，经脉无阻，腹中诸痛自除。"女子以血为用，经、孕、产、乳数伤于血""女子以肝为先天"。血少则经脉失养，且女子素性忧郁，肝郁则木来乘土，脾虚则湿浊不化。气、血、水为人体营养物质，若脏腑功能失调，则可成为气滞、血瘀、湿浊等。慢性盆腔炎亦为湿热瘀交结，缠绵难愈，反复发作；病性为本虚标实。当慢性盆腔炎湿热之邪不明显而偏于肝脾失调者，可使用气血水同调之当归芍药散加味。

（廖慧慧）

（二）盆腔炎案二

苏某，女，38岁，初诊时间2017年11月13日。

主诉：反复下腹刺痛数年。

现病史：患者数年前开始出现下腹刺痛，在门诊间断治疗，症状反复。末次月经2017年10月18日，7天净，量中，色暗红，有血块，无痛经，有腰酸，有乳房胀痛。平素月经经期6~7天，周期26~30天，量中，色暗红，有血块，无痛经，有腰酸，有乳房胀痛。有慢性盆腔炎及复发性流产病史。孕5产1流4（自然流产3次，宫外孕1次），因异位妊娠切除患侧输卵管，末次妊娠2016年10月，有生育要求，目前暂避孕。现诉反复下腹刺痛、腰酸，同房后加重，时有心慌，纳可，眠差，小便正常，大便硬，带下无异常；舌淡暗，尖瘀点，苔白稍腻，脉弦细。

辅助检查：2017年10月30日盆腔B超示子宫内膜厚5mm，可见优势卵泡，余无异常；2017年10月16日查非淋三组（-）；2017年9月18日查封闭抗体（-）。男方精液分析正常。

中医诊断：①盆腔炎；②滑胎。辨证：肝郁脾虚证。

西医诊断：①慢性盆腔炎；②习惯性流产。

处方：川芎10g，白术15g，当归10g，黑老虎30g，泽泻15g，丹参15g，黄芪30g，醋香附10g，白芍15g，乌药15g，三七10g，茯苓30g。20剂。

盆炎康合剂，1次15mL，口服，1日2次，5瓶。

复方毛冬青化瘀灌肠液，1次100mL，灌肠，1日1次，3瓶。

嘱：目前先治疗盆腔炎，暂不同房。

二诊时间：2017年12月27日。

病史：末次月经2017年12月21日，7天净，量中，色暗红，血块减少，无痛经，有腰酸，有乳房胀痛。前次月经2017年11月18日，7天净，量中，余证同前。现诉腰背酸痛，无腹痛，纳可，眠差易醒，小便正常，大便干结如羊屎状，两天一行；舌淡暗，苔白，脉弦细。

处方：川芎10g，白术15g，当归10g，酒苁蓉15g，泽泻15g，丹参15g，黄芪30g，莱菔子30g，白芍15g，郁金15g，三七10g，茯苓30g。

盆炎康合剂，5瓶，1次15mL，口服，1日2次。

复方毛冬青化瘀灌肠液，3瓶，1次100mL，灌肠，1日1次。

三诊时间：2018年2月7日。

病史：末次月经2018年1月18日，7天净，量中，色暗红，血块少，无痛经，腰酸乳房胀痛减轻。前次月经2017年12月21日，7天净，量中。暂避孕。现诉无特殊不适，纳可，眠差易醒，大小便正常；舌暗红，苔薄白稍腻，脉弦细。

处方：川芎10g，钩藤15g，熟地黄15g，酒萸肉15g，天麻15g，石决明20g，枸杞子15g，黄芪30g，白芍15g，石南藤15g，蒸陈皮6g，茯苓20g。

全天麻胶囊，3瓶，1次2粒，口服，1日3次。

补中益气颗粒，3盒，1次3g，冲服，1日2次。

嘱：下次经净后复诊，调理助孕。

【按语】

张玉珍教授认为，初诊时患者诊断为慢性盆腔炎、复发性流产，当前有腹痛等症状，当务之急应先专注于治疗慢性盆腔炎，待盆腔炎得到控制后再考虑助孕。慢性盆腔炎病机多为虚实夹杂，多见湿、热、瘀、虚；不论何种证型，均有血瘀存在。且本病病位在胞宫（输卵管属胞宫范畴），为肝经所过之处，故治疗时常用疏肝理气之法。《女科经纶》曰："夫疝瘕癥瘕，不外气之所聚，血之所凝，故制法不过破血行气。"张玉珍教授认为，四诊合参，此患者辨证为肝郁脾虚证，治疗当理气活血，通络止痛，自拟经验方通管汤加减。方中以黄芪、白术健脾补气，香附、乌药、白芍疏肝柔肝，川芎、丹参、当归、黑老虎、三七活血化瘀止痛，茯苓、泽泻健脾祛湿。香附擅于疏肝理气，《本草纲目》谓其"乃气病之总目，女科之主帅也"。配合中成药盆炎康合剂口服及复方毛冬青化瘀灌肠液保留灌肠，内外合治。盆炎康合剂是根据张教授的经验方研制而成，针对病机为湿、热、瘀、虚的慢性盆腔炎及盆腔淤血综合征的患者，兼有扶正祛邪的功效。

二诊时患者症状有所改善，无腹痛，大便干结明显，辨证仍为肝郁脾虚证，在前方基础上去黑老虎、香附、乌药，加莱菔子、肉苁蓉除胀行滞，润肠通便。

三诊时患者诸证已缓解，唯有眠欠佳，此为肝脾不和，肝阳上扰所致，治疗以调理肝脾，平肝潜阳。同时加以补肾益精，为下一阶段助孕打下基础。

四、不孕症案

（一）卵巢早衰致原发性不孕案

彭某，女，29岁。初诊日期2011年4月20日。

主诉：月经稀发9年余，未避孕未孕5年。

现病史：患者于9年前无明显诱因出现月经稀发，于外院查性激素提示FSH 84.60IU/L、$E_2 <$ 20pmol/L，染色体检查正常。之后间断服用西药人工周期治疗，1年前停用激素治疗，间断服中药治疗，末次月经2011年2月24日，量极少，5天干净。前次月经2010年3月。现感腰膝酸软，阴道干涩，性欲淡漠，多梦，纳差，二便调；舌质红少苔，脉沉细。

已婚5年，G0。

既往有甲亢病史，已治愈。

2011年1月7日查内分泌示FSH 55.43U/L、LH 20.39 IU/L、E_2 23pmol/L、P 3.879nmol/L、T 1.09nmol/L。B超示子宫大小正常，双侧卵巢偏小。

中医诊断：①不孕证；②闭经。辨证：肾阴虚血瘀。

西医诊断：①原发性不孕症；②卵巢早衰。

处方：柏子仁15g，卷柏15g，续断15g，熟地黄15g，泽兰15g，牛膝20g，香附10g，菟丝子20g，茺蔚子15g，白芍15g，当归10g，粉葛30g。

滋肾育胎丸，3瓶，1次5g，1日2次。

乌鸡白凤丸，3瓶，1次6g，1日2次。

嘱：复查性激素三项。

二诊：2011年4月27日。

服药后自感睡眠改善，仍感阴道干涩，无潮热出汗，胃脘胀，二便调；舌红少苔，脉细。

4月21日复查性激素示FSH 48.15U/L、LH 33.86IU/L、E_2 28pmol/L。

彩超提示子宫及卵巢偏小，内膜薄3mm，卵巢血流稀少。

处方1：菟丝子20g，熟地黄15g，当归10g，枸杞子15g，女贞子15g，丹参15g，党参30g，玉竹20g，白芍15g，炙甘草10g，杜仲20g，粉葛30g。20剂。

处方2：当归10g，川芎10g，赤芍15g，生地黄15g，桃仁15g，红花6g，牡丹皮15g，刘寄奴20g，香附10g，鸡血藤30g，菟丝子20g，粉葛30g。7剂，接上方之后水煎服。

三诊：2011年5月26日。

患者服药后于5月22日月经来潮，量少，色鲜红，4天干净，伴腰酸。自感阴道干涩较前好转，纳眠可，二便调；舌质淡苔薄白，脉沉细。

处方：菟丝子20g，熟地黄15g，当归10g，枸杞子15g，女贞子15g，丹参15g，党参30g，玉竹20g，白芍15g，淫羊藿15g，紫河车15g，巴戟天20g。20剂。

四诊：2011年6月30日。

服药后自感阴道干涩消失，末次月经2011年6月24日，量较前明显增多，色鲜红，无血块，纳眠可，二便调，舌淡苔薄白，脉沉细。

处方：菟丝子20g，熟地黄15g，当归10g，枸杞子15g，女贞子15g，党参30g，玉竹20g，白芍15g，淫羊藿15g，紫河车15g，巴戟天20g，炙甘草10g。20剂。

嘱月经第12天开始于当地行B超监测卵泡发育，若有排卵则掌握受孕时间。

五诊：2011年9月30日。

患者按上方服中药至今，近3月余无月经来潮。末次月经2011年6月24日，量中等，7天干净。于8月22日因胃部不适行无痛胃镜检查。现症见纳差，口淡，食后欲呕，眠可，多梦，大便1~2日一行，夜尿1~2次，舌淡红苔薄白，脉滑略数。

即查尿妊娠试验：阳性。

查B超示：宫内妊娠12$^+$周。

中医诊断：妊娠恶阻。辨证：脾肾虚弱，肝胃不和。

治法：补肾健脾安胎。

处方：紫苏梗10g，砂仁6g，化橘红5g，党参30g，白术15g，茯苓15g，甘草6g，桑寄生15g，菟丝子15g，杜仲10g，续断15g，制何首乌15g。14剂。

【按语】

妇人以血为本，卵巢早衰病机复杂，以虚为本，或夹有瘀，本例患者病史较长，初诊时患者表现为肾阴虚为主，《妇人大全良方》云"此由阴虚血弱，阳往乘之，少水不灭盛火，火逼水涸，亡津液。当养血益阴，慎无以毒药通之"，故选用柏子仁丸加香附、菟丝子、茺蔚子、白芍、当归、粉葛根以滋肾益阴，养血活血。服药后月经未潮，说明血枯津亏，无血可下，故后以补肾填精，健脾养血为主治疗。用药调补之后气血渐盛，此时再养血活血之品以通之，方能达"血盈则经脉自至"之效。治疗过程中密切观察舌脉的变化，辨证为本，当病程日久，阴损及阳，患者的舌象由舌红少苔转变为舌淡苔白，则为阴气渐复，阳气不足之兆，要及时改变治疗方案，加淫羊藿、紫河车、巴戟天等温肾之品以"少火生气"。当治疗后出现了规律的月经来潮，应掌握"的候"，抓住时机，及时助孕，以免错过怀孕的最佳时机。

（史云）

（二）继发性不孕案一

卢某，女，36岁，初诊日期2010年7月13日。

主诉：取环后未避孕未孕8年，月经延后伴月经期延长2年。

现病史：患者2002年取环后至今未避孕未孕，2006年行B超检查提示双侧卵巢巧克力囊肿（左侧40mm×41mm×40mm，右侧60mm×62mm×60mm），于外院行腹腔镜手术治疗，术后6个月复发，又3次于外院行双侧卵巢巧克力囊肿穿刺术，每次于术后3~6个月复发。近2年月经周期延后，40~60天，经期7~10天，经量多少不等，夹有血块，色暗，无痛经。末次月经2010年7月8日，量少，至今未净，色暗，无腹痛，自感烦躁，失眠，记忆力下降，心悸，周身关节不适，阴道干涩伴灼热感，时有烘热汗出，纳可，二便调；舌淡苔白，脉沉细。前次月经2010年5月19日。

既往有肺结核病史，已治愈。1997年结婚，人工流产3次，未生育，末次人流时间1997年。

中医诊断：①不孕症；②月经后期；③经期延长；④癥瘕。辨证：肝肾阴虚血瘀。

西医诊断：①继发性不孕；②月经失调；③双侧卵巢子宫内膜异位囊肿。

处方：菟丝子20g，当归10g，白芍15g，玉竹15g，丹参15g，熟地黄15g，党参30g，葛根30g，枸杞15g，山萸肉10g，炙甘草10g。14剂。

滋肾育胎丸，3瓶，1次5g，1日2次。

维生素胶囊，2盒，1次1片，1日2次。

嘱：查性激素三项。

二诊：2010年7月27日。

现仍感潮热，烦躁，眠差多梦，性欲淡漠，阴道干涩，腰酸，纳可，二便调；舌淡苔白，脉沉细。末次月经2010年7月8日至7月20日。

7月14日查性激素：FSH 51.78IU/L、LH 15.40IU/L、E$_2$ 8pmol/L。

处方1：菟丝子20g，山茱萸15g，熟地黄15g，白芍15g，百合20g，丹参15g，枸杞子15g，沙苑子15g，党参30g，麦冬15g，茯苓20g，女贞子15g，珍珠母30g。20剂。

处方2：菟丝子20g，熟地黄15g，当归10g，枸杞子15g，女贞子15g，丹参15g，党参30g，玉竹20g，白芍15g，炙甘草10g，巴戟天15g，杜仲20g。10剂。

滋肾育胎丸，3瓶，1次5g，1日2次。

乌鸡白凤丸，3瓶，1次6g，1日2次。

三诊：2010年9月28日。

服药后自感睡眠明显改善，心悸好转，阴道干涩减轻，仍偶有阴道灼热感，双目干涩疼痛，纳可，二便调；舌淡苔白，脉沉细。

处方1：菟丝子20g，山茱萸15g，熟地黄15g，白芍15g，百合20g，丹参15g，枸杞子15g，党参30g，麦冬15g，茯苓20g，女贞子15g，沙苑子15g。20剂。

处方2：菟丝子20g，熟地黄15g，当归10g，枸杞子15g，女贞子15g，丹参15g，党参30g，玉竹20g，白芍15g，炙甘草10g，巴戟天15g，沙苑子15g。20剂。

四诊：2011年2月22日。

服药后月经周期规则，经量较前明显增多，4~5天干净。近2个月月经干净后3天有点滴阴道流血，伴下腹胀痛，乳房胀痛，阴道仍有灼热感，睡眠稍差，偶有心悸。舌淡红苔白，脉沉细。

复查性激素三项：FSH 50.34IU/L、LH 30.34IU/L、E$_2$ 23pmol/L。

处方：菟丝子20g，党参30g，当归10g，白芍15g，女贞子15g，黄芪30g，丹参15g，葛根30g，巴戟天15g，黄精15g，香附10g，鹿衔草15g。20剂。

杞菊地黄丸，3瓶，1次8g，1日2次。

益肾活血丸，3瓶，1次6g，1日2次（广州中医药大学第一附属医院院内制剂）。

五诊：2011年3月25日。

现感眠差，易醒，口干，时有尿频，心悸，手麻，纳可，二便调；舌淡红苔白，脉沉细。今日查彩超示子宫及双卵巢偏小，血流稀少。

膏方（张玉珍教授经验方）：菟丝子150g，党参200g，葛根300g，柴胡100g，山药150g，熟地黄150g，黄芪200g，山萸肉150g，香附100g，郁金150g，当归100g，淫羊藿100g，百合150g，柏子仁90g，枸杞子150g，巴戟天150g，续断150g，酸枣仁150g，沙苑子150g，玉竹150g，鹿衔草150g，丹参100g，茺蔚子50g，女贞子150g，炙甘草60g，阿胶300g，龟甲胶150g，红参100g，冰糖300g，黄酒300mL。1剂。

六诊：2011年9月7日。

末次月经2011年8月19日，7天干净，量中等，色淡红，无血块，伴腰酸。现仍感眠差易醒，脱发，双目干涩，口干，大便稀，小便频；舌淡暗，苔薄白，脉细。

今日复查性激素三项：FSH 16.08IU/L、LH 9.26IU/L、E_2 39pmol/L。已明显好转，可注意观察怀孕机会。

处方：菟丝子20g，熟地黄15g，巴戟天15g，白芍15g，百合20g，淫羊藿10g，丹参15g，党参30g，茯苓20g，女贞子15g，黄芪30g，玉竹15g。20剂。

服药后继续用膏方调治。

七诊：2012年5月29日。

服药后近半年月经规律，经量较前增多，现停经48天，自感腰酸，纳差，末次月经2012年4月11日，量中等，色淡红；舌淡红苔薄白，脉细滑。

查尿妊娠试验阳性，查B超示宫内妊娠7周，活胎，右卵巢巧克力囊肿。

给予滋肾育胎丸安胎治疗。

2012年12月11日因胎膜早破剖宫产一子，重2.4kg。

2014年9月4日复诊：生产后半年月经复潮后尚规律，现停经4月，外院复查内分泌提示卵巢早衰复发，现继续治疗中。

【按语】

手术的创伤是导致卵巢早衰的原因之一。卵巢功能衰退最早可以表现为月经失调，如经期延长、月经后期、月经过少、闭经等。本例患者经历了数次卵巢手术创伤、数次人工流产，屡伤气血，以致出现了天癸早竭、经水早断的先兆。但患者在出现了月经失调之后能够及时就诊，病从浅治，所以也取得了较为满意的疗效。

膏方是传统的养生保健与治疗的重要手段，以滋补为主，尤其适用于慢性疾病的长期调治，在卵巢早衰的治疗中存在较大的优势。患者最初表现为一派阴虚内热的症状，如烦躁失眠，潮热汗出，阴道灼热等，故以滋肾益阴，养血活血为法。《景岳全书》云："善补阴者，必于阳中求阴，则阴得阳升，而泉源不竭。"故接下来又在补肾阴的基础上加入少许温肾之品，力求阴平阳秘，达到"以平为期"。该患者服用了一段时间的开路药之后，阴阳之偏颇得到纠正，脾胃功能健运，此时适合用膏方长期调治，以补正救偏，缓图取效。卵巢早衰病机复杂，是整个肾-天癸-冲任-胞宫轴功能的早衰，治疗困难，即使短期内治愈之后也容易复发，需要长期服药。该患者在怀孕生子之后未继续服药，最终出现了病情反复，应引起临床的重视。

（张玉珍、史云）

（三）继发性不孕案二

黎某，女，36岁。初诊日期2012年7月4日。

主诉：未避孕未孕1年。

现病史：患者有正常性生活未避孕未孕1年。G1P1A0（2001年顺产），已上环10年，2011年3月已取环。2011年8月行子宫输卵管造影结果无明显异常。2012年7月4

日子宫附件彩超示子宫内膜厚15mm，子宫直肠窝积液。男方精液无异常。患者平素月经7~10/27~33天。末次月经：6月21~28日，量中，色暗红，血块（＋），痛经（＋），腰酸（＋），经前伴冷汗出，第1天、第2天、经净后2天均有腹痛、烦躁。现容易疲劳、头晕，怕冷，耳鸣，偶有下肢痉挛；舌红，少苔，脉细。

中医诊断：不孕症。辨证：脾肾两虚证。

治法：健脾补肾，调经助孕。

处方：当归芍药散加减：当归10g，川芎10g，白芍15g，柴胡10g，党参20g，白术15g，茯苓20g，炙甘草6g，菟丝子20g，布渣叶30g，郁金15g，香附10g。

辅以逍遥丸、助孕丸调经助孕。

二诊：2012年7月30日。

末次月经：7月21~29日，量中，色暗红，血块（±），痛经（＋），腰酸（＋），经前伴冷汗出、烦躁，经期前额头痛，面部痤疮；舌红，苔少，脉弦细。证属肝郁肾虚证，方拟定经汤加减：菟丝子20g，熟地黄15g，当归10g，白芍15g，女贞子15g，山药20g，柴胡10g，茯苓20g，枸杞子15g，炙甘草6g，三七10g，续断15g。辅以益肾活血丸、逍遥丸补肾活血，健脾疏肝。

中药经前期予当归芍药散加减加郁金、三七、牡丹皮、益母草等以活血通经，经后期予定经汤加山药、山萸肉、石斛、知母等养阴兼清虚热，连续治疗5个月。

三诊：2012年10月29日。

末次月经10月14日，经期7天，第15天测排：LF 2.0cm×1.6cm×2.0cm。嘱患者今晚可行房事，24小时内复查B超。方拟毓麟珠加减：当归10g，白芍15g，熟地黄15g，党参20g，白术15g，茯苓20g，炙甘草6g，菟丝子20g，杜仲15g，桑寄生15g，女贞子15g，牡丹皮10g。辅以助孕丸补肾活血助孕。

四诊：2012年11月19日。

患者因"停经35天，阴道少量流血半天"就诊。末次月经：10月14日，经期7天。现患者神疲，喜叹息，阴道少量流血半天，腰酸，腹胀痛，口淡，纳差，眠差；舌暗红，苔白，脉细滑。辅助检查：11月19日查血 β-HCG 3672IU/L，P 102.3nmol/L。诊断为先兆流产，证属脾肾不固证，治以补肾健脾安胎，方拟寿胎丸合四君子汤加减：菟丝子20g，桑寄生15g，续断15g，杜仲15g，党参20g，白术15g，山萸肉15g，白芍15g，制何首乌20g，阿胶15g，地榆15g，黄芩15g。辅以多维元素胶囊补充必需维生素。

中药处方予寿胎丸合四君子汤加减治疗，连续治疗半月左右，患者无明显阴道流血，腰酸、腹胀痛均较前改善。11月28日查血 β-HCG 55787IU/L，P 68.26nmol/L。12月6日子宫附件彩超示宫内妊娠7+周活胎。

【按语】

《黄帝内经》曰："二七而天癸至，任脉通，太冲脉盛，月事以时下，故有子。"说明天癸是月经产生和孕育胎儿的重要基础物质。"且经原非血也,乃天一之水,出于肾中,是至阴之精而有至阳之气,故其色亦红似血,而实非血,所以谓之天癸。"说明天癸是月经来源的基础。《傅青主女科》言:"人以禀赋之薄也,谁知是脾胃虚寒也。夫脾胃之虚寒,原因心肾之虚寒耳……心肾之火衰,则脾胃生化无全,即不能消水谷以化精微矣……欲胞胎有温暖之气以养胚胎,必不可得。纵然受胎,而带脉无力,亦必堕落。"阐明了后天脾胃与先天肾密切相关,土旺精生,种子有源。

《景岳全书·妇人规》云:"女人以血为主,血旺则经调而子嗣,身体之盛衰,无不肇端于此。""妇人之病,当以经血为先。"所以,不孕症治疗当先调经,而月经的正常来潮与肝脾肾三脏密切相关。天癸由肾精所化;肝藏血,精血同源而互生;脾胃为气血生化之源。

本例患者还有经期延长的情况。不孕妇女常忧思多虑而易肝气郁结、脾气虚弱。肝体阴而用阳,肝藏血,主疏泄,精血互生,乙癸同源。肝气郁结,暗耗阴血,同时木克脾土,气塞胞闭亦不孕。所以治疗应注重养肝疏肝、肝肾同调、健脾利水。综上所述,不孕患者多肝肾气郁、肝脾肾皆亏。定经汤出自《傅青主女科》,正好能疏达肝肾郁结,养血补脾益肾。有研究亦发现补肾疏肝法能助卵泡发育、成熟、排卵,健全黄体功能。若已受孕,则及早安胎,转为补肾健脾养肝以安胎。

(廖慧慧)

(四)继发性不孕症伴高泌乳素血症案

屈某,女,37岁。初诊日期2003年7月31日。

主诉:流产后未避孕未孕2年余。

现病史:患者2000年1月孕2月时自然流产,未避孕未孕至今。患者15岁月经初潮,周期25~35天,经期7天,量中,色暗红,无痛经。末次月经2003年7月17日,量中等偏少,7天干净。曾于外院查性激素提示PRL升高2726 mIU/L,曾服溴隐停治疗1年,未见好转。丈夫精液常规未见异常。孕3产1流2。

妇科检查:外阴已婚已产式;阴道通畅,分泌物量多,色白,宫颈光滑,宫体后位,质中,活动度稍差,无压痛,左附件稍厚,右附件未及异常。舌红苔白,脉弦。

中医诊断:断续。辨证:肝郁肾虚证。

西医诊断:①继发性不孕症;②高泌乳素血症。

处理:①测基础体温;②下次月经干净后行子宫输卵管造影术;③复查性激素6项;④必要时查垂体MRI排除垂体微腺瘤。

处方:柴胡10g,当归10g,茯苓20g,白术15g,郁金15g,生麦芽60g,青皮10g,生地黄15g,女贞子15g,山萸肉15g,龟板30g(先煎),鸡内金10g。14剂。

二诊:2003年8月14日。

患者末次月经2003年7月17日，服药后自感口干，余无明显不适，纳眠可，二便调。舌质红苔薄黄，脉弦。

7月31日复查性激素六项：FSH 5.41IU/L、LH 13.34 IU/L、PRL 45.3μg/L、E_2 633pmol/L、P 2.38nmol/L、T 1.43 nmol/L

处方：柴胡10g，熟地15g，白芍15g，菟丝子20g，山药15g，女贞子15g，麦芽60g，陈皮6g，砂仁6g（后下），麦冬15g，郁金15g，当归10g。7剂。

三诊：2003年9月1日。

患者自感偶有下腹不适，口干，腹胀，纳眠可，二便调；舌红苔白，脉弦。末次月经2003年8月15，量少，6天干净。8月25日行子宫输卵管造影示左侧慢性输卵管炎，双侧输卵管通畅。

处方：柴胡10g，山药15g，山萸肉15g，菟丝子20g，女贞子15g，青皮10g，麦芽60g，熟地15g，砂仁6g（后下），延胡索15g，当归10g，白芍15g。14剂。

四诊：2003年9月15日。

患者服药后末次月经2003年9月13日，量较前增多，现未干净，色鲜红，血块少，无痛经，自感胃脘不适；舌红，苔白，脉弦。上周期基础体温呈单相。

处方：柴胡10g，当归10g，白芍15g，山药15g，菟丝子20g，山萸肉15g，女贞子15g，龟板30g（先煎），郁金15g，麦芽60g，茯苓20g。14剂。

嘱：B超监测卵泡。

五诊：2003年9月29日。

患者自感偶有下腹隐痛，时有头晕，胃脘不适，纳眠可，二便调；舌红苔白，脉弦。

9月27日B超测卵泡示：左侧卵泡成熟并已排卵。

处方：柴胡10g，茯苓20g，菟丝子20g，桑寄生15g，杜仲15g，山萸肉15g，山药20g，白术15g，女贞子15g，川断15g，陈皮6g。7剂。

六诊：2003年10月10日。

服药后无明显不适，纳眠可，二便调；舌质红苔薄白，脉弦。

处方：柴胡10g，当归10g，白芍15g，山药15g，菟丝子20g，女贞子15g，茯苓15g，熟地15g，砂仁6g（后下），麦芽60g，青皮10g，鸡内金10g。14剂。

七诊：2003年10月24日。

患者现停经41天，自感恶心，下腹隐痛，二便调，舌淡红苔白，脉细滑。

查尿HCG阳性。

中医诊断：胎动不安。辨证：脾肾不足，胃气上逆。

西医诊断：先兆流产，异位妊娠待排。

处方：川断15g，枇杷叶15g，菟丝子20g，党参20g，竹茹15g，桑寄生15g，山药

15g，白术15g，陈皮6g，杜仲15g，砂仁6g（后下），益智仁15g。14剂。

滋肾育胎丸，3瓶，1次6g，1日2次。

助孕丸，3瓶，1次6g，1日2次。

嘱：禁房事，注意休息，1周后查B超。不适随诊。

八诊：2003年11月8日。

患者自感无腹痛，仍有恶心，无呕吐，纳差，眠可，二便调；舌红苔黄，脉细滑。今日查B超示宫内妊娠8周，活胎。

处方：菟丝子20g，党参20g，竹茹15g，柿蒂15g，桑寄生15g，山药15g，白术15g，杜仲15g，砂仁6g（后下），益智仁15g，川断15g，黄芩15g。14剂。

【按语】

高泌乳素血症是一类由多种原因引起的、以血清泌乳素升高及其相关临床表现为主的下丘脑-垂体轴生殖内分泌紊乱综合征，可引起月经失调、不孕、流产等疾病。张玉珍教授经过多年临床实践认为，本病是以肝郁肾虚为病机本质，故以疏肝补肾法治疗高泌乳素血症取得了较好的疗效。该患者初诊后经复查发现泌乳素轻度升高（PRL 45.3μg/L），故单纯采用中药补肾疏肝法治疗高泌乳素血症，在定经汤的基础上加减治疗，在治疗中重用了生麦芽既可疏肝解郁，又可消食。同时对于继发性不孕症及时采用了西医学的检查手段如造影、B超等，及时了解患者有可能引起不孕的其他因素，起到了事半功倍之效。

（五）子宫内膜异位症合并不孕症案

崔某，女，34岁。初诊日期2003年7月17日。

主诉：未避孕未孕5年。

现病史：患者既往月经规律，周期26天，经期5天，量中，色暗，伴痛经。末次月经2003年7月12日，5天干净，量少，色暗，无血块，伴痛经。近3年同房后腹痛，逐渐加重。现感无明显不适；舌质暗红，苔黄腻，脉沉细。G2P0A2（人工流产），末次人流1998年。

妇科检查：外阴已婚式；阴道通畅，宫颈光滑，宫体后位，常大，质中，右侧骶韧带处可触及数个触痛性结节，双侧附件未及异常。

中医诊断：①断续；②痛经。辨证：肝郁肾虚兼湿热。

西医诊断：①继发性不孕症；②子宫内膜异位症。

处理：①约输卵管通液术；②查性激素六项；③查基础体温（BBT）。

处方：菟丝子15g，当归10g，白芍15g，柴胡10g，茯苓20g，白术15g，茵陈30g，黄芩10g，山药20g，女贞子15g，旱莲草20g，泽泻15g。7剂。

二诊：2003年8月4日。

患者诉同房后腹痛，纳可，眠差，二便调；舌质红，苔薄黄，脉沉。输卵管通液示双侧输卵管通而不畅。性激素提示PRL 46μg/L，余正常。

诊断：①继发性不孕症；②子宫内膜异位症；③高泌乳素血症。

处方：柴胡10g，菟丝子20g，熟地黄15g，当归10g，女贞子15g，山药15g，白芍15g，陈皮6g，砂仁6g（后下），麦芽60g，夜交藤20g，百合20g。7剂。

三诊：2003年8月21日。

患者诉口苦，眠差，纳可，时有下腹痛，二便调；舌质红边有齿痕，苔黄，脉沉。末次月经8月6日，5天干净，量中，痛经较前减轻。

处方：柴胡10g，菟丝子20g，山药15g，女贞子15g，当归10g，白芍15g，麦芽60g，熟地15g，石菖蒲10g，丹参15g，夜交藤20g，百合20g。7剂。

四诊：2003年9月11日。

患者诉口有异味，眠差，纳可，二便调；舌质红，苔薄白，脉弦细。末次月经9月5日，6天干净，量较上次少，色红，无血块，无痛经。上月BBT呈不典型双相。

处方：柴胡10g，菟丝子20g，山药15g，女贞子15g，当归10g，白芍15g，丹参15g，麦芽60g，熟地黄15g，桃仁15g，瞿麦30g，香附10g。7剂。

七叶神安片，2盒，1次2片，1日3次。

五诊：2003年9月18日。

患者服药后自感睡眠好转，无明显不适，纳可，二便调；舌红苔黄，脉沉。

处方：柴胡10g，菟丝子20g，山药15g，女贞子15g，当归10g，白芍15g，熟地黄15g，麦芽60g，砂仁6g（后下），茯苓20g，淫羊藿10g，白术15g。7剂。

六诊：2003年10月10日。

患者4天前开始阴道少许流血，无腹痛及腰酸，纳眠可，二便调；舌红苔薄黄，脉细滑。BBT双相，高温相未降。即查尿妊娠试验阳性。

诊断：先兆流产（脾肾不足）。

处方：菟丝子20g，桑寄生15g，杜仲15g，川断15g，党参20g，白术15g，山萸肉15g，何首乌20g，白芍15g，阿胶15g（烊化），地榆30g，益智仁15g。7剂。

滋肾育胎丸，2瓶，1次6g，1日2次。

嘱：查B超了解胎儿发育情况。

七诊：2003年10月20日。

患者服药4剂后流血停止，现无阴道流血，无腹痛及腰酸，时有恶心，无呕吐，纳差，眠可，二便调；舌红苔黄，脉细滑。查B超示宫内妊娠6周，活胎。

处方：菟丝子20g，桑寄生15g，杜仲15g，川断15g，党参20g，白术15g，竹茹15g，何首乌20g，白芍15g，黄芩15g，砂仁6g（后下），益智仁15g。7剂。

【按语】

不孕症病因复杂，继发性不孕临床常见与盆腔因素、输卵管因素关系较大，该患者有子宫内膜异位症，并同时合并高泌乳素血症及输卵管通而不畅，病因复杂，张玉珍教授从补肾疏肝法入手进行调治，同时辨证与辨病相结合，兼顾女性各个周期的不同生理特点，经后期加重滋补肾阴，经间期加重温阳，从而使患者达到妊娠的效果。

（廖慧慧）

（六）输卵管炎性不孕案

夏某，女，35岁。初诊日期2004年5月21日。

主诉：药流后未避孕未孕6年。

现病史：患者6年前人工流产后至今未避孕未孕。既往月经规律，周期28~30天，经期5~7天，量中，色暗，无痛经。末次月经2004年5月13日，5天干净，量中，色暗红，无血块。自诉2年前行输卵管通液示通畅。现感无明显不适。舌质暗红，苔白，脉弦细。G2P0A2（药物流产1次，引产1次）。

妇科检查：外阴已婚式；阴道通畅，宫颈光滑，宫体前位，常大，质中，活动差，双侧附件略增厚，无压痛。

中医诊断：断续。辨证：肾虚证。

西医诊断：继发性不孕症。

处理：①B超监测排卵；②下次月经干净后行输卵管通液术。

处方：当归10g，菟丝子20g，枸杞子15g，川芎10g，白芍15g，党参20g，白术15g，巴戟天15g，熟地黄15g，淫羊藿10g，山药20g，香附10g。7剂。

二诊：2004年5月28日。

患者服药后无明显不适，纳眠可，二便调；舌质红，苔黄略厚，脉细。B超监测卵泡示双卵巢未见优势卵泡。

处方：柴胡10g，当归10g，白芍15g，茯苓20g，白术15g，菟丝子20g，山萸肉15g，枸杞子15g，川断15g，丹参15g，香附10g，何首乌20g。7剂。

三诊：2004年6月15日。

患者诉腹泻，每日3~4次，胃脘不适；舌质红，苔黄腻，脉细。

处方：地骨皮15g，茯苓20g，山药15g，茵陈20g，夏枯草15g，白术15g，山萸肉15g，白头翁15g，白芍15g，泽泻15g，海螵蛸15g，马齿苋30g。4剂。

四诊：2004年6月22日。

患者自感无明显不适，纳可，二便调，舌质红，苔黄腻，脉弦细。末次月经6月10日，7天干净。本周期行子宫输卵管造影示右输卵管间质部阻塞，左输卵管炎，尚通畅。

处理：下次月经干净后入院行宫腹腔镜探查术。

处方：盆炎康，2瓶，1次25mL，1日3次。

金刚藤胶囊，2盒，1次3粒，1日3次。

五诊：2004年7月21日。

患者于7月14日在本院行宫腹腔镜探查术，术中见双侧输卵管与周围组织粘连，分离粘连后双输卵管伞端美蓝液流出通畅。末次月经7月6日，6天干净。现时有下腹隐痛，大便干，日一次；舌红苔黄腻，脉弦。

处方：丹参20g，毛冬青20g，赤芍15g，白芍15g，三七10g，郁金15g，路路通20g，皂角刺10g，王不留行20g，柴胡10g，香附10g，黄精20g，黄芪20g。14剂。

益肾活血丸（本院制剂），3瓶，1次6g，每日3次。

六诊：2004年8月24日。

患者腹腔镜术后偶有下腹不适，纳眠可，二便调；舌淡红苔白，脉细。末次月经8月4日，量中等。

处方：当归10g，柴胡10g，赤芍15g，白芍15g，茯苓20g，白术15g，丹参15g，茵陈20g，生地黄15g，山药20g，桃仁10g，王不留行15g，香附10g。14剂。

七诊：2004年10月8日。

患者自感无明显不适，纳眠可，二便调；舌尖边红，苔薄黄，脉细弦。末次月经10月2日，4天干净，量中等。上周期B超监测有排卵。

处方：柴胡10g，茵陈20g，丹参15g，白芍15g，王不留行20g，郁金15g，佩兰15g，山药20g，山萸肉15g，黄芩15g，夏枯草20g，炙甘草6g。14剂。

八诊：2005年1月4日。

患者停经50余天，自感近期胃脘不适，无腹痛及阴道流血，末次月经2004年11月10日，纳差，眠可，二便调；舌红苔黄，脉细滑。查B超示宫内妊娠8周，活胎。遂嘱口服滋肾育胎丸安胎，禁房事。

【按语】

输卵管阻塞是临床常见的引起不孕症的原因，中药联合宫腹腔镜治疗该病有明显的优势，张玉珍教授衷中参西，行宫腹腔镜术后将活血化瘀通络的中药用于术后病人的治疗中，起到了事半功倍的效果。

五、不孕症治愈后安胎及产褥感染抢救成功案

杨某，女，36岁，广东英德人。初诊日期1977年9月7日。

主诉：孕后阴道出血2月余。

现病史：患者婚后生育一女，后来避孕未孕5年余，在我院行造影提示双输卵管阻塞。经我院介入治疗后仍不通，术后我给她用经方四逆散加味，复方毛冬青灌肠液综合治疗2个月便怀孕了。末次月经6月24日。停经30多天便出现阴道流血，予寿胎丸加味7剂服后止血。但几天后又出血，遂入住英德县人民医院妇产科，经用西药安胎无效。仍持续阴道出血。院方请求本人院外会诊。刻诊：病人卧床，精神紧张，神疲乏力，阴道出血少于月经量，色淡红，质稀，腰酸下腹坠痛冷感，纳呆口淡，便溏，夜

尿多，面色晦暗，眼眶黑；脉沉细滑，尺脉弱，左大于右。昨天B超示宫内妊娠符合孕月，活胎。

中医诊断：胎动不安。辨证：脾肾不足。

西医诊断：先兆流产。

治法：补肾健脾，益气养血安胎。

处方：寿胎丸合四君子汤加减。菟丝子30g，桑寄生15g，川断15g，党参30g，白术15g，杜仲15g，益智仁15g，山萸肉15g，怀山药20g，何首乌20g。7剂。

另高丽参注射液20mL加入5%葡萄糖500mL静脉点滴，1日1次，连用7日。滋肾育胎丸，4瓶，每次5g，日3次，温开水送服。

9月21日二诊：按上方已服14剂，精神胃纳腰酸腹痛均好转，但一直未止血，量时多时少，今早突然增多，色淡红，即B超检查，胎儿发育正常，前壁可见1cm×1.2cm小肌瘤。又在消毒下检查子宫颈未见息肉，流血来源于宫腔。照上方加失笑散，3剂，日1服。

10月7日三诊：阴道出血已2$^+$月，色淡质清稀，神疲乏力，腰酸，下腹坠痛明显；舌淡胖，苔白，脉沉细滑。考虑为肾虚，脾气下陷不能摄血固胎。治宜补肾固冲，益气升阳，改投寿胎丸合举元煎，重用黄芪。处方：菟丝子30g，桑寄生15g，川断15g，黄芪60g，白术15g，党参30g，升麻9g，首乌20g，血余炭10g，阿胶15g（烊化），山萸肉15g。3剂。

服药第2天晚上，病人丈夫非常高兴来电，说服1剂药后便止血了。2天后出院。

1998年1月18日（农历正月初一）妊娠7$^+$月，突然无痛性阴道出血较多，急诊住院，B超检查为"前置胎盘"。因春节我回乡无法联系，当地县医院妇产科主任便按我上方再给患者服多几日止血安胎观察。计划若无特别将于预产期前2周剖宫产。

3月15日按计划剖宫产，术后科主任电话告知：术中发现病人为中央性前置胎盘并胎盘植入。子宫表面血管怒张如榕树根，娩出男婴7$^+$斤重，健康。切开子宫时喷射状出血，紧急行全宫切除，术中输新鲜血3000mL，产后大出血休克，急请中山医产科、血液科专家出诊抢救病人。

3月17日四诊：产后第3天，患者持续高热39.8℃不退，恶寒。院内外会诊为"产褥感染，肺积水"，已用先锋铋、灭滴灵抗感染及物理降温，要求我再出诊开中药。刻诊：病人呈重病容，见我之后低声呼救，见患者面色苍白无华，虚浮，双目无神，气促，胸闷痰涌，下腹胀压痛，恶露量少，色暗滞有臭气；舌质淡胖暗苔厚腻，脉细数无力。此乃产后感染邪毒型产后发热重症，正虚邪盛，急宜清热解毒、豁痰开窍，即服安宫牛黄丸（北京同仁堂生产）。先用1/2粒用温开水研磨，给她从口角慢慢喂服。嘱4小时后再用同法喂服余半粒。在病人床边观察1个多小时，病人诉说，服药后顿觉头脑清醒，热从头部向四肢渐退，气促痰涌渐缓，要求取头部冰敷。待病人好转后，我深夜10点多返回广州家中，打电话询问，值班医务人员及患者家属争相与我通话，只知道说服半粒安宫牛黄丸开始退热，服完余半粒已全退热。当地院长说："安宫牛黄丸是抢救的灵丹妙药，原来产褥热也可以用。"

3月22日五诊：产后1周，大汗自汗盗汗，尤以头部及上半身为甚，每日换湿衣几次。头晕眼花，眼眶暗，面色苍白无华，恶风心悸，心率50次/分，神疲乏力，语声低怯，纳呆，恶露将净，腹部伤口愈合好；舌淡胖，苔白，脉细缓无力。此乃产后汗症。因素体脾肾虚，产后亡血伤津，产褥感染，元气大伤，虚阳上浮，属"产后三急"之一。《金匮要略·妇人产后病脉证并治》指出："新产血虚，多汗出，喜中风，故令病痉。"急宜补气固表，振奋心阳，佐以酸甘化阴敛汗。投以黄芪汤（《济阴纲目》）合经方苓桂术甘汤（《伤寒论》）合生脉散。处方：黄芪60g，白术15g，防风10g，桂枝6g，云苓30g，煅牡蛎30g，麦冬15g，五味子6g，党参30g，山萸肉15g，何首乌30g，大枣15g。3剂。

嘱汗止后给以大补元煎（《景岳全书》）调理善后。嘱服药间期可炖服高丽参或鹿茸大补气血精。

产后半年，患者由丈夫陪同来我门诊复查，几经风险，已经康复，孩子健康成长。合家万分高兴。

【按语】

此病案是复杂疑难的不孕症、妊娠期胎动不安、中央性前置胎盘、胎盘植入、产褥感染、产后汗症为一体的先后发病过程。前后治病1年余。该病例曾由当地医院妇产科主任、院长、病人丈夫和我一起总结经验。她们一致认为在助孕、安胎、产后抢救的不同关键时间中医药大显奇效，令人信服、佩服。一是继发不孕，介入治疗失败，用经方四逆散加味治疗2个多月便怀孕了；二是安胎，刚早孕即见胎动不安，一直服中药安胎。孕7$^+$月发现为"前置胎盘"用前安胎方寿胎丸合举元煎加减安胎有效。深得西医妇产医生的认可；三是产后亡血伤津，多虚多瘀的情况下发生产褥感染，对抗感染西药不敏感，持续高热3天不退，服1粒安宫牛黄丸退热，使病人转危为安；四是产后汗症为产后"三急"之一，急用黄芪汤、苓桂术甘汤、生脉散补气固表，振奋心阳，共奏固表宁心、平调阴阳之功。最后以《景岳全书》大补元煎治疗气血大坏，精神失守等症，为回天赞化、救本培元。

病人几经风险已康复，男孩现在读大学，家庭美满幸福。21年来，医患之间不忘深情，一直来往如同亲人。

本病案充分体现了中医药在助孕、安胎、产后救治危急重症及调理的特色与优势；体现了本人学经典，用经方，仁心仁术，善待病人的行医之道；中医药的文化自信也充分反映在危急重症中的勇于担当。所以，中医药是一个伟大的宝库，值得我们花费毕生的精力来不断地挖掘。

（张玉珍）

六、席汉综合征案

（一）罗元恺治疗席汉综合征案

王某，女，32岁。初诊日期1991年10月26日。

主诉：产后大出血，闭经1年多。

现病史：患者婚后5年不孕，罗元恺教授治疗后怀孕。晚期妊娠因胎盘早期剥离大出血在广西北海行剖宫产术。当时出血过多，已输1400mL，婴儿已夭亡，身心严重创伤，身体难以恢复。月经停闭不来，曾在产后2个月用人工周期行经1次。单用黄体酮不能通经，伴有严重脱发、阴毛脱落，形寒怕冷，头晕眼花，左眼前有飞蚊症已8个月，腰膝酸软，阴道干涩，性欲减退，多梦，胃纳一般，不能坚持正常上班，头发稀疏，较枯黄，面色萎黄无华，眼眶暗黑；舌质淡暗，苔白，脉沉细。

妇科检查：阴毛脱落，稀疏，分泌物少，阴道略潮红，子宫颈光滑，子宫体后倾较正常缩小，活动可，无压痛，附件（－）。

中医诊断：①闭经；②虚劳。辨证：元气亏损，血枯经闭。

西医诊断：席汉综合征。

治法：温肾壮阳，峻补气血。

方药：二仙温补汤加减。淫羊藿15g，仙茅12g，炙甘草12g，，当归30g，怀山药25g

又吉林参12g，另炖和药。7剂。留渣再服。因从广西来诊，嘱其若服药好转则照方服1个月复诊。

二诊：12月15日。

回家后按上方连续服食1个月后，自觉精神渐好转，体温转暖，阴道分泌物增加，性欲略有改善，于12月3日来月经，5天净，唯经量少，经色淡，面色略好转；舌淡暗，苔白，脉沉细。

守上方加减，吉林参6g另炖和药。

仙茅15g，淫羊藿12g，当归30g，熟地黄20g，橘红6g，党参30g，炙甘草12g。7剂。

【按语】

此病例发生于产后大出血，冲任血海空虚枯竭，无余可下之，血枯经闭，进而脏腑失去滋润，功能失调，导致脾肾、气血、冲任阴阳俱虚之征。

对于此重症，罗元恺教授以大补先后二天，峻补气血及冲任为治。以经验方二仙温补汤加减，方中二仙温肾壮阳，补益命门，吉林参峻补元气，重用当归30g补血温养冲任；重用甘草和中，兼具激素样作用。更以怀山药、熟地黄、党参健脾滋肾以充养天癸，使脏腑功能正常，气血和调，任通冲盛，月经来潮。

（张玉珍）

（二）张玉珍席汉综合征案

邱某，女，36岁，广东潮州人。初诊日期2016年10月24日。

主诉：剖宫产后大出血闭经3年多。

现病史：患者2013年9月26日上午在当地剖宫产一男婴8+斤。回产房觉心慌、胸闷、无尿、眩晕，当即B超发现腹腔内大量出血。患者处于半昏迷状态，家人要求转院抢救。转院后再开腹缝合止血。术中输血3袋，住院11天出院（详情不明）。

产后无乳，恶露1个月左右干净。此后闭经至今3+年。常有头晕、腰酸，背部畏寒明显，神疲体倦，睡卧较多，双足踝浮肿，常口腔糜烂，胃纳可，二便调，面色无华，眼眶暗黑，形体憔悴，阴中干涩无白带，无阴痒。

生育史：14岁初潮，平素月经28~30天，经期8~9天，29岁结婚，G3P2A1，已结扎输卵管。剖腹产2胎（男性），均体重8+斤，体健。大孩已读书。

既往史：无特殊。

中医诊断：产后蓐劳（血劳）。辨证：脾肾两虚证。

西医诊断：席汉综合征。

处理：①即查性激素6项；②B超了解子宫、卵巢病变；③申请头颅MRI了解垂体病变。

待1周后复诊开处方（带以上检查结果）。

二诊：2016年10月31日。

病史同前，回报检查结果。

10月24日本院查性激素FSH 9.66IU/L、LH 5.67IU/L、E_2<18.35pmol/L、T 0.16ng/mL，P 0.9nmol/L、PRL 59.15mIU/L。10月24日本院彩超示子宫偏小并子宫内膜菲薄2mm，右卵巢偏小。10月28日头颅MRI示垂体显著萎缩变薄，几近消失。

中医诊断：产后蓐劳（血劳）。辨证：脾肾两虚证。

西医诊断：席汉综合征。

治法：补肾健脾，调养胞宫、冲任。

方药：毓麟珠（《景岳全书》）加减。党参20g，白术15g，黄芪30g，菟丝子20g，淫羊藿15g，巴戟天30g，酒苁蓉15g，锁阳15g，鹿角霜15g，石菖蒲10g，当归10g，川芎10g。30剂。

吉林参10g，炖水2小时，每周1次。

鹿茸5g，炖瘦肉2小时，每周1次。

滋肾育胎丸，10瓶，1次5g，1日2次。

苁蓉益肾颗粒，5瓶，1次1袋，1日2次。

食疗方：当归生姜羊肉汤，每3日1次。

三诊：2016年12月5日。

服药后精神好转，阴道干涩感改善，已有白带。纳眠转佳，二便调。有时胃部隐痛不适，双踝部轻度浮肿；舌质淡，苔白，脉沉细略弦。治法方药按上方加减：当归10g，川芎10g，党参20g，白术15g，茯苓20g，炙甘草6g，酒苁蓉20g，淫羊藿15g，巴戟天20g，锁阳10g，黄芪30g，菟丝子20g。30剂。

滋肾育胎丸，1次5g，1日2次，5瓶。

补中益气颗粒，1次3g，1日2次，5瓶。

四诊：2017年1月13日。

患者精神好转，白带量增加，质稀，色白或淡黄，无阴痒，无腹痛。口腔溃疡好转，纳眠可，二便调，但后背仍怕冷，月经未来；舌质淡红，苔薄白，脉弦细。

病情有改善，拟中药结合定制膏方，综合调控肾-天癸-冲任-胞宫轴，希望停闭3年多的月经能复潮。中药继续毓麟珠加减脾肾先后天同补，气血同调。处方：当归10g，川芎10g，白芍15g，熟地黄15g，党参20g，白术15g，茯苓20g，菟丝子20g，杜仲15g，淫羊藿15g，锁阳10g，何首乌15g。20剂。

滋癸益经膏加减：菟丝子200g，党参200g，柴胡100g，山药150g，熟地黄150g，黄芪200g，山萸肉150g，香附100g，郁金150g，当归100g，淫羊藿100g，百合150g，枸杞子150g，巴戟天150g，续断150g，锁阳150g，沙苑子150，杜仲150，玉竹150，酒黄精150，丹参100g，炒茺蔚子250g，女贞子150g，北沙参150g，炙甘草60g，泽兰150g，金樱子肉150g，酒苁蓉150g，阿胶300g，鹿角胶60g，红参片100g，冰糖250，黄酒250mL。共1剂，1周后取膏方，约服3个月。每日晨起服1小包，开水冲服。

滋肾育胎丸，5瓶，1次5g，1日2次，口服。

乌鸡白凤丸，5瓶，1次1袋，1日2次，口服。

雌三醇乳膏2支，必要时外用。

五诊：2017年3月6日。

病史同前，月经未潮。近来白带增多，色白或微黄，质清稀，无阴痒。后背仍发凉，麻木隐痛。服膏方期间大便2~3日一行，有时干，纳眠可，小便正常；舌淡暗，苔白滑，脉弦细尺弱。继续服膏方配合中药、中成药。

六诊：2017年7月10日。

服中药、中成药及膏方综合调治后半年，月经于4月24日来潮，量少，色暗红，无血块，无痛经，持续15天干净。现仍怕冷，来经后很高兴，精神好转，眠纳可，二便调；舌淡暗苔白，脉弦细缓尺弱。

2017年7月13日我院B超示子宫偏小（38mm×30mm×36mm），右卵巢可见3个卵泡（10mm×11mm，10mm×6mm），左卵巢可见1个卵泡（7mm×5mm）。

对照初诊时子宫内膜4mm，尤其双侧卵巢均可见多个小卵泡。更可喜的是停闭3+年的月经，服中药及中成药、膏方能使月经复潮。

嘱继续巩固治疗。

处方：菟丝子20g，酒苁蓉15g，当归10g，枸杞子15g，女贞子15g，丹参15g，党参30g，柴胡10g，淫羊藿15g，巴戟天15g，制何首乌15g，黄芪30g。20剂。

助孕丸、补中益气颗粒继服。

七诊：2017年8月12日。

自认为服药后已来经，无何不适，现很少服药了，也怕服中药，两个小孩要读书，经济上有压力。再照前方加减20剂。嘱增加营养，间服中药。

八诊：2018年8月9日（电话随访）。

患者很高兴接电话。停药1年，自觉来过月经后一切如常。在家操持家务，两个男孩健康成长。从电话中妇答夫和，夫妻和睦，家庭幸福。鼓励她继续服膏方巩固治疗。

【按语】

席汉综合征是西医病名，是因产时产后大出血导致垂体缺血性坏死。产后无乳，乳房萎缩，日后因垂体性腺轴功能衰竭出现长期闭经，形神衰败，病人万分痛苦。

几十年来我研究了历代古籍和妇科专著有相关的论述。用中医药治疗我认为有一定的疗效或可治愈，能充分发挥中医药治疗疑难病的特色与优势，故我主编新世纪《中医妇科学》教材时，创新性地在产后病中编写了"产后血劳"，并提供一个医案与同道共享。

我认为"卵巢早衰"与"席汉综合征"，虽然病因病机病位不同，前者病因复杂，病位在卵巢，后者病因就是产时产后大出血，病因在垂体。性激素不同，治法也有异。但异中有同，最关键的都是性腺轴的功能衰竭导致的闭经，全身症状也有许多相同或相近之处。我主编的《卵巢早衰的中医药防治》中有部分治法和方药适用于"产后血劳"。产后血劳是以脾肾阳虚为主，在选方用药，调控肾－天癸－冲任－胞宫轴的治疗中加强温补脾肾。这是同中有异、异中有同的两个疑难病，都可以发挥中医药整体观和辨证论治的特色，取得疗效或治愈，值得进一步研究。

（张玉珍）

七、子宫内膜息肉术后案

罗某，女，30岁。就诊日期2012年12月23日。

主诉：月经期延长半年余。

现病史：患者近半年月经周期正常，经期10天方净。于11月5日在外院行"宫腔镜下内膜电切术"，术后病理检查示子宫内膜单纯性增生，子宫内膜息肉。术后于11月11日至12月1日服用妈富隆治疗。发现甲状腺囊肿2年余，查甲功无异常。G0，无避孕，有生育要求。12月1日子宫附件彩超示子宫附件无异常，内膜厚约7mm。

平素月经规律10/20~37天，末次月经10月24日，经其7天，量中，血块（＋），痛经（＋），白带量正常，无瘙痒，无异味，纳眠可，二便调；舌暗红，苔白，脉沉细。

中医诊断：癥瘕。辨证：气滞血瘀证。

治法：活血化瘀，行气消癥。

处方：

方一：调经止痛汤（张教授经验方）加减：当归10g，川芎10g，赤芍15g，生地黄15g，桃仁15g，红花6g，牡丹皮15g，鸭脚艾20g，醋香附10g，鸡血藤30g，醋三棱10g，醋莪术10g（医嘱：日1剂，3剂，经前服用）。

方二：定经汤加减：盐菟丝子20g，熟地黄15g，当归10g，白芍15g，女贞子15g，山药20g，柴胡10g，茯苓20g，乌梅10g，续断15g，陈皮6g，炒僵蚕10g（医嘱：日1剂，14剂，经后服用）。

中药处方续予调经止痛汤加减（经前服用）、定经汤加减（经后服）连续3个月，中成药先后予血府逐瘀颗粒、逍遥丸、龟鹿补肾丸。服药期间经期正常，半年后复查B超提示子宫内膜正常。

【按语】

子宫内膜息肉是指局部的子宫内膜腺体和间质以及伴随的血管过度生长，突入到宫腔内，是妇科常见的一种宫腔内良性病变。子宫内膜息肉可导致经量增多、经期延长、出血量时多时少、淋漓不尽，或继发感染、坏死致不规则阴道流血及恶臭的血性分泌物，甚至不孕。究其因乃内膜息肉位于宫角处，阻塞了输卵管开口；巨大、多发的内膜息肉影响局部内膜的血供，影响受精卵着床发育；若合并感染，改变了宫腔内的环境，不利于精子的存活和受精卵着床。临床上首先应区别性质，可由炎性或内分泌失调尤其是体内长期单一雌激素刺激所致。

本例患者因经期延长半年，行宫腔镜下内膜电切病检示子宫内膜单纯性增生、子宫内膜息肉。息肉乃有形之物，既瘀血所化生之肉，属于中医学的"癥"。《景岳全书·妇人规》曰："盖癥者，征也。征者，成形而坚硬不移者是也。""瘀血留滞作癥，惟妇人有之……总由血动之时，余血未净，而一有所逆，则留滞日积而渐以成癥矣。然血必由气，气行则血行。"《校注妇人大全良方》云："妇人腹中瘀血者，由月经闭积，或产后余血未尽，或风寒滞瘀久而不消，则为积聚癥瘕。"现患者已行内膜息肉电术后，有生育要求，且既往存在月经先期，"经贵乎如期"，首先应调经，采用中药调周法，同时注重加用活血化瘀消癥之品以预防子宫内膜息肉复发，待经调则子嗣。经前以通为用，根据辨证予调经止痛汤加减以活血通经，方中醋三棱、醋莪术以加强活血行气消癥。肾藏精系胞宫，"经血为水谷之精气……施泄于肾"，肝藏血主疏泄，肝肾功能失常，冲任失调，血海蓄溢无常；脾胃为气血生化之源，主统摄；且气行则血行，气滞则血滞。所以平时辨证予定经汤加减以调理肝脾肾。傅青主有云："此方舒肝肾之气，非通经之药也；补肝肾之气，非利水之品也。肝肾之气舒而精通，肝肾之精旺而水利,不治之治,正妙于治也。"妙在加用乌梅、炒僵蚕。《神农本草经》曰乌梅"主死肌,去青黑痣、恶肉"。《本草纲目》谓僵蚕治"散风痰结核、瘰疬……一切金疮,疗肿风痔"。两者合用,常治声带息肉、胆囊息肉、肠道息肉、子宫内膜息肉等。根据患者存在经期延长、痛经等情况,于经前一周服用调经止痛汤加减以促进活血化瘀消癥、行气止痛,使经来顺畅,痛经、血块等伴随症状消除。

(廖慧慧)

八、子宫内膜异位囊肿伴子宫内膜异位症案

戴某,女,29岁。初诊时间2013年11月19日。

主诉:右卵巢子宫内膜异位囊肿术后2周余。

现病史:患者于2013年10月31日在广州中医药大学第一附属医院行腹腔镜下盆腔粘连松解术+右卵巢子宫内膜异位囊肿剔除术,术后诊断:①右卵巢子宫内膜异位囊肿;②左卵巢滤泡囊肿。

患者既往月经规律,周期25~30天,经期6天,量中,色鲜红,有血块,无腰酸等。痛经病史多年。现口淡,易胃脘饱胀,打嗝,纳可,眠差,易醒,二便调;舌暗红,瘀点,裂纹,苔薄白,脉弦细。

中医诊断:痛经。辨证:肾虚血瘀证。

西医诊断:①右卵巢子宫内膜异位囊肿;②子宫内膜异位症。

治法:补肾填精、活血化瘀。

处方:盐菟丝子15g,覆盆子15g,枸杞子15g,茺蔚子20g,当归10g,白芍15g,熟地黄15g,丹参15g,盐牛膝30g,盐巴戟天15g,鸡内金15g,枳壳10g。7剂。辅以散结镇痛胶囊活血散结止痛。

二诊:2013年11月26日。

末次月经:10月19日。纳可,易胃胀,呃逆后缓解,眠易醒,二便调。术后否认性生活史;舌暗红,苔黄略厚,脉弦细。属肾虚血瘀证。现为经前,用加强活血通经之药。处方:盐菟丝子15g,益母草30g,红花10g,桃仁15g,当归10g,白芍15g,熟地黄15g,川芎10g,盐牛膝30g,盐巴戟天15g,鸡内金20g,枳壳10g。7剂。辅以散结镇痛胶囊活血散结止痛。

三诊:2013年12月3日。

末次月经:11月29日至今,量中,色淡红,血块(±),经前乳胀(+)。纳眠可,多梦,二便调。前次月经10月19日。12月2日性激素检查:FSH 7.97IU/L、LH 5.81IU/L、E_2 87.6pmol/L。舌暗红,苔白微黄略厚,脉弦细。属肾虚血瘀证。处方:盐菟丝子15g,枸杞子15g,车前子10g,女贞子15g,当归10g,白芍15g,熟地黄15g,石楠藤15g,盐巴戟天15g,路路通15g,醋香附10g,酒萸肉15g。7剂。嘱月经干净后服,辅以散结镇痛胶囊活血散结止痛。

四诊：2013年12月10日。

末次月经11月29日，5天干净，量中，色淡红，血块（±），经前乳胀（+）。前次月经10月19日。G0，有孕求。纳眠可，晨起有痰，量少，色白，二便调。舌暗红，苔黄略厚，脉弦细。证属肾虚血瘀证。处方：盐菟丝子15g，覆盆子15g，枸杞子15g，芫蔚子20g，当归10g，白芍15g，熟地黄15g，丹参15g，盐牛膝30g，盐巴戟天15g鸡内金15g，枳壳10g。7剂。辅以龟鹿补肾丸、散结镇痛胶囊补肾活血散结止痛。

五诊：2013年12月24日。

末次月经1月29日，现口腔溃疡，食用辛辣之品后咽痛，纳可，多梦，大便日1~2次，质干。G0，有孕求。舌暗红，苔白厚，脉弦。属肝郁血热证。处方：牡丹皮15g，白芍15g，地骨皮15g，青蒿15g，关黄柏10g，茯苓20g，续断15g，桑寄生15g，玄参15g，柴胡10g，郁金10g，首乌藤20g。5剂。

六诊：2013年12月29日。

末次月经11月29日，现咽痛、口腔溃疡缓解，纳可，多梦，大便日1~2次，质可。自觉乳胀明显。G0，有孕求。舌暗红，边尖红，苔厚略黄，脉滑。今日尿MT（+）。即查血β–HCG、P。属肾虚证。处方：盐菟丝子15g，续断15g，桑寄生15g，熟党参20g，白术15g，盐杜仲15g，酒萸肉15g，白芍15g，制何首乌20g，砂仁6g，柏子仁15g，女贞子15g。共7剂。辅以滋肾育胎丸补肾健脾安胎。

【按语】

对于子宫内膜异位症合并不孕的患者，在首选腹腔镜手术治疗后，术后及时用药进一步促进异位内膜萎缩、及时助孕显得尤为重要。目前却没有明确可靠有效的治疗方案。在腹腔镜手术治疗卵巢子宫内膜异位症不孕患者时，若手术剥除卵巢巧克力囊肿时不可避免会损伤正常卵巢组织以致影响卵巢功能。目前对于子宫内膜异位症不孕者手术后使用西药治疗其长远的复发率、受孕率还存在争议。所以如何使子宫内膜异位症不孕患者术后尽快受孕，寻找一种有效、微创、经济、安全的治疗方案，是中西医妇科专家亟待解决的问题。

不少医家认为肾虚血瘀是子宫内膜异位症的主要病机，采用补肾活血法治疗子宫内膜异位症，能有效改善临床症状，提高生存质量，促进受孕。在张玉珍教授主编教材的《中医妇科学》中指出："子宫内膜异位症以瘀血阻滞胞宫、冲任为基本病机。"肾主生殖，与胞宫胞脉相系，子宫内膜异位症手术不可避免地会损伤肾气；故张玉珍教授总结认为子宫内膜子宫内膜异位症不孕患者术后其病因病机离不开肾虚血瘀，肾虚为本，血瘀为标。张玉珍教授运用补肾活血法自拟五子四物加减方（五子衍宗丸合四物汤加减）治疗子宫内膜异位症不孕患者，抓住术后用药时机，改善卵巢功能，促进患者尽快受孕，临床取得较好疗效。

（廖慧慧）